Cummings
Otolaryngology
Head and Neck Surgery (6th Edition)

Cummings
耳鼻咽喉头颈外科学（原书第 6 版）

第二分册　鼻科学与过敏 / 免疫学
Volume II: Sinus, Rhinology, and Allergy/ Immunology

原　著　[美] Paul W. Flint　　　　[美] Bruce H. Haughey
　　　　[英] Valerie J. Lund　　　　[美] John K. Niparko
　　　　[美] K. Thomas Robbins　　[美] J. Regan Thomas
　　　　[美] Marci M. Lesperance

主　译　王海波　史　丽

中国科学技术出版社
· 北 京 ·

图书在版编目（CIP）数据

Cummings 耳鼻咽喉头颈外科学：原书第 6 版 . 第二分册，鼻科学与过敏 / 免疫学 /（美）保罗 · W.
弗林特（Paul W. Flint）等原著；王海波，史丽主译 . — 北京 ： 中国科学技术出版社 , 2022.6
　　书名原文：Cummings Otolaryngology-Head and Neck Surgery, 6e
　　ISBN 978-7-5046-8797-5

　　Ⅰ . ① C… Ⅱ . ①保… ②王… ③史… Ⅲ . ①鼻科学 – 外科学 Ⅳ . ① R762 ② R65

中国版本图书馆 CIP 数据核字 (2020) 第 182905 号

著作权合同登记号：01-2018-7560

策划编辑　　王久红　　焦健姿
责任编辑　　王久红
装帧设计　　佳木水轩
责任印制　　徐　飞

出　　版　中国科学技术出版社
发　　行　中国科学技术出版社有限公司发行部
地　　址　北京市海淀区中关村南大街 16 号
邮　　编　100081
发行电话　010-62173865
传　　真　010-62179148
网　　址　http：//www.cspbooks.com.cn

开　　本　889mm×1194mm　1/16
字　　数　578 千字
印　　张　21.25
版　　次　2022 年 6 月第 1 版
印　　次　2022 年 6 月第 1 次印刷
印　　刷　天津翔远印刷有限公司
书　　号　ISBN 978-7-5046-8797-5 / R · 2616
定　　价　186.00 元

Elsevier (Singapore) Pte Ltd.

3 Killiney Road, #08-01 Winsland House I, Singapore 239519

Tel: (65) 6349-0200; Fax: (65) 6733-1817

Cummings Otolaryngology–Head and Neck Surgery, 6e

Copyright © 2015 by Saunders, an imprint of Elsevier Inc.

Copyright © 2010, 2005, 1998, 1993, 1986 by Mosby, Inc.

ISBN-13: 978-1-4557-4696-5

This Translation of Cummings Otolaryngology–Head and Neck Surgery, 6e by Paul W. Flint, Bruce H. Haughey, Valerie J. Lund, John K. Niparko, K. Thomas Robbins, J. Regan Thomas and Marci M. Lesperance was undertaken by China Science and Technology Press and is published by arrangement with Elsevier (Singapore) Pte Ltd.

Cummings Otolaryngology, 6e by Paul W. Flint, Bruce H. Haughey, Valerie J. Lund, John K. Niparko, K. Thomas Robbins, J. Regan Thomas and Marci M. Lesperance 由中国科学技术出版社进行翻译，并根据中国科学技术出版社与爱思唯尔（新加坡）私人有限公司的协议约定出版。

Cummings 耳鼻咽喉头颈外科学（原书第 6 版）：第二分册　鼻科学与过敏 / 免疫学（王海波　史丽，译）

ISBN: 978-7-5046-8797-5

Copyright © 2022 by Elsevier (Singapore) Pte Ltd. and China Science and Technology Press

内容提要

耳鼻咽喉头颈外科学涉及人体重要的感觉器官，包括听觉、平衡觉、嗅觉、味觉，以及呼吸和吞咽功能等，所涵盖的疾病已远超传统的"四炎一聋"范畴，临床诊治的疾病不仅包括该区域器官的原发疾病，全身性疾病在耳鼻咽喉的特殊表现也越来越受到重视。随着循证医学的发展，如何获得高水平的临床研究证据，越来越受到人们的重视。

本书引进自世界知名的 Elsevier 出版集团，是 *Cummings Otolaryngology-Head and Neck Surgery, 6e* 中文翻译版系列分册之一。本书集中反映了当今鼻腔、鼻窦和鼻部过敏科学及其相关领域中最主要的成就与进展。在病因、临床表现、治疗等方面进行了详细阐述，并提供了大量文献支持。书中不仅包括上气道过敏和免疫学、嗅觉的病理生理研究，鼻腔－鼻窦炎性疾病特征及相关肿瘤的处理，还涵盖了鼻－眼和鼻－颅底相关疾病的治疗等内容。

本书的章节编排与内容选择均围绕鼻腔鼻窦外科的主要临床问题，内容丰富，重点突出，图文并茂，更好地体现科学性、先进性和实用性，能充分满足耳鼻喉科医生的不同需求，可供耳鼻咽喉头颈外科学领域及相关学科临床医师和研究人员参考阅读。

补充说明

本书收录图片众多，其中部分图片存在第三方版权限制的情况，为保留原文内容完整性计，存在第三方版权限制的图片均以原文形式直接排录，不另做中文翻译，特此说明。

书中参考文献条目众多，为方便读者查阅，已将本书参考文献更新至网络，读者可扫描右侧二维码，关注出版社"焦点医学"官方微信，后台回复"卡明斯第二分册"，即可获取。

主　　译　王海波　史　丽

副 主 译　纪宏志　万玉柱

译　　者　（以姓氏笔画为序）

　　　　　于　亮　于　鹏　万玉柱　史　丽　刘升阳

　　　　　刘善凤　孙立新　孙淑娟　纪宏志　时凤坡

　　　　　陈爱平　周相敏　葛　欢

原书参编者

Waleed M. Abuzeid, MD
Clinical Instructor
Department of Otolaryngology-Head and Neck Surgery
Stanford Sinus Center
Palo Alto, California

Meredith E. Adams, MD
Assistant Professor
Department of Otolaryngology-Head & Neck Surgery
and Neurosurgery
University of Minnesota
Minneapolis, Minnesota

Peter A. Adamson, MD
Professor and Head
Division of Facial Plastic and Reconstructive Surgery
Department of Otolaryngology-Head and Neck Surgery
University of Toronto Faculty of Medicine
Toronto, Ontario, Canada

Antoine Adenis, MD, PhD
Past Chair
Unicancer Gastrointestinal Cooperative Study Group;
Professor of Medical Oncology
Catholic University;
Head, Gastrointestinal Oncology Department
Northern France Cancer Center
Lille, France

Seth A. Akst, MD, MBA
Assistant Professor
Department of Anesthesiology & Critical Care Medicine
George Washington University Medical Center
Washington, DC

Sheri L. Albers, DO
Fellow
Pain Management and Spinal Interventional
Neuroradiology
University of California-San Diego School of Medicine
UC San Diego Medical Center
San Diego, California

Clint T. Allen, MD
Assistant Professor
Department of Otolaryngology-Head and Neck Surgery
Johns Hopkins School of Medicine
Baltimore, Maryland

Carryn Anderson, MD
Department of Radiation Oncology
University of Iowa Hospitals & Clinics
Iowa City, Iowa

William B. Armstrong, MD
Professor and Chair
Department of Otolaryngology-Head and Neck Surgery
University of California-Irvine
Irvine, California

Michelle G. Arnold, MD
Department of Otolaryngology
Naval Medical Center San Diego
San Diego, California

Moisés A. Arriaga, MD, MBA
Clinical Professor and Director of Otology and
Neurotology
Department of Otolaryngology and Neurosurgery
Louisiana State University Health Sciences Center;
Medical Director

Hearing and Balance Center
Culicchia Neurological Clinic
New Orleans, Louisiana;
Medical Director
Louisiana State University Our Lady of the Lake
Hearing and Balance Center
Our Lady of the Lake Regional Medical Center
Baton Rouge, Louisiana

H. Alexander Arts, MD
Professor
Departments of Otolaryngology and Neurosurgery
University of Michigan Medical School
Ann Arbor, Michigan

Yasmine A. Ashram, MD
Assistant Professor
Department of Physiology
Consultant Intraoperative Neurophysiologist
Faculty of Medicine
Alexandria University
Alexandria, Egypt

Nafi Aygun, MD
Associate Professor of Radiology
Russel H. Morgan Department of Radiology
Johns Hopkins University
Baltimore, Maryland

Douglas D. Backous, MD
Director
Listen For Life Center
Virginia Mason Medical Center
Seattle, Washington;
Department of Otolaryngology-Head and Neck Surgery
Madigna Army Medical Center
Fort Lewis, Washington

Shan R. Baker, MD
Professor
Facial Plastic and Reconstructive Surgery
Department of Otolaryngology-Head and Neck Surgery
University of Michigan
Ann Arbor, Michigan

Thomas J. Balkany, MD
Hotchkiss Endowment Professor and Chairman Emeritus
Department of Otolaryngology
Professor of Neurological Surgery and Pediatrics
University of Miami Miller School of Medicine
Miami, Florida

Leonardo Balsalobre, MD
Rhinology Fellow
Sao Paulo ENT Center
Edmundo Vasconcelos Hospital
Sao Paulo, Brazil

Fuad M. Baroody, MD
Professor of Surgery
Section of Otolaryngology-Head and Neck Surgery
Professor of Pediatrics
University of Chicago Medicine
Chicago, Illinois

Nancy L. Bartlett, MD
Professor of Medicine
Komen Chair in Medical Oncology
Washington University School of Medicine;
Medical Oncologist
Siteman Cancer Center

St. Louis, Missouri

Robert W. Bastian, MD
Founder and Director
Bastian Voice Institute
Downers Grove, Illinois

Gregory J. Basura, MD, PhD
Assistant Professor
Department of Otolaryngology-Head and Neck Surgery
University of Michigan
Ann Arbor, Michigan

Carol A. Bauer, MD
Professor of Otolaryngology-Head and Neck Surgery
Southern Illinois University School of Medicine
Springfield, Illinois

Shethal Bearelly, MD
Resident Physician
Department of Otolaryngology-Head and Neck Surgery
University of California-San Francisco
San Francisco, California

Mark J. Been, MD
Department of Otolaryngology-Head and Neck Surgery
University of Cincinnati School of Medicine
Cincinnati, Ohio

Diana M. Bell, MD
Assistant Professor
Head and Neck Pathology
University of Texas M.D. Anderson Cancer Center
Houston, Texas

Michael S. Benninger, MD
Chairman
Head and Neck Institute
The Cleveland Clinic;
Professor
Cleveland Clinic Lerner College of Medicine of Case
Western Reserve University
Cleveland, Ohio

Arnaud F. Bewley, MD
Assistant Professor
Department of Otolaryngology-Head and Neck Surgery
University of California-Davis
Sacramento, California

Prabhat K. Bhama, MD, MPH
Department of Otolaryngology-Head and Neck Surgery
Alaska Native Medical Center
Anchorage, Alaska

Nasir Islam Bhatti, MD
Director
Airway and Tracheostomy Service
Associate Professor
Department of Otolaryngology-Head and Neck Surgery
Department of Anesthesiology and Critical Care
Medicine
Johns Hopkins University School of Medicine
Baltimore, Maryland

Amit D. Bhrany, MD
Assistant Professor
Department of Otolaryngology-Head and Neck Surgery
University of Washington
Seattle, Washington

Benjamin S. Bleier, MD

Assistant Professor
Department of Otology and Laryngology
Harvard Medical School, Massachusetts Eye and Ear
    Infirmary
Boston, Massachusetts

Andrew Blitzer, MD, DDS
Professor of Clinical Otolaryngology
Columbia University College of Physicians and Surgeons
Director
New York Center for Voice and Swallowing Disorders
New York, New York

Michael M. Bottros, MD
Assistant Professor
Department of Anesthesiology
Washington University School of Medicine
St. Louis, Missouri

Derald E. Brackmann, MD
Clinical Professor of Otolaryngology
Department of Head & Neck and Neurological Surgery
University of Southern California School of Medicine;
Associate and Board Member
House Ear Clinic
Los Angeles, California

Carol R. Bradford, MD
Charles J. Krause MD Collegiate Professor and Chair
Department of Otolaryngology-Head and Neck Surgery
University of Michigan
Ann Arbor, Michigan

Gregory H. Branham, MD
Professor and Chief
Facial Plastic and Reconstructive Surgery
Washington University in St. Louis
St. Louis, Missouri

Barton F. Branstetter IV, MD
Chief of Neuroradiology
Department of Radiology
University of Pittsburgh Medical Center;
Professor
Departments of Radiology, Otolaryngology,
    and Biomedical Informatics
University of Pittsburgh
Pittsburgh, Pennsylvania

Jason A. Brant, MD
Resident Physician
Department of Otorhinolaryngology-Head and Neck
    Surgery
Hospitals of the University of Pennsylvania
Philadelphia, Pennsylvania

Michael J. Brenner, MD
Associate Professor
Kresge Hearing Research Institute
Division of Facial Plastic and Reconstructive Surgery
Department of Otolaryngology-Head and Neck Surgery
University of Michigan School of Medicine
Ann Arbor, Michigan

Scott Brietzke, MD, MPH
Director of Pediatric Otolaryngology and Sleep Surgery
Department of Otolaryngology
Walter Reed National Military Medical Center;
Associate Professor of Surgery
Department of Surgery
Uniformed Services University of the Health Sciences
Bethesda, Maryland

Robert J.S. Briggs, MBBS
Clinical Associate Professor
Department of Otolaryngology
The University of Melbourne
Melbourne, Australia

Jennifer Veraldi Brinkmeier, MD
Clinical Lecturer
Department of Otolaryngology-Head and Neck Surgery
Division of Pediatric Otolaryngology
University of Michigan
Ann Arbor, Michigan

Hilary A. Brodie, MD, PhD
Professor and Chair
Department of Otolaryngology
University of California-Davis School of Medicine
Sacramento, California

Carolyn J. Brown, PhD
Professor
Department of Communication Sciences and Disorders
Department of Otolaryngology-Head and Neck Surgery
University of Iowa
Iowa City, Iowa

David J. Brown, MD
Associate Professor Department of Otolaryngology-
    Head and Neck Surgery
Division of Pediatric Otolaryngology
University of Michigan
Ann Arbor, Michigan

Kevin D. Brown, MD, PhD
Assistant Professor
Department of Otolaryngology-Head and Neck Surgery
Weill Cornell Medical College
New York, New York

Lisa M. Brown, MD, MAS
Cardiothoracic Surgery Fellow
Washington University in St. Louis
St. Louis, Missouri

Cameron L. Budenz, MD
Neurotology Fellow
Department of Otolaryngology-Head and Neck Surgery
University of Michigan
Ann Arbor, Michigan

John P. Carey, MD
Professor and Division Head for Otology, Neurotology,
    and Skull Base Surgery
Department of Otolaryngology-Head and Neck Surgery
Johns Hopkins University School of Medicine
Baltimore, Maryland

Margaretha L. Casselbrandt, MD, PhD
Director
Division of Pediatric Otolaryngology
Children's Hospital of Pittsburgh
University of Pittsburgh School of Medicine
Pittsburgh, Pennsylvania

Paolo Castelnuovo, MD
Professor
University of Insubria
Chairman
Ospedale di Circolo e Fondazione Macchi
Varese, Italy

Kenny H. Chan, MD
Professor of Otolaryngology
University of Colorado School of Medicine
Chief
Pediatric Otolaryngology
Children's Hospital Colorado
Aurora, Colorado

Burke E. Chegar, MD
Clinical Assistant Professor
Department of Dermatology
Indiana University School of Medicine
Indianapolis, Indiana;
President
Chegar Facial Plastic Surgery
Carmel, Indiana

Eunice Y. Chen, MD, PhD
Assistant Professor
Departments of Surgery and Pediatrics
Dartmouth Hitchcock Medical Center
Lebanon, New Hampshire

Alan G. Cheng, MD
Assistant Professor of Otolaryngology-Head and Neck
    Surgery
Assistant Professor of Pediatrics
Akiko Yamazaki and Jerry Yang Faculty Scholar

Children's Health
Stanford University School of Medicine
Stanford, California

Douglas B. Chepeha, MD, MSPH
Professor
Department of Otolaryngology-Head and Neck Surgery
University of Michigan
Ann Arbor, Michigan

Tendy Chiang, MD
Assistant Professor
Department of Pediatric Otolaryngology
Children's Hospital Colorado
Aurora, Colorado

Wade W. Chien, MD
Assistant Professor
Department of Otolaryngology-Head and Neck Surgery
Johns Hopkins School of Medicine
Baltimore, Maryland;
Staff Clinician
National Institute on Deafness and Other
    Communication Disorders
National Institutes of Health
Bethesda, Maryland

Sukgi S. Choi, MD
Director and Eberly Chair
Department of Pediatric Otolaryngology
Children's Hospital of Pittsburgh of UPMC
Professor
Department of Otolaryngology
University of Pittsburgh School of Medicine
Pittsburgh, Pennsylvania

Richard A. Chole, MD, PhD
Lindburg Professor and Chairman
Department of Otolaryngology
Washington University School of Medicine
St. Louis, Missouri

James M. Christian, DDS, MBA
Associate Professor
Department of Oral and Maxillofacial Surgery
University of Tennessee College of Dentistry
Memphis, Tennessee

Eugene A. Chu, MD
Facial Plastic and Reconstructive Surgery, Rhinology,
    and Skull Base Surgery
Kaiser Permanente Head & Neck Surgery;
Clinical Assistant Professor
Facial Plastic and Reconstructive Surgery
UCI Department of Otolaryngology-Head and Neck
    Surgery
Downey, California

Robert Chun, MD
Associate Professor
Associate Residence Program Director
Children's Hospital of Wisconsin
Department of Otolaryngology
Medical College of Wisconsin
Milwaukee, Wisconsin

Martin J. Citardi, MD
Professor and Chair
Department of Otorhinolaryngology-Head and Neck
    Surgery
University of Texas Medical School at Houston;
Chief of Otorhinolaryngology
Memorial Hermann-Texas Medical Center,
Houston, Texas

Andrew Michael Compton, MD
Clinical Fellow of Facial Plastic and Reconstructive
    Surgery
Department of Otolaryngology-Head and Neck Surgery
Washington University School of Medicine
St. Louis, Missouri

Robin T. Cotton, MD
Professor
Department of Otolaryngology-Head and Neck Surgery

University of Cincinnati College of Medicine
Department of Pediatric Otolaryngology-Head and Neck
  Surgery
Cincinnati Children's Hospital
Cincinnati, Ohio

Marion Everett Couch, MD, PhD, MBA
Chair and Professor
Department of Otolaryngology-Head and Neck Surgery
Indiana University School of Medicine
Indianapolis, Indianapolis

Martha Laurin Council, MD
Assistant Professor
Departments of Internal Medicine and Dermatology
Washington University
St. Louis, Missouri

Mark S. Courey, MD
Professor
Department of Otolaryngology-Head and Neck Surgery
Director
Division of Laryngology
University of California-San Francisco
San Francisco, California

Benjamin T. Crane, MD, PhD
Associate Professor
Departments of Otolaryngology, Bioengineering, and
  Neurobiology and Anatomy
University of Rochester
Rochester, New York

Oswaldo Laércio M. Cruz, MD
Affiliate Professor
Otology & Neurotology Division
Federal University of Sao Paulo
Sao Paulo, Brazil

Frank Culicchia, MD
David Kline Professor and Chair
Department of Neurosurgery
Louisiana State University Health Sciences Center at
  New Orleans
New Orleans, Louisiana

Charles W. Cummings, MD
Distinguished Service Professor
Department of Otolaryngology-Head and Neck Surgery
Johns Hopkins Medical Institutions
Baltimore, Maryland

Calhoun D. Cunningham III, MD
Assistant Professor
Division of Otolaryngology-Head and Neck Surgery
Duke University Medical Center
Durham, North Carolina

Brian C. Dahlin, MD
Assistant Clinical Professor
Diagnostic and Interventional Neuroradiology
University of California-Davis
Sacramento, California

Sam J. Daniel, MDCM
Director
Department of Pediatric Otolaryngology
Montreal Children's Hospital;
Associate Chair
Department of Pediatric Surgery
McGill University
Montreal, Quebec, Canada

E. Ashlie Darr, MD
Clinical Instructor
Department of Otology and Laryngology
Harvard Medical School
Boston, Massachusetts

Terry A. Day, MD
Professor and Clinical Vice Chair
Department of Otolaryngology-Head and
  Neck Surgery
Medical University of South Carolina
Charleston, South Carolina

Charles C. Della Santina, MD, PhD
Professor of Otolaryngology-Head and Neck Surgery
  and Biomedical Engineering
Johns Hopkins School of Medicine
Baltimore, Maryland

Joshua C. Demke, MD
Assistant Professor
Facial Plastic and Reconstructive Surgery
Director
West Texas Craniofacial Center of Excellence
Texas Tech Health Sciences Center
Lubbock, Texas

Françoise Denoyelle, MD, PhD
Professor
Department of Pediatric Otolaryngology and Head and
  Neck Surgery
Necker Children's Hospital
APHP
Paris V University
Paris, France

Craig S. Derkay, MD
Professor and Vice-Chairman
Department of Otolaryngology-Head and Neck Surgery
Eastern Virginia Medical School;
Director
Department of Pediatric Otolaryngology
Children's Hospital of the King's Daughters
Norfolk, Virginia

Rodney C. Diaz, MD
Associate Professor of Otology, Neurology,
  and Skull Base Surgery
Department of Otolaryngology-Head and Neck Surgery
University of California-Davis School of Medicine
Sacramento, California

Robert A. Dobie, MD
Clinical Professor
Departments of Otolaryngology-Head and Neck Surgery
University of Texas Health Science Center at San
  Antonio
San Antonio, Texas;
University of California-Davis School of Medicine
Sacramento, California

Alison B. Durham, MD
Assistant Professor
Department of Dermatology
University of Michigan
Ann Arbor, Michigan

Scott D.Z. Eggers, MD
Assistant Professor
Department of Neurology
Mayo Clinic College of Medicine
Rochester, Minnesota

Avraham Eisbruch, MD
Professor
Department of Radiation Oncology
University of Michigan Medical School
Associate Chair of Clinical Research
University of Michigan Health System
Ann Arbor, Michigan

David W. Eisele, MD
Andelot Professor and Director
Department of Otolaryngology-Head and Neck Surgery
Johns Hopkins University School of Medicine
Baltimore, Maryland

Lindsay S. Eisler, MD
Associate Professor
Geisinger Medical Center
Danville, Pennsylvania

Mark El-Deiry, MD
Department of Otolaryngology
Emory University School of Medicine
Atlanta, Georgia

Hussam K. El-Kashlan, MD
Professor

Department of Otolaryngology-Head and Neck Surgery
University of Michigan
Ann Arbor, Michigan

Ravindhra G. Elluru, MD, PhD
Associate Professor
Division of Pediatric Otolaryngology
Cincinnati Children's Hospital;
Associate Professor
Department of Otolaryngology
University of Cincinnati College of Medicine
Cincinnati, Ohio

Susan D. Emmett, MD
Department of Otolaryngology-Head and Neck Surgery
Johns Hopkins University School of Medicine
Department of International Health
Johns Hopkins Bloomberg School of Public Health
Baltimore, Maryland

Samer Fakhri, MD
Professor and Vice Chair
Residency Program Director
Department of Otorhinolaryngology-Head and Neck
  Surgery
University of Texas Medical School at Houston
Houston, Texas

Carole Fakhry, MD
Assistant Professor
Department of Otolaryngology-Head and Neck Surgery
Johns Hopkins School of Medicine
Baltimore, Maryland

Marcela Fandiño Cardenas, MD, MSc
Pediatric Otolaryngologist
Fundación Cardiovascular de Colombia
Bucaramanga, Colombia

Edward H. Farrior, MD
Associate Clinical Professor
Department of Otolaryngology-Head and Neck Surgery
University of South Florida
Tampa, Florida

Richard T. Farrior, MD
Professor Emeritus
Department of Otolaryngology
University of South Florida
Tampa, Florida

Russell A. Faust, MD, PhD
Associate Professor of Pediatrics
Wayne State University School of Medicine
Assistant Professor of Oral Biology
Ohio State University College of Dentistry
Columbus, Ohio

Berrylin J. Ferguson, MD
Director
Division of Sino-nasal Disorders and Allergy
Professor of Otolaryngology
University of Pittsburgh School of Medicine
Pittsburgh, Pennsylvania

Daniel S. Fink, MD
Assistant Professor
Department of Otolaryngology-Head and Neck Surgery
Louisiana State University
Baton Rouge, Louisiana

Paul W. Flint, MD
Professor and Chair
Department of Otolaryngology-Head and Neck Surgery
Oregon Health and Science University
Portland, Oregon

Wytske J. Fokkens, MD
Professor of Otorhinolaryngology
Academic Medical Centre
Amsterdam, The Netherlands

Howard W. Francis, MD, MBA
Professor and Vice-Director
Department of Otolaryngology-Head and Neck Surgery
Johns Hopkins School of Medicine

Baltimore, Maryland

David R. Friedland, MD, PhD
Professor and Vice-Chair
Department of Otolaryngology and Communication
  Sciences
Chief, Division of Otology and Neuro-otologic Skull
  Base Surgery
Chief, Division of Research
Medical Director, Koss Cochlear Implant Program
Medical College of Wisconsin
Milwaukee, Wisconsin

Oren Friedman, MD
Director
Facial Plastic Surgery
Associate Professor
Department of Otorhinolaryngology
University of Pennsylvania
Philadelphia, Pennsylvania

Rick A. Friedman, MD
Keck School of Medicine
University of Southern California
Los Angeles, California

John L. Frodel Jr, MD
Atlanta Medispa and Surgicenter, LLC
Atlanta, Georgia;
Geisinger Center for Aesthetics and Cosmetic Surgery
Danville, Pennsylvania

Michael P. Gailey, DO
Department of Pathology
University of Iowa
Iowa City, Iowa

Suzanne K. Doud Galli, MD, PhD
Cosmetic Facial Surgery
Washington, DC

Ian Ganly, MD, PhD
Associate Attending Surgeon
Head and Neck Service
Memorial Sloan Kettering Cancer Center;
Associate Professor
Department of Otolaryngology
Weill Cornell Medical College
Cornell Presbyterian Hospital
New York, New York

Bruce J. Gantz, MD
Professor
Department of Otolaryngology-Head and Neck Surgery
University of Iowa Carver College of Medicine
Head
Department of Otolaryngology-Head and Neck Surgery
University of Iowa Hospitals and Clinics
Iowa City, Iowa

C. Gaelyn Garrett, MD
Professor and Vice Chair
Department of Otolaryngology
Vanderbilt University;
Medical Director
Vanderbilt Voice Center
Nashville, Tennessee

M. Boyd Gillespie, MD
Professor of Otolaryngology-Head and Neck Surgery
Medical University of South Carolina
Charleston, South Carolina

Douglas A. Girod, MD
Executive Vice Chancellor
University of Kansas Medical Center
Interim Dean
University of Kansas School of Medicine
Kansas City, Kansas

Adam C. Goddard, MD
Chief Resident
Department of Oral and Maxillofacial Surgery
University of Tennessee College of Dentistry
Memphis, Tennessee

John C. Goddard, MD
Associate
House Ear Clinic
Los Angeles, California

George S. Goding Jr, MD
Professor
Department of Otolaryngology
University of Minnesota Medical School;
Faculty
Department of Otolaryngology
Hennepin County Medical Center
Minneapolis, Minnesota

Andrew N. Goldberg, MD, MSCE
Professor and Director
Division of Rhinology and Sinus Surgery
Department of Otolaryngology-Head and Neck Surgery
University of California-San Francisco
San Francisco, California

David Goldenberg, MD
Chief of Otolaryngology-Head and Neck Surgery
Professor of Surgery and Oncology
Division of Otolaryngology-Head and Neck Surgery
Pennsylvania State University
Penn State Hershey Medical Center
Hershey, Pennsylvania

Nira A. Goldstein, MD, MPH
Professor of Clinical Otolaryngology
Division of Pediatric Otolaryngology
State University of New York
Downstate Medical Center
New York, New York

Debra Gonzalez, MD
Assistant Professor
Division of Otolaryngology-Head and Neck Surgery
Southern Illinois University School of Medicine
Springfield, Illinois

Christine G. Gourin, MD, MPH
Associate Professor
Department of Otolaryngology-Head and Neck Surgery
Head and Neck Surgical Oncology
Johns Hopkins University
Baltimore, Maryland

Glenn Green, MD
Associate Professor
Department of Otolaryngology-Head and Neck Surgery
University of Michigan
Ann Arbor, Michigan

Vincent Grégoire, MD, PhD
Professor
Department of Radiation Oncology
Université Catholique de Louvain
St-Luc Université Hôpital
Brussels, Belgium

Heike Gries, MD, PhD
Assistant Professor
Department of Pediatric Anesthesiology
Oregon Health & Science University
Portland, Oregon

Garrett Griffin, MD
Midwest Facial Plastic Surgery
Woodbury, Minnesota

Elizabeth Guardiani, MD
Assistant Professor
Department of Otorhinolaryngology-Head and Neck
  Surgery
University of Maryland School of Medicine
Baltimore, Maryland

Samuel P. Gubbels, MD
Assistant Professor
Department of Surgery
Division of Otolaryngology
Director
University of Wisconsin Cochlear Implant Program
University of Wisconsin

Madison, Wisconsin

Patrick K. Ha, MD
Associate Professor
Department of Otolaryngology-Head and Neck Surgery
Johns Hopkins University
Baltimore, Maryland

Bronwyn E. Hamilton, MD
Associate Professor of Radiology
Department of Radiology
Division of Neuroradiology
Oregon Health & Science University
Portland, Oregon

Grant S. Hamilton III, MD
Assistant Professor
Department of Otolaryngology-Head and Neck Surgery
Mayo Clinic
Rochester, Minnesota

Marc Hamoir, MD
Professor
Department of Head and Neck Surgery
Université Catholique de Louvain
St-Luc Université Hôpital Cancer Center
Brussels, Belgium

Jaynee A. Handelsman, PhD
Director
Pediatric Audiology
Clinical Assistant Professor
Department of Otolaryngology
Mott Children's Hospital
University of Michigan Health System
Ann Arbor, Michigan

Ehab Y. Hanna, MD
Professor and Vice Chairman
Department of Head and Neck Surgery
Director of Skull Base Surgery
Medical Director
Head and Neck Center
University of Texas M.D. Anderson Cancer Center
Houston, Texas

Brian M. Harmych, MD
Department of Otolaryngology-Head and Neck Surgery
University of Cincinnati School of Medicine
Cincinnati, Ohio

Uli Harréus, MD
Professor and Chair
Department of Otolaryngology-Head and Neck Surgery
EVK Duesseldorf Academic Hospital of Heinrich-Heine
  University
Duesseldorf, Germany

Robert V. Harrison, PhD, DSc
Professor and Director of Research
Department of Otolaryngology-Head and Neck Surgery
University of Toronto;
Senior Scientist
Program in Neuroscience and Mental Health
The Hospital for Sick Children
Toronto, Ontario, Canada

Bruce H. Haughey, MBChB
Professor and Director
Head and Neck Surgical Oncology
Department of Otolaryngology-Head and Neck Surgery
Washington University School of Medicine
St. Louis, Missouri

Amer Heider, MD
Assistant Professor
Department of Pathology
University of Michigan Health System
Ann Arbor, Michigan

John Hellstein, DDS
Clinical Professor
Oral and Maxillofacial Pathology
University of Iowa Carver College of Medicine
Iowa City, Iowa

Kurt R. Herzer, MSc
Fellow/MD-PhD Candidate
Medical Scientist Training Program
Johns Hopkins University School of Medicine
Baltimore, Maryland

Frans J.M. Hilgers, MD, PhD
Chairman Emeritus
Department of Head and Neck Oncology and Surgery
The Netherlands Cancer Institute-Antoni van
  Leeuwenhoek;
Professor Emeritus
Amsterdam Center for Language and Communication
University of Amsterdam
Amsterdam, The Netherlands

Justin D. Hill, MD
ENT Specialists
Salt Lake City, Utah

Alexander T. Hillel, MD
Assistant Professor
Department of Otolaryngology-Head and Neck Surgery
The Johns Hopkins University School of Medicine
Baltimore, Maryland

Michael L. Hinni, MD
Professor
Mayo Clinic College of Medicine
Chair
Department of Otolaryngology-Head and Neck Surgery
Mayo Clinic
Phoenix, Arizona

Allen S. Ho, MD
Assistant Professor
Department of Surgery
Cedars-Sinai Medical Center;
Director
Head and Neck Cancer Center
Samuel Oschin Comprehensive Cancer Institute
Los Angeles, California

Maria K. Ho, MD
Keck School of Medicine
University of Southern California
Los Angeles, California

Henry T. Hoffman, MD
Professor of Otolaryngology
University of Iowa
Iowa City, Iowa

Eric H. Holbrook, MD
Assistant Professor
Department of Otology and Laryngology
Harvard Medical School
Massachusetts Eye and Ear Infirmary
Boston, Massachusetts

David B. Hom, MD
Professor and Director
Division of Facial Plastic & Reconstructive Surgery
Departments of Otolaryngology-Head and Neck Surgery
  and Dermatology
University of Cincinnati College of Medicine,
Cincinnati, Ohio

Jeffrey J. Houlton, MD
Assistant Professor
Head & Neck Surgical Oncology
University of Washington
Seattle, Washington

John W. House, MD
Clinic Professor
Department of Otorhinolaryngology-Head and
  NeckSurgery
University of Southern California Keck School of
  Medicine;
Associate Physician
House Clinic
Los Angeles, California

Timothy E. Hullar, MD
Associate Professor
Department of Otolaryngology-Head and Neck Surgery
Washington University in St. Louis
St. Louis, Missouri

Steven Ing, MD
Assistant Professor
Department of Endocrinology, Diabetes, & Metabolism
Ohio State University College of Medicine
Columbus, Ohio

Stacey L. Ishman, MD, MPH
Surgical Director
Upper Airway Center
Associate Professor
Cincinnati Children's Hospital Medical Center
University of Cincinnati
Cincinnati, Ohio

Robert K. Jackler, MD
Sewall Professor and Chair
Department of Otolaryngology-Head and Neck Surgery
Professor
Departments of Neurosurgery and Surgery
Stanford University School of Medicine
Stanford, California

Neal M. Jackson, MD
Resident Physician
Lousiana State University Health Sciences Center
New Orleans, Louisiana

Ryan S. Jackson, MD
Department of Otolaryngology-Head and Neck Surgery
University of South Florida School of Medicine
Tampa, Florida

Brian Jameson, MD
Department of Endocrinology
Geisinger Health System
Geisinger Wyoming Valley Medical Center
Wilkes-Barre, Pennsylvania

Herman A. Jenkins, MD
Professor and Chair
Department of Otolaryngology
University of Colorado School of Medicine
University of Colorado Hospital
Aurora, Colorado

Hong-Ryul Jin, MD, PhD
Professor of Otorhinolaryngology-Head and Neck
  Surgery
Seoul National University
Seoul, Korea

John K. Joe, MD†
Assistant Professor
Department of Surgery
Division of Otolaryngology-Head and Neck Surgery
Yale University School of Medicine
New Haven, Connecticut†Deceased.

Stephanie A. Joe, MD
Associate Professor and Director
The Sinus & Nasal Allergy Center
Co-Director, Skull Base Surgery
Department of Otolaryngology-Head and Neck Surgery
University of Illinois at Chicago
Chicago, Illinois

Christopher M. Johnson, MD
Clinical Instructor
Department of Otolaryngology
Center for Voice, Airway, and Swallowing Disorders
Georgia Regents University
Augusta, Georgia

Tiffany A. Johnson, PhD
Associate Professor
Department of Hearing and Speech
University of Kansas Medical Center
Kansas City, Kansas

Timothy M. Johnson, MD
Lewis and Lillian Becker Professor of Dermatology
University of Michigan
Ann Arbor, Michigan

Nicholas S. Jones, MD
Professor
Department of Otorhinolaryngology-Head and Neck
  Surgery
Nottingham University Hospitals NHS Trust
Nottingham, United Kingdom

Mark Jorissen, MD, PhD
Professor-Doctor
Department of Otolaryngology
University of Leuven
Leuven, Belgium

Morbize Julieron, MD
Northern France Cancer Center
Lille, France

Alyssa A. Kanaan, MD
Fellow
Pediatric Otolaryngology
Department of Pediatric Otolaryngology
Montreal Children's Hospital
McGill University
Montreal, Quebec, Canada

Robert T. Kavitt, MD, MPH
Assistant Professor of Medicine
Medical Director
Center for Esophageal Diseases
Section of Gastroenterology
University of Chicago
Chicago, Illinois

Robert M. Kellman, MD
Professor & Chair
Department of Otolaryngology & Communication
  Sciences
SUNY Upstate Medical University
Syracuse, New York

David W. Kennedy, MD
Professor of Rhinology
Perelman School of Medicine
University of Pennsylvania
Philadelphia, Pennsylvania

Jessica Kepchar, DO
Department of Otolaryngology
Bayne-Jones Army Community Hospital
Fort Polk, Louisiana

Robert C. Kern, MD
Professor and Chairman
Department of Otolaryngology-Head and Neck Surgery
Northwestern University Feinberg School of Medicine
Chicago, Illinois

Merrill S. Kies, MD
Professor of Medicine
Thoracic/Head and Neck Medical Oncology
The University of Texas M.D. Anderson Cancer Center
Houston, Texas

Paul R. Kileny, PhD
Professor
Department of Otolaryngology-Head and Neck Surgery
Academic Program Director
Department of Audiology and Electrophysiology
University of Michigan Health System
Ann Arbor, Michigan

Alyn J. Kim, MD
Southern California Ear, Nose, and Throat
Long Beach, California

Jason H. Kim, MD
Assistant Professor
Department of Otolaryngology-Head and Neck Surgery
St. Jude Medical Center
Fullerton, California

---

† 已故

Theresa Kim, MD
San Francisco Otolaryngology Medical Group
San Francisco, California

William J. Kimberling, PhD
Professor of Ophthalmology and Visual Sciences and
    Otolaryngology
University of Iowa Carver College of Medicine
Iowa City, Iowa;
Senior Scientist
Boys Town National Research Hospital
Omaha, Nebraska

Ericka F. King, MD
Assistant Professor
Department of Otolaryngology-Head and Neck Surgery
Oregon Health and Science University
Portland, Oregon

Jeffrey Koh, MD, MBA
Professor
Department of Anesthesiology and Perioperative
    Medicine
Chief, Division of Pediatric Anesthesiology and Pain
    Management
Oregon Health and Science University
Portland, Oregon

Raymond J. Konior, MD
Clinical Professor
Department of Otolaryngology-Head and Neck Surgery
Loyola University Medical Center
Maywood, Illinois;
Chicago Hair Institute
Oakbrook Terrace, Illinois

Frederick K. Kozak, MD
Head, Division of Pediatric Otolaryngology
Medical/Surgical Director
Cochlear Implant Program
B.C. Children's Hospital;
Clinical Professor and Residency Program Director
Division of Otolaryngology
Department of Surgery
University of British Columbia
Vancouver, British Columbia, Canada

Shannon M. Kraft, MD
Assistant Professor
Department of Otolaryngology-Head and Neck Surgery
University of Kansas
Kansas City, Missouri

Russell Kridel, MD
Clinical Professor and Chief
Department of Otorhinolaryngology-Head and Neck Surgery
Division of Facial Plastic Surgery
University of Texas Health Science Center
Houston, Texas

Parvesh Kumar, MD
Joe and Jean Brandmeyer Chair and Professor of
    Radiation Oncology
Department of Radiation Oncology
University of Kansas Medical Center
Associate Director of Clinical Research
University of Kansas Cancer Center
Kansas City, Kansas

Melda Kunduk, PhD
Associate Professor
Department of Communication Sciences and Disorders
Louisiana State University
Baton Rouge, Louisiana;
Department of Otolaryngology-Head and Neck Surgery
Louisiana State University Health Sciences Center
New Orleans, Louisiana

Ollivier Laccourreye, MD
Professor
Department of Otorhinolaryngology-Head and Neck
    Surgery
Hôpital Européen Georges Pompidou
Université Paris Descartes
Paris, France

Stephen Y. Lai, MD, PhD
Associate Professor
Head and Neck Surgery
University of Texas M.D. Anderson Cancer Center
Houston, Texas

Devyani Lal, MBBS, DipNBE, MD
Consultant
Department of Otolaryngology
Assistant Professor
Mayo Clinic College of Medicine
Mayo Clinic
Scottsdale, Arizona

Anil K. Lalwani, MD
Professor and Vice Chair for Research
Director, Division of Otology, Neurotology, & Skull
    Base Surgery
Director, Columbia Cochlear Implant Center
Columbia University College of Physicians and Surgeons
New York, New York

Derek J. Lam, MD, MPH
Assistant Professor
Department of Otolaryngology-Head and Neck Surgery
Oregon Health and Science University
Portland, Oregon

Paul R. Lambert, MD
Chairman
Department of Otolaryngology-Head and Neck Surgery
Medical University of South Carolina
Charleston, South Carolina

Christopher G. Larsen, MD
Assistant Professor
Department of Otolaryngology
University of Kansas Medical Center
Kansas City, Kansas

Amy Anne Lassig, MD
Assistant Professor
Department of Otolaryngology-Head and Neck Surgery
University of Minnesota
Minneapolis, Minnesota

Richard E. Latchaw, MD
Professor
Department of Radiology
Division of Diagnostic and Therapeutic Neuroradiology
University of California at Davis
Sacramento California

Kevin P. Leahy, MD, PhD
Assistant Professor of Clinical Otorhinolaryngology
Department of Otorhinolaryngology-Head and Neck
    Surgery
University of Pennsylvania Perlman School of Medicine
Philadelphia, Pennsylvania

Daniel J. Lee, MD
Associate Professor
Department of Otology and Laryngology
Harvard Medical School;
Department of Otolaryngology
Massachusetts Eye and Ear Infirmary
Boston, Massachusetts

Nancy Lee, MD
Attending Member
Department of Radiation Oncology
Memorial Sloan Kettering Cancer Center
New York, New York

Stella Lee, MD
Assistant Professor
Department of Otolaryngology
University of Pittsburgh School of Medicine
Pittsburgh, Pennsylvania

Maureen A. Lefton-Greif, PhD, CCC-SLP
Associate Professor
Departments of Pediatrics, Otolaryngology-Head and
    Neck Surgery, and Physical Medicine & Rehabilitation
Johns Hopkins University School of Medicine
Baltimore, Maryland

Donald A. Leopold, MD
Professor of Otorhinolaryngology
University of Vermont
Burlington, Vermont

Marci M. Lesperance, MD
Professor, Department of Otolaryngology-Head and
    Neck Surgery
Chief, Division of Pediatric Otolaryngology
University of Michigan Health System
Ann Arbor, Michigan

Jessica Levi, MD
Assistant Professor of Otolaryngology-Head and Neck
    Surgery
Boston University and Boston Medical Center
Boston, Massachusetts

James S. Lewis Jr, MD
Associate Professor
Department of Pathology and Immunology
Associate Professor
Department of Otolaryngology-Head and Neck Surgery
Washington University in St. Louis
St. Louis, Missouri

Daqing Li, MD
Professor
Department of Otorhinolaryngology-Head and Neck
    Surgery
University of Pennsylvania School of Medicine;
Director, Gene and Molecular Therapy Laboratory
Director, Temporal Bone Laboratory
Hospital of the University of Pennsylvania
Philadelphia, Pennsylvania

Timothy S. Lian, MD
Professor
Department of Otolaryngology-Head and Neck Surgery
Louisiana State University Health Sciences Center
Shreveport, Louisiana

Whitney Liddy, MD
Resident
Department of Otolaryngology-Head and Neck Surgery
Northwestern University Feinberg School of Medicine
Chicago, Illinois

Charles J. Limb, MD
Associate Professor
Department of Otolaryngology-Head and Neck Surgery
Johns Hopkins University School of Medicine
Baltimore, Maryland

Judy Z. Liu, MD
Resident Physician
Department of Otolaryngology-Head and Neck Surgery
University of Illinois at Chicago
Chicago, Illinois

Jeri A. Logemann, PhD
Ralph and Jean Sundin Professor
Department of Communication Sciences and Disorders
Northwestern University
Evanston, Illinois;
Professor
Departments of Neurology and Otolaryngology-Head
    and Neck Surgery
Northwestern University Feinberg School of Medicine;
Director
Voice, Speech, and Language Service and Swallowing
    Center
Northwestern Memorial Hospital
Chicago, Illinois

Thomas Loh, MBBS, FRCS
Senior Consultant and Head
Department of Otolaryngology-Head and Neck Surgery
National University Hospital;
Associate Professor and Head
Department of Otolaryngology
National University of Singapore
Singapore

Christopher Lominska, MD
Assistant Professor and Associate Residency Program

Director
University of Kansas Medical Center
Kansas City, Kansas

Brenda L. Lonsbury-Martin, PhD
Senior Research Scientist
VA Loma Linda Healthcare System
Professor
Department of Otolaryngology-Head and Neck
 Surgery
Loma Linda University Health
Loma Linda, California

David G. Lott, MD
Assistant Professor
Mayo Clinic College of Medicine
Consultant
Department of Otolaryngology-Head and Neck Surgery
Mayo Clinic
Phoenix, Arizona

Lawrence R. Lustig, MD
Francis A. Sooy MD Professor in Otolaryngology
Department of Otolaryngology-Head and Neck Surgery
Chief
Division of Otology & Neurology
University of California-San Francisco
San Francisco, California

Anna Lysakowski, PhD
Professor
Anatomy and Cell Biology
University of Illinois at Chicago
Chicago, Illinois

Robert H. Maisel, MD
Chief
Department of Otolaryngology-Head and Neck Surgery
Hennepin County Medical Center;
Professor
Department of Otolaryngology-Head and Neck Surgery
University of Minnesota
Minneapolis, Minnesota

Ellen M. Mandel, MD
Associate Professor
Department of Otolaryngology
University of Pittsburgh
Pittsburgh, Pennsylvania

Susan J. Mandel, MD, MPH
Professor and Associate Chief
Division of Endocrinology, Diabetes, and Metabolism
Perelman School of Medicine
University of Pennsylvania
Philadelphia, Pennsylvania

Devinder S. Mangat, MD
Professor of Facial Plastic Surgery
Department of Otolaryngology-Head and Neck Surgery
University of Cincinnati
Cincinnati, Ohio

Lynette J. Mark, MD
Associate Professor
Department of Anesthesiology & Critical Care Medicine
Department of Otolaryngology-Head and Neck Surgery
Johns Hopkins University
Baltimore, Maryland

Jeffrey C. Markt, DDS
Associate Professor and Director
Department of Otolaryngology-Head and
 Neck Surgery
Division of Oral Facial Prosthetics/Dental Oncology
University of Nebraska School of Medicine
Omaha, Nebraska

Michael Marsh, MD
Arkansas Center for Ear, Nose, Throat, and Allergy
Fort Smith, Arkansas

Glen K. Martin, PhD
Senior Research Career Scientist
VA Loma Linda Healthcare System
Professor

Department of Otolaryngology-Head and Neck Surgery
Loma Linda University Health
Loma Linda, California

Douglas E. Mattox, MD
William Chester Warren Jr MD Professor and Chair
Department of Otolaryngology-Head and Neck Surgery
Emory University School of Medicine
Atlanta, Georgia

Thomas V. McCaffrey, MD, PhD
Professor and Chair
Department of Otolaryngology-Head and Neck Surgery
University of South Florida School of Medicine
Tampa, Florida

JoAnn McGee, PhD
Scientist
Developmental Auditory Physiology Laboratory
Boys Town National Research Hospital
Omaha, Nebraska

Johnathan D. McGinn, MD
Division of Otolaryngology-Head and Neck Surgery
Pennsylvania State University
Penn State Hershey Medical Center
Hershey, Pennsylvania

John F. McGuire, MD
Attending Physician
Department of Otolaryngology
Fallbrook Hospital
Fallbrook, California

Jonathan McJunkin, MD
Assistant Professor
Department of Otolaryngology
Washington University in St. Louis
St. Louis, Missouri

J. Scott McMurray, MD
Associate Professor
Departments of Surgery and Pediatrics
University of Wisconsin School of Medicine
 and Public Health
American Family Children's Hospital
Madison, Wisconsin

Jeremy D. Meier, MD
Assistant Professor
Division of Otolaryngology-Head and Neck Surgery
University of Utah School of Medicine
Department of Pediatric Oncology
Primary Children's Hospital
Salt Lake City, Utah

Albert L. Merati, MD
Professor and Chief, Laryngology
Department of Otolaryngology-Head and Neck Surgery
University of Washington School of Medicine,
Seattle, Washington

Saumil N. Merchant, MD†
Professor
Department of Otology and Laryngology
Harvard Medical School
Department of Otolaryngology
Massachusetts Eye and Ear Infirmary
Boston, Massachusetts

Anna H. Messner, MD
Professor and Vice Chair
Department of Otolaryngology-Head and Neck Surgery
Stanford University
Stanford, California

Anna Meyer, MD
Assistant Professor
Department of Otolaryngology-Head and Neck Surgery
University of California-San Francisco
San Francisco, California

James D. Michelson, MD
Professor
Department of Orthopaedics and Rehabilitation
University of Vermont College of Medicine
Burlington, Vermont

Henry A. Milczuk, MD
Associate Professor and Chief
Division of Pediatric Otolaryngology
Oregon Health and Science University
Portland, Oregon

Jennifer L. Millar, MSPT
Physical Therapist
Department of Physical Medicine and Rehabilitation
Johns Hopkins Hospital
Baltimore, Maryland

Michelle Miller-Thomas, MD
Assistant Professor
Mallinckrodt Institute of Radiology
Washington University School of Medicine
St. Louis, Missouri

Lloyd B. Minor, MD
Carl and Elizabeth Naumann Dean of the School of
 Medicine
Professor of Otolaryngology-Head and Neck Surgery
Professor of Bioengineering and Neurobiology (by
 courtesy)
Stanford University
Stanford, California

Jenna L. Mitchell
Texas A&M Health Science Center
Round Rock, Texas

Steven Ross Mobley, MD
Facial Plastic & Reconstructive Surgery
Murray, Utah

Eric J. Moore, MD
Professor
Department of Otolaryngology
Mayo Clinic
Rochester, Minnesota

Harlan Muntz, MD
Professor of Otolaryngology
Department of Surgery
University of Utah School of Medicine
Primary Children's Medical Center
Salt Lake City, Utah

Craig S. Murakami, MD
Clinical Professor
Facial Plastic and Reconstructive Surgery
University of Washington
Department of Otolaryngology
Virginia Mason Medical Center
Seattle, Washington

Jeffrey N. Myers, MD, PhD
Hubert L. and Olive Stringer Distinguished Professor in
 Cancer Research
Professor and Director of Research
Deputy Chair for Academic Programs
Department of Head & Neck Surgery
University of Texas M.D. Anderson Cancer Center
Houston, Texas

Robert M. Naclerio, MD
Professor and Chief of Otolaryngology-Head and Neck
 Surgery
University of Chicago
Chicago, Illinois

Joseph B. Nadol Jr, MD
Professor
Department of Otology and Laryngology
Harvard Medical School
Department of Otolaryngology
Massachusetts Eye and Ear Infirmary
Boston, Massachusetts

Paul Nassif, MD

†. 已故

Assistant Clinical Professor
Department of Otolaryngology
University of Southern California Keck School of
  Medicine
Los Angeles, California;
Partner
Spalding Drive Cosmetic Surgery and Dermatology
Beverly Hills, California

Marc Nelson, MD
Associate Professor
Department of Otolaryngology
Pediatric ENT Center
Akron Children's Hospital
Akron, Ohio

Rick F. Nelson, MD
Assistant Professor
Department of Otolaryngology-Head and Neck Surgery
Indiana University
Indianapolis, Indianapolis

Piero Nicolai, MD
Professor
University of Brescia School of Medicine
Chairman
Spedali Civili
Brescia, Italy

David R. Nielsen, MD
Executive Vice President and Chief Executive Officer
American Academy of Otolaryngology-Head and Neck
  Surgery
Alexandria, Virginia;
President, Council of Medical Specialty Societies
Chairman of the Board, PCPI Foundation
Chicago, Illinois

John K. Niparko, MD
Tiber Alpert Professor and Chair
Department of Otolaryngology-Head and Neck Surgery
The Keck School of Medicine of the University of
  Southern California
Los Angeles, California

Richard J. Noel, MD, PhD
Division Chief
Pediatric Gastroenterology, Hepatology, and Nutrition
Duke University Medical Center
Durham, North Carolina

S.A. Reza Nouraei, Bchir, PhD, MRCS
Researcher
Laryngology Research Group
University College London
Academic Specialist Registrar
Charing Cross Hospital
London, United Kingdom

Ajani Nugent, MD
Department of Otolaryngology
Emory University School of Medicine
Atlanta, Georgia

Daniel W. Nuss, MD
G.D. Lyons Professor and Chair
Department of Otolaryngology-Head and Neck Surgery
Louisiana State University Health Sciences Center School
  of Medicine at New Orleans, New Orleans, Louisiana

Brian Nussenbaum, MD
Christy J. and Richard S. Hawes III Professor
Vice Chair for Clinical Affairs
Division Chief, Head and Neck Surgery
Patient Safety Officer
Department of Otolaryngology-Head and Neck Surgery
Washington University School of Medicine
St. Louis, Missouri

Gretchen M. Oakley, MD
Resident Physician
Division of Otolaryngology-Head and Neck Surgery
University of Utah
Salt Lake City, Utah

Rick M. Odland, MD, PhD

Professor
Department of Otolaryngology
University of Minnesota;
Medical Director
Department of Otolaryngology
Hennepin County Medical Center
Minneapolis, Minnesota

Richard G. Ohye, MD
Head
Section of Pediatric Cardiovascular Surgery
Department of Cardiac Surgery
University of Michigan
Ann Arbor, Michigan

Bert W. O'Malley Jr, MD
Gabriel Tucker Professor and Chairman
Department of Otorhinolaryngology-Head and Neck
  Surgery
Professor of Neurosurgery
Abramson Cancer Center
University of Pennsylvania School of Medicine;
Co-director, Center for Cranial Base Surgery
Co-director, Head and Neck Cancer Center
University of Pennsylvania Health System
Philadelphia, Pennsylvania

Robert C. O'Reilly, MD
Professor of Pediatrics and Otolaryngology-Head and
  Neck Surgery
Thomas Jefferson University
Philadelphia, Pennsylvania;
Division Chief
Pediatric Otolaryngology
A.I. DuPont Hospital for Children
Wilmington, Delaware

Juan Camilo Ospina, MD
Pediatric Otolaryngologist
Head
Division of Otorhinolaryngology and Maxillofacial
  Surgery
Hospital Universitario San Ignacio;
Associate Professor
Pontificia Universidad Javeriana
Bogota, Colombia

Robert H. Ossoff, DMD, MD, CHC
Special Assistant to the Vice-Chancellor for Health
  Affairs
Maness Professor of Laryngology and Voice
Vanderbilt University Medical Center
Nashville, Tennessee

Mark D. Packer, MD
Executive Director
Department of Defense Hearing Center of Excellence
Chief of Otology, Neurology, and Skull Base Surgery
San Antonio Military Health System
Joint Base San Antonio-Lackland, Texas

Nitin A. Pagedar, MD, MPH
Assistant Professor
Department of Otolaryngology-Head and Neck Surgery
University of Iowa
Iowa City, Iowa

John Pallanch, MD
Chair
Division of Rhinology
Department of Otorhinolaryngology
Mayo Clinic
Rochester, Minnesota

Stephen S. Park, MD
Professor and Vice-Chair
Department of Otolaryngology
Director
Division of Facial Plastic Surgery
University of Virginia
Charlottesville, Virginia

Matthew S. Parsons, MD
Assistant Professor of Radiology
Mallinckrodt Institute of Radiology

Washington University School of Medicine
St. Louis, Missouri

Hetal H. Patel, MD
Division of Otolaryngology-Head and Neck Surgery
Pennsylvania State University
Penn State Hershey Medical Center
Hershey, Pennsylvania

G. Alexander Patterson, MD
Evarts A. Graham Professor of Surgery
Chief, Division of Cardiothoracic Surgery
Washington University in St. Louis
St. Louis, Missouri

Phillip K. Pellitteri, DO
Chair
Department of Otolaryngology-Head and Neck Surgery
Guthrie Health System
Sayre, Pennsylvania;
Clinical Professor
Department of Otolaryngology-Head and Neck Surgery
Temple University School of Medicine
Philadelphia, Pennsylvania

Jonathan A. Perkins, DO
Professor
Department of Otolaryngology-Head and Neck Surgery
University of Washington School of Medicine
Director
Vascular Anomalies Program
Seattle Children's Hospital
Seattle, Washington

Stephen W. Perkins, MD
Clinical Associate Professor
Department of Otolaryngology-Head and Neck Surgery
Indiana University School of Medicine;
President
Meridian Plastic Surgeons
Indianapolis, Indianapolis

Shirley S.N. Pignatari, MD, PhD
Professor and Head
Division of Pediatric Otolaryngology
Federal University of Sao Paulo
Sao Paulo, Brazil

Steven D. Pletcher, MD
Associate Professor
Department of Otolaryngology-Head and Neck Surgery
University of California-San Francisco
San Francisco, California

Aron Popovtzer, MD
Head of Head and Neck Unit
Davidoff Comprehensive Cancer Center;
Consultant
Department of Otolaryngology
Rabin Medical Center;
Chair
Israeli Head and Neck Society
Petah-Tikva, Israel

Gregory N. Postma, MD
Professor
Department of Otolaryngology
Director
Center for Voice, Airway, and Swallowing Disorders
Georgia Regents University
Augusta, Georgia

Shannon M. Poti, MD
Chief Resident Surgeon
Department of Otolaryngology-Head and Neck Surgery
University of California-Davis Medical Center
Sacramento, California

William P. Potsic, MD, MMM
Emeritus Professor of Otorhinolaryngology-Head and
  Neck Surgery
Perelman School of Medicine at the University of
  Pennsylvania
Philadelphia, Pennsylvania

Seth E. Pross, MD

Department of Otolaryngology-Head and Neck Surgery
University of California-San Francisco
San Francisco, California

Liana Puscas, MD, MHS
Associate Professor
Division of Otolaryngology-Head and Neck Surgery
Duke University School of Medicine
Durham, North Carolina

Zhen Jason Qian, MD (Cand.)
College of Physicians and Surgeons
Columbia University
New York, New York

Virginia Ramachandran, AuD, PhD
Senior Staff Audiologist & Research Coordinator
Division of Audiology
Department of Otolaryngology-Head and Neck Surgery
Henry Ford Hospital;
Adjunct Assistant Professor & Audiology Clinical
  Educational Coordinator
Wayne State University
Detroit, Michigan

Gregory W. Randolph, MD
Director, General and Thyroid Surgical Divisions
Massachusetts Eye & Ear Infirmary
Member, Endocrine Surgical Service
Massachusetts General Hospital
Harvard Medical School
Boston, Massachusetts

Lesley Rao, MD
Assistant Professor
Department of Anesthesiology
Washington University School of Medicine
St. Louis, Missouri

Christopher H. Rassekh, MD
Associate Professor
Department of Otorhinolaryngology-Head and Neck
  Surgery
University of Pennsylvania
Philadelphia, Pennsylvania

Lou Reinisch, PhD
Dean of Arts and Sciences
Professor of Physics
Farmingdale State College (SUNY)
Farmingdale, New York

Albert L. Rhoton Jr, MD
Professor and Chairman Emeritus
Department of Neurosurgery
University of Florida
Gainesville, Florida

Nadeem Riaz, MD, MSc
Instructor in Radiation Oncology
Department of Radiation Oncology
Memorial Sloan Kettering Cancer Center
New York, New York

Jeremy D. Richmon, MD
Assistant Professor and Director
Head and Neck Robotic Surgery
Department of Otolaryngology-Head and Neck Surgery
Johns Hopkins University
Baltimore, Maryland

James M. Ridgway, MD
Facial Plastic Surgeon
Newvue Plastic Surgery and Skin Care
Bellevue, Washington

Matthew H. Rigby, MD, MPH
Assistant Professor
Department of Otolaryngology-Head and Neck Surgery
Dalhousie University
Halifax, Nova Scotia, Canada

Mark D. Rizzi, MD
Assistant Professor
Department of Clinical Otolaryngology-Head and Neck
  Surgery

Perelman School of Medicine at the University of
  Pennsylvania
Division of Pediatric Otolaryngology
Children's Hospital of Philadelphia
Philadelphia, Pennsylvania

K. Thomas Robbins, MD
Professor and Chair
Department of Surgery
Division of Otolaryngology
Southern Illinois University School of Medicine
Springfield, Illinois

Daniel Roberts, MD, PhD
Resident
Department of Otolaryngology
Massachusetts Eye and Ear Infirmary
Boston, Massachusetts

Frederick C. Roediger, MD
Director
Division of Otolaryngology
Maine Medical Center
Portland, Maine

Ohad Ronen, MD
Director
Head and Neck Surgery Service
Department of Otolaryngology-Head and Neck Surgery
Galilee Medical Center;
Senior Lecturer
Faculty of Medicine in the Galilee
Bar-Ilan University
Nahariya, Israel

Kristina W. Rosbe, MD
Professor and Director of Pediatric Otolaryngology
Department of Otolaryngology-Head and Neck Surgery
University of California-San Francisco
San Francisco, California

Richard M. Rosenfeld, MD, MPH
Professor and Chairman of Otolaryngology
SUNY Downstate Medical Center
New York, New York

Bruce E. Rotter, MD
Professor and Dean
Southern Illinois University School of Dental Medicine
Alton, Illinois

Jay T. Rubinstein, MD, PhD
Professor
Departments of Otolaryngology and Bioengineering
University of Washington;
Director
Virginia Merrill Bloedel Hearing Research Center
Seattle, Washington

Michael J. Ruckenstein, MD
Professor of Otorhinolaryngology-Head and Neck
  Surgery
Hospitals of the University of Pennsylvania,
Philadelphia, Pennsylvania

Christina L. Runge, PhD
Associate Professor
Department of Otolaryngology and Communication
  Sciences
Chief, Division of Communication Sciences
Director, Koss Cochlear Implant Program
Medical College of Wisconsin
Milwaukee, Wisconsin

Leonard P. Rybak, MD, PhD
Professor
Division of Otolaryngology
Southern Illinois University School of Medicine
Springfield, Illinois

Rami E. Saade, MD
Head and Neck Surgical Oncology Fellow
Department of Head and Neck Surgery
University of Texas M.D. Anderson Cancer Center
Houston, Texas

Babak Sadoughi, MD
Attending Physician
Beth Israel Medical Center
Mount Sinai Health System
New York, New York

Thomas J. Salinas, DDS
Associate Professor
Department of Dental Specialties
Mayo Clinic
Rochester, Minnesota

Sandeep Samant, MD
Chief
Division of Head and Neck and Skull Base Surgery
Professor and Vice-Chairman
Department of Otolaryngology-Head and Neck Surgery
University of Tennessee Health Science Center
Memphis, Tennessee

Robin A. Samlan, MBA, PhD
Assistant Professor
Department of Speech, Language, & Hearing Sciences
University of Arizona
Tucson, Arizona

Ravi N. Samy, MD
Associate Professor
Department of Otolaryngology
University of Cincinnati
Program Director, Neurotology Fellowship
Cincinnati Children's Hospital
Cincinnati, Ohio

Guri S. Sandhu, MD
Consultant Otolaryngologist/Airway Surgeon
Charing Cross Hospital
Imperial College
London, United Kingdom

Cara Sauder, MA, CCC-SLP
Speech-Language Pathologist
University of New Mexico Hospital
Albuquerque, New Mexico

Richard L. Scher, MD
Professor of Otolaryngology-Head and Neck Surgery
Vice Chairman of Surgery for Clinical Operations
Associate Chief of Otolaryngology-Head and Neck Surgery
Duke University Health System
Durham, North Carolina

Joshua S. Schindler, MD
Associate Professor
Department of Otolaryngology
Oregon Health and Science University
Portland, Oregon

Cecelia E. Schmalbach, MD
Associate Professor
Department of Surgery
Division of Otolaryngology-Head and Neck Surgery
University of Alabama at Birmingham
Birmingham, Alabama

Scott R. Schoem, MD
Director
Department of Otolaryngology
Connecticut Children's Medical Center
Hartford, Connecticut;
Clinical Professor
Department of Otolaryngology
University of Connecticut School of Health Sciences
Farmington, Connecticut

Michael C. Schubert, PT, PhD
Associate Professor
Department of Otolaryngology-Head and Neck Surgery
Johns Hopkins University
Baltimore, Maryland

Todd J. Schwedt, MD
Associate Professor of Neurology
Mayo Clinic
Phoenix, Arizona

James J. Sciubba, DMD, PhD
Professor (Retired)
Department of Otolaryngology-Head and Neck Surgery
The Johns Hopkins School of Medicine;
Consultant
The Milton J. Dance Head & Neck Center
The Greater Baltimore Medical Center
Baltimore, Maryland

Anthony P. Sclafani, MD
Director, Facial Plastic Surgery
Surgeon Director, Department of Otolaryngology
The New York Eye & Ear Infirmary
New York, New York;
Professor
Department of Otolaryngology
New York Medical College
Valhalla, New York

Meena Seshamani, MD, PhD
Department of Head and Neck Surgery
The Permanente Medical Group
San Francisco, California

A. Eliot Shearer, MD, PhD
Resident Physician
Department of Otolaryngology-Head and Neck Surgery
University of Iowa
Iowa City, Iowa

Clough Shelton, MD
Professor and Chief
Division of Otolaryngology
Hetzel Presidential Endowed Chair in Otolaryngology
University of Utah School of Medicine
Salt Lake City, Utah

Neil T. Shepard, PhD
Chair, Division of Audiology
Director, Dizziness & Balance Disorders Program
Department of Otolaryngology
Mayo Clinic
Rochester, Minnesota

Seiji B. Shibata, MD, PhD
Resident Physician
Department of Otolaryngology-Head and Neck Surgery
University of Iowa
Iowa City, Iowa

Yelizaveta Shnayder, MD
Associate Professor
Department of Otolaryngology-Head and Neck Surgery
University of Kansas School of Medicine
Kansas City, Kansas

Kathleen C.Y. Sie, MD
Professor
Department of Otolaryngology-Head and Neck Surgery
University of Washington School of Medicine
Director
Childhood Communication Center
Seattle Children's Hospital
Seattle, Washington

Daniel B. Simmen, MD
Center for Rhinology, Skull Base Surgery, and Facial
  Plastic Surgery
Hirslanden Clinic
Zurich, Switzerland

Michael C. Singer, MD
Director
Division of Thyroid & Parathyroid Surgery
Department of Otolaryngology-Head and Neck Surgery
Henry Ford Health System
Detroit, Michigan

Parul Sinha, MBBS, MS
Resident
Department of Otolaryngology-Head and Neck Surgery
Washington University School of Medicine
St. Louis, Missouri

William H. Slattery III, MD
Partner

House Ear Clinic;
Clinical Professor
University of Southern California-Los Angeles
Los Angeles, California

Henrik Smeds, MD
Staff Surgeon
Department of Otolaryngology
Karolinska University Hospital
Stockholm, Sweden

Marshall E. Smith, MD
Professor
Division of Otolaryngology-Head and Neck Surgery
University of Utah School of Medicine;
Attending Physician and Medical Director
Voice Disorders Clinic
Primary Children's Medical Center
University Hospital
Salt Lake City, Utah

Richard J.H. Smith, MD
Professor
Department of Otolaryngology
University of Iowa Carver College of Medicine
Iowa City, Iowa

Timothy L. Smith, MD, MPH
Professor and Director
Oregon Sinus Center
Department of Otolaryngology-Head and Neck Surgery
Oregon Health and Science University
Portland, Oregon

Ryan H. Sobel, MD
Clinical Instructor
Department of Otolaryngology-Head and Neck Surgery
Johns Hopkins Hospital
Baltimore, Maryland

Robert A. Sofferman, MD
Emeritus Professor of Surgery
Department of Surgery
Division of Otolaryngology-Head and Neck Surgery
University of Vermont School of Medicine
Burlington, Vermont

Zachary M. Soler, MD, MSc
Assistant Professor
Department of Otolaryngology-Head and Neck Surgery
Medical University of South Carolina
Charleston, South Carolina

Samuel A. Spear, MD
Otology/Neurotology & Skull Base Surgery Fellow
Department of Otolaryngology-Head and Neck Surgery
Louisiana State University
Baton Rouge, Louisiana

Steven M. Sperry, MD
Assistant Professor
Department of Otolaryngology-Head and Neck Surgery
University of Iowa Hospitals and Clinics
Iowa City, Iowa

Niranjan Sritharan, MBBS
Clinical Otolaryngology Fellow
Massachusetts Eye & Ear Infirmary
Boston, Massachusetts

Brad A. Stach, PhD
Director
Division of Audiology
Department of Otolaryngology-Head and Neck Surgery
Henry Ford Hospital
Detroit, Michigan

Robert P. Stachecki, MD
Instructor of Radiology
Mallinckrodt Institute of Radiology
Washington University School of Medicine
St. Louis, Missouri

Hinrich Staecker, MD, PhD
David and Mary Zamierowsky Professor
Department of Otolaryngology-Head and Neck Surgery

University of Kansas School of Medicine
Kansas City, Kansas

Aldo Cassol Stamm, MD, PhD
Chief
Department of Otolaryngology
Sao Paulo ENT Center
Sao Paulo, Brazil

James A. Stankiewicz, MD
Professor and Chairman
Department of Otolaryngology-Head and Neck Surgery
Loyola University Medical Center
Maywood, Illinois

Shawn M. Stevens, MD
Resident Physician
Department of Otolaryngology-Head and Neck Surgery
Medical University of South Carolina
Charleston, South Carolina

David L. Steward, MD
Professor
Department of Otolaryngology-Head and Neck Surgery
University of Cincinnati Academic Health Center
Cincinnati, Ohio

David G. Stoddard Jr, MD
Department of Otolaryngology-Head and Neck Surgery
Mayo Clinic
Rochester, Minnesota

Janalee K. Stokken, MD
Head and Neck Institute
The Cleveland Clinic
Cleveland, Ohio

Angela Sturm-O'Brien, MD
Facial Plastic Surgery Associates
Houston, Texas

John B. Sunwoo, MD
Director of Head and Neck Cancer Research
Department of Otolaryngology-Head and Neck Surgery
Stanford Cancer Institute
Stanford University School of Medicine
Stanford, California

Veronica C. Swanson, MD, MBA
Associate Director
Department of Anesthesiology
Chief
Pediatric Cardiac Anesthesiology
St. Christopher's Hospital for Children;
Associate Professor
Departments of Anesthesiology and Pediatrics
Drexel University College of Medicine and Dentistry
Philadelphia, Pennsylvania

Robert A. Swarm, MD
Professor of Anesthesiology
Washington University School of Medicine
St. Louis, Missouri

Jonathan M. Sykes, MD
Professor and Director
Facial Plastic Surgery
University of California Davis Medical Center
Sacramento, California

Luke Tan, MBBS, MD
Senior Consultant
Luke Tan ENT Head & Neck Cancer and Thyroid
  Surgery Center
MT Elizabeth Hospital;
Clinical Associate Professor
Department of Otolaryngology
National University of Singapore
Singapore

Marietta Tan, MD
Resident
Department of Otolaryngology-Head and Neck Surgery
Johns Hopkins University
Baltimore, Maryland

Pravin A. Taneja, MD, MBA
Program Director
Pediatric Anesthesia Fellowship
Department of Anesthesiology
St. Christopher's Hospital for Children;
Assistant Professor
Department of Anesthesiology
Drexel University College of Medicine and Dentistry
Philadelphia, Pennsylvania

M. Eugene Tardy Jr, MD
Emeritus Professor of Otolaryngology-Head and Neck Surgery
Department of Otolaryngology
University of Illinois Medical Center
Chicago, Illinois

Sherard A. Tatum III, MD
Professor
Departments of Otolaryngology and Pediatrics
SUNY Upstate Medical University;
Medical Director
Cleft and Craniofacial Center
Golisano Children's Hospital
Syracuse, New York

S. Mark Taylor, MD
Professor
Department of Otolaryngology-Head and Neck Surgery
Dalhousie University
Halifax, Nova Scotia, Canada

Rod A. Teasley, MD, JD
Department of Otolaryngology
Vanderbilt University Medical Center
Nashville, Tennessee

Helder Tedeschi, MD, PhD
Head, Division of Neurosurgery
Department of Pathology
University of Campinas
Sao Paolo, Brazil

Steven A. Telian, MD
John L. Kemink Professor of Neurotology
Department of Otolaryngology-Head and Neck Surgery
University of Michigan
Ann Arbor, Michigan

David J. Terris, MD
Surgical Director of the GRU Thyroid Center
Professor
Department of Otolaryngology-Head and Neck Surgery
Georgia Regents University
Augusta, Georgia

J. Regan Thomas, MD
Mansueto Professor and Chairman
Department of Otolaryngology-Head and Neck Surgery
University of Illinois
Chicago, Illinois

Chafeek Tomeh, MD
Clinical Instructor
Department of Otolaryngology-Head and Neck Surgery
Stanford University School of Medicine
Stanford, California

Dean M. Toriumi, MD
Professor
Department of Otolaryngology-Head and Neck Surgery
Division of Facial Plastic and Reconstructive Surgery
University of Illinois at Chicago
Chicago, Illinois

Aline Tran, AuD
Audiologist
Department of Otolaryngology-Head and Neck Surgery
Keck Medical Center
University of Southern California
Los Angeles, California

Joseph B. Travers, PhD
Professor
Division of Oral Biology
The Ohio State University College of Dentistry

Ohio State University
Columbus, Ohio

Susan P. Travers, PhD
Professor
Division of Oral Biology
The Ohio State University College of Dentistry
Columbus, Ohio

Mai Thy Truong, MD
Clinical Assistant Professor
Department of Otolaryngology-Head and Neck Surgery
Stanford University
Stanford, California

Terance T. Tsue, MD
Physician in Chief
University of Kansas Cancer Center
Douglas A. Girod MD Endowed Professor of Head & Neck Surgical Oncology
Vice-Chairman and Professor
Department of Otolaryngology-Head and Neck Surgery
University of Kansas School of Medicine
Kansas City, Kansas

Michael D. Turner, DDS, MD
Division Director
Oral and Maxillofacial Surgery
Jacobi Medical Center;
Director, The New York Salivary Gland Center
Associate Residency Director, Oral and Maxillofacial Surgery
Beth Israel Medical Center
New York, New York

Ravindra Uppaluri, MD, PhD
Associate Professor
Department of Otolaryngology-Head and Neck Surgery
Washington University School of Medicine
St. Louis, Missouri

Michael F. Vaezi, MD, PhD
Professor of Medicine
Clinical Director, Division of Gastroenterology, Hepatology, and Nutrition
Director, Center for Swallowing and Esophageal Motility Disorders
Director, Clinical Research
Vanderbilt University Medical Center
Nashville, Tennessee

Kathryn M. Van Abel, MD
Resident
Department of Otolaryngology
Mayo Clinic
Rochester, Minnesota

Michiel W.M. van den Brekel, MD, PhD
Head, Department of Head and Neck Oncology and Surgery
The Netherlands Cancer Institute-Antoni van Leewenhoek;
Professor, Amsterdam Center of Language and Communication;
Consultant, Department of Oral and Maxillofacial Surgery
Academic Medical Center
University of Amsterdam
Amsterdam, The Netherlands

Lori A. Van Riper, PhD
Department of Pediatric Audiology and Otolaryngology
Mott Children's Hospital
University of Michigan Health System
Ann Arbor, Michigan

Sunil P. Verma, MD
Assistant Professor
Department of Otolaryngology-Head and Neck Surgery
University of California-Irvine
Irvine, California;
Director
University Voice and Swallowing Center
University of California-Irvine Medical Center
Orange, California

Peter M. Vila, MD, MSPH
Resident
Department of Otolaryngology-Head and Neck Surgery
Washington University School of Medicine
St. Louis, Missouri

David E. Vokes, MBChB
Consultant Otolaryngologist-Head & Neck Surgeon
Auckland City Hospital
Auckland, New Zealand

P. Ashley Wackym, MD
Vice President of Research
Legacy Research Institute
Legacy Health;
President
Ear and Skull Base Center
Portland, Oregon

Tamekia L. Wakefield, MD
Adjunct Assistant Clinical Professor
Department of Otolaryngology-Head and Neck Surgery
Mt. Sinai School of Medicine
New York, New York;
Attending Pediatric Otolaryngologist
Department of Otolaryngology and Communicative Disorders
Long Island Jewish Medical Center
New Hyde Park, New York

Michael J. Walden, DO, MD
Staff Radiologist
Department of Radiology
Womack Army Medical Center
Fort Bragg, North Carolina

Thomas J. Walker, MD
Facial Plastic and Reconstructive Surgery
Department of Otolaryngology-Head and Neck Surgery
University of Illinois at Chicago
Chicago, Illinois

Edward J. Walsh, PhD
Director
Developmental Auditory Physiology Laboratory
Boys Town National Research Hospital
Omaha, Nebraska

Rohan R. Walvekar, MD
Associate Professor
Louisiana State University Health Sciences Center at New Orleans
New Orleans, Louisiana

Tom D. Wang, MD
Professor & Chief
Division of Facial Plastic and Reconstructive Surgery
Oregon Health and Science University
Portland, Oregon

Tzu-Fei Wang, MD
Assistant Professor of Internal Medicine
Division of Hematology
The Ohio State University Comprehensive Cancer Center
Arthur G. James Cancer Hospital and Richard J. Solove Research Institute
Columbus, Ohio

Frank M. Warren III, MD
Assistant Professor and Chief
Division of Otology/Neurotology
Department of Otolaryngology Head and Neck Surgery
Oregon Health and Science University;
Attending Physician
Department of Otolaryngology-Head and Neck Surgery
Kaiser Permanente
Portland, Oregon

Heather H. Waters, MD
Department of Otolaryngology-Head and Neck Surgery
Indiana University Medical Center;
Meridian Plastic Surgeons
Indianapolis, Indianapolis

Randal S. Weber, MD

Professor and Chair
Head and Neck Surgery
The University of Texas M.D. Anderson Cancer Center
Houston, Texas

Richard O. Wein, MD
Associate Professor
Department of Otolaryngology-Head and Neck Surgery
Tufts Medical Center
Boston, Massachusetts

Gregory S. Weinstein, MD
Professor and Vice Chair
Director
Division of Head and Neck Surgery
Co-director
The Center for Head and Neck Cancer
Department of Otorhinolaryngology-Head and Neck
    Surgery
University of Pennsylvania School of Medicine
Philadelphia, Pennsylvania

Erik K. Weitzel, MD
Chief of Rhinology
Program Director
Department of Otolaryngology
Joint Base San Antonio
San Antonio, Texas

D. Bradley Welling, MD, PhD
Walter Augustus LeCompt Professor and Chair
Harvard Department of Otology and Laryngology
Chief of Otolaryngology
Massachusetts Eye and Ear Infirmary and Massachusetts
    General Hospital
Boston, Massachusetts

Richard D. Wemer, MD
Consultant
Department of Otolaryngology-Head and Neck Surgery
Park Nicollet Clinics
St. Louis Park, Minnesota

Ralph F. Wetmore, MD
E. Mortimer Newlin Professor of Pediatric Otolaryngology
Perelman School of Medicine at the University of
    Pennsylvania Chief
Division of Pediatric Otolaryngology
The Children's Hospital of Philadelphia
Philadelphia, Pennsylvania

Richard H. Wiggins III, MD
Professor and Director of Head and Neck Imaging
Departments of Radiology, Otolaryngology, Head and
    Neck Surgery, and Biomedical Informatics
University of Utah Health Sciences Center
Salt Lake City, Utah

Brent J. Wilkerson, MD
Resident Physician

Department of Otolaryngology-Head and Neck Surgery
University of California-Davis
Sacramento, California

Franz J. Wippold II, MD
Professor of Radiology
Chief of Neuroradiology
Mallinckrodt Institute of Radiology
Washington University School of Medicine
St. Louis, Missouri;
Adjunct Professor of Radiology/Radiological Sciences
F. Edward Hébert School of Medicine
Uniformed Services University of the Health Sciences
Bethesda, Maryland

Gayle Ellen Woodson, MD
Professor and Chair
Division of Otolaryngology
Southern Illinois University School of Medicine
Springfield, Illinois

Peter J. Wormald, MD
Professor
Department of Surgery
Division of Otolaryngology-Head and Neck Surgery
University of Adelaide
Adelaide, Australia

Harry V. Wright, MD
Fellow
Facial Plastic and Reconstructive Surgery
Farrior Facial Plastic Surgery;
Associate Professor
Department of Otolaryngology-Head and Neck Surgery
University of South Florida
Tampa, Florida

Robert F. Yellon, MD
Professor
Department of Otolaryngology
University of Pittsburgh School of Medicine
Director of ENT Clinical Services
Department of Pediatric Otolaryngology
Children's Hospital of Pittsburgh of UPMC
Pittsburgh, Pennsylvania

Charles D. Yingling, PhD, DABNM
Clinical Professor
Department of Otolaryngology-Head and Neck Surgery
Stanford University of School of Medicine
Stanford, California;
Chief Executive Officer
Golden Gate Neuromonitoring
San Francisco, California

Bevan Yueh, MD, MPH
Professor & Chair
Department of Otolaryngology-Head and Neck Surgery
University of Minnesota
Minneapolis, Minnesota

Rex C. Yung, MD
Director of Pulmonary Oncology
Departments of Medicine and Oncology
Johns Hopkins University
Baltimore, Maryland

Renzo A. Zaldívar, MD
Clinical Professor
Department of Ophthalmology
University of North Carolina
Chapel Hill, North Carolina

George H. Zalzal, MD
Chief
Division of Otolaryngology
Children's National Medical Center
Professor of Otolaryngology and Pediatrics
George Washington University School of Medicine and
    Health Sciences
Washington, DC

Adam M. Zanation, MD
Associate Professor
Co-Director, Head and Neck Oncology Fellowship
Co-Director, Rhinology and Skull Base Surgery
    Fellowship
University of North Carolina at Chapel Hill
Chapel Hill, North Carolina

David S. Zee, MD
Professor of Neurology and Otolaryngology-Head and
    Neck Surgery
Department of Neurology
Johns Hopkins Hospital
Baltimore, Maryland

Marc S. Zimbler, MD
Director of Facial Plastic & Reconstructive Surgery
Beth Israel Deaconess Medical Center;
Assistant Professor of Otolaryngology-Head and Neck
    Surgery
Icahn School of Medicine
Mount Sinai Medical Center
New York, New York

S. James Zinreich, MD
Professor of Radiology
Russel H. Morgan Department of Radiology
Department of Otorhinolaryngology-Head and Neck
    Surgery
Johns Hopkins Medical Institutions
Baltimore, Maryland

Teresa A. Zwolan, PhD
Professor and Director
Department of Otolaryngology
University of Michigan Cochlear Implant Program
Ann Arbor, Michigan

译者前言

初版 *Cummings Otolaryngology-Head and Neck Surgery* 于 1985 年出版，由国际权威的耳鼻咽喉学专家 Cummings 教授领衔，来自全球各地的 100 余位专家共同编撰完成，一经出版即奠定了其在耳鼻咽喉头颈外科学术出版领域里程碑般的地位。随着岁月变迁、科技发展，这部著作不断再版、更新、完善，无论在深部和广度方面，一直被大家公认为耳鼻咽喉头颈外科领域最可靠的专业教材，完全能够满足各年资、各阶段耳鼻咽喉 - 头颈外科医师的不同需求，帮助他们在专业领域不断前行。

本书出版至今，载誉无数。曾荣膺英国医师协会医学图书奖（2015 年）等奖项，在国际上拥有强大的专业影响力。本书为全新第 6 版，书中包含 3200 余张彩色图片，深度覆盖耳鼻咽喉头颈外科全部领域的理论与临床知识，不仅全面更新了各篇章内容，还增补了颅底微创手术、前庭植入、颅后窝和颅底肿瘤的放射治疗，以及术中脑神经和中枢神经功能监测等最新临床及研究进展内容，并在儿童睡眠疾病、儿童感染疾病和新生儿气道评估方面，提供了最新的儿童患者治疗方案。

为进一步满足临床分诊需求，此次中文翻译版对原书的篇章顺序进行了重新编排，将原书的三大卷按照专业方向重新调整为 6 个分册，包括耳鼻咽喉头颈外科学基础，鼻科学与过敏 / 免疫学，喉与气管、食管学，头颈外科学与肿瘤学，耳科学与颅底外科学，儿童耳鼻咽喉学。各分册内容既相对独立，又相互联系，便于广大读者灵活选择。

把这部经典的耳鼻咽喉学专著引进国内，是我一直以来的愿望。1998 年，作为美国 SACKLER 中国年度医师获奖人，我应邀访问了约翰·霍普金斯医院，受到 Cummings 教授的热情接待，他还亲切地陪同我们参观、讲解，给我留下了深刻印象。

非常荣幸主持本书中文版的翻译工作，山东省耳鼻喉医院有近百位专家、学者和青年医师参与此次翻译工作，这也是第一次将这部圣经级的权威专业参考书介绍给国内耳鼻咽喉头颈外科的广大同道。在翻译过程中，我们力求全面、准确地把握本书的内容，使译文准确、明了，但限于中英文在疾病分类、思维方法、表达方式等方面存在一定差异，一些英文词汇和语句较难完美转换成中文，所以书稿中可能存在一定的翻译欠妥或表述失当的情况，恳请广大读者和同道指正。

山东省耳鼻喉医院　王海波

作为一部权威著作，*Cummings Otolaryngology-Head and Neck Surgery, 6e* 的内容涵盖了该专业的所有组成部分，以及近期在微创手术、影像导航、手术机器人、人工耳蜗植入等方面的最新进展，并加入了与疾病遗传有关的新的内容。此外，新的基于证据的绩效评估的章节，对于理解医疗改革的发展、管理机构的作用、报告评价、基于价值的医疗采购及对医生实践的影响等，同样均有很好的参考价值。

在继续保持文字简洁的前提下，还反映了该领域的最主要和最重要的发展。本书的内容反映了其各个组成部分之间的广泛相互关系。每章的开始都包含有要点，并列出了最相关的推荐阅读清单。

我们的目标是进一步加强对现在从事耳鼻咽喉头颈外科专业人员的教育，并为后来者提供基础知识。与此前各版一样，本书的编者具有世界范围内的代表性，以便读者可以从中了解全世界在该领域的进展。毋庸置疑，经过所有编者的共同努力，*Cummings Otolaryngology-Head and Neck Surgery, 6e* 仍然是该专业最权威的参考书。

缅 怀

Charles Krause, MD

Otolaryngology–Head and Neck Surgery 创始人

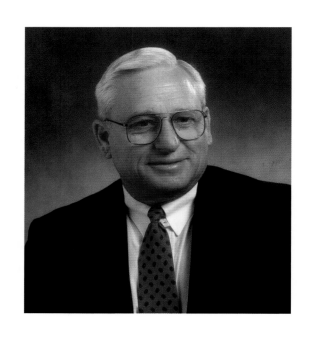

2013 年 2 月 7 日，耳鼻咽喉学界和密歇根大学失去了最伟大的学科领袖之一——Charles J. Krause 博士。Krause 博士是前三版 *Otolaryngology–Head and Neck Surgery* 的资深著者。为感谢他的付出和对这个专业的诸多贡献，我们谨将第 6 版献给 Charles J. Krause 博士，并向他致敬。

Krause 博士于 1962 年在爱荷华州立大学（现称爱荷华大学）获得医学学位。在那里完成耳鼻咽喉科住院医生培训后，加入爱荷华大学。Krause 博士于 1977 年加入密歇根大学，1977—1992 年担任耳鼻咽喉头颈外科主任。2000 年以前，他一直是一线的教员，并在医院、健康中心和医学院担任领导职务。

在密歇根大学期间，Krause 博士通过引入专业部门、招募新教员、改善临床设施、加强基础研究和住院医生培训等方面，对该系教员的医师专业化实践进行了改造。

除了担任系主任外，他还担任过密歇根大学临床事务主任、医学院高级副院长和医院高级副院长。他领导了 M-CARE 的发展，这是 1986 年密歇根大学发起的一项健康计划，并担任了第一任 M-CARE 主席。他指导了密歇根大学第一个卫星医疗保健设施的战略规划。

在全国层面上，Krause 博士曾担任美国耳鼻咽喉头颈外科学会、美国头颈外科学会、美国耳鼻咽喉学会、美国面部整形与重建外科学会等学术组织的主席。

在大家眼中，Krause 博士是一个冷静、深思熟虑且有远见卓识的人，他领导大家建立了共识和互相团结，并指导更多学员走向了成功的职业生涯。

正如 Charles W. Cummings 博士所描述的那样，"Krause 是一个沉稳的人，可以不受制于任何政治煽动。他的举止从不会耸人听闻，而是令人信服的。他性格开朗，他的投入对头颈肿瘤和面部整形外科专业的发展起到了重要作用"。

2012 年 11 月，Cummings 博士和他的妻子 Barbara 出席了 Charles J. Krause 博士冠名的耳鼻咽喉科学院教授的首次任命，授予 Carol Bradford 博士耳鼻咽喉头颈外科主任的荣誉。这一职位将进一步体现 Krause 博士的理想，并促进在临床、教育和研究方面创造卓越和正直的环境。

第 6 版的著者们永远感谢 Charles J. Krause 博士对患者和耳鼻咽喉头颈外科的奉献和承诺。

献 词

我感谢我的父亲 Roy Kenneth Flint，BG ret，一名战士和老师，为我提供了终生学习的榜样；感谢我的妻子 Laurie 和女儿 Carlyn 一直提醒我，没有人是完美的，是他们让我保持理智。

—— Paul W. Flint

能够成为 *Cummings Otolaryngology-Head and Neck Surgery*，6e 出版团队的一员，我感到非常荣幸和高兴。作者们不知疲倦，并且一直致力于编写他们所熟悉的，具有远见和深度的章节。我真诚地感谢他们每个人和他们的家人，他们不可避免地牺牲了大量的休息时间。感谢陪伴我 23 年的忠实助手 Debbie Turner，让我们按时完成任务，并以高效的方式与作者和出版商保持联系。在这本教科书的创作过程中，我的办公室护士则承担了大量的病人照护工作，以弥补我离开临床的影响。同样，圣路易斯华盛顿大学的住院医和研究员也坚守在临床一线。

我个人能够开始学习知识，并接受继续教育，要感谢我的父母，以及 Thomas 和 Marjorie Haughey，我的老师，医学教授，新西兰奥克兰和爱荷华大学的耳鼻咽喉科住院医师导师，以及我所有的同事们。

我的家人坚定不移地支持这项工作，所以衷心地感谢我的妻子 Helen，以及家人 Rachel、Jack、Chris、Cindy、Will、Rachel 和 Gretchen。

最后，当我们满怀喜悦地阅读本书及其在线部分的内容时，我会尽量记住所有知识和真理的来源：用箴言中的话来说，"……主赐给智慧，从他的口中传出知识并且理解。"我真诚地希望各地的读者都能从这本教科书中受益，更好地完成我们专业为病人提供最高质量诊疗服务的共同目标。

—— Bruce H. Haughey

我感谢 Paul Flint 和他的同事们继续参与这个著名的项目，感谢出版商极其高效的管理效率，以及我丈夫 David Howard 的不断支持和鼓励。

—— Valerie J. Lund

我很感谢 Charlie Cummings 和 Paul Flint，让我有幸加入了这个非常出色的编辑团队，并感谢那些尽最大努力撰写这一重要著作的作者。

我将我的努力献给那些曾为我提供指导的人。我的父母，我的妻子和儿子，以及我的患者，他们向我展示了奉献给他人的重要性，并且在努力和行动中表现出真正的同情心。

我早期学习的 12 年，是在 Chuck Krause 的指导下，在他和 Barb 的非凡家庭的陪伴下度过的。从 Chuck 那里，我了解到，重要的经验教训是要通过准备和耐心来学习的。

—— John K. Niparko

当我回顾我的学术生涯时，有很多人在我追求成功的过程中给予了积极的影响。除了以前版本中致谢的我的导师之外，我还要感谢另一些富有才华和积极进取的人，在过去的 35 年里，我有幸认识他们。他们是来自多个学科的研究员，住院医和医学院的学生，和他们之间的互动和友谊持续了很多年。这种合作关系涉及很多来自不同阶层的知识渊博的人，这对于一个人的成熟有很大的贡献。对我个人来说，真正荣幸能够参与这种持续的体验。出于这个原因，我非常高兴来认识我与之互动并使我从中受益的充满智慧的人。

—— K. Thomas Robbins

能够成为这本优秀教科书的编辑是一种荣幸。虽然我们的专业基础知识，甚至所有医学的知识都在不断发展和进步，但这本书为世界各地的耳鼻咽喉科医生及其患者提供了最佳治疗所需的最新专业知识。作为一名学术部门主管，我非常重视我的住院医生在培训中可获得的信息资源。作为一个致力于从事耳鼻咽喉科专业的人，我特别自豪能够帮助提供在面部整形和重建手术领域的有关知识。

在个人方面，我要特别感谢我的行政助理 Denise McManaman 在编写本教科书时给予的大力帮助。她不知疲倦的工作精神，总是令人钦佩和欣赏。最后，感谢我的妻子 Rhonda 和我的孩子 Ryan、Aaron 和 Evan，感谢他们在我的职业生涯中给予的热情和永不动摇的支持。

—— J. Regan Thomas

我很荣幸能够担任耳鼻咽喉科头颈外科重要教科书的小儿耳鼻咽喉科章节的编辑。跟随这本教科书的主编 Charles J. Krause 博士的脚步特别有意义，在他担任密歇根大学耳鼻咽喉科主任期间，帮助并激励我和其他许多人立志从事耳鼻咽喉科头颈外科事业。事实上，作为住院医生，我们关注每一章内容，为我们的夜间教学做准备，这被称为 "Krause 俱乐部"。看到这本教科书跟随我们的领域共同成长和发展，这是令人欣慰的。

感谢 Flint 博士和 Cummings 博士，给我机会为这项工作做出贡献。感谢所有作者分享他们的知识和耐心解决我的所有疑问。感谢密歇根大学的同事们愿意提供他们的专业知识，以及我的行政助理 Mary Anne Nugent 的帮助。最后，感谢我的丈夫 Edward Karls 和我的孩子 Matthew、Michelle、Maria 和 Melanie，他们提供了生活中的智慧和对儿科学的见解，这些都是教科书中无法轻易获取的。

—— Marci M. Lesperance

目 录

上气道过敏和免疫学
Allergy and Immunology of the Upper Airway

第 1 章

Fuad M. Baroody Robert M. Naclerio 著

史 丽 时凤坡 译

要点

1. 免疫系统保护机体免受外源性微生物的侵害，并避免其引发对宿主产生损害的反应。
2. 免疫系统分为先天性免疫系统和适应性免疫系统。适应性免疫系统识别特定抗原，适应不断变化的环境，并提供免疫记忆。
3. 先天性免疫系统包括宿主防御机制的各个方面，如屏障机制（上皮、黏膜层、黏液纤毛运输）和可溶性生物活性分子（补体蛋白、防御素、细胞因子、介质和酶）。
4. 细胞介导的免疫反应由 T 细胞及其细胞因子调控，可对侵害的抗原进行适当的反应。
5. 变应性鼻炎是免疫球蛋白 E 依赖、肥大细胞介导的免疫反应，在肥大细胞或嗜碱性粒细胞释放介质后，发生复杂的炎症过程，它决定了个体对过敏原的敏感性。
6. 变应性鼻炎是一种常见疾病，可显著影响患者的生活质量，并造成巨大的医疗负担。
7. 变应性鼻炎的病理生理学围绕肥大细胞释放炎症介质介导的慢性炎症反应，其中嗜酸性粒细胞和淋巴细胞起到了主导作用，并导致鼻黏膜对抗原或刺激物的高反应性。
8. H_1 抗组胺药是治疗变应性鼻炎的有效药物，但并不能完全控制令人烦恼的鼻塞症状。
9. 白三烯受体拮抗药可有效控制变应性鼻炎的症状，其功效与抗组胺药的功效相似。
10. 鼻内类固醇是有效的抗炎药，可多方面控制变应性鼻炎的炎症反应，在控制疾病症状和改善生活质量方面，比抗组胺药和白三烯受体拮抗药具有更好的疗效。
11. 免疫治疗是变应性鼻炎最有效的治疗方式，包括皮下免疫治疗和舌下免疫治疗两种途径。
12. 免疫疗法是唯一能够改变变应性鼻炎疾病自然进程的治疗方法。

长期以来，人们早已认识到免疫系统在健康和疾病中的重要性。免疫系统不仅通过多重病理机制保护机体免受外源微生物的侵害，还可避免对宿主产生损害的反应。免疫系统的这一基本特性依赖于检测的病原体不同于宿主细胞的结构特征。

免疫系统分为先天性免疫和适应性免疫。适应性免疫系统的特征包括：抗原识别的特异性、抗原受体的多样性、快速克隆扩增、对变化环境的适应性及免疫记忆。先天性免疫系统通过模式识别受体立即识别入侵的外源病原体，而适应性免疫系统需要时间来产生反应。研究表明先天性免疫系统的激活可触发适应性免疫反应，两个系统之间密切相关。

001

一、先天性和适应性免疫

广义上讲，先天性免疫系统由宿主种系基因编码的宿主防御机制的各个方面组成。其中包括屏障机制，如细胞间紧密连接的上皮细胞层、覆盖上皮的黏液毯，以及驱使黏液毯运动的上皮纤毛。参与先天性免疫反应的还包括可溶性蛋白质和生物活性小分子，它们或存在于生物体液中，如补体蛋白和防御素[1, 2]；或从活化的细胞中释放，包括细胞因子、趋化因子、炎症脂质介质和生物活性胺和酶。活化吞噬细胞（包括中性粒细胞、单核细胞和巨噬细胞）也是先天性免疫系统的一部分，参与先天性免疫反应。

上呼吸道黏膜对外界的抵抗力低于皮肤，因此更易受病原体的入侵。先天性免疫系统通过各种物理因素和生化反应减少这种易感性。如广泛分布于体液的溶菌酶，它可以裂解大多数细菌的细胞壁。若有害物质穿透第一道防线将被骨髓来源的吞噬细胞所吞噬并最后摧毁，固有免疫系统（如细胞表面受体）可与入侵微生物表面的分子靶位结合。

与先天性免疫系统的防御机制不同，适应性免疫系统对目标抗原表现出高度特异性。适应性免疫反应主要基于T淋巴细胞及B淋巴细胞表面的抗原特异性受体。适应性免疫应答的抗原特异性受体通过基因组调控的系统重组，形成完整的T细胞受体（TCR）和B细胞抗原受体基因。数百种基因编码的抗原受体元件组装形成数百万种不同的抗原受体，这些抗原受体对不同的抗原具有潜在的特异性。

先天性免疫系统所使用的识别分子广泛表达于体内的大量细胞，因此当机体遭受病原体入侵时，该系统可迅速发挥作用。其后发生的反应则形成适应性免疫应答。由于适应性免疫系统由对任何病原体具有特异性的少量细胞组成，因此在遇到病原体后，相应细胞必须增殖生成足够的数量从而对病原体产生有效的反应。在宿主防御中，适应性免疫反应通常发生在先天性免疫应答之后。适应性免疫系统的关键特征是其能生成较长寿命的细胞，这种细胞可持续处于休眠状态，

在机体再次遭遇抗原入侵后可迅速产生效应。这一特征使适应性免疫具有免疫记忆功能，当机体再次受到病原体入侵后，产生更高效的宿主防御反应。本章节将依次就先天性免疫系统及其组成成分、适应性免疫系统效应细胞及免疫反应进行概述。

二、先天性免疫系统

先天性免疫反应对有效的宿主防御至关重要。除了鼻部黏膜表面的局部防御（如黏液及黏膜纤毛运输），先天性免疫反应的效应器还包括Toll样受体（TLR）、抗菌肽、吞噬细胞、自然杀伤（NK）细胞和补体。

（一）Toll样受体

哺乳动物TLR家族成员均为跨膜蛋白，其胞外部分均含有亮氨酸重复序列。哺乳动物TLR蛋白含有与白细胞介素1（IL-1）受体同源的细胞质部分，因此可以触发细胞内信号传导通路。TLRs是模式识别受体，可识别存在于各种细菌、病毒和真菌上的病原体相关分子。TLRs的激活可诱导共刺激分子的表达，诱发指导适应性免疫应答的细胞因子的释放。最终，TLRs直接激活宿主防御机制，对抗外来入侵者或促使组织损伤[3]。

1. Toll样受体的表达和分布

TLRs最初被发现在所有淋巴组织中表达，但在外周血白细胞中表达量最高。在单核细胞、B细胞、T细胞和树突状细胞中均发现有TLR信使RNA（mRNA）的表达[4, 5]。在呼吸道中，TLRs在上皮细胞、巨噬细胞、肥大细胞、嗜酸性粒细胞和树突状细胞等多种细胞中表达[6]。TLRs在单核-巨噬细胞系统上的表达可使细胞因子释放以调控炎症反应。TLRs是由至少11个成员组成的大家族，TLR1~9在人类和小鼠中均有表达，而TLR10仅存在于人类。

2. Toll样受体的激活

TLR2可识别革兰阳性细胞壁组分（如肽聚糖和脂磷壁酸）和分枝杆菌细胞壁组分。已有研究表明微生物脂蛋白和脂肽依赖TLR2活化细

胞[7]。革兰阴性细菌的脂多糖（LPS）通过TLR4受体介导免疫应答，是宿主细胞对细菌产生免疫反应的重要环节[8, 9]。TLR4还参与宿主对肺炎链球菌主要的致病因子——溶血素的免疫反应[10]。哺乳动物TLR5已被证实可介导对细菌鞭毛蛋白的免疫应答[11]。四个TLRs家族成员——TLR3、TLR7、TLR8和TLR9均位于细胞内。哺乳动物TLR9对细菌DNA的特定结构产生免疫应答，即带侧翼的非甲基化胞苷－磷酸－鸟苷(CpG)双核苷酸。CpG-DNA序列在微生物中较哺乳动物DNA中多20倍，因此相较于哺乳动物DNA，哺乳动物TLR9更可能被细菌DNA激活。人类TLR9通过特异性CpG基序识别对细菌DNA产生应答[12]。哺乳动物TLR3介导对双链RNA的反应，双链RNA是病毒入侵机体常见的分子表达模式[13]。激活TLR3可生成干扰素（IFN），尤其是IFN-α和IFN-β，是对抗病毒反应的重要细胞因子。单链RNA则与TLR7和TLR8结合[14]。

3. Toll样受体与适应性免疫反应

研究表明，微生物配体激活TLRs后产生促炎和免疫调节的关键细胞因子如白细胞介素（ILs）[1, 6, 8, 10, 12]以及肿瘤坏死因子-α（TNF-α）[3]。树突状细胞TLRs的激活触发其成熟，使细胞表面发生改变从而增强抗原呈递，进而促进这些细胞将抗原呈递给T细胞，并产生对细胞免疫至关重要的1型辅助T细胞（Th₁）应答，因此，激活TLRs作为先天性免疫反应的一部分，可以影响和调节适应性T细胞反应，并可以改变Th_1/Th_2平衡[15]。除了保护作用，在树突状细胞、上皮细胞、嗜酸性粒细胞和肥大细胞表达的TLRs可促进气道炎症反应，如哮喘。研究表明，尽管TLR3在呼吸道对抗病毒感染的免疫应答中起着至关重要的作用，但其激活也通过促炎细胞因子——胸腺基质淋巴细胞生成素（TSLP）导致炎症进展[6, 16]。

4. Toll样受体与宿主

与果蝇Toll受体一样，哺乳动物TLRs已被证实在直接激活宿主防御机制中起着重要作用。例如，微生物脂蛋白激活TLR2可诱导激活诱导型一氧化氮合酶启动子，产生抗菌素——一氧化

氮[7]。在果蝇中，Toll的激活导致核因子κB依赖性诱导产生多种抗菌肽[17]。在人体内，LPS通过相似的途径诱导支气管上皮细胞中产生β-防御素2[18]。TLRs的激活也可引起组织损伤，对机体造成损害。给予小鼠LPS可导致休克，这依赖于TLR4介导的反应[8]及微生物脂蛋白通过TLR2诱导的细胞凋亡[19]。因此，微生物脂蛋白既可以通过TLR激活宿主防御，又可以导致组织损伤。这可能是免疫系统激活宿主防御的一种方式，然后通过下调免疫反应则可以避免造成组织损伤。

（二）抗菌肽

抗菌肽（AMPs）的功能对哺乳动物的免疫反应至关重要。它们主要参与先天性免疫系统，是许多生物（包括植物、细菌、昆虫和脊椎动物）体内的第一道免疫防线。AMP可直接杀死多种微生物，包括革兰阳性和革兰阴性菌、真菌和一些病毒。此外，抗菌肽通过与宿主相互作用触发免疫反应，补充其作为抗生素的作用。AMPs还被证明具有趋化性和对多种正常及恶性细胞的细胞毒性。体外研究表明，它们能够增强CD4⁺T细胞的细胞增殖能力和细胞因子反应，还能调节共刺激分子的表达[20]。根据其结构，AMPs可分为多种类型，但多数具有共同的结构特征，如携带阳离子电荷，以及通过疏水性氨基酸与细菌膜相互作用的能力。在哺乳动物中有两个主要的AMP家族——抗菌肽和防御素。

1. 抗菌肽

大多数抗菌肽经过胞外蛋白水解，释放含有抗菌活性的C端肽。人类唯一已知的抗菌肽hCAP-18（人阳离子抗菌肽、18 kDa）最初是在人中性粒细胞颗粒中发现的[21]。其游离的C端肽被称为LL-37，在体外对革兰阳性菌和革兰阴性菌均具有广谱的抗菌活性[22]。LL-37可在中性粒细胞、单核细胞、肥大细胞、NK细胞、γδ-T细胞和B细胞中表达，已在血浆、骨髓、呼吸道、胃肠道、乳腺和皮肤中被发现。它是肥大细胞、中性粒细胞、单核细胞和T细胞的趋化剂[23, 24]，可诱导肥大细胞脱颗粒和组胺释放[25]。

因此，这种 AMP 具有参与先天性免疫反应的潜力，通过杀死细菌和募集细胞免疫反应促进组织炎症。维生素 D 的作用已经在先天性免疫中被描述，这与其活性代谢物 1,25 维生素 D 通过与维生素 D 受体相互作用并诱导抗菌肽的产生有关。已知维生素 D 受体在许多免疫细胞中表达，这些免疫细胞也表达抗菌肽，如巨噬细胞、T 淋巴细胞、B 淋巴细胞和中性粒细胞[20]。

2. 防御素

防御素是由基因编码的分布广泛的抗菌素家族，具有抗细菌、真菌和包膜病毒的活性[26, 27]。防御素分为三类，即 α- 防御素、β- 防御素和 θ- 防御素。

(1) α- 防御素：α- 防御素由 29～35 个氨基酸组成。人中性粒细胞表达许多不同种类的防御素[28]，包括 6 种 α- 防御素。其中 α- 防御素 1、2、3 和 4 也称为人中性粒细胞肽（HNP-1～HNP-4）。另外两种 α- 防御素为人防御素 5 和人防御素 6（HD-5、HD-6），在小肠隐窝的潘氏细胞[29, 30]、女性泌尿生殖系统上皮细胞及鼻腔[31] 和支气管上皮细胞中大量表达[32]。HNP-1～HNP-4 的表达定位于中性粒细胞的嗜天青颗粒中，参与非依赖氧化途径杀死吞噬微生物。此外，HNP-1～HNP-3 可以促进人体内已被金黄色葡萄球菌激活的单核细胞中 TNF-α 和 IL-1 的表达，或降低血管细胞黏附分子 1（VCAM-1）在被 TNF-α 激活的人脐静脉内皮细胞中的表达[33]。

(2) β- 防御素：目前在人体内已经识别四种 β- 防御素，即人 β- 防御素 1～4（HBD1～4）。它们具有广谱的抗微生物活性，可与 CCR6 结合，并对未成熟的树突状细胞和记忆 T 细胞具有趋化性[34]。HBD-2 还可以促进肥大细胞中组胺释放和前列腺素 D_2（PGD_2）的产生，这表明它在过敏反应中起到一定作用[35, 36]。因此，防御素与抗菌肽一样，既能杀灭细菌，又能影响细胞的先天性和适应性免疫反应，从而促进免疫应答。

(3) θ- 防御素：目前 θ- 防御素已自恒河猴中性粒细胞中分离出，但尚没有关于这些分子存在于不同组织中的研究。

3. 抗菌肽的组织分布

不同种类的 β- 防御素均存在于呼吸系统，它们在气管和肺的上皮细胞及黏膜下腺的浆液细胞中有不同水平的表达[37-39]。抗菌肽（Cathelicidins）也存在于气管上皮、肺上皮和黏膜下腺中[40]。研究表明这些肽在健康和病变（鼻炎、慢性鼻窦炎和鼻息肉等）的鼻腔和鼻窦中均存在[41-45]。

内源性和外源性：特异性免疫的本质是具有区分自我和非自我的能力。这种能力使免疫系统攻击并消灭潜在有害微生物，而不会毁伤自体组织，这一过程也称为自我耐受。自我耐受的失控是导致各种自身免疫疾病发生的基础。这一关键功能是由人白细胞抗原（HLA）复合物决定的分子介导的。最初对 HLA 系统的研究主要集中于这些抗原在器官和组织成功移植中的作用。HLA 复合物及其在其他物种中的同源物被称为主要组织相容性复合物（MHC）。在人体内，MHC 占据了 6 号染色体短臂上约 4000kDa 的 DNA，并含有许多为各种功能编码分子的基因。在这些分子中有一组属于免疫球蛋白超基因家族的糖蛋白。MHC Ⅰ 类分子（HLA-A、HLA-B 和 HLA-C）及 Ⅱ 类分子（HLA-DR、HLA-DQ 和 HLA-DP）存在于细胞表面，并在免疫系统区分内源性及外源性中发挥重要作用。

MHC Ⅰ 类分子存在于大多数有核细胞的表面上。它们负责向细胞毒性 T 细胞呈递内源性抗原，从而识别和消除被病毒感染的和含有自身抗体的细胞。TCR 将 Ⅰ 类分子和抗原（如病毒）肽识别为复合物。当细胞毒性 T 淋巴细胞前体识别出致敏细胞上特定外源性肽和特定 Ⅰ 类分子的组合时，它们增殖并分化为成熟的细胞毒性 T 淋巴细胞（CD8+）。这些成熟的淋巴细胞仅识别并杀死具有与致敏细胞上存在相同 Ⅰ 类分子和病毒肽的靶细胞。细胞毒性 T 淋巴细胞杀伤是肽特异性的，也就是说，淋巴细胞不会裂解被不同病毒感染的、具有相同 Ⅰ 类分子的靶细胞。细胞毒性 T 淋巴细胞的杀伤也属于 Ⅰ 类，因为淋巴细胞不会裂解被同一病毒感染的、具有不同 Ⅰ 类分子的细胞。

与 MHC Ⅰ 类分子不同，MHC Ⅱ 类分子主要表达在免疫活性抗原呈递细胞（APC）上，包括巨噬细胞、单核细胞、树突状细胞和 B 淋巴细胞。IFN-γ 可介导 MHC Ⅱ类分子上调，当发生炎症反应时使细胞将抗原呈递给 CD4$^+$ 细胞。Ⅱ类分子可与含有 10～25 个氨基酸的肽结合，结合肽和Ⅱ类分子构成 CD4$^+$T 淋巴细胞（辅助 T 细胞）上受体的配体。因此，正如Ⅰ类分子限制 CD8$^+$T 细胞对肽的识别一样，Ⅱ类分子限制 CD4$^+$T 细胞对肽的识别。因此，对于外源性抗原呈递给辅助性 T 细胞，Ⅱ类分子是必需的。

三、适应性免疫：免疫系统细胞及其反应

人体免疫系统由器官（脾脏、胸腺及淋巴结）和从骨髓移动到血液和淋巴系统的细胞组成。完整的免疫应答包括许多白细胞亚群，这些亚群可以通过使用常规组织学染色来进行形态学区分，也可以通过分化抗原结合单克隆抗体所形成的表型进行更准确的形态学鉴别。这些分化抗原被赋予分化簇（CD）编号；由人类白细胞分化抗原国际研讨会更新发布（网址为 http://www.hcdm.org/Home/tabid/36/Default.aspx）。

存在于骨髓中的多能干细胞来源于卵黄囊，是免疫系统所有细胞的祖细胞（图 1-1）。这些多能干细胞产生淋巴样和髓样干细胞。淋巴干细胞进一步分化为三种细胞，即 T 细胞、B 细胞和 NK 细胞。T 细胞由其细胞表面 TCR 的表达来定义，TCR 是一种跨膜异二聚体蛋白，可与 APC

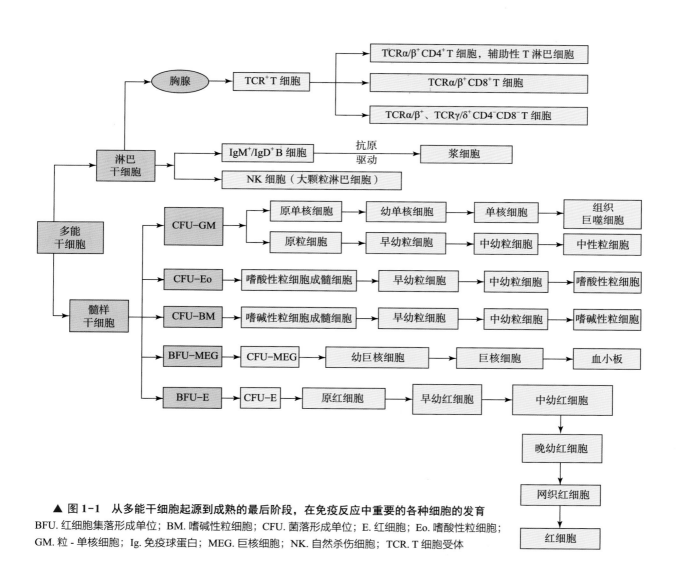

▲ 图 1-1 从多能干细胞起源到成熟的最后阶段，在免疫反应中重要的各种细胞的发育

BFU. 红细胞集落形成单位；BM. 嗜碱性粒细胞；CFU. 菌落形成单位；E. 红细胞；Eo. 嗜酸性粒细胞；GM. 粒 - 单核细胞；Ig. 免疫球蛋白；MEG. 巨核细胞；NK. 自然杀伤细胞；TCR. T 细胞受体

提呈的加工后抗原相结合。B细胞的表型特征是B细胞抗原受体（膜结合免疫球蛋白）的表达。从形态学角度，NK细胞被定义为大颗粒淋巴细胞，其特征是缺乏TCR或表面免疫球蛋白。它们通过活化和抑制的细胞表面受体识别被病毒感染的细胞或肿瘤细胞靶标[46]。淋巴细胞占外周血白细胞的约25%。各亚型所占的百分比如下：T淋巴细胞占80%，B淋巴细胞占10%；NK大颗粒淋巴细胞占10%。

髓样干细胞产生不同形式的粒细胞、巨核细胞和红细胞。在免疫系统中起重要作用的粒细胞包括中性粒细胞、单核细胞、嗜酸性粒细胞、嗜碱性粒细胞和肥大细胞。骨髓干细胞的分化发生在骨髓中，B淋巴细胞和NK淋巴细胞的发育也发生在骨髓中。而T细胞的祖细胞离开骨髓并迁移到胸腺，在那里分化成成熟的T淋巴细胞。

淋巴干细胞和骨髓干细胞的分化依赖于其表面受体与可溶性配体（细胞因子）或表面配体（细胞相互作用分子）的相互作用。因此，祖细胞沿髓系或是淋巴系的增殖和分化是通过以下方式控制的：①通过空间和时间上的调控使这些干细胞暴露于不同的配体或因子；②通过受体在干细胞上的差异表达，控制沿骨髓或淋巴谱系之一的增殖和分化。细胞因子对淋巴细胞和髓细胞的发育具有多效性，它能影响多能干细胞的生长和维持，并影响多能干细胞向特定谱系的发育和分化。骨髓和胸腺内的基质细胞还通过释放IL-4、IL-6、IL-7和IL-11等细胞因子及粒细胞-巨噬细胞集落刺激因子（GM-CSF）来调节细胞的生长和分化[47]。它们还通过细胞表面分子的参与、提供额外的调节刺激参与细胞与祖细胞之间的相互作用，并参与细胞间基质（如胶原蛋白、纤维连接蛋白）的形成[47, 48]。

（一）T细胞

1. T细胞的发育

淋巴干细胞离开骨髓后通过血流到达胸腺。在此阶段，这些淋巴细胞缺乏构成TCR复合物的表面抗原，并且不表达CD4和CD8共受体（即双阴性）。这些前体细胞就TCR基因片段进行重组，包括α、β、γ和δ四个位点。重组从δ、γ和β位点开始，如果γδ-TCR成功表达，细胞将向γδ-T细胞谱系分化[49]。γδ-T细胞继续保持双阴性，可离开胸腺后聚集至淋巴组织和上皮。一部分γδ-T细胞在胸腺中产生，而大部分则在胸腺池外产生[50]。若αβ基因座成功重组则使细胞表达β-TCR，与替代的α受体结合并形成TCR前体。TCR前体释放非配体依赖性信号，使细胞向αβ-T细胞谱系分化并共表达CD4/CD8（即双阳性）。TCR前体组装后在α位点重组，如果成功，则产生αβ-TCR。依赖配体的选择由双阳性细胞决定，这些双阳性细胞与载肽的MHC分子结合在胸腺皮质上皮上。与MHC结合的、具有充分亲和性的双阳性细胞被选择存活（阳性选择），而那些不结合MHC的细胞则凋亡而被淘汰。TCR和MHC分子之间的相互作用受TCR和T细胞受体特异性的限制：CD4限制与Ⅱ类MHC的相互作用，而CD8限制与Ⅰ类MHC的相互作用。存活下来的双阳性细胞会失去与MHC识别无关的CD4或CD8共受体。这些单阳性细胞被输送至胸腺髓质，而那些与髓上皮细胞和骨髓来源的APC递呈的自身抗原反应过强的细胞则被选择性凋亡（阴性选择）而消失。这些阳性和阴性选择的过程在检查细胞的自身反应性的同时，促进了T细胞对MHC肽抗原的识别和响应。这是一个严格的选择过程，只有2%的双阳性细胞存活。90%～95%的循环T细胞使用αβ-TCR，并被分成两个主要亚群，即CD4⁺T细胞和CD8⁺T细胞。

2. T细胞启动

当T细胞在APCs上识别到其特异性肽或MHC配体时，TCR信号将改变黏附分子，使其对APC的接触增强并延长。在这种相互作用的过程中，CD28在T细胞上提供第二个共刺激信号使之结合于APCs的B7分子，促进幼稚T细胞的活化和增殖。共刺激后，活化的T细胞产生IL-2，导致T细胞的增殖和分化。这一效应一旦引发，幼稚T细胞将分化成效应细胞，不需要共刺激即可执行其抗原特异性功能[51]。

3. 效应 T 细胞

在血液和次级淋巴器官中，60%～70% 的 T 细胞为 $CD4^+$，30%～40% 为 $CD8^+$。$CD8^+$ 细胞是细胞毒性效应细胞（细胞毒性 T 淋巴细胞）。其免疫抑制功能仍具争议，机制尚不十分清楚；在某些情况下，这种效应是由非特异性抑制性细胞因子介导的。虽然 $CD4^+$ 和 $CD8^+$ 淋巴细胞都可以作为细胞毒性效应细胞，但 $CD8^+$ 淋巴细胞产生细胞毒性效应的频率较 $CD4^+$ 淋巴细胞高。$CD8^+$ 细胞对被微生物入侵的细胞和肿瘤细胞具有细胞毒性，这是细胞介导的免疫应答的基础。$CD8^+$ 效应 T 细胞功能的特点是其抗原特异性细胞毒性受 MHC Ⅰ 类分子的限制。在启动时，$CD8^+$ T 细胞产生细胞毒性蛋白（包括穿孔蛋白和颗粒酶），但仅在与靶细胞接触时分泌这些蛋白并进行特异性杀伤，而不会造成旁邻细胞的损伤。穿孔蛋白是一种膜破坏蛋白，它能够促进颗粒酶诱导靶细胞凋亡。细胞毒性诱导的另一种机制被认为在许多炎症反应过程中起到关键作用，这一机制涉及 $CD8^+$ 细胞分泌细胞溶解性细胞因子（如 TNF）。穿孔素依赖的细胞毒性途径在很大程度上负责细胞介导的感染性病毒的清除（如巨细胞病毒、EB 病毒、乙型肝炎和丙型肝炎病毒、人类免疫缺陷病毒 -1、甲型和乙型流感病毒、麻疹病毒、腮腺炎病毒、呼吸道合胞体病毒、风疹和牛痘病毒）和某些细胞内细菌感染、排斥异体组织移植和肿瘤。

细胞毒性细胞功能的另一途径涉及细胞表面分子 Fas。它是 TNF 受体 - 神经生长因子受体——CD40 超家族的成员，可介导细胞凋亡[52]。靶细胞表面 Fas 分子与细胞毒性效应细胞上的 Fas 配体结合，导致靶细胞的凋亡。Fas 介导的细胞毒性被认为在 T 细胞发育的阴性选择过程中起作用；然而，该途径在各种感染性疾病中的细胞溶解作用尚未被阐明。

$CD4^+$ 细胞通常被定义为辅助细胞，它可以激活体液免疫应答（B 细胞辅助）和细胞免疫应答（迟发型超敏反应）。在识别由 MHC Ⅱ 类分子呈递的抗原后，$CD4^+$ 细胞被激活，分泌 IL-2，部分是响应于单核细胞分泌的 IL-1，部分响应于 IL-2 自反馈回路的部分自分泌刺激。活化的 CD4 细胞通过分泌 IL-2 与其他 $CD4^+$ 或 $CD8^+$ 细胞相互作用，通过分泌 B 细胞生长和分化因子（IL-2、IL-4 和 IL-6）与 B 细胞相互作用。因此，$CD4^+$ 细胞通过刺激由抗原致敏的 B 细胞和通过 MHC Ⅰ 类分子结合抗原致敏的 $CD8^+$ 细胞来增强免疫应答。与 $CD8^+$ T 细胞的启动不同，$CD4^+$ T 细胞的启动导致不同亚群的分化，这些亚群由特定的细胞因子和效应功能区分。$CD4^+$ 细胞的活性主要通过一些细胞因子的分泌调节，这些细胞因子是激素类蛋白小分子，在微环境中控制细胞的生长和分化。$CD4^+$ 的经典效应细胞是 Th_1/Th_2 细胞，但其他亚型也已被发现，包括产生 IL-17 的 T 细胞（Th_{17}）、分泌 IL-22 的 T 细胞（Th_{22}）、分泌 IL-9 的 T 细胞（Th_9）和具有调节功能的 T 细胞（调节性 T 细胞，Tregs）[53, 54]。

Th_2 细胞产生 IL-4、IL-5 和 IL-13 等细胞因子，它们可促进 B 细胞抗体反应。它们通过 IL-4 和接触依赖性 CD40：CD40 配体结合来促进 B 细胞的增殖，从而增强对细胞外病原体的体液防御。此外，IL-4、IL-5 和 IL-13 能够产生免疫球蛋白 E（IgE），介导嗜酸性粒细胞炎症，这对于清除寄生虫病和过敏反应至关重要。IL-13 在驱动过敏反应的关键病理特征中起到关键作用，包括嗜酸性粒细胞炎症反应、气道黏液产生、气道重塑和哮喘气道高反应。Th_2 的分化是由弱 TCR 信号结合 IL-4 受体信号传导和信号转导以及转录激活因子 6（STAT-6）启动。这导致 GATA-3 转录因子的上调，它是 Th_2 分化的主要调节因子。GATA-3 促进 Th_2 细胞因子的产生并抑制 Th_1 的发育途径。

Th_1 细胞分泌 IFN-γ 特异性激活巨噬细胞，通过使用多种细胞表面共刺激配体的接触依赖性刺激，在细胞内病原体清除和迟发型超敏反应中发挥主要作用。感染引起的先天性免疫反应释放的 IFNs 介导了 Th_1 的分化，使 T-bet 表达上调，而 T-bet 是 Th_1 分化的主要调节因子。T-bet 进一步促进 IFN-γ 的产生和 IL-12 受体的表达。IL-12 可激活 STAT-4，进一步促进了 IFN-γ 的产生和 Th_1 效应。IFN-γ 是产生以单核细胞浸润和巨噬细胞活化为特征的慢性炎症反应的重要因素。$CD4^+$ T 淋巴细胞除了通过分泌多种细胞因子和参与细胞毒性 T 淋巴细胞活动来协调免疫应答外，其诱导的特有的炎症反应是迟发型超敏反应，是由免疫致敏个体受到抗原的刺激而诱发的。典型的例子是既往感染结核或接种过结核疫苗的人，皮下注射结核分枝杆菌的纯化蛋白衍生物后皮肤所产生的反应。在临床上，迟发型超敏反应表现为接触过敏原后 24～48h 局部产生的红斑和硬结。在显微镜下，该病变显示血管周积聚的白细胞，开始是中性粒细胞，继而是淋巴细胞和活化的巨噬细胞，并伴随水肿和纤维素沉积。慢性延迟型超敏反应可导致肉芽肿的形成、巨噬细胞和淋巴细胞的结节性聚集，并可能由于巨噬细胞产生的细胞因子导致纤维化，而细胞因子可刺激成纤维细胞的增殖和胶原合成。

Th_{17} 细胞是 T 细胞的一个子集，填补了我们对炎症过程理解的部分空白，如 Th_1 细胞通过表达 IFN-γ 介导组织炎症的机制。Th_{17} 细胞分泌 IL-17（或 IL-17A）、IL-17F、IL-6、TNF-α 和 IL-22[54]，参与了自身免疫性疾病模型的组织病理学改变[55]。在 IL-6 和 TGF-β 的刺激下，初始效应 T 细胞通过转录因子 smad2 和 smad3、STAT3 和 NFκB1 而分化并表达 IL-17[54]。IL-17 是一种有效的炎性细胞因子，参与中性粒细胞的募集和增殖。IL-17 还能诱导促炎细胞因子，如 TNF-α、IL-1β 和 IL-6 以及趋化因子 CXCL1、2 和 8 的生成，这是急性炎症反应的特点[56]。趋化因子动员中性粒细胞募集是 Th_{17} 介导的炎症反应的一个特征。Th_{17} 细胞在过敏性疾病中的作用较为复杂。Th_{17} 相关细胞因子已被证明能够促进哮喘的病理进展，如气道重塑及平滑肌肥大[57]。变应性鼻炎患者疾病的严重程度与血清 IL-17 水平存在相关性[58]，但在哮喘患者中未发现两者具有相关性[59]。但相对于健康对照组，变应性鼻炎或哮喘患者外周血 IL-17 阳性细胞的百分比显著上调[60]，但在哮喘患者的支气管肺泡灌洗液中，相对于健康对照组未发现 IL-17 阳性细胞的增加[61]。也有研究表明，给予外源性 IL-17 可减少肺部嗜酸性粒细胞募集和支气管高反应性，验证

了其在过敏性疾病中的调节作用[62]。因此，Th_{17} 介导的中性粒细胞浸润与 Th_2 介导的嗜酸性粒细胞呈负向关系，类似于 Th_1 和 Th_2 细胞间的负向关系。目前仍不清楚 IL-17 在过敏性疾病中发挥致病作用或是促愈作用。在上呼吸道疾病中，IL-17 已被发现在鼻息肉中表达，有趣的是，在以中性粒细胞浸润为主的中国南方鼻息肉患者中表达，与之呈鲜明对比的是，比利时患者的鼻息肉中则表达 IL-5 并以嗜酸性粒细胞浸润为主[63]。

Th_{22} 细胞可分泌 IL-22，在体外培养其幼稚细胞，在 IL-6 和 TNF 存在的培养条件下，也可生成 IL-22。Th_{22} 细胞仅在人类中发现，被认为是具有皮肤归巢功能的独特的记忆性 T 细胞亚群，并且仅在人类中描述。IL-22 在黏膜表面具有重要作用，尤其是对上皮内环境的稳定性和屏障功能的维持，其已被证明能够促进皮肤角化细胞的增殖及激活先天性免疫通路[64]。对小鼠模型的研究表明，IL-22 在致敏阶段起到重要作用，但在疾病后期可能起到保护功能[65]。然而，Th_{22} 细胞在人类呼吸道中的存在尚未被证实。

IL-9 分泌型 $CD4^+$ T 细胞被定义为一种独特的 T 细胞亚群，即 Th_9。在体外实验中，幼稚 T 细胞与 TGF-β 和 IL-4 共培养后可分化出分泌 IL-9 的细胞亚群[66]。但这些细胞缺乏可识别的特征性转录因子，因此有人反对将 Th_9 细胞作为独立的谱系。其在气道疾病中仍具有重要性，在过敏性疾病患者肺组织淋巴细胞[67]和鼻息肉中[68]已发现 IL-9 的表达。Th_9 细胞的功能主要表现为促进过敏反应，增强肺部肥大细胞的特异性募集和激活。

$CD4^+$ T 细胞还可以分化成具有抑制 T 细胞反应和自身免疫的细胞，即调节性 T 细胞（Tregs）[69]。天然 Tregs（nTregs）在胸腺中发育，可表达高亲和力的 IL-2 受体 CD25，其存活对 IL-2 高度依赖。其转录因子 Foxp3（forkhead box P3）由 nTregs 稳定表达，并能对其产生抑制功能。nTregs 占健康成年人 $CD4^+$ T 细胞总数的 1%～10%，为 $CD4^+$、$CD25^+$ 和 $Foxp3^+$ 细胞。这类细胞具有重要功能，其少量基因突变可导致功能异常，产生各种自身免疫和炎症性疾病，如免

疫失调、多发性内分泌腺疾病、肠病及 X 连锁综合征。该综合征包括 1 型糖尿病、自身免疫性甲状腺炎、湿疹、异常出血和慢性消瘦。这些个体也更易发生感染和产生过敏性疾病[70]。其他 Treg 种群可能在 TGF-β 的影响下在胸腺外从幼稚 CD4+ T 细胞发展为诱导 Tregs 或产生 TGF-β 的 3 型辅助 T 细胞。这些细胞也表现为 Foxp3 阳性，且在功能上与 nTregs 相似。1 型 Treg 细胞不表达 Foxp3，但它们可产生大量抑炎因子 IL-10，并在 IL-10 调节的树突状细胞的控制下，在胸腺外发育。Treg 细胞在维持气道免疫稳态中起到重要作用，其作用主要由 IL-10 和 TGF-β 这两种抗炎细胞因子的分泌介导。

越来越多的研究表明，发生在生命早期的反应对于免疫调节通路的建立及维持气道的健康状态是非常重要，而变应性鼻炎和哮喘的发生则是这些调节平衡被打破的结果[71]（参见后续卫生学假说的讨论）。Tregs 对过敏性疾病的正向影响支持这一结论。自变应性鼻炎患者外周血中分离的 CD4+ 和 CD25+ T 细胞在抑制过敏原特异性 T 细胞增殖和 Th2 细胞因子产生方面不如从健康人群中获得的细胞有效[72]。从哮喘儿童的外周血或支气管肺泡灌洗液中分离的 Tregs 中也显示出相似的结果，其抑炎作用较差[73]。成功的过敏原特异性免疫治疗与过敏原特异性 Treg 细胞密切相关，通过 IL-10 和 TGF-β 调控并抑制过敏性免疫反应[74-76]。

在外周循环、淋巴结和脾中，5%～10% 的 T 细胞为 CD4 和 CD8 阴性。其中有些细胞表达 αβ-TCR，而其他细胞表达 γδ-TCR。双阴性细胞并不能识别 MHC Ⅰ 类或 Ⅱ 类分子呈递的抗原。这些细胞中的一些可以通过分枝杆菌和其他微生物的糖脂成分识别 Ⅰ 类相关蛋白 CD1 的抗原[77]。双阴性 γδ-T 细胞亚群可识别 MHC Ⅰ 类相关链[78]。CD4+ 和 CD8+ T 细胞暴露于抗原后分化为功能不同的亚群。如 CD4+ T 细胞从幼稚细胞到效应细胞的转变[79]。静息状态的幼稚 CD4+ T 细胞、辅助 T 细胞（Th），几乎不释放细胞因子。在抗原和 APC 刺激后的早期，Th 细胞开始产生 IL-2，称为 TH0 细胞。随着 Th 细胞继续对激活信号做出反应，它们向分化的两极发展，即 Th1 和 Th2，这取决于激活位点存在的细胞因子的性质[80]。巨噬细胞或 NK 产生的 IL-12 细胞诱导其向 Th1 分化，由 NK1.1 阳性 T 细胞或肥大细胞产生的 IL-4 诱导其向 Th2 分化。Th1 细胞产生 IL-2、IFN-γ 和淋巴毒素，而 Th2 细胞产生 IL-4、IL-5、IL-9、IL-10、IL-13 以及 GM-CSF。通常情况下，Th1 细胞辅助细胞介导的免疫反应，在抵抗细胞内病原体如病毒、分枝杆菌和李斯特菌等方面中起关键作用，而 Th2 细胞则在细胞外病原体抗原如寄生虫、细菌及过敏原诱导的反应中起关键作用。

随着研究的深入，细胞效应从 Th1/Th2 细胞被扩展到其他 T 细胞效应，如 Th17、Th22、Th9 以及上文提到的 Tregs。也有研究表明，T 细胞在接触过敏原后并不会只分化为一个特定的 Fc 亚群，而是保持着根据微环境改变效应表型的能力，这一概念被称为 T 细胞可塑性[81, 82]。如在过敏性疾病中，Th2 型效应细胞的一个新的亚型能够产生 Th2 和 Th17 两类细胞因子，并表达这两种表型的转录因子。因此，这些细胞能够促进多种炎性补体的募集，不仅有嗜酸性粒细胞，还有进入过敏性炎症部位的中性粒细胞[83]。T 细胞具有可塑性的另一证据在于，在正常受试者及轻度至中度哮喘患者中，外周血循环中的 CD4 细胞可表达单个或多个转录因子。这表明，尽管 Th 细胞在某种疾病的稳定状态下可以由其表达的某一个转录因子定义其表型（对应于一个具体效应表型），但当疾病的状态改变（如过敏原刺激或疾病恶化）时，它们能够表达不止一个转录因子，从而改变表型[54]。测序技术的进步使全转录组测序成为可能，使研究人员能够评估表观遗传变化对 T 细胞表型的发展和 T 细胞可塑性的影响[84]。这些表观遗传变化既可以发生在 DNA 水平（通过组蛋白和染色质重构中的甲基化或翻译后修饰），也可以发生在 mRNA 水平（通过 microRNAs 干扰翻译）。

microRNAs（miRNAs）是一类短的单链 RNA 分子，在转录后沉默基因表达，并已被证明具有调节基因转录的功能。近年来的研究已经在多种过敏性疾病如哮喘、变应性鼻炎、特应性皮炎和嗜酸性食管炎中发现了特异性 miRNA[85]。STAT 蛋白被认为在特定的 T 细胞效应亚群的分化过程中起着重要作用，作为外部细胞因子环境的传感器，它促进表观遗传的变化，进而改变 T 细胞效应表型[84]。对不同类型佐剂的免疫进展表明，过敏性湿疹 Th_2 型反应可重塑为非过敏性 Th_1 型，从而潜在地改变过敏性疾病的进程[86]。

（二）B 细胞

1. B 细胞发育

B 细胞约占外周血白细胞的 10%。它们来源于造血干细胞在骨髓中的 发育，但在外周淋巴器官中成熟。B 细胞谱系的早期祖细胞（pro B cells）的重组在免疫球蛋白重链位点开始[87]。若重组成功使其表达 μ- 重链，从而与前 B 细胞区分开来。通过替代轻链和 Ig-α/β 信号传导机制，细胞表面表达免疫球蛋白样异二聚体（即 pre 前 B 细胞受体）。前 B 细胞受体信号停止 μ- 重链重组，之后 Igκ 或 Igλ 轻链重组开始。替代轻链被成熟的 κ 或 λ 轻链取代，B 细胞受体表达为表面 IgM，从而与未成熟 B 细胞区分。

2. B 细胞反应

B 细胞通过产生抗体、中和病原体和毒素、促进调理作用和激活补体，对细胞外病原体产生体液免疫。初次感染或接种疫苗可使其产生的高亲和力特异性抗体长期存在，这是适应性体液免疫的基础。另一方面，IgM 抗体在没有感染的情况下产生，具有较低的亲和力，在抵抗细菌感染的一线防御中起作用，并协助清除内源性细胞碎片。初级滤泡 B 细胞存在于次级淋巴组织的滤泡中。抗原通过可溶性分子或免疫复合物的循环或通过树突状细胞的运输到达这些淋巴器官[88]。B 细胞通过 B 细胞受体在 MHC Ⅱ 类环境中处理抗原，然后迁移到 T 细胞 –B 细胞界面，即 T 细胞带和 B 细胞滤泡之间的边界，在那里它们遇到具有同源特异性的启动 Th 细胞。T 细胞来源的细胞因子中产生信号，并触发 CD40 配体（T 细胞上的 CD40L）和 CD40（B 细胞上的 CD40L）之间的结合，从而维持 B 细胞的活性并促进免疫球蛋白类别间的转换。CD40 及其与 T 细胞上 CD40 配体的相互作用是诱导同型转换的关键。

效应 T 细胞的细胞因子具有多种功能，其中 IL-1 和 IL-2 能够促进 B 细胞活化和生长[89, 90]，IL-10 引起 IgG_1 和 IgG_3 释放，IL-4 和 IL-13 引起 IgE 的生成，TGF-β 导致 IgA 的释放。IFN-γ 及 Th_1 细胞释放的其他细胞因子似乎诱导 IgG_2 的生成。被激活的 B 细胞或迁移到滤泡中，在 T 细胞的持续辅助下启动生发中心反应，或迁移到边缘区并分化为寿命较短的浆细胞。浆细胞将持续分泌抗体 2~3 周，作为快速但短暂的效应分子来源。

生发中心的 B 细胞通过体细胞超突变形成特异性多样化，依据存活优势选择高亲和力者，该过程称为亲和力成熟。因此，在生发中心内，连续周期的增殖、B 细胞受体的多样性和选择，使原激活的 B 细胞的高亲和性变异放大。这些细胞随后离开生发中心，形成记忆区室，由成熟的记忆 B 细胞和寿命较长的浆细胞组成。当记忆细胞再次遇到抗原时，它们迅速分裂，数量增加或分化成分泌抗体的浆细胞。这些长期存活的浆细胞是终末分化的 B 细胞，其不能进一步分裂，向骨髓转移，分泌高亲和力的、可转换种类的抗体。这些 B 细胞反应是在 T 细胞及其细胞因子的辅助下发生的，因此也被称为 T 细胞依赖性 B 细胞反应。

（三）自然杀伤细胞（大颗粒淋巴细胞）和自然杀伤细胞的细胞毒性

大颗粒淋巴细胞是淋巴细胞的第三大亚型，被称为自然杀伤细胞。这些 NK 细胞不同于 T 细胞或 B 细胞，可以生成和释放各种细胞因子，如 IFN-γ、TNF-α 和 GM-CSF。NK 细胞存在于外周循环及脾、肺和肝中[91, 92]，但在淋巴结中未发现有 NK 细胞的存在，它们不能通过胸导管淋巴再循环。这些细胞通常比典型的淋巴细胞大，细胞核较小而胞质较多。它们具有电子致密且过氧化物酶阴性颗粒和发育良好的高尔基体。NK 细胞缺乏重组的免疫球蛋白和 TCR 基因，因此不能表达表面免疫球蛋白或 TCR 复合物。但它们确实表达了一种特有的表面分子模式，这种模式通常不会在其他淋巴细胞上表达，即 CD16（FcγR Ⅲ）（一种免疫球蛋白 Fc 部分的受体）和 CD56（一种在神经细胞上也表达的黏附分子）[93-96]。此外，NK 细胞同 T 细胞一样，表达 CD294。

$CD4^+/CD8^+$ T 细胞仅识别由"自身"MHC 分子呈递的肽的能力被称为 MHC 限制，并且由这些细胞介导的细胞溶解活性被称为 MHC 限制性细胞毒性。与上述两种细胞相反，NK 细胞具有的细胞毒活性作用不限于 MHC 分子呈递的靶细胞，因此被称为无限制性细胞毒性。NK 细胞可通过其 IgG Fc 受体激活和随后产生的细胞因子如 IFN-γ 介导抗体依赖性细胞毒性（ADCC），影响其他细胞类型的增殖和分化。它们还通过类似于细胞毒性 T 淋巴细胞的机制产生细胞毒性，如穿孔素介导的细胞破坏，受体诱导的细胞凋亡和细胞因子的释放如 TNF-α。NK 细胞没有抗原特异性受体；它们的细胞毒性通过识别 Ⅰ 类的 NK 细胞表面的抑制性受体结合自 MHC 分子而被抑制；因此它们会杀死下调 Ⅰ 类分子表达的自身细胞。这一因素在宿主防御中很重要，因为一些病毒已经形成了下调感染细胞中 Ⅰ 类表达的模式来作为一种避免 $CD8^+$ 细胞杀伤的策略。NK 细胞具有显著的抗肿瘤作用，并能有效杀伤病毒感染细胞[97]。

（四）单核细胞和巨噬细胞

单核细胞和巨噬细胞由集落形成单位粒细胞 - 单核细胞（CFU-GM）祖细胞分化为成原单核细胞、幼单核细胞和单核细胞。单核细胞约占循环白细胞的 10%。几种细胞因子，包括干细胞因子（SCF）、IL-3、IL-6、IL-11 和 GM-CSF 均促进 $CD34^+$ 干细胞的髓系发育，尤其是在分化的早期阶段。巨噬细胞集落刺激因子（M-CSF）在巨噬细胞发育的后期起作用，诱导巨噬细胞的成熟[98]。成熟的单核细胞离开骨髓，在血流中循环，直至它们进入组织，在那里发育成巨噬细胞。这些细胞包括表皮中的朗格汉斯细胞、肝脏中的库普弗细胞、中枢神经系统中的小胶质细胞，以及存在于身体大多数组织中的树突状细胞；它们均集中在次级淋巴组织中，所有这些细胞都表达 Ⅰ 类和 Ⅱ 类 MHC 分子，以允许 TCR 识别 T 细胞处理过的抗原。树突状细胞是最有效的 APC，其次为巨噬细胞、朗格汉斯细胞和库普弗细胞。

与中性粒细胞一样，单核细胞和巨噬细胞对已结合免疫球蛋白或补体或两者均结合的需清除的微生物和颗粒也具有高度吞噬能力。吞噬作用需包裹于抗体外的调理素的协助。吞噬后，在异物周围会形成细胞内液泡，溶酶体酶将被释放到液泡内从而消除异物。这些细胞似乎在中性粒细胞出现后不久即被动员，并在慢性炎症和感染部位长期存在。它们利用一氧化氮的产生作为杀灭微生物病原体的主要机制，并产生大量细胞因子（如 IL-12、INF-γ 等），从而在适应性免疫反应中发挥调节作用[99]。

由于树突状细胞在处理和调节免疫系统对外来抗原的反应中起着重要作用，所以应就它们之间的相互作用进行详细论述和探讨。树突状细胞存在于气道黏膜表面，作为外来抗原的先天传感器，然后将信息传递给免疫系统。树突状细胞与气道黏膜上皮细胞的紧密关联表明树突 - 上皮细胞相互作用在调节过敏原炎症反应中起到重要作用。由上皮细胞和树突状细胞分泌的多种蛋白相互调节，促进炎性细胞因子的分泌和炎症细胞的募集[100]。这些蛋白包括胸腺基质淋巴细胞生成素（TSLP）、OX40 配体、GM-CSF 和 CCL20。

TSLP 是上皮源性细胞因子，其在上皮细胞的表达在哮喘患者中上调并与哮喘的严重程度相关[101]。TSLP 已被证实可以诱导树突状细胞驱动幼稚 $CD4^+$ T 细胞向 Th_2 细胞的分化[102]，它还可刺激树突状细胞合成高浓度的 Th_2 细胞趋化因子[103]。TSLP 还激活树突状细胞分泌 IL-8 和嗜酸性粒细胞趋化因子 2，从而引起中性粒细胞和嗜酸性粒细胞的聚集[104]。这表明上皮细胞和树突状细胞在促进过敏性炎症反应中紧密配合。

树突状细胞决定了应对吸入抗原体内发生抗原耐受还是过敏性炎症反应。小鼠过敏性哮喘模型很好地证明了这一点，在该模型中，缺

第1章 上气道过敏和免疫学

乏 CD103[+] 树突状细胞的小鼠难以产生过敏原致敏[105]。

（五）中性粒细胞

中性粒细胞源自 CFU-GM 祖细胞产生的原始粒细胞，可分化成早幼粒细、髓细胞，最终形成成熟的中性粒细胞。在骨髓中成熟后，中性粒细胞进入外周血循环，占白细胞的 60%～65%。对于单核细胞而言，SCF、IL-3、IL-6、IL-11、GM-CSF 促进中性粒细胞前体的生长发育。对中性粒细胞表现出更特异性作用的细胞因子如粒细胞集落刺激因子（G-CSF），可诱导中性粒细胞前体成熟分化为中性粒细胞[106]。在 G-CSF 的诱导下，IL-4 可促进中性粒细胞分化。中性粒细胞产生大量对细菌病原体有细胞毒性的氧物质和酶，参与组织重塑和损伤后修复。它们在细菌感染和组织损伤部位大量聚集，表现出突出的吞噬能力，在体内隔离、破坏和降解微生物和微粒抗原。因此中性粒细胞在清除微生物病原体和组织损伤修复方面发挥着重要作用[107]。中性粒细胞还可产生大量的细胞因子如 TNF、IL-12 和一些趋化因子，因而具有额外的免疫调节功能。

（六）嗜酸性粒细胞

嗜酸性粒细胞来源于嗜酸性粒细胞集落形成单位（CFU-Eo），这是一类祖细胞，可分化为嗜酸性成髓细胞、早幼粒细胞和髓细胞，最后形成成熟的嗜酸性粒细胞。嗜酸性粒细胞在正常人体中占循环白细胞的 2%～5%，具有显著的易被识别的胞质颗粒，这些颗粒含有对寄生虫类有效的毒性分子和酶[108]。GM-CSF 和 IL-3 可促进嗜酸性粒细胞生长和分化[109]。细胞因子 IL-5 可促进骨髓源性嗜酸性粒细胞的产生及外周组织中嗜酸性粒细胞的存活，通过抑制细胞凋亡而维持嗜酸性粒细胞的活性[110]。

嗜酸性粒细胞是大多数过敏反应的主要细胞[111]。嗜酸性粒细胞具有多种表面标志物和受体，参与分化、组织内募集、激活、合成和释放多种介质。免疫球蛋白的受体分为免疫球蛋白 G、E 和 A（IgG、IgE、IgA）的受体。嗜酸性粒细胞还具有补体的受体，包括 C1q（CR1）、C3b/

C4b（CR1）、iC3b（CR3）、C3a 和 C5a，都是嗜酸性粒细胞的趋化因子，它们通过嗜酸性粒细胞刺激氧自由基的产生，进一步引起多种趋化因子受体的表达。CCR1 是巨噬细胞炎症蛋白 1α、单核细胞趋化蛋白 3 及 RANTES（调节活化的和正常的 T 细胞表达和分泌的趋化因子）的受体；CCR3 是嗜酸性粒细胞趋化因子、嗜酸性粒细胞趋化因子 2、嗜酸性粒细胞趋化因子 3，单核细胞趋化蛋白 3 和 RANTES 的受体[112]。成熟的嗜酸性粒细胞及其未成熟的前体，表达 GM-CSF、IL-3 和 IL-5 这三种细胞因子的功能性异二聚体受体，促进嗜酸性粒细胞生成并激活成熟嗜酸性粒细胞的功能。

嗜酸性粒细胞阳离子颗粒蛋白包括主要碱性蛋白（MBP）、嗜酸性粒细胞过氧化物酶（EPO）、嗜酸性粒细胞阳离子蛋白（ECP）和嗜酸性粒细胞神经毒素。嗜酸性粒细胞还有一个重要蛋白是 Charcot-Leyden 晶体蛋白，其构成总细胞蛋白的 7%～10%，具有溶血磷脂酶活性，并形成独特的六角双锥体晶体，是嗜酸性粒细胞相关炎症的标志之一。MBP 是一种有效的体外细胞毒素和蠕虫毒素。它可以杀死细菌及多种哺乳动物正常和肿瘤性细胞，刺激嗜碱性粒细胞和肥大细胞释放组胺，激活中性粒细胞和血小板，并增加肺泡巨噬细胞生成超氧化物。在动物实验中，当将 MBP 滴入猴气管时，可以引起支气管收缩和短暂的气道高反应性[108]。ECP 与 MBP 一样，对寄生虫、血鞭毛虫、细菌、哺乳动物细胞和组织具有显著毒性，还可产生类似于重症哮喘的呼吸道上皮损伤。与 MBP 和 ECP 一样，EPO 具有高度阳离子性，在没有过氧化氢的情况下对寄生虫和哺乳动物细胞具有一定的细胞毒性作用。然而，EPO 与过氧化氢和卤化物辅助因子（碘化物、溴化物或氯化物）的结合是非常有效的，EPO 可以从中催化生成有毒的次卤酸。在这些化合物的存在下，EPO 对各种单细胞、多细胞和其他靶标，包括病毒、支原体、细菌、真菌和寄生虫均具有高度毒性。嗜酸性粒细胞来源的神经毒素是一种弱阳离子毒素，对蠕虫和哺乳动物细胞的毒性有限，但当注射到兔或豚鼠的脑膜或脊髓鞘内时会引起严重的神经损伤。在过敏性疾病中，嗜酸性粒细胞可能发挥双重作用。一方面，它们可以通过灭活组胺、血小板活化因子和肝素抑制局部组织中参与 IgE 介导的超敏反应的炎症介质的反应。另一方面，嗜酸性粒细胞可以通过在脱颗粒时释放的毒性产物加重炎症反应和组织损伤。在 IgE 介导的免疫炎症反应中，嗜酸性粒细胞的这两个看似矛盾的功能之间的平衡仍需进一步研究。

（七）嗜碱性粒细胞和肥大细胞

嗜碱性粒细胞从祖细胞集落形成单位 – 嗜碱性肥大细胞（CFU-BM）成熟为嗜碱性成髓细胞、早幼粒细胞、髓细胞，最后成为成熟嗜碱性粒细胞。肥大细胞被认为是由同一祖细胞发育而来，但对其具体的发育过程却知之甚少。IL-3 和 SCF 对人嗜碱性细胞和肥大细胞的生长和分化具有一致的促进作用。这两种细胞因子的协同作用将 CD34$^+$ 祖细胞诱导成为嗜碱性粒细胞和肥大细胞[113]。SCF 诱导人肥大细胞的功能成熟。神经生长因子和 GM-CSF[114] 影响嗜碱性粒细胞的生长，IL-5 促进嗜碱性粒细胞的分化[115]。嗜碱性粒细胞和肥大细胞的形态相似，且在细胞表面均表达 IgE 高亲和力受体（FcεRI），这使它们成为速发型超敏反应和宿主对寄生虫反应的关键启动因子；这些细胞从其颗粒中释放出组胺和其他介质，并产生大量脂质介质，刺激组织发生炎症反应、水肿和平滑肌收缩。此外，肥大细胞在对细菌感染的宿主防御机制中发挥重要作用[116]。

（八）血小板和红细胞

血小板和红细胞起源于造血干细胞，其分化为爆式巨核系形成单位（BFU-MEG）以形成血小板，分化为爆式红系形成单位（BFU-Es）以形成红细胞。BFU-MEG 遂分化为巨核细胞集落形成单位（CFU-MEG）、前巨核细胞、巨核细胞和血小板。GM-CSF、IL-1、IL-3、IL-6 和IL-11 影响血小板的生长和分化[117-119]。红细胞前体 BFU-Es 则分化为红细胞集落形成单位（CFU-Es）、原红细胞、嗜碱性幼红细胞、多染性幼红细胞、晚幼红细胞、网织红细胞和红细胞。在红细胞分化和发育的各个阶段中起重要作用的细胞因子包括 GM-CSF、SCF、IL-9 和促红细胞生成素[120]。除了具有血栓形成和止血的作用外，血小板促进炎症反应。它们的致密颗粒中含有高浓度的 5- 羟色胺，有研究发现在哮喘患者中此血管活性胺的水平升高[121]。血小板在过敏性炎症中发挥作用的证据来源如下：①血小板可以表达 IgE 受体[121]；②在小鼠和人体内，接触过敏原后血小板会进入肺组织[122, 123]；③在过敏原刺激后的过敏性哮喘患者的支气管肺泡灌洗液中，检测到血小板源性的 5- 羟色胺水平升高[124]；④小鼠受过敏原刺激后，在过敏原诱导白细胞向肺部聚集这一过程中血小板发挥重要作用后[124]；⑤通过 5- 羟色胺引发树突状细胞活性[124]。

四、淋巴器官

初级淋巴细胞器官是淋巴细胞从干细胞分化和成熟为效应细胞的地方，包括胸腺和骨髓。次级淋巴器官是成熟淋巴细胞驻留并发生免疫反应的部位。次级淋巴器官分为全身免疫系统（脾和淋巴结）和黏膜免疫系统（扁桃体、Peyer 结、散在的淋巴滤泡、上皮内淋巴细胞和黏膜组织的固有层）。次级淋巴器官的主要作用是促进具有抗原特异性的 T 细胞和 B 细胞与 APC 抗原之间的相互作用。脾脏保护机体免受血液中抗原的侵害，而淋巴结则对通过淋巴管输送到皮肤和深层组织的抗原产生反应。次级淋巴器官，特别是淋巴结和黏膜免疫系统，是耳鼻咽喉科医生尤为关注的。

（一）淋巴结

淋巴结以链或组的形式出现。血管和淋巴管均与淋巴结相通。淋巴管输送 APC 和外来抗原，将其转运到淋巴结中。淋巴结在结构上分为皮质和髓质两个部分。

皮质中含有大量的初级和次级淋巴滤泡，并含有大量的 B 细胞。初级卵泡没有生发中心，含有表面表达 IgM 或 IgD 和 CD23 的静息期 B 细胞。次级淋巴滤泡具有外膜，并有在抗原刺激下形成的内部生发中心。免疫球蛋白类转换、体细胞突变形成的亲和力和记忆 B 细胞的发育均发生在生发中心内。CD4$^+$T 细胞也位于这些生发中心，通过 CD40（表达在 B 细胞上）和 CD40 配体（表达于活化的 CD4$^+$ 细胞上）之间的相互作用在 B 细胞应答中起到关键作用。淋巴结皮质的副皮质区域包绕淋巴滤泡，主要包含 T 细胞（CD4$^+$ 和 CD8$^+$）和巨噬细胞、树突状细胞和 B 细胞（辅助细胞）。这些辅助细胞将与 MHC 分子结合的肽抗原呈递给 T 细胞上的 TCR，导致其活化。

髓质是位于淋巴结中心的区域，由数个髓索组成，周围环绕髓窦流入门区。髓索含有 B 细胞、T 细胞、巨噬细胞和许多浆细胞。这些细胞由 B 和 T 细胞联接，从皮质迁移到髓质。输出淋巴管输送抗体和成熟的 B、T 细胞由门区迁移到其他组织，在随后的免疫暴露中充当记忆细胞。淋巴系统最终都会流入胸导管并进入血液循环，从而使淋巴细胞在体内循环。

（二）黏膜免疫系统

黏膜表面和皮肤接触外界环境，形成具有能够响应病原体和外来抗原的免疫系统。黏膜免疫系统由组织黏膜免疫系统（包括扁桃体、Peyer 结和散在淋巴滤泡）和弥漫性黏膜免疫系统（包括上皮内淋巴细胞和固有层）组成。

1. 扁桃体

咽喉入口周围有三个淋巴样结构：腺样体、腭扁桃体和舌扁桃体。这些结构在童年时期充分发育，并在青春期前后逐渐缩小。腭扁桃体外包绕结缔组织，表面被覆复层鳞状上皮。构成扁桃体包膜的结缔组织形成小梁深入扁桃体内将其分成小叶。血管和神经通过被膜进入扁桃体并通过小梁延伸。扁桃体黏膜向扁桃体实质凹陷形成深浅不一的盲管即扁桃体隐窝，最大限度地增加了其暴露于咽腔的面积。每个小叶均含有大量淋巴滤泡，其生发中心主要含有 B 细胞[125]。T 细胞、巨噬细胞、树突状细胞和 B 细胞等环绕淋巴滤泡。这些结构刚好位于空气通过鼻腔（腺样体）和食物进入体内（扁桃体）的位置。该结构过滤有害的微生物和抗原，并起到黏膜免疫屏障的作用。

2. Peyer 结和淋巴滤泡

Peyer 结是在空肠和回肠黏膜内聚集的淋巴滤泡，大部分位于回肠末端。这一黏膜免疫系统发育得十分成熟，出生数周后即可形成含有生发中心的滤泡，之后其数量增加，直到青春期后减少。淋巴滤泡是黏膜免疫系统的另一组成部分，其结构类似于 Peyer 结，广泛分布于胃肠道、呼吸道和泌尿生殖道黏膜。这些淋巴器官可使抗原从肠腔呈递到 T 细胞和 B 细胞。

上皮内淋巴细胞和固有层：上皮内淋巴细胞位于上皮基底层，与上皮细胞相互交错。它们大多数是 T 细胞（CD8$^-$ 或 CD4$^-$ 和 CD8$^-$），一部分表达 αβ-TCR，一部分表达 γδ-TCR。上皮内淋巴细胞的功能尚不清楚，但研究表明它们具有产生细胞毒活性的能力[126, 127]。固有层位于上皮层下面，由不同组的细胞类型组成，其主要功能之一是将浆细胞分泌的 IgA 传递至内腔[128]。固有层还浸润着大量 CD4$^+$ 或 CD8$^+$T 淋巴细胞，其比例约 2∶1，以及其他效应细胞如分泌 IgG 的 B 细胞、巨噬细胞、树突状细胞、嗜酸性粒细胞、肥大细胞和中性粒细胞。

五、抗原呈递

滤泡树突状细胞是位于淋巴结和脾脏 B 细胞区域的特化 APCs，它们通过捕获抗原抗体复合物来产生和维持记忆 B 细胞。外周组织中的树突状细胞吞噬并处理抗原，离开组织，然后返回到引流淋巴结或脾脏的 T 细胞区域。在淋巴结内，这些 APC 可直接将经过处理的抗原呈递给静止的 T 细胞，诱导后者增殖和分化。单核细胞 / 巨噬细胞在血液中以单核细胞的形式存在，而在各种组织（如肺、肝和脑）中则以巨噬细胞这一分化更成熟的形式存在。除吞噬细胞和细胞毒性功能外，这些细胞还具有各种细胞因子（IL-4，IFN-γ）的受体，可调节其功能。活化的巨噬细胞也是多种细胞因子 (IFN、IL-1、TNF)、补体蛋白和前列腺素的主要来源[129]。所有 APC 均具有 MHC Ⅱ类表面分子。

外源或自源性蛋白在 APC 内水解裂解，成为寡肽，然后装载到 MHC 分子凹槽样的抗原结合位点，在细胞表面表达（图 1-2）。Ⅰ类分子通常结合长度为 8～10 个氨基酸的肽，它们来源于细胞内合成的蛋白（如肿瘤抗原和病毒），而Ⅱ类分子结合长度为14~22个氨基酸的肽，它们来源于细胞外合成的蛋白（如非复制性疫苗和细胞外细菌）。脂质和脂质衍生物的处理方式与核内体中的细胞外蛋白质的处理方式非常相似：与CD1（一种MHC样分子）结合，呈递给双阴性并表达γδ受体的T细胞。

除了通过MHC分子向淋巴细胞呈递寡肽抗原的机制之外，T细胞还可以识别半抗原，其与位于MHC结合位点的肽以共价或非共价结合。还有超抗原的呈递，超抗原是由从反转录病毒到细菌等多种微生物产生的大约30kDa的蛋白质。这些抗原无须加工成寡肽，而是完整地与MHCⅡ类分子和抗原结合位点外的TCR结合；它们比肽抗原能激活更多的T细胞。

六、体液免疫反应

（一）T细胞依赖和T细胞非依赖的B细胞反应

体液免疫由T细胞依赖性免疫应答和T细胞非依赖性免疫应答组成。滤泡B细胞可呈递MHC限制性蛋白抗原，在T细胞的辅助下，促进免疫球蛋白转换、亲和力成熟和记忆分化，即T细胞依赖性反应。T细胞非依赖的B细胞反应发生时常伴有具有重复抗原决定簇的大型抗原出现，如糖类等，它们构成细菌的包膜和细胞壁成分，不呈递给MHCⅡ类分子。这种B细胞反应是对机体的一种保护反应，对抗细菌性病原体如肺炎链球菌对机体的侵害。这些病原体引起B细胞表面建立起免疫球蛋白桥梁，随后引起抗体（主要是IgM类抗体）的激活和释放。

肺炎链球菌抗体通过与细菌表面结合发挥对细菌清除作用，使细菌被表达Fc受体的巨噬细胞吞噬。幼儿和老年人通常对T细胞非依赖性抗原的反应较差，因此罹患细菌感染的风险增加。对流感嗜血杆菌和脑膜炎球菌感染的免疫反应也由T细胞非依赖性B细胞应答介导。

（二）抗体依赖性细胞毒性反应

抗体依赖性细胞毒性反应（ADCC）可破坏入侵的外来生物（细菌和蠕虫）、病毒感染细胞或肿瘤细胞。在此过程中，ADCC通过抗体将效应细胞靶向这些入侵物或有害物质。抗体的可变区使其具有特异性，而抗体的恒定区则通过结合不同的Fc受体靶向效应细胞。在针对自身变异细胞的ADCC中，涉及抗体与细胞表面受体的反应，这些细胞表面受体产生抗体并包被于靶细胞，与NK细胞反应，从而使NK细胞再次破坏这些变异的自身细胞。这一过程通过抗体与NK

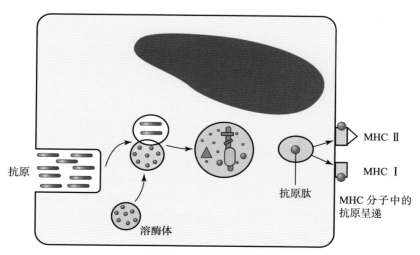

▲ 图1-2　抗原处理和呈现

抗原在抗原呈递细胞内经历水解切割，并且所得的寡肽被加载到主要组织相容性复合物（MHC）分子的抗原结合沟上并在细胞表面表达

细胞上的 FcγR Ⅲ 受体（CD16）的结合而发生。

（三）免疫球蛋白

由活化的 B 细胞分泌的抗体（免疫球蛋白）是由多肽（82%～96%）和糖类（4%～18%）组成的糖蛋白。免疫球蛋白分子由两条相同的 50kDa 重链和两条相同的 25kDa κ 或 λ 轻链组成（图 1-3）。重链和轻链的氨基末端部分的氨基酸序列随抗体分子的改变而改变。这些不同的氨基酸序列分别表示为 V_H 和 $V_κ$ 或 $V_λ$。一个 V_H 区段和一个 $V_κ$ 或 $V_λ$ 区段并列产生免疫球蛋白分子的抗原结合部分，每个免疫球蛋白分子具有两个相同的抗原结合位点。重链和轻链的羧基末端部分在抗体的每个亚类中都是恒定的。重链的恒定区配对形成分子的 Fc 结构域，该结构域负责免疫球蛋白分子的大多数效应功能，包括结合 Fc 受体和激活补体。

重链或轻链的类型由恒定区抗原决定簇决定，而该恒定区抗原决定簇又由该类型的特定恒定区基因决定。在健康人体中，所有类型均存在。目前已知有九个独立的重链恒定区基因，这九个重链同种型决定了抗体分子的种类和亚类，分别为 g_1、g_2、g_3、g_4、m、a_1、a_2、d 和 e，相应的免疫球蛋白种型（类或亚类）分别为 G_1、G_2、G_3、G_4、M、A_1、A_2、D 和 E。单体由单个免疫球蛋白分子（如 IgG）组成，而聚合物具有多个亚体（如 IgM 具有五个亚体，二聚体 IgA 具有两个亚体）。这些免疫球蛋白的聚合是通过较高含量天冬氨酸的小糖肽（称为 J 链）促进的。

1. 免疫球蛋白 G

免疫球蛋白 G（IgG）约占血清免疫球蛋白总量的 75%，并且由四个亚型组成：IgG_1、IgG_2、IgG_3 和 IgG_4。IgG 是分子量为 150 000Da 的单体。IgG_1、IgG_3 和 IgG_2 在一定程度上可以结合并固定补体。IgG 的特异性 Fc 受体存在于单核细胞、巨噬细胞和中性粒细胞上。IgG 通常先与 Fc 受体结合，再与抗原结合，并且 IgG 也可作为调理素，促进吞噬作用。IgG 的 Fc 受体包括单核细胞和巨噬细胞上的 FcγR Ⅰ；大多数造血细胞上的 FcγR Ⅱ，红细胞除外；NK 细胞、嗜酸性粒细胞、中性粒细胞和巨噬细胞上的 FcγR Ⅲ。通常，IgG 抗体对可溶性蛋白质抗原的应答涉及 IgG_1 和 IgG_3 亚类，而多糖抗原主要诱导 IgG_2 抗体。IgG 是主要参与继发性或回忆免疫应答的免疫球蛋白，并且是唯一可以穿过胎盘并保护新生儿的免疫球蛋白，IgG 可以固定补体，导致中和、调理、溶菌、凝集和溶血。

2. 免疫球蛋白 M

免疫球蛋白 M（IgM）约占血清免疫球蛋白总量的 10%。它通常是以五种亚基的五聚物形式存在，由二硫键和 J 链连接。IgM 分子量为 900 000Da。它与 IgD 是 B 细胞表面表达的主要的免疫球蛋白。膜 IgM 作为 B 细胞上最早的抗原受体发挥作用。抗原抗体结合后引起 B 细胞活化和分化，并分泌 IgM 五聚体。IgM 在早期体液免疫反应中占主导地位，随后水平迅速下降，并被具有相同特异性的 IgG 取代。与 IgG 一样，IgM 是有效的补体抗体，可以增加补体的生物活性。

3. 免疫球蛋白 A

免疫球蛋白 A（IgA）占总血清免疫球蛋白的 15%，以单体或聚合的形式存在（IgA 二聚体是与两个 IgA 单体亚基连接的单个 J 链）。每个

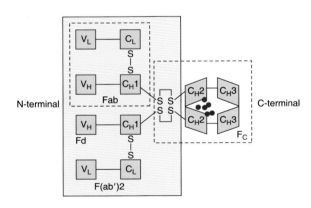

▲ 图 1-3 Immunoglobulin structure. Human immunoglobulin G1 is a representative example of immunoglobulin structure. C, constant regions; H, heavy chains; L, light chains; V, variable regions. *Red circles* represent carbohydrate residues between the CH2 domains. (From Wright A, Shin SU, Morrison SL: Genetically engineered antibodies: progress and prospects. *Crit Rev Immunol* 1992;12:125.)

免疫球蛋白分子的分子量为 160 000Da。人体内 IgA 的含量较其他免疫球蛋白多，在黏膜免疫中起到重要作用。单体 IgA 多由分布在外分泌腺间质的浆细胞合成。这些单体与同样由 IgA 浆细胞合成的 J 链结合形成 IgA$_2$-J 二聚体。这些二聚体体积较大，不能穿过外分泌腺上皮的紧密连接，因此通过活性分泌成分依赖性机制转运并穿过上皮细胞[130]。在运输过程中，IgA 二聚体通过二硫键与所分泌的介质共价连接。新形成的 IgA 二聚体和分泌介质复合物（称为分泌型 IgA）通过胞吐作用释放。分泌型 IgA 多来源于局部产生的 IgA，而不是血管内循环的 IgA[131]。

IgA 是外分泌中的主要免疫球蛋白，发挥抵抗局部黏膜感染等防御作用。IgA 的主要功能是中和外来物质并防止其侵入全身系统。

4. 免疫球蛋白 E

免疫球蛋白 E（IgE）仅占总血清免疫球蛋白的 0.004%，通常作为分子量为 200 000Da 的单体存在。高亲和力 IgE 特异性 Fc 受体存在于肥大细胞和嗜碱性粒细胞上，而低亲和力 IgE 受体存在于中性粒细胞、嗜酸性粒细胞、巨噬细胞和血小板上。在肥大细胞和嗜碱性粒细胞表面上的 IgE 分子与抗原交叉桥接会触发肥大细胞和嗜碱性粒细胞释放介质，这是过敏反应的特征反应。除介导超敏反应外，IgE 还可介导抗体介导的细胞毒性反应。

过敏反应局部的 IgE 可来自不同来源，包括骨髓、局部淋巴结和局部黏膜。在骨髓中，IgE 由过敏原特异性浆细胞产生，在过敏原暴露停止后，继续在骨髓和脾脏中持续存在[132]。有证据还表明患者骨髓移植可以转移特异性 IgE，提供了骨髓是特异性 IgE 的来源这一观点的证据[133]。在人扁桃体、腺样体和颈淋巴结中均检测到含 IgE 的淋巴滤泡，这表明 IgE 在局部淋巴结中产生，可能随后被游走的肥大细胞转运至呼吸道黏膜[134]。早期研究发现，无论皮肤点刺反应结果如何，变应性鼻炎患者鼻腔分泌物中均存在过敏原特异性 IgE，因此，IgE 也可在局部黏膜中产生[135, 136]。随后的研究表明，在变应性鼻炎患者和健康对照组中，鼻腔黏膜和灌洗液中均有 IgE

产生细胞和 IgE 编码 mRNA，但在变应性鼻炎中的水平更高[137-139]。这些证据表明过敏原特异性 IgE 阳性细胞和浆细胞在过敏受试者的呼吸道黏膜中积聚。这种局部产生 IgE 的能力可以解释为什么某些患者具有变应性鼻炎的临床表现，但皮肤检测和血清特异性过敏原检查均为阴性。由此可以推测，许多非特应性患者的局部黏膜特异性 IgE 水平升高，也是由其局部黏膜产生的。

5. 免疫球蛋白 D

免疫球蛋白 D（IgD）占总血清免疫球蛋白的 0.2%，以分子量为 180 000Da 的单体形式存在。IgD 的主要功能是作为 B 细胞表面上的膜结合抗原受体。

（四）补体系统

补体系统是先天性和适应性免疫反应的重要效应物。它由超过 25 种血浆和细胞表面蛋白组成，这些蛋白质依次被激活并且可以与抗体和细胞膜相互作用，介导诸如免疫黏附、吞噬、趋化和细胞溶解等功能。补体系统蛋白构成血浆中球蛋白的 15%，并以非活性分子的形式循环。补体以 C3 的裂解为中心激活，可以通过经典途径、替代途径或凝集素途径实现（图 1-4）。

参与经典途径的补体包括 C1、C4 和 C2。C1 由 C1q、C1r 和 C1s 组成。含有 IgG$_1$、IgG$_2$、IgG$_3$ 或 IgM 的抗原抗体复合物为补体激活的经典途径提供激活信号。补体成分 C1、C4 和 C2 的连续激活可产生 C3 转化酶，然后将 C3 裂解成 C3a 和 C3b。此后经典途径和替代途径汇合。替代途径是在缺乏特异性抗原抗体复合物的情况下，被中和自发补体激活抑制剂的微生物结构激活。在该途径中，C3 与因子 B 和因子 D 相互作用，产生替代途径的 C3 转化酶，并将 C3 切割成 C3a 和 C3b。补体激活的第三个途径为凝集素途径，由含有甘露聚糖的微生物细胞壁组分触发[140]。含甘露聚糖的微生物与血浆甘露聚糖结合凝集素的相互作用激活了酶原性血浆蛋白，甘露聚糖结合凝集素相关的丝氨酸蛋白酶 1 和 2（MASP-1、MASP-2）。这些蛋白酶形成类似于经典途径的活化的 C1 的蛋白酶，然后继续激活 C4、C2 和

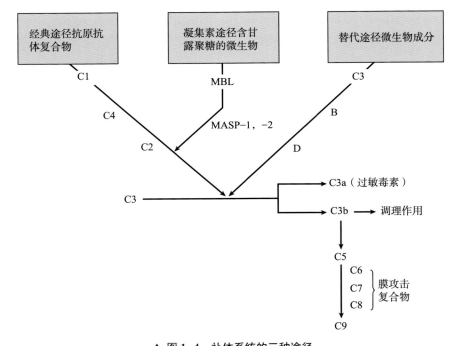

▲ 图 1-4 补体系统的三种途径
B. 因子 B；D. 因子 D；MASP.MBL 相关丝氨酸蛋白酶；MBL. 甘露聚糖结合凝集素

导致 C3 转化酶的途径的其余部分。

C3 的裂解生成较小的 C3a 片段（一种强效的过敏毒素，可诱导肥大细胞脱颗粒、产生水肿，并募集吞噬细胞）和较大的 C3b 片段，它们共价附着于活化抗原，标记抗原并使之破坏。C3b 既可作为补体攻击复合物的攻击位点（一种由血浆蛋白 C5、C6、C7、C8 和 C9 组装成的复合物，可通过渗透裂解杀死靶标），又可作为调理素，通过其与中性粒细胞和巨噬细胞表面上的补体受体的结合来增强吞噬作用[141]。补体的效应机制十分强效，并可引起强烈的局部炎症；各个组成部分表型的遗传缺陷将导致机体功能缺陷。例如，膜攻击复合物组分的缺陷将导致其对奈瑟菌感染的易感性增加；C3 的缺乏可导致危及生命的化脓性细菌感染，发生在儿童时期是致命的；C4 或 C2 缺乏可导致狼疮性疾病；C1 血清抑制剂的缺乏将导致的非肥大细胞依赖性血管神经性水肿发作。

（五）细胞因子

细胞因子是一组多样的小分子分泌蛋白，可介导不同效应细胞之间的相互作用。每种细胞因子在不同类型的细胞中具有不同活性，细胞因子间通常具有相关功能，可以表现为协同或拮抗作用，并且可以抑制或诱导其他细胞因子的合成。细胞因子可分为几组：ILs、IFNs、TNF 和相关因子、TGFs 和造血生长因子。这些细胞因子的主要细胞来源及它们在人体中的主要作用总结如下表 1-1。

（六）趋化因子

趋化因子是一个低分子量的超家族，分泌肝素结合分子，对免疫系统的细胞具有强大的趋化作用。目前已识别出 50 余种趋化因子，其特征是存在 3 个或 4 个保守的半胱氨酸残基，它们可以依据 N- 末端半胱氨酸残基分为四个家族。CXC 家族可通过可变氨基酸分离其前两个半胱氨酸，在 CC 家族中，半胱氨酸残基间彼此相邻，大多数趋化因子都包含在这两个家族中。C 家族的趋化因子缺乏第一和第三半胱氨酸，在保守序列含有单个半胱氨酸残基。CX3C 家族的成员具有由三个可变氨基酸分开的两个 N- 末端半胱氨酸残基。C 和 CX3C 家族成员较少。表 1-2 列出了这些趋化因子的名称及其靶细胞。

表1-1 细胞因子

细胞因子	细胞来源	主导效应
白细胞介素		
IL-1α、IL-1β功能相当亚型	巨噬细胞、中性粒细胞、上皮细胞和细胞内皮细胞、单核细胞、淋巴细胞、角质形成细胞	发热、局部炎症、T细胞和巨噬细胞活化；脓毒性休克的主要介质；Th_{17}细胞的分化
IL-2	活化的T细胞、DC、NK细胞	效应T细胞和B细胞的增殖，Treg细胞的发育，NK细胞的分化和增殖
IL-3	$CD4^+$T细胞、胸腺上皮细胞、肥大细胞、嗜酸性粒细胞、巨噬细胞、NK细胞	早期造血的协同作用、激活和促进晚期过敏反应中嗜碱性粒细胞和嗜酸性粒细胞的募集
IL-4	Th_2细胞、肥大细胞、嗜碱性粒细胞、NK T细胞、嗜酸性粒细胞、γ/δ-T细胞	Th_2亚群的分化和生长，B细胞活化，T细胞和B细胞的存活因子，同种型转换为IgE和IgG_1，抑制Th_1细胞、肥大细胞的生长因子
IL-5	活化的Th_2细胞和肥大细胞、NK细胞、NK T细胞、嗜酸性粒细胞	嗜酸性粒细胞的存活、分化和趋化性；促进骨髓细胞的分化；重塑和伤口愈合
IL-6	T细胞、单核吞噬细胞、血管内皮细胞、成纤维细胞	T细胞和B细胞生长和分化；急性期蛋白由肝脏生产
IL-7	骨髓和胸腺中的基质细胞、B细胞、单核细胞、巨噬细胞、上皮细胞、角质形成细胞、DC	前B细胞和前T细胞的生长；合成诱导单核细胞中的炎症介质
IL-8、CXC趋化因子	活化的单核吞噬细胞、成纤维细胞和内皮细胞	中性粒细胞、NK细胞、T细胞、嗜碱性粒细胞、嗜酸性粒细胞的趋化因子；促进中性粒细胞炎症反应；动员造血干细胞
IL-9	Th_2细胞、Th_9细胞、肥大细胞、嗜酸性粒细胞	T细胞和肥大细胞生长因子；抑制Th_1细胞因子；$CD8^+$T细胞和肥大细胞增殖；IgE产生；支气管上皮细胞中趋化因子和黏液的产生
IL-10	T细胞、B细胞、单核细胞、巨噬细胞、DC	免疫抑制；在先天和适应性免疫中重要
IL-11	基质细胞：成纤维细胞、上皮细胞、内皮细胞、血管平滑肌细胞、滑膜细胞、成骨细胞	骨髓、红细胞和巨核细胞祖细胞的生长因子；骨重塑；保护上皮细胞和结缔组织；诱导急性期蛋白；抑制巨噬细胞活性；促进神经元发育
IL-12	巨噬细胞、单核细胞、中性粒细胞、DC、B细胞、小胶质细胞	诱导Th_1分化和细胞毒性
IL-13	T细胞、NK T细胞和肥大细胞、嗜碱性粒细胞、嗜酸性粒细胞	促进产生IgG_4和IgE；CD23、MHC-Ⅱ在B细胞上的表达上调；单核细胞上CD11b、CD11c、CD18、CD29、CD23和MHC-Ⅱ的诱导；嗜酸性粒细胞和肥大细胞的活化；嗜酸性粒细胞的募集和存活；防止寄生虫感染
IL-14	活化的T细胞	B细胞的生长因子
IL-15	单核细胞、活化的$CD4^+$T细胞、角质形成细胞、骨骼肌细胞	刺激NK细胞的生长和发育；刺激T细胞和B细胞的增殖
IL-16	T细胞、肥大细胞、嗜酸性粒细胞、单核细胞、DC、成纤维细胞、气道上皮细胞	趋化性；调节T细胞反应

（续表）

细胞因子	细胞来源	主导效应
IL-17A	Th$_{17}$ 细胞、CD8$^+$ T 细胞、NK 细胞、NK T 细胞、γ/δ-T 细胞、中性粒细胞	诱导上皮细胞和内皮细胞和成纤维细胞产生促炎细胞因子和趋化因子；招募中性粒细胞
IL-17B	神经细胞、软骨细胞	诱导促炎细胞因子和趋化因子的产生；软骨形成和成骨
IL-17C	某些条件下的免疫细胞	诱导促炎细胞因子和趋化因子的产生
IL-17D	静息 B 细胞和 T 细胞	诱导促炎细胞因子和趋化因子的产生
IL-17F	Th$_{17}$ 细胞、CD8$^+$ T 细胞、NK 细胞、NK T 细胞，γ/δ-T 细胞、中性粒细胞	诱导促炎细胞因子和趋化因子的产生；招募中性粒细胞
IL-18	巨噬细胞、库普弗细胞、角质形成细胞、成骨细胞、星形胶质细胞、DCs	诱导 T 细胞和 NK 细胞产生 IFN-γ；根据细胞因子环境促进 Th$_1$ 或 Th$_2$ 细胞应答
IL-19	单核细胞、角质形成细胞、气道上皮细胞细胞、B 细胞	未知
IL-20	单核细胞、角质形成细胞、上皮细胞和细胞内皮细胞	似乎在皮肤发育中起作用，并可能调节皮肤炎症
IL-21	T 细胞（主要是 Th$_{17}$）、NK T 细胞	调节增殖、分化、凋亡；抗体同种型平衡；细胞毒活性
IL-22	活化的 T 细胞（主要是 Th$_{17}$）、NK T 细胞	病原体防御；伤口愈合；组织重组
IL-23	巨噬细胞和活化的树突状细胞	刺激促炎性 IL-17 的产生并促进记忆
IL-24	黑素细胞、T 细胞、单核细胞	肿瘤抑制
IL-25	Th$_2$ 细胞、肥大和上皮细胞，来自特应性的嗜酸性粒细胞和嗜碱性粒细胞	增强过敏反应；促进 Th$_2$ 炎症
IL-26	活化的 T 细胞（主要是 Th$_{17}$）、NK T 细胞	激活和调节上皮细胞
IL-27	活化的 DC、巨噬细胞、上皮细胞	促进 Th$_1$ 表型的发展；抑制 Th$_2$ 表型；抑制 Th$_{17}$ 反应
IL-28 和 IL-29	单核细胞衍生的 DC	在感染细胞中诱导抗病毒状态
IL-30（IL-27 的子单位 p28）	DC、巨噬细胞	诱导 IL-12 介导的肝损伤
IL-31	活化的 CD4$^+$ T 细胞（主要是 Th$_2$）和 CD8$^+$ T 细胞	诱导嗜酸性粒细胞中 IL-6、IL-8、CXCL1、CXCL8、CC 趋化因子配体 2 和 CC 趋化因子配体 8 的产生；上调角质形成细胞趋化因子 mRNA 表达；上皮细胞生长因子和趋化因子表达；抑制上皮细胞增殖和凋亡
IL-32	单核细胞、巨噬细胞、NK 细胞、T 细胞、上皮细胞	诱导 TNF-α、IL-8 和 IL-6 凋亡
IL-33	坏死细胞	诱发 Th$_2$ 炎症
IL-34	心、脑、脾、肝、肾、胸腺、睾丸、卵巢、小肠、前列腺、结肠	增殖

（续表）

细胞因子	细胞来源	主导效应
IL-35	Treg 细胞	Treg 细胞的增殖和 Th17 细胞功能的抑制，抑制炎症反应
IL-37	单核细胞、扁桃体浆细胞、乳腺癌细胞	抑制促炎细胞因子并抑制 DC 活化
TSLP	上皮细胞	促进 T 细胞增殖和分化，激活 DCs、Th2 细胞分化的主要原因
干扰素		
IFN-γ	T 细胞、NK 和 NK T 细胞、巨噬细胞、Th1 细胞、B 细胞	巨噬细胞活化，MHC 分子和抗原呈递组分的表达增加，Ig 类转换，抑制 Th2 反应，抗病毒特性，促进细胞毒活性
IFN-α	白细胞	抗病毒；增加 MHC I 类表达
IFN-β	成纤维细胞	抗病毒；增加 MHC I 类表达
肿瘤坏死因子及相关分子		
TNF	活化的单核细胞/巨噬细胞和 T、B 和 NK 细胞	由革兰阴性菌及其成分诱导的主要炎症介质；有效的免疫调节；细胞毒性；抗病毒和促凝血活性
LTα（既往称为 TNF-β）	激活 Th1、B 和 NK 细胞	促进炎症反应；具有抗病毒活性，并通过细胞凋亡杀死肿瘤细胞
LTαβ	激活 Th1、B 和 NK 细胞	在二级淋巴器官发育中具有特殊作用
OPGL	成骨细胞、骨髓基质细胞、活化的 T 细胞	刺激破骨细胞和骨吸收
BAFF	单核细胞、巨噬细胞、树突状细胞	B 细胞成熟所需的存活因子
转化生长因子		
TGF-β	软骨细胞、单核细胞、T 细胞	抗炎；抑制细胞生长；诱导 B 细胞分泌 IgA；在黏附、增殖、分化、转化、趋化和免疫调节中发挥作用
造血生长因子		
SCF	胎儿肝脏、骨髓和胸腺中的基质细胞；中枢神经系统；肠黏膜	支持体内最早的造血细胞前体的存活和生长
GM-CSF	活化的 T 细胞、巨噬细胞、基质细胞、和内皮细胞	刺激髓单核细胞谱系细胞的生长和分化，特别是树突状细胞和炎症性白细胞
G-CSF	活化的 T 细胞、内皮细胞、成纤维细胞、和单核吞噬细胞	刺激中性粒细胞的发育和分化
M-CSF	内皮细胞、成纤维细胞、单核细胞吞噬细胞	体外影响 CFU-GM 细胞向单核细胞和巨噬细胞分化

BAFF. B 淋巴细胞激活因子属于 TNF 家族；CFU. 集落形成单位；CSF. 集落刺激因子；DC. 树突状细胞；G. 粒细胞；GM. 粒细胞-巨噬细胞；IFN.干扰素；Ig.免疫球蛋白；IL.白细胞介素；LT. 淋巴毒素；M.巨噬细胞；MHC.主要组织相容性复合体；mRNA.信使 RNA；NK.自然杀伤细胞；OPGL.骨保护素配体；SCF.干细胞因子；TGF.转化生长因子；Th.辅助性 T 细胞；TNF.肿瘤坏死因子，Treg.调节性 T 细胞；TSLP.胸腺基质淋巴细胞生成素

表 1-2　趋化因子

系统名称	通用名称 / 配体	目标细胞
CXC 趋化因子		
CXCL1	GROα/MGSAα	中性粒细胞
CXCL2	GROβ/MGSAβ	中性粒细胞
CXCL3	GROδ/MGSAδ	中性粒细胞
CXCL4	血小板因子 -4	成纤维细胞
CXCL5	上皮中性粒细胞激活肽 78	中性粒细胞
CXCL6	粒细胞趋化蛋白 2	中性粒细胞
CXCL7	中性粒细胞激活肽 2	中性粒细胞
CXCL8	IL-8	中性粒细胞、嗜碱性粒细胞、T 细胞
CXCL9	IFN-γ 诱导的单核因子	活化的 T 细胞
CXCL10	IFN-γ 诱导蛋白 10	活化的 T 细胞
CXCL11	IFN 诱导型 T 细胞 α- 化学引诱物	活化的 T 细胞
CXCL12	基质细胞衍生因子 1a / b	CD34$^+$ 骨髓细胞、T 细胞、树突状细胞、B 细胞、活化的 CD4 细胞
CXCL13	B 细胞吸引趋化因子 1	NaïveB 细胞、激活 CD4 细胞
CXCL14	乳腺和肾表达的趋化因子	
CXCL15	Lungkine	
CXCL16	小的诱导型细胞因子 B6	T 细胞、NK T 细胞
CC 趋化因子		
CCL1	I-309（人类趋化因子）	中性粒细胞、T 细胞
CCL2	MCP-1 / 单核细胞趋化因子和激活因子 / 肿瘤衍生的趋化因子	T 细胞、单核细胞、嗜碱性粒细胞
CCL3	MIP-1α	单核细胞、巨噬细胞、T 细胞、NK 细胞、嗜碱性粒细胞
CCL3L1	LD78β	
CCL4	MIP-1β	单核细胞、巨噬细胞、T 细胞、NK 细胞、嗜碱性粒细胞
CCL5	受激活调节正常 T 细胞表达和分泌（RANTES）	单核细胞、巨噬细胞、T 细胞、NK 细胞、嗜碱性粒细胞、嗜酸性粒细胞、树突状细胞
CCL6	无	
CCL7	MCP-3	T 细胞、单核细胞、嗜酸性粒细胞、嗜碱性粒细胞、树突状细胞

Cummings 耳鼻咽喉头颈外科学（原书第 6 版）

（续表）

系统名称	通用名称 / 配体	目标细胞
CCL8	MCP-2	T 细胞、单核细胞、嗜酸性粒细胞、嗜碱性粒细胞
CCL9/10	MIP-1γ	
CCL11	趋化因子	嗜酸性粒细胞
CCL12	MCP-5	
CCL13	MCP-4	T 细胞、单核细胞、嗜酸性粒细胞、嗜碱性粒细胞、树突状细胞
CCL14	HCC-1	单核细胞
CCL15	HCC-2 / 白细胞介素 1 / MIP-1δ	T 细胞、单核细胞、树突状细胞
CCL16	HCC-4 / 肝脏表达的趋化因子	单核细胞
CCL17	胸腺和活化调节的趋化因子	T 细胞、未成熟树突状细胞、T 细胞、胸腺细胞
CCL18	MIP-4，来源于树突状细胞的 CC 趋化因子 / 肺和激活调节趋化因子 / 激活 - 诱导趋化因子相关分子 1	幼稚 T 细胞、T 细胞
CCL19	MIP-3β/exodus3	幼稚 T 细胞、成熟树突状细胞、B 细胞
CCL20	MIP-3α/ 肝脏和激活调节趋化因子 /exodus1	T 细胞、骨髓树突状细胞
CCL21	6Ckine / 次级淋巴组织趋化因子 /exodus2	幼稚 T 细胞、B 细胞
CCL22	巨噬细胞衍生的趋化因子刺激的 T 细胞化学引诱蛋白 1	未成熟的树突状细胞、T 细胞
CCL23	MPIF-1/CK8/CK8-1	单核细胞、T 细胞
CCL24	Eotaxin2/MPIF-2	嗜酸性粒细胞、嗜碱性粒细胞
CCL25	胸腺表达的趋化因子	巨噬细胞、胸腺细胞、树突状细胞
CCL26	Eotaxin3	
CCL27	皮肤 T 细胞激活趋化因子 / IL-11 受体 α- 位点趋化因子	T 细胞
CCL28	黏膜相关的上皮趋化因子	T 细胞，嗜酸性粒细胞
C 趋化因子		
XCL1	淋巴细胞趋化因子 / SCM-1β/ 活化诱导的趋化因子 - 相关分子	T 细胞、NK 细胞
XCL2	SCM-1β	
CXC3C 趋化因子		
CXC3CL1	Fracktalkine	T 细胞、单核细胞

CCL. CC 配体；CK. 趋化因子；CXCL. CXC 配体；GRO. 与生长有关的致癌基因；HCC. 人 CC 趋化因子；IFN. 干扰素；IL. 白细胞介素；MCP. 单核细胞趋化蛋白；MGSA. 黑色素瘤生长刺激活动；MIP. 巨噬细胞炎症蛋白；MPIF. 骨髓祖细胞抑制因子；NK. 自然杀伤细胞；SCM. 单 C- motif

七、免疫病理学

适应性免疫应答包括体液免疫和细胞免疫两类。在感染防御方面，抗体对细菌或细菌产物起作用；细胞介导的免疫反应主要对抗病毒、真菌和霉菌感染。除少数情况，抗体介导的免疫反应针对细胞外感染时效果最佳，而细胞介导的免疫反应对细胞内感染有效。免疫反应的杀伤效果十分有效，当有特异性靶向时，可以快速清除有害物质。但这些免疫反应也可能导致宿主组织破坏，从而产生疾病。在某些情况下，免疫反应的这种破坏性作用被称为过敏或高反应性，是一种免疫病理反应。

免疫反应分为四种类型。Ⅰ型反应由肥大细胞介导，通过肥大细胞或嗜碱性粒细胞释放介质产生对过敏原的反应，分为IgE依赖性（过敏反应）和IgE非依赖性（对碘化物对比剂等过敏）。Ⅱ型反应是细胞毒性抗体介导的反应（IgG或IgM介导的），由IgG和IgM抗体与靶细胞（如红细胞、中性粒细胞、血小板和腺体或黏膜的上皮细胞）表面上的抗原或基底膜等组织上的抗原结合。IgG和IgM抗体与细胞表面抗原之间相互作用可使细胞通过调理素、补体激活、细胞裂解和ADCC被破坏。这些机制可以损害各种组织中的自身抗原，如青霉素诱导的自身免疫性溶血性贫血。Ⅲ型反应是免疫复合物介导的反应（IgG或IgM复合物介导的），是涉及抗体介导的炎症，抗体及其抗原形成低溶解性免疫复合物，沉积在正常组织中，激活补体，并引发主要以中性粒细胞浸润为特征的炎症反应，从而造成组织损伤。20世纪初期免疫性疾病的相关知识开始普及，有医生开始使用免疫动物血清（通常是马血清）来治疗细菌感染，这种做法导致了严重的后果，甚至导致受试者死于免疫复合物型血清病[142]。皮肤免疫复合性血管炎也是十分常见的免疫病理反应，在系统性红斑狼疮、类风湿关节炎、药物反应和感染中常见。Ⅳ型反应，即迟发型超敏反应（T细胞介导的），由T细胞或NK细胞的抗体非依赖性机制引起。这些反应是正常T细胞介导的免疫应答的变异，T细胞对环境抗原的反应变得敏感。如前所述，临床上常见现象为，当感染过或接种疫苗的患者再次接触结核分枝杆菌的纯化蛋白衍生物时发生的皮肤反应。

八、变应性鼻炎

变应性鼻炎是鼻黏膜接触外来物质后通过IgE抗体介导的黏膜超敏反应。它的患病率在10%～20%，在美国，每年有2000万～4000万人受其影响[143-148]。儿童和青少年季节性变应性鼻炎的患病率高于成人[149]。在儿童患者中，男孩的患病率高于女孩；而在成年人中，男女患病比例大致相等，甚至女性略高。由于患者在症状出现前需要长期、低剂量的接触过敏原，因此2岁以下儿童很少发生季节性鼻炎。大多数变应性鼻炎患者在20岁之前产生症状[150, 151]。该疾病的严重程度在整个儿童期和成年早期相对稳定，到中年时有所改善，在老年人AR的患病率较低、症状较轻。变应性鼻炎的家族史增加儿童患病的概率。特应性是特异性IgE抗体介导的机体对环境过敏原反应的倾向，在父母双方都不过敏的儿童中其患病率仅13%，而在父母一方或兄弟姐妹过敏的儿童中其患病率为29%，在父母双方都过敏的儿童中其患病率为47%[152]。哮喘病史在变应性鼻炎的发病中也起到重要作用，因为变应性鼻炎在哮喘患者中发生的概率是普通人群的4～6倍。

（一）卫生假说和过敏性疾病的贡献因素

流行病学数据有力地证明，自20世纪70年代初以来，发达国家过敏性疾病（哮喘、鼻炎、特应性皮炎）和自身免疫性疾病（多发性硬化症、胰岛素依赖型糖尿病、克罗恩病）的发病率稳步上升。与此同时，由于抗生素、疫苗接种及卫生条件的改善，发达国家许多传染病的发病率显著下降。因此出现了一种假设，即传染病的减少与过敏性疾病发病率的增加有因果关系，即所谓的卫生假说。Strachan[168]观察到变应性鼻炎的风险与出生顺序和家庭规模呈负相关。他提出，儿童早期家庭内的感染可以预防变应性鼻炎。

世界上过敏性疾病和自身免疫性疾病的地理

分布也显示出有趣的模式。北半球的发病率由北向南递减，南半球的发病率由南向北递减。对欠发达国家的过敏性疾病和自身免疫性疾病的诊断不足或许可以解释这种地理差异，但这一推论不能让人信服。尽管欠发达地区可能对变应性鼻炎和特应性皮炎这些相对良性的疾病漏诊，但对 1 型糖尿病和多发性硬化症等可导致严重症状的疾病不可能漏诊。环境似乎在这种发病率梯度中起着重要作用。

在发达国家和工业化国家，变应性鼻炎和哮喘患者的发病率高于欠发达和较不富裕的国家。在欧洲，国民生产总值与哮喘、糖尿病和多发性硬化症的发病率之间存在正相关关系[169]。移民到过敏发病率较高的国家的人群中，过敏和哮喘发病率高于留在原籍国的人群。这种差异可能与暴露于新的污染物和过敏原，以及社会经济、人文环境（如住房条件、饮食和医疗服务质量）有关，这些因素都可能影响移民的健康。过敏和哮喘的发病增加通常与种族无关，但在某些人群中，这可能起着重要的作用。对移民的研究支持这样一种观点，即西方工业化国家的生活方式和环境因素助长了特异反应和哮喘[170]。南北梯度的一个明显因素是社会经济差异。一些研究发现，社会经济地位较低的人群中免疫疾病的发生率较低。一些感染在欧洲国家存在南北梯度分布，这反映了自身免疫疾病的梯度。社会经济水平低和高温是南方国家的两个特征，在多方面易导致发生感染：如对水和食物的微生物污染的控制较差、环境温度较高时细菌增殖的风险增加，以及住房条件较差，都会增加感染的风险。

感染在儿童期通常为有害因素。在家中与年长兄弟姐妹一起生活的幼儿和在出生后 6 个月内生活在日间护理中心的儿童的哮喘发病率[171]和 1 型糖尿病发病率[172]显著低于未生活在日间护理儿童中心及没有兄弟姐妹的儿童。儿童使用抗生素可能会增加其罹患哮喘和过敏性疾病的风险。Droste 等[173]发现，在出生第一年使用抗生素会增加具有过敏遗传倾向儿童患哮喘或其他过敏性疾病的风险。抗生素可能通过减少感染次数或改变肠道菌群参与这一现象。

与南半球相比，北半球特应性疾病的增加与阳光照射和维生素 D 水平有关。除了在内分泌系统中的作用，维生素 D 还能降低许多慢性疾病的风险，包括癌症、自身免疫、感染和心血管疾病等[174]。这种维生素还与过敏性疾病（如哮喘、变应性鼻炎和过敏反应）的发生有关[175-177]。在一项近期的研究中，我们发现在患有慢性鼻窦炎的黑种人中维生素 D 的含量低于同种族的对照组[178]。在阳光照射较少的地区发现维生素 D 的水平更高[179]。维生素 D 可能影响以慢性炎症为特征的疾病的机制，这可能与其免疫效应有关，包括对 T 细胞、树突状细胞和巨噬细胞的免疫效应[180,181]，以及促进 Tregs 生成 IL-10[182]。

已有研究表明城市居民和郊区居民的变应性鼻炎的发病率具有差异，除空气污染外，还有一些其他因素与此有关。在 1999 年，Braun-Fahrlander 等发现，那些生活在农场并且父母都是农民的孩子比那些没有在农场长大的来自相同农村地区的孩子更不容易过敏[183]。此后大量研究表明，在农场长大的人在儿童期和成年后患花粉症和特应性疾病的患病率较低[184-193]。此外，暴露于过敏原的时间也十分重要，因为当暴露发生在生命的最初几年相对于随后的时间对机体的保护作用更强[184,194]。有研究发现，如果孩子们很早就接触到农场的动物和牛奶，过敏反应的发生就不会那么频繁[184]。在该研究中，也发现了明显的母体效应，母亲在怀孕期间接触动物对后代有保护作用[184]。研究还发现，床上用品中的内毒素的水平与农村儿童特应性疾病的发病率呈负相关关系，这表明机体在环境中暴露于内毒素可能对自然环境中普遍存在的过敏原产生耐受性起关键作用[195]。然而，尽管内毒素与特应性和相关表型呈负相关，但它是非特应性哮喘、气道反应性增高和肺功能低下的危险因素[195,196]。虽然内毒素是最早被发现的细菌产物，并被认为对过敏和哮喘有重要的保护作用，但近年来，人们发现黏液酸（一种革兰阴性和革兰阳性细菌的标志物）、细胞外多糖和葡聚糖（真菌暴露的标志物）的保护性关联，不仅只出现在生活在农场的儿童群体[197]。这在两个独立的人群中进行了验证。其中，微生物暴露于细菌的特点是通过分子技术分析床垫或沉降的粉尘样品；细菌多样性与哮喘之间的密切关系，可以通过测序鉴定技术来确定具有保护作用的特定细菌和真菌种类[198]。

动物研究支持上述流行病学观察，因为在特定的无致病性环境中饲养的动物比在常规环境中饲养的动物更早出现自身免疫性疾病，且发病率更高。在过敏性疾病方面也观察到同样的结果：牛分枝杆菌和牛痘分枝杆菌可减弱小鼠支气管哮喘模型的晚期反应、气道高反应性和支气管肺泡灌洗液中的嗜酸性粒细胞[199]。

有几种机制可以解释这些关系。大多数自身免疫疾病的发展取决于 Th_1 细胞因子 IL-2 和 IFN-γ，而过敏性疾病的发展需要 Th_2 细胞因子 IL-4 和 IL-5。早期的研究表明，自身免疫性疾病和过敏性疾病的发病率呈负相关[200]，这导致人们推测 Th_2 细胞因子可能使 Th_1 细胞因子下调，反之也是如此。然而，后来的证据支持过敏性疾病和自身免疫性疾病的发生率之间的关联[201, 202]。这些观察结果符合感染介导的抗自身免疫和过敏保护机制的概念。

另一种可能的机制涉及 Treg 细胞和细胞因子。与儿童期感染频率降低相关的抗原刺激的减少导致调节性细胞因子，特别是 IL-10 和 TGF-β 的水平降低。$CD25^+$ T 细胞和其他 Tregs 产生这两种细胞因子，进而下调 Th_1 和 Th_2 介导的应答反应。来自人类和动物模型的数据倾向于支持这样一种观点，即感染因子刺激调节细胞的产生，其影响超出了对入侵微生物的反应[203, 204]。由 $CD25^+$ T 细胞和其他 Tregs 产生的 IL-10 和 TGF-β[205]，可以抑制 Th_1 和 Th_2 反应，从而有可能导致感染与过敏性、自身免疫性疾病之间呈负相关。另一种假设的机制与病毒和细菌及其成分对固有免疫系统的刺激有关，病原体相关的分子模式是微生物的结构组成部分，被宿主固有免疫系统的受体，即模式识别受体识别[206]。例如，病原相关分子模式（如 LPS），即内毒素的组成部分，以及胞壁酸，即大多数细菌、细胞壁的组成成分肽聚糖。人类模式识别受体（如 CD14）和前面讨论过的人类 TLRs，有强烈的迹

象表明微生物及其成分刺激先天性免疫受体，从而有利于通过复杂的免疫系统信号通路促进免疫耐受的 Treg 的产生[207]。诱导 Tregs 可能是形成健康微生物群的关键，其能够防止对潜在过敏原发生异常免疫反应[208]。基于这些观察结果，研究人员对利用微生物预防特应性疾病的发生进行了研究。一项对 13 项随机安慰剂对照试验的综述得出结论，某些（但不是所有）微生物可能具有效用，尤其是在生命早期[209]。但是，关于微生物治疗哮喘和变应性鼻炎的临床数据是相互矛盾的。另一个有趣的发现是与饲养宠物和哮喘的风险有关。在欧洲和美国的大城市，家畜并不常见，但家养宠物却极为常见。它们是过敏原的主要来源，对这些过敏原的敏感性与哮喘密切相关[210]。来自欧洲的报道表明，家中养猫会降低对猫过敏原致敏的风险[211]。因为有研究表明，在有哮喘病史的家庭和没有哮喘病史的家庭中，家养动物同样常见，因此，最初提出的解释是，这种效应可能是过敏疾病家庭不养宠物的决定造成的，这是不太可能的。Ownby 等[212]进一步进行了研究。他们发现，在第一年内与两只或两只以上的狗或猫一起生活的出生婴儿不仅对狗和猫皮屑过敏敏感性更低（这是通过皮肤针刺试验和过敏原特异性 IgE 水平确定的），而且在一般情况下，6—7 岁的儿童对过敏原的敏感性也更低。因为家养动物可能是内毒素的来源，这一发现，正如这些研究人员在美国所描述的那样，宠物的影响可能与欧洲的奶牛和农场动物的影响类似。

感染与免疫介导性疾病（如过敏性疾病和自身免疫性疾病）之间的有趣关系，以及早期接触某些过敏原与未来过敏致敏风险降低之间的关系，可能会产生新的治疗策略。我们面临的挑战是简明相关的免疫机制，并确定暴露的程度，以确保安全性和期望的结果，以及确保儿童过敏和自身免疫疾病风险极低的健康发展。

（二）疾病的负担

与健康相关的生活质量是整体生活质量的组成部分，主要取决于一个人的健康状态，并且可能受到临床干预的影响。使用通用和疾病特异性

工具，一些调查已经证实变应性鼻炎患者的生活质量明显下降[213-217]。最常用的评估变应性鼻炎生活质量的工具是由 Juniper 和 Guyatt 开发和验证的鼻结膜炎生活质量问卷[217]。还针对常年性鼻炎、12—17 岁青少年和 6—12 岁的儿童患者对本问卷的修改进行了验证和测试。

变应性鼻炎症状控制欠佳可导致睡眠不足、睡眠紊乱，季节性变应性鼻炎可导致白天嗜睡[218-220]。变应性鼻炎也可通过直接干扰或间接影响睡眠而导致儿童在学校的学习能力下降[221]。具有镇静作用的 H_1 抗组胺药可加重这些问题，非镇静性的抗组胺药治疗只能部分逆转这种现象[222,223]。一项对 35 757 个美国家庭儿童过敏的调查显示，儿童的健康、睡眠和学习效率明显下降均与过敏有关[224]。鼻变态反应的调查评估具有一定的局限性。一项对美国变应性鼻炎疾病产生的负担进行的全国性调查，比较了有鼻变态反应的成年人（$n = 400$）和无鼻变态反应的成年人（$n = 522$）的健康状况[225]。结果显示，与非过敏性成人相比，有变应性鼻炎的受访者认为自己的整体健康状况较差，他们更容易睡眠困难，并认为其健康状态影响了他们在工作中的表现。据估计，在症状最严重的时候，他们的工作效率会下降 20% 左右。还有调查发现，过敏可导致工作缺勤、工作效率和出勤率降低[226,227]。在一项研究中，变应性鼻炎可导致每年平均每位员工的生产力损失约 593 美元，这比其他流行或慢性疾病，包括偏头痛、抑郁症、呼吸道感染、糖尿病、哮喘和冠状动脉疾病等的成本都要高[228]。

因此，变应性鼻炎是一种代价高昂的疾病。每年医疗保健费用估计为 20 亿～50 亿美元[229]。

九、变应性鼻炎的病理生理学

（一）致敏和免疫球蛋白 E 生产

在变应性鼻炎的初始阶段，暴露于低剂量的过敏原可导致特异性 IgE 抗体的产生。沉积在鼻黏膜上的抗原被 APC（巨噬细胞、树突状细胞、朗格汉斯细胞）吞噬，并在其吞噬溶酶体内部分降解。随后部分抗原外植在 APC 的表面上，并

被辅助 T 细胞和 II 类 MHC 分子识别。IL-1 激活辅助性 T 细胞分泌细胞因子，并促进参与免疫应答的其他细胞的生长和分化。Th_2 $CD4^+$ 细胞是参与过敏反应的重要因素。其分泌的细胞因子 IL-4、IL-5 和 IL-13 都是 IgE 产生及过敏反应部位嗜酸性粒细胞聚集和存活的核心。抗原特异性 IgE 附着于肥大细胞和嗜碱性粒细胞上的高亲和力受体及其他细胞上的低亲和力受体，使鼻黏膜致敏。随后暴露于有害过敏原时，这些细胞表面上的 IgE 抗体充当抗原分子的受体。肥大细胞上相邻 IgE 分子的交联会导致炎症介质的释放，这些炎症介质刺激神经、腺体和血管导致疾病产生症状，即打喷嚏、瘙痒、鼻漏和鼻塞。这些症状被称为早期过敏反应。

（二）对抗原的早期反应

过敏患者接触抗原几分钟后，就会出现炎症反应。患者首先感觉刺痛和瘙痒，然后打喷嚏、鼻漏，最后是鼻塞。这些主观感受与抗原激发后发生的生理变化相关，如鼻腔分泌物增加和鼻腔气道阻力增加[230]。除了这些生理变化外，还有几种介质表达水平的增加，包括组胺[231]、激肽、类胰蛋白酶[232]、PGD_2[233]、白三烯 C_4[234]、白三烯 B_4[235]、MBP[236] 和血小板活化因子[237]。这些介质通过对鼻黏膜末端器官和神经的作用诱发变应性鼻炎的各种症状。肥大细胞颗粒中含有组胺和胰酶，抗原激发后鼻分泌物中也检测到组胺和胰酶，这为鼻过敏反应中肥大细胞发生脱颗粒提供了有力支持。肥大细胞还分泌 PGD_2 和花生四烯酸途径的中介物——半胱氨酸白三烯。在过敏原激发后过敏患者的鼻黏膜活检中发现脱颗粒的肥大细胞，为鼻腔肥大细胞在即时过敏反应中的作用提供了进一步证据[238]。

（三）神经元的贡献

在过敏原刺激的早期反应中，打喷嚏和鼻痒涉及神经系统。单侧鼻内抗原激发试验支持了神经系统在放大过敏反应中的作用，激发不仅会导致单侧鼻腔打喷嚏、流鼻涕，鼻分泌物、组胺、鼻腔气道阻力[239] 和 PGD_2 的增加[240,241]，也会导致对侧鼻腔鼻漏、分泌物量增加和 PGD_2 的

增加[241]。对侧分泌物中含有丰富的腺体标志物[240]，并被阿托品（一种抗胆碱药物）[239]抑制，这表明传出神经是胆碱能介导的。变应性鼻炎常伴有眼、肺，甚至是鼻窦的反应，这在一定程度可以通过神经反射来解释。单侧过敏原刺激后的眼部症状和分泌物监测显示，经鼻内抗组胺处理后，眼部症状和分泌反应受到抑制，这表明组胺对鼻传入神经的作用引发了这种反射[242]。这种鼻-眼反射也被反复的过敏原刺激所增强，从而导致启动，这一过程被鼻内类固醇(INSs)所抑制，因为它们具有抗炎作用[243]。对过敏原的单侧刺激研究显示，在过敏原激发数小时后，嗜酸性粒细胞进入同侧上颌窦，尽管幅度较小，与鼻分泌物中嗜酸性粒细胞数量的增加相平行[244]。季节性研究也显示，在过敏季节的高峰期，大量嗜酸性粒细胞涌入鼻腔和上颌窦腔[245]。用过敏原刺激鼻腔24h后，在其支气管活检标本中检测到炎症标志物升高[246]。在一项类似的研究中，鼻腔受过敏原刺激后2h和24h呼出气凝液中白三烯和前列腺素水平均升高[247]。除了鼻反射，对这些现象的另一种可能的解释为全身过敏性炎症的理论，即一个部位的过敏反应产生炎症反应，可到达全身循环，然后导致其他易感的终末器官的参与[248]。

除交感神经、副交感神经及其递质外，在鼻黏膜中还发现了几种神经肽。这些神经肽由无髓鞘的损伤感受性C纤维[速激肽、降钙素基因相关肽（CGRP）、神经激肽、胃泌素释放肽]、副交感神经末梢（血管活性肠肽、肽组氨酸蛋氨酸）和交感神经末梢（神经肽Y）分泌。P物质是速激肽家族的成员，通常具有神经激肽A和CGRP的共同递质的作用，并且在动脉血管、静脉、腺泡和上皮细胞中发现了分泌P物质的高密度腺泡[249]。一些研究支持通过这些肽增强了炎性过敏反应的神经元机制介导的观点[250–256]。

Mosimann等[257]证实在过敏个体中抗原刺激后可立即明显增加P物质、CGRP和血管活性肠肽的水平；在晚期反应的患者中，只有P物质略有增加。这些实验表明，神经肽是在过敏原激发后在人体内释放的，并且可能是过敏反应症状的部分原因。重复应用辣椒素（一种辣椒的精华）可使感觉神经释放P物质和CGRP，并启动中枢和轴突反射[258]。当应用于鼻腔的一侧时，辣椒素会引起灼烧感和双侧鼻漏，重复给药则引起快速耐受[259, 260]。辣椒素诱导的人类鼻分泌反应是腺体相关的，不是由血管通透性增加引起的[261]。此外，辣椒素脱敏可减少对抗原和组胺刺激的打喷嚏症状[262]。所有这些研究结果表明，神经源性元素是参与过敏反应的重要因素。

瞬态受体电位（TRP）是一种离子通道，参与将外部刺激传递给感觉神经元[263]。在这些通道中，TRP辣椒素1对辣椒素敏感并介导辣椒素的刺激，而TRP锚蛋白1介导有害刺激的作用，如低温、刺激性天然化合物和环境刺激物[264]。这些通道被认为在调节鼻腔对有害刺激的反应中十分重要。已发现一些支持他们对变应性鼻炎的作用的证据。众所周知，与季节前相比，在花粉季节，辣椒素刺激鼻腔产生的症状更多，这表明辣椒素在过敏性炎症过程中会产生非特异性鼻腔高反应性[265, 266]。在最近的一项研究中显示鼻内辣椒素[非TRP锚蛋白1（芥子油，肉桂醛）或TRP成员8（薄荷脑）的刺激物]在过敏季节可诱发瘙痒[267]。来自鼻黏膜上皮层和上皮下层的组织学改变进一步支持了这些通道的重要性，与非过敏对照组相比，过敏患者的鼻黏膜上皮层和上皮下层的通道表达量更多，尽管并没有显著性[268]。但最近一项安慰剂对照的临床试验中发现，当在单独或共同使用过敏性TRP辣椒素1拮抗药时，在激发的鼻炎中并没有有效性的证据显示其与INS的结合有关[269]。

（四）对抗原的晚期反应

对过敏原暴露的反应不仅局限于暴露后几分钟发生的急性反应。抗原激发数小时后，一些患者再次出现症状，最明显的是鼻黏膜充血，这被称为迟发反应。一些研究者已经证实，抗原激发4～10h后鼻腔气道阻力升高，峰值约在6h[270, 271]。经抗原在鼻腔激发后，出现早期症状复发及组胺、甲苯磺酰基-1-精氨酸甲酯-酯酶和激肽水平增加，但PGD_2无明显变化[272]。其他介质（包括嗜酸性粒细胞产物）也被检测到[236]。这些现象伴随着炎症性细胞聚集而发生。

过敏患者在自然暴露和过敏原激发期间，除了过敏反应过程中肥大细胞和其他炎症细胞分泌的不同炎症介质外，均在鼻黏膜和鼻腔分泌物中发现了细胞因子。在不同的过敏原激发试验中，在激发后的早期检测到 IL-1β、TNF-α 和 GM-CSF 水平升高，在晚期检测到 IL-5、IL-6、IL-8、GM-CSF、TNF 及可溶性细胞间黏附分子 1（ICAM-1）等水平升高[273-277]。此外，与健康受试者相比，季节性变应性鼻炎患者的鼻腔灌洗液中检测到 IL-1β、IL-6 和 IL-8 的基线水平显著升高[275]。

在过敏季节期或在激发后，通过鼻活检研究细胞因子在变应性鼻炎中的作用，应用免疫组织化学或原位杂交 mRNA 来检测蛋白的表达。与健康受试者相比，来自变应性鼻炎患者的鼻活检组织发现更高含量的 IL-4 阳性细胞，其中，78%～100% 的细胞定位于肥大细胞（使用连续切片，对肥大细胞胰蛋白酶抗体的阳性染色）[278, 279]。来自变应性鼻炎患者和健康受试者的大多数活检标本都检测到 IL-5、IL-6 和 IL-8，在组间未发现显著差异。大多数 IL-5 阳性细胞是肥大细胞，部分是嗜酸性粒细胞。IL-6 也定位于肥大细胞，IL-8 则定位于上皮细胞的细胞质[278]。尚无细胞因子定位于 CD3⁻ 或 CD4⁺ 细胞。IL-4、IL-5 和 IL-6 蛋白定位于变应性鼻炎患者鼻黏膜中的肥大细胞中。我们认为，任何一种细胞因子在 T 淋巴细胞中都没有定位，是因为被激活的 T 细胞产生的细胞因子被迅速地从细胞中运输出来，并且没有积累到足够的浓度，因此无法通过上述所使用的技术检测到。研究季节性变应性鼻炎的研究人员发现，鼻内皮质类固醇治疗可抑制黏膜嗜酸性粒细胞和上皮肥大细胞的增加，同时也导致鼻黏膜下层 IL-4 阳性细胞明显抑制，但对 IL-5 和 IL-6 免疫反应细胞的数量无明显影响[280]。

Durham 等[281] 在过敏性受试者过敏原激发后鼻活检标本中发现 IL-3、IL-4、IL-5 和 GM-CSF mRNA 的细胞显著增加，但与对照组激发后获得的活组织检查相比，未发现 IL-2 及 IFN-γ 的表达增加。过敏原激发后活化的嗜酸性粒细胞（EG2⁺）显著增加，并且与 IL-5、IL-4、GM-CSF、IL-3 和 IL-2 的 mRNA 表达呈正相关，但与 IFN-γ 无关。大多数 IL-5 mRNA 阳性细胞显示为 CD3⁺（83%），其余为类胰蛋白酶阳性（16.4%）[282]。研究者还证明在过敏原激发前用丙酸氟替卡松治疗可显著抑制过敏原诱导的活化嗜酸性粒细胞（EG2⁺）和 IL-4 mRNA 的表达，而 IL-5 的表达并未增加[283]。除了抑制炎细胞在鼻黏膜的浸润，免疫疗法还可诱导 Th₁ 细胞反应，显著增加细胞中 IFN-γmRNA 的表达[284]。还有研究也显示过敏原激发后 IL-10 和 IL-13mRNA 阳性细胞显著增加[285]。

以上结果表明，T 淋巴细胞和肥大细胞都参与了过敏反应中细胞因子的产生，检测技术上的差异可能解释了这两种细胞类型之间细胞因子数量分布的不同。暴露于过敏原后观察到的细胞因子谱强调了 Th₂ 细胞及其细胞因子在过敏反应中的重要性。Th₂ 细胞因子的作用有助于促进过敏性炎症的发生，如 IL-5 可促进嗜酸性粒细胞的分化[286]、血管黏附[287] 和体外存活[288]，并增强嗜碱性粒细胞释放组胺[289]；IL-4 是独立于其他两种细胞因子外的肥大细胞生长因子[290]，它促进 B 细胞转换并产生 IgE[291] 和 IL-13，是诱导一些炎症过程所必须的关键，如嗜酸性粒细胞募集、黏液过度生成和气道高反应性[292]。

（五）细胞活动

除了抗原激发后数小时发生的生理变化和炎症介质产生外，炎症细胞聚集现象出现在刺激后恢复的鼻黏膜和鼻分泌物中，这种现象也出现在季节性暴露的患者中。不同研究的采样技术不同，有些针对鼻分泌物和黏膜的表层（灌洗、刮擦、鼻刷），有些针对黏膜和黏膜下层（活检）。研究表明，这些技术对过敏性炎症产生的细胞检测可存在偏差；鼻分泌物中以多形核细胞和嗜酸性粒细胞为主，鼻黏膜中以单核细胞为主，这说明鼻腔分泌物和鼻黏膜是两个独立的区域，在过敏性炎症过程中具有不同的炎症细胞模式[293]。

通常在激发后 1~2h 内观察到鼻腔分泌物中嗜酸性粒细胞的少量增加，随后在 6~8h 后达到峰值[294]。嗜酸性粒细胞分泌的介质 MBP 在抗原激发数小时后也能在鼻腔灌洗中出现，其水平与嗜酸性粒细胞的数量相关，这表明嗜酸性粒细胞流入了鼻腔分泌物并释放炎症介质[236]。嗜碱性粒细胞占流入细胞的 1%，它们的数量与晚期反应期间鼻腔分泌物中检测的组胺水平显著相关，这表明嗜碱性粒细胞是组胺晚期上升的来源[294]。

在过敏患者的季节性暴露期间观察到相似的细胞变化。在花粉季节采集的过敏患者的鼻活检标本中，黏膜下层的总 MBP 和活化（EG2⁺）嗜酸性粒细胞数明显高于季节前的嗜酸性粒细胞数和非过敏受试者的活检标本中的嗜酸性粒细胞数[295]。在接触花粉的季节性过敏患者的鼻腔分泌物中观察到嗜碱性细胞[296, 297]。与鼻腔分泌物不同，通过检查鼻黏膜刮屑[298, 299]或活检标本[299, 300]，对更深层细胞的采样，我们发现这些大多数异染细胞都是肥大细胞。在暴露于花粉 4 或 5 天后，肥大细胞在鼻上皮表面增加，这似乎是肥大细胞从固有层深层迁移到表面的结果[300]。大多数研究人员的共识是，无论是实验性还是自然接触抗原的过敏患者，嗜碱性粒细胞在鼻腔分泌物中占主导地位，而肥大细胞在上皮和固有层中更为丰富。

尽管在鼻黏膜下层发现嗜酸性粒细胞和肥大细胞，但该位置的大多数细胞是单核细胞（淋巴细胞和单核细胞）。抗原激发后 CD4⁺（辅助性 T）淋巴细胞和 CD25⁺ 细胞数量明显高于对照组[301]。

前面关于细胞因子的讨论强调，在过敏性炎症中，鼻黏膜中产生细胞因子的重要来源是 Th₂ 亚型的辅助 T 细胞。另一种在过敏患者鼻黏膜中检测到的重要细胞类型是朗格汉斯细胞，这是一种体积较大的单核树突状细胞，在抗原呈递中起重要作用。虽然健康受试者和花草过敏患者在花粉季节前后的上皮内 CD1⁺（朗格汉斯）细胞数量没有差异，但在过敏季节，上皮内 CD1⁺ 细胞数量显著增加[302]。在一项涉及长期变应性鼻炎患者的研究中，使用丙酸氟替卡松治疗 3 个月后，

上皮细胞中朗格汉斯细胞数量显著减少[303]。因此，朗格汉斯细胞在过敏反应中可能十分重要，在变应性鼻炎患者中，朗格汉斯细胞的数量似乎并不多，但在接触过敏原时，朗格汉斯细胞有可能升高。

（六）黏附分子和细胞再生

细胞运输是人体免疫反应的组成部分，它允许细胞从血流中选择性地聚集到组织炎症部位。细胞聚集到过敏反应的部位是这种运输的一个例子。在过敏原暴露期间，过敏患者的鼻黏膜和鼻分泌物中存在许多炎性细胞，但在健康受试者中并不存在。因此，在过敏性炎症产生的机制与这些效应细胞的迁移和积累有关。嗜酸性粒细胞和活化 T 淋巴细胞的聚集，部分是由细胞自身黏附分子与血管内皮细胞上的黏附分子之间的相互作用介导的，细胞因子在这些相互作用中发挥各种调节作用。

负责白细胞黏附的分子具有不同的家族，如整合素家族、迟发性抗原家族和选择素黏附分子家族[304-306]。血管内皮细胞表面的黏附分子包括 ICAM-1（CD54）、ICAM-2、E- 选择蛋白、P- 选择蛋白（颗粒膜蛋白 140、CD62）和 VCAM-1[307]。黏附分子的受体 - 反受体对包括白细胞功能相关抗原 1 与 ICAM-1、ICAM-2、巨噬细胞分化抗原 Mac-1 与 ICAM-1、迟发性抗原 4 与 VCAM-1、糖类结构、唾液酸 -Lewis X 与 E- 选择素和 P- 选择素，以及糖基化依赖的细胞黏附分子 1 的 1- 选择素[304, 306]。

在循环白细胞向组织迁移过程中发生了一系列事件（图 1-5）。细胞最初经历可逆的边缘化，沿着内皮表面滚动[307]。这些变化是由糖类和选择素之间的相互作用介导的。接下来发生白细胞激活，通过接触内皮细胞或附近的组织细胞释放的趋化因子或其他激活因子。白细胞活化与白细胞表面上的黏附分子的亲和力和表达的变化有关。白细胞也可以通过与活化的内皮细胞上的黏附分子的相互作用直接激活[308]。活化的白细胞附着在内皮细胞上并穿过内皮进入血管外间隙。这些事件由整合素、选择蛋白和黏附分子的免疫

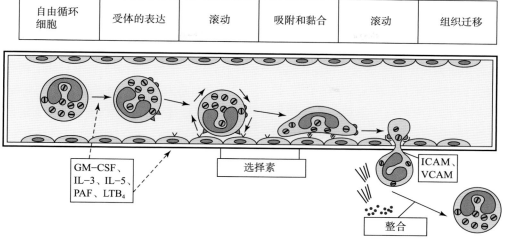

▲ 图 1-5 细胞黏附和募集

从自由循环到滚动的早期阶段可以看到嗜酸性粒细胞黏附于血管内皮；经内皮迁移；最后，组织迁移。在嗜酸性粒细胞存在的情况下，这些事件受多种细胞因子和黏附分子的调节和介导。GM-CSF. 粒细胞 - 巨噬细胞集落刺激因子；ICAM. 细胞间黏附分子；IL. 白细胞介素；LTB₄. 白三烯 B₄；PAF. 血小板活化因子；VCAM. 血管细胞黏附分子（引自 Mygind N, Dahl R, Pedersen S, Thestrup-Pedersen K, editors: *Essential allergy*, ed 2, Oxford, 1996, Blackwell Scientific Publications.）

球蛋白家族的一个或多个成员介导。此外，白细胞的优先聚集可能涉及多个步骤，如白细胞活化、黏附分子的血管内皮细胞表达、白细胞与血管内皮的黏附、跨内皮细胞迁移、趋化和组织内局部存活。多种细胞因子和其他因子在上调循环中的白细胞和血管内皮黏附分子中起重要作用，并在组织内趋化和白细胞存活中起关键作用。

已有明确的证据表明，在变应性鼻炎患者的体内内皮细胞被激活。ICAM-1 和 VCAM-1 的表达增强，而 E - 选择素的表达不增强[309]。在过敏患者的活检标本中，发现 VCAM-1 的表达在抗原激发 24h 后显著上调，同时嗜酸粒细胞数量显著增加[310]。这些黏附分子在体内的研究表明，这些分子，连同它们在循环白细胞上的反配体，在向过敏性炎症部位的细胞聚集中起着重要的作用。为了更好地定义这些黏附机制在变应性鼻炎中的作用，以及为了确定干扰黏附过程是否会改变疾病的进程和严重程度，还需要进一步的研究。

（七）高反应性

变应性鼻炎的特征之一是过敏患者对特定刺激（如抗原）和非特定刺激的高反应性。

1. 特定的高反应性

许多过敏患者自诉，随着过敏季节的进展，尽管花粉计数没有变化甚至减少，过敏症状仍在加重。这种现象可能是由于响应阈值的变化引起的。Connell[311] 发现，在连续抗原激发的第 4 天，产生症状所需的花粉剂量减少了 5 倍以上。连续的鼻过敏原刺激也证明了激发现象，在早期接触过敏原 24h 的患者打喷嚏次数明显增多，引发反应所需的阈值剂量减少[312]。伴随着对打喷嚏的启动反应，在鼻灌洗样本中观察到的组胺和激肽水平明显增高，以及中性粒细胞、嗜酸性粒细胞和嗜碱性粒细胞的数量明显增强。这些观察结果表明，引发机制涉及细胞浸润、介质产生增加，以及终末器官反应性增强。假设流入的炎性细胞改变抗原的黏膜穿透，并为抗原刺激提供额外的靶标，还增加炎症介质的产生，进而遇到更多响应性末端器官，并因此导致在重复抗原暴露后反应的增强。

2. 非特异性高反应性

过敏患者经常自诉对刺激物的反应性增强。通过观察鼻对非抗原性鼻分泌物的反应来研究这种现象，如组胺和胆碱能激动药乙酰甲胆碱。接受抗原刺激 24h 后再接受组胺刺激的患者对组胺的敏感性高于仅接受基本组胺刺激的患者[313]，同时这种反应被局部皮质类固醇的治疗所抑制[314, 315]，抗原激发24h后鼻分泌物中嗜酸性粒细胞的数量与组胺的反应程度相关，局部皮质类固醇随之也会抑制嗜酸性粒细胞的增加[315]。类似的研究显示鼻腔对胆碱模拟激动药乙酰甲胆碱具有高反应性[316-319]。在过敏季节期间的过敏患者中，由非特异性刺激物引起的高反应性可能反映了炎性细胞流入，上皮损伤和暴露于抗原引起的终末器官反应性增加之间的复杂相互作用。

变应性鼻炎的病理生理机制是复杂的（图1-6）。在这种情况下，鼻黏膜对某种过敏原的致敏需要APC、T淋巴细胞和B细胞之间的多种相互作用，这导致抗原特异性IgE抗体的产生，这些抗体附着于肥大细胞和嗜碱性粒细胞。随后的暴露导致肥大细胞上特异性IgE受体的交联，并导致其脱颗粒，释放出大量炎症介质，这些介质在很大程度上导致过敏性鼻部症状。在抗原暴露后也产生其他促炎物质，最突出的是嗜酸性粒细胞产物和细胞因子。细胞因子被认为部分是由淋巴细胞和肥大细胞产生，淋巴细胞在静息和刺激的鼻黏膜中大量存在，肥大细胞在细胞因子的储存、产生和分泌中具有重要作用。细胞因子上调血管内皮上的黏附分子，并可能上调边缘白细胞上的黏附因子，从而导致这些炎症细胞迁移到组织炎症部位。各种细胞因子也促进聚集的炎症细胞的趋化性和存活性，它们具有促进B细胞的IgE合成的能力而导致二次免疫应答。神经系统同样重要，其通过中枢和外周反射放大过敏反应，导致远离抗原沉积的位点（如眼、鼻窦和下呼吸道）的变化。这些炎症变化降低了对各种特异性和非特异性刺激的黏膜反应性的阈值，使得过敏患者对其每天暴露的刺激更敏感。

十、评估和诊断

（一）历史

季节性变应性鼻炎的典型症状是反复发作的打喷嚏、瘙痒、鼻漏、鼻塞和流泪，这些症状都是在接触到过敏原后发生的。瘙痒是最常见的症状，它不仅可以影响到鼻子，还牵涉到上腭、咽

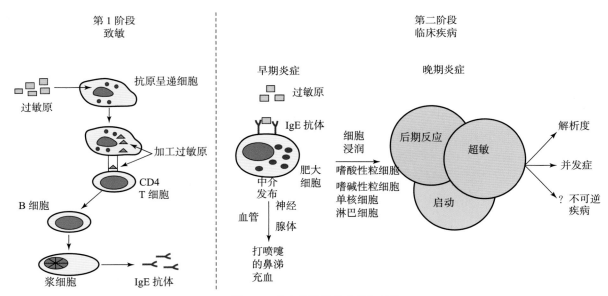

▲ 图1-6 变应性鼻炎的病理生理学

变应性鼻炎的第一发展阶段涉及抗原加工和特异性免疫球蛋白E（IgE）抗体的产生，其附着于肥大细胞、嗜碱性粒细胞和其他炎性细胞。在随后暴露于相同的过敏原时，肥大细胞表面上的IgE受体被交联，这导致这些细胞脱颗粒并释放预先形成的和新合成的介质，其负责该疾病的症状。还发生炎性细胞向鼻黏膜的募集，以及对特异性和非特异性刺激具有高度反应性的慢性炎症的结果状态——过敏性鼻病的标志。除了早期和晚期炎症反应之外，暴露于过敏原导致二次免疫应答，特异性IgE的产生增加并且对过敏原的易感性状态持续存在（引自 Naclerio RM: Allergic rhinitis. *N Engl J Med* 1991; 325: 860.）

喉、眼睛和耳朵。鼻漏通常是透明的，可以是前路的，导致鼻塞和擤鼻涕，也可以是后路的，导致鼻塞、清喉和鼻后滴漏。如果是化脓性鼻漏，医生则应考虑其他病因，如病毒性上呼吸道感染和细菌性鼻窦炎。鼻塞可以是双侧的，也可以表现为反复的单侧鼻塞。如果鼻塞是固定的，医生应考虑鼻中隔偏曲等同时存在的机械原因。如果充血严重，则可能继发因气流阻塞或嗅裂炎症引起的嗅觉丧失，通常表现为味觉丧失。眼部症状包括瘙痒、流泪和结膜充血。咽鼓管功能障碍，表现为耳鸣和滴答声，是一种偶见的症状。伴随变应性鼻炎的全身症状包括全身不适、疲劳、易怒、打鼾和睡眠问题 [219, 320]。鼻炎病史还应包括变应性疾病家族史查询，如变应性鼻炎、哮喘、特应性皮炎等，因为变应性疾病家族史若呈阳性，患者的鼻部症状更可能继发于变应性鼻炎。

变应性鼻炎传统上分为季节性、常年性或偶发性。季节性变应性鼻炎是在接触季节性过敏原时出现的症状，这些过敏原包括豚草、草、室外霉菌和树木花粉等。常年性变应性鼻炎是指一年中有超过 9 个月的时间，每天 2h 以上存在鼻部症状，过敏原通常包括室内尘螨、室内霉菌、动物皮屑和蟑螂。偶发性鼻炎是指由于接触了环境中不常见的过敏原而出现的症状，比如对猫过敏的人在进入养猫的亲戚家中后出现过敏症状。

在过敏性鼻炎及其对哮喘的影响（ARIA）世界卫生组织研讨会期间，专家认为上述传统的分类方法并不适合所有变应性鼻炎患者，许多患者对常年性过敏原和季节性过敏原多重过敏，因此提出了一种新的分类方法 [321]，即间歇性变应性鼻炎和持续性变应性鼻炎。需要强调的是，这两个术语并不是季节性变应性鼻炎和常年变应性鼻炎的同义词。该分类也包括严重程度的分级。根据 ARIA 分类，间歇性变应性鼻炎是指症状每周存在少于 4d 或连续不到 4 周，持续性变应性鼻炎是指每周存在超过 4d 的症状并且连续 4 周以上，患者通常几乎每天都会遭受痛苦。严重程度分为轻度和中－重度。轻度是指变应性鼻炎症状存在但不引起患者的困扰，不会造成睡眠障碍和休闲、运动、学习、工作和日常活动的损害。

中到重度则包括以下一种或多种情况：睡眠障碍或休闲、运动、学习、工作和日常活动受损等令人苦恼的症状。新的 ARIA 分类用于帮助提出新的治疗方式，而传统分类方法则用于帮助规避过敏原。

近年来，一种新的临床表型被提出，即患者具有变应性鼻炎的典型症状，但过敏测试结果（皮肤或血清学）是阴性的，尽管这些患者以前被归入非变应性鼻炎的诊断子集，但由于其鼻黏膜过敏原激发阳性，现将其归为局部变应性鼻炎（LAR）的类别中。其特征在于不伴有全身性过敏性症状的局部鼻过敏反应 [322]。大部分数据来源于欧洲的医学中心，那里的流行数据表明在常年和季节性变应性鼻炎患者中，LAR 可能存在于 47%～62.5% 的患者中，这些患者的皮肤点刺为阴性，且血清中无法检测到特异性 IgE 抗体 [323–325]。其中最常见的局部过敏原是屋尘螨、草及橄榄花粉 [323–325]。此外，与变应性鼻炎相似的 Th_2－IgE 介导的炎症反应已在 LAR 中被证实，在鼻腔灌洗液中发现了大量嗜酸性粒细胞、嗜碱性粒细胞、肥大细胞和 $CD4^+$ T 细胞 [323, 324]。典型的 LAR 患者多以鼻部和眼部症状就诊，对口服抗组胺药和 INSs（鼻用糖皮质激素）有良好的临床反应 [323, 324, 326]。LAR 在老年人群中的发病率较高。在血液特异性检测为阴性的情况下，诊断可通过检测局部特异性 IgE 或鼻激发试验。传统的鼻激发试验是在几天内测试不同的过敏原，而多重空气过敏原刺激试验近年来被认为是一种安全、省时和可靠的诊断方法 [327]。如上所述，LAR 主要是由欧洲研究人员提出并进行相关研究，但在美国或其他地区，这种疾病的流行病学特征仍有待观察。鼻激发试验不作为临床常用检查是在美国及其他地区收集 LAR 信息障碍的原因之一。

医师须熟悉环境中过敏原的模式。一旦出现过敏症状，它们可能会被强烈的气味或香水、烟草烟雾、油漆、报纸油墨、肥皂粉和空气污染物等刺激物加剧。这种恶化代表了非特异性的高反应性。在鼻塞和鼻漏患者的鉴别诊断中应考虑几个临床实体；这些都列在框 1-1。

框 1-1

变应性鼻炎
季节性 / 常年性 / 偶发性或间歇性 / 持续性

局部变应性鼻炎
皮肤点刺或血清过敏原检测阴性，但鼻激发试验阳性

非变应性鼻炎
常年性（血管舒缩性）：持续、明显的鼻漏和鼻塞症状，与过敏原无关
冷空气诱导性：暴露于寒冷、多风环境时引起的鼻塞和鼻漏，在过敏和非过敏个体中均可发生

非变应性嗜酸性粒细胞增多症（NARES）
常见于成年人，鼻腔涂片嗜酸性粒细胞增多，特异性过敏原检测结果为阴性

感染性鼻炎
细菌、病毒、真菌

肉芽肿性鼻炎
结节病、韦格纳肉芽肿

药物性鼻炎
口服避孕药、利血平衍生物、盐酸肼屈嗪、局部减充血药（药物性鼻炎）、β 受体阻断药（滴眼液）

机械性阻塞引起的鼻炎
鼻中隔偏曲：常见，可能会加重变应性鼻炎的鼻塞
异物：单侧脓性鼻腔分泌物是异物的常见表现，取出后症状可消失
后鼻孔闭锁或狭窄：双侧后鼻孔闭锁通常在出生后早期即可被发现，但单侧后鼻孔闭锁或狭窄不易被早期发现；通过鼻内镜检查和轴位 CT 可确诊
腺样体肥大：儿童鼻塞的常见原因
其他：脑膨出、泪小管囊肿、皮样囊肿

肿瘤性鼻炎
良性：息肉、纤维血管瘤、内翻性乳头状瘤
恶性：腺癌、鳞状细胞癌、鼻腔神经胶质瘤、淋巴瘤、横纹肌肉瘤

（二）体格检查

详细的耳鼻咽喉检查对于疑似变应性鼻炎的患者至关重要，有助于发现其他过敏伴随症状。耳科检查可能发现渗出性中耳炎，这提示鼻咽部病变。面部检查可能表现为眶周发绀和眼睑浮肿，通常是继发于慢性鼻塞导致的静脉淤滞的结果，通常称为"变态反应性着色"。其他与长期阻塞相关的面部异常即腺样体面容，包括腭骨高拱、牙列不齐、上切牙突出、唇厚等缺乏表情的面容。触诊时面部局部压痛，或伴有脓性前、后鼻分泌物，则提示鼻 - 鼻窦炎。外鼻检查可见由于先前的或潜在的创伤或损伤引起的骨增生而导致的严重畸形。在上外侧软骨和下外侧软骨交界处的鼻尖上的皱褶是由于经常向上推鼻尖造成的，称为"过敏性敬礼征"。

使用鼻镜或耳镜检查腔隙内部时应选择恰当的尺寸。检查鼻腔前端时，注意鼻前庭常见的毛囊炎和鼻中隔前端偏曲。然后沿鼻侧壁检查下鼻甲，通常可见为苍白、蓝色、水肿，并有薄而清水样的分泌物覆盖。局部使用减充血药（如羟甲唑啉）数分钟后检查鼻腔，可评估鼻塞的可逆性，并有助于检查中鼻道区域。

为了更好地检查鼻腔，可行内镜检查，为软性或刚性的光纤仪器。成人和 5 岁以上的儿童都能很好地耐受这一检查。鼻内镜检查可使中鼻道清晰可视化，如脓性分泌物或起源于鼻窦的小息肉等。当怀疑有腺样体肥大或后鼻孔闭锁时，内镜检查可很好地观察鼻咽部。

（三）辅助检查

用于确认变应性鼻炎诊断的两种最常见的辅助检查是皮肤点刺试验和血清特异性 IgE 抗体水平的体外测试。过敏原的皮肤点刺及皮内试验均是将抗原提取物使用于皮肤来进行检测[328, 329]。过敏原提取物的稀释剂用作阴性对照，组胺或可

待因是肥大细胞脱粒剂，用作阳性对照。如果患者对特定抗原敏感，则在检测后 15min 内观察到风团或红斑。阳性反应表明皮内肥大细胞上存在特异性 IgE 抗体，在皮肤内与释放的介质发生反应。

皮肤检测快速且廉价，但与所有临床测试一样，它具有一些局限性：①检测前摄入抗组胺药或其他药物可能会影响皮肤反应性；②儿童通常不能耐受多次皮肤针刺；③湿疹等皮肤疾病，可能会妨碍皮肤检测的结果；④需要保持抗原提取物的有效；⑤可能引发全身过敏反应。因此，在过敏原皮肤检测之前必须停止使用潜在的干扰药物；但孟鲁司特不会影响过敏原皮肤检测，因此测试之前不需要停止使用[330]。大多数医生测试的是本地区常见过敏原。

总血清 IgE 水平和特异性血清 IgE 水平均可进行体外检测。30%～40% 变应性鼻炎患者的总 IgE 表达升高，而在非变应性鼻炎患者及正常受试者中总 IgE 的表达水平也均可升高，因此总 IgE 在变应性鼻炎诊断中的价值较为局限。患者血清中特异性 IgE 的检测对变应性鼻炎的诊断虽然不如皮肤点刺敏感，但体外 IgE 检测的结果与皮肤点刺的结果及患者的临床表现具有良好的相关性。血清过敏原检查较为昂贵，所需要的检测时间比皮肤检测的时间长，但消除了需要多次皮肤刺痛。此外，检测总 IgE 水平是十分重要的，因为血清中高水平总 IgE 与非特异性 Fc 结合可能出现假阳性的过敏原皮肤检测结果。一些其他的检测方法如鼻激发试验、外周血嗜碱性粒细胞的组胺释放、其他外周血活化标志物或鼻涂片中的嗜酸性粒细胞等，主要用于科学研究。

进行过敏原检测时，原则上应根据患者的病史指导临床检测过敏原的种类。使用六种最常见的过敏原进行测试对阳性患者的检出有效率可达 95%。若缺乏变应性鼻炎的临床表现，过敏原皮肤检测结果阳性或者血清过敏原阳性并不能确诊变应性鼻炎。在最近一次全美健康和营养普查中发现，过敏原的阳性率可超过 50%，但变应性鼻炎的确诊率仅为 20%。

十一、治疗方案

（一）过敏原规避

理论上，过敏原规避是治疗变应性鼻炎的有效方法。提倡采取多种措施以避免接触过敏原，如不养宠物、将枕头和床垫盖住、用热水清洗床上用品、用吸尘器清理床垫和枕头等。这些方法主要是针对室内的过敏原，特别是尘螨。但是，一项对这些规避措施的系统性回顾分析显示，单一的规避措施不能有效减少变应性鼻炎患者的症状[331]。在一项大型研究中，在对尘螨过敏的常年性变应性鼻炎患者的卧室中，可阻挡过敏原的床上用品的使用可将床垫的粉尘螨浓度降低 30%，但对变应性鼻炎的临床症状无影响[332]。少量研究表明，采取如不使用地毯，使用鞣酸清洗床上用品或给猫洗澡等预防性措施，可减少家中 Fel d 1 过敏原的含量，改善由对猫过敏所引发的变应性鼻炎患者的临床症状[333]。关于高效微粒空气过滤器的使用对变应性鼻炎的作用的研究也较少[334]。户外过敏原，如草、树和杂草等更难以规避，部分行之有效的措施，包括避免割草和驾驶车辆时关闭车窗等，尚无科学理论依据。如果患者有进行药物治疗的计划，那么由于缺乏有效的避免措施，确定具体对哪种过敏原过敏就无关紧要了。

（二）抗组胺药

H_1 抗组胺药作为反向激动药，与 H_1 受体的非活性构象结合并使其稳定，从而使平衡向非活性状态转移。此类药物先前被称为 H_1 受体拮抗药，但此术语未能准确反映药物作用的分子机制[335]。H_1 抗组胺药常用于治疗变应性鼻炎，包括第一代抗组胺药如苯海拉明等。该类药物具有亲脂性，具有不同程度的抗胆碱能和镇静的作用，而新的第二代抗组胺药，如氯雷他定、非索非那定，西替利嗪的镇静作用较小，亲脂性较低，血脑屏障通过率低，镇静和抗胆碱能作用较小。口服 H_1 抗组胺药能有效缓解由组胺引起的症状，如打喷嚏、鼻痒、鼻漏，以及眼痒和流泪等眼部症状，但此类药物在缓解鼻塞方面效果甚微[336]。此外，通过普适和疾病特异性量表对患者进行评估，结果提示部分此类药物有助于提高患者的生活质量[337-339]。H1抗组胺药口服后可被迅速吸收，1h内即可缓解症状。许多H1抗组胺药都是液态的，在儿童中使用也是安全有效的[340]。且长期服用的安全性也已得到证实。除了对抗H1受体的组胺外，一些抗组胺药物还具有抗炎作用，包括抑制组胺释放，减少白三烯生成，抑制过敏原诱导的非特异性反应，以及降低鼻分泌物中可溶性ICAM-1的水平[341-344]。然而，这些特性未明显增强药物的临床作用，其临床重要性尚不清楚。

第一代抗组胺药的不良反应对患者的困扰较大。其中最主要的不良反应为镇静作用，据报道大约有20%的患者会受此影响。因此，提醒服用此类药物的患者注意药物对日常活动（如驾驶或操作重型机械）的潜在影响至关重要。20世纪80年代，非镇静抗组胺药的发展解决了这一问题。新的非镇静抗组胺药对药物性能的影响较小，而镇静的发生率很低。第二代抗组胺药包括氯雷他定、西替利嗪、非索非那定（均为非处方药）、地氯雷他定和左西替利嗪（处方药）。美国食品药品管理局（FDA）将西替利嗪和左西替利嗪列为镇静药，但其引起的镇静作用小于第一代抗组胺药。

H1抗组胺药也可鼻内用药。氮卓斯汀是一种酞嗪酮衍生物，在美国可用于治疗变应性鼻炎。它的效果与其他抗组胺药类似，每天给药两次。该药可引起嗜睡，用后可能会立即引起味觉改变[345]，该药可有效减轻患者的鼻痒、喷嚏、流鼻涕和鼻塞等症状[346, 347]。盐酸奥洛他定（0.6%）是治疗季节性变应性鼻炎的安全有效的药物，每次2喷/鼻孔，每天2次。该药味苦、嗜睡等不良反应的发生率比安慰剂低[348]，药物在使用后数分钟内起效。

（三）减充血药

局部和全身减充血药均通过激活α肾上腺素发挥作用，使血管收缩，减少鼻腔血供和和鼻窦的血容量。局部减充血药包括儿茶酚胺（如苯肾上腺素）和咪唑啉衍生物等（如赛洛唑啉或羟甲

唑啉），起效迅速，通常比全身性充血药更有效。局部减充血药无全身性不良反应，只有在儿童中有癫痫发作的报道。但长时间使用该类药物可导致药物作用持续时间缩短，直到连续使用也无法缓解症状（这种情况称为反弹）。继续使用会导致药物鼻炎。因此，在变应性鼻炎患者中，局部减充血药仅限短时间内使用以：①促进INS在重度鼻塞患者鼻黏膜的渗透；②进行必要的鼻部检查；③在重度鼻炎加重期间改善睡眠。

在美国使用的口服减充血药不会引起药物性鼻炎，但效果不如局部用药。盐酸伪麻黄碱和苯肾上腺素是最常用的口服减充血药。苯丙醇胺在美国已被淘汰，因为它作为一种食欲抑制药，可增加女性出血性脑卒中的风险[349]。含有伪麻黄碱减充血药的药物可转化为甲基苯丙胺，因此，目前此类药在美国药房属于处方药。它们最常与抗组胺药（伪麻黄碱）联合使用，或在止咳和感冒药中与镇痛药和镇咳药联合使用。苯肾上腺素同样为与其他产品合用的非处方减充血药，但2007年的一项Meta分析显示，与安慰剂相比，客观和主观鼻塞评估结果显示该药物均缺乏相应的疗效[350]。除了收缩鼻腔血管外，口服减充血药还会引起其他血管的收缩，这也是其不良反应的原因。其中最常见的不良反应为失眠和易怒，约25%的患者可出现。过量使用此类药物可导致高血压、神经质、肾衰竭、心律失常、精神病、脑卒中和癫痫发作。因此，对于高血压、心脏病、癫痫、甲状腺功能亢进、前列腺肥大或正在接受单胺氧化酶抑制药治疗的患者，应谨慎使用。

（四）抗胆碱药

抗胆碱药物可用于治疗以前鼻漏为主要症状的患者。异丙托溴铵鼻内用药很少或没有全身性影响，在常年性变应性鼻炎和非变应性鼻炎中能有效地改善水样鼻分泌物的症状[351]，但对喷嚏或鼻塞无影响。该药可与其他治疗方法联合使用，如抗组胺药或INSs，可有效控制鼻分泌物增多的症状。

（五）色甘酸钠

4%的色甘酸钠作为鼻用溶液在治疗变应性

鼻炎的临床上是有效的。与抗组胺药类似，该药可改善患者的喷嚏、鼻痒和鼻漏，但对缓解鼻塞的作用较小。其作用机制尚不清楚，且在症状出现前开始使用效果最佳。用药剂量为每天4～6次，可能会影响患者的依从性。色甘酸钠非常安全，儿童和孕妇均可用。

（六）白三烯调节药

白三烯是在变态反应过程中产生的，已有关于5-脂氧合酶抑制药（齐留通）和白三烯受体拮抗药（孟鲁司特和扎鲁司特）的作用的研究。目前，最常用的白三烯调节药为孟鲁司特，用于治疗成人和儿童的季节性和常年性变应性鼻炎。孟鲁司特已被反复证明比安慰剂更有效，且在改善变应性鼻炎的眼部和鼻部症状（充血、鼻漏和喷嚏）方面与抗组胺药等效 [352-354]。

（七）鼻用皮质类固醇

鼻用类固醇（INS）具有多种抗炎作用，是治疗变应性鼻炎最有效的药物。在变应性鼻炎的过敏原激发模型中，INSs预处理可显著抑制早期和晚期反应中介质的释放，并显著抑制鼻分泌物中的嗜碱性粒细胞、嗜酸性粒细胞、中性粒细胞和单核细胞 [294, 355]。INSs还可减少变应性鼻炎患者鼻黏膜内的炎性细胞和Th₂型细胞因子的数量 [356]。INSs还可降低抗原诱导的鼻黏膜对再次抗原刺激的高反应性 [355] 及组胺激发 [315]。INSs具有良好的抗炎作用，与安慰剂对照的临床试验显示，INSs可有效减少季节性 [357] 和常年性 [358] 变应性鼻炎鼻部症状，可改善患者的眼部症状 [359, 360]。研究证实，INSs比 H_1 抗组胺药 [361, 362] 和白三烯受体 [363] 拮抗药治疗效果更佳。鉴于INSs的安全性和有效性（改善鼻塞尤为明显），除最轻微的患者外，INSs为变应性鼻炎的一线治疗用药。

INSs用药1d内即开始起效 [364]，用药几天后方可达到最佳疗效。对于季节性变应性鼻炎患者，最好在花粉季前一周开始使用INSs进行预防性治疗。从推荐剂量开始用药，并在2周内对患者再次进行评估。检查患者鼻黏膜是否受到药物局部刺激或药物喷头的机械损伤等，评估患者对治疗的反应，若患者的临床效果较好，结合环境中的过敏原量，可适当降低INSs的剂量，维持在可缓解症状的最小用药剂量。虽然通常建议患者连续使用INSs进行治疗，但有研究显示，按需使用丙酸氟替卡松的效果优于安慰剂组 [365, 366]。

某些较早的INSs制剂使用的是非水性气雾剂，但在《蒙特利尔议定书》要求停产含氯氟烃的产品后，这些制剂已于1996年在美国停止使用 [367]。此后，仅可使用INSs水性制剂。在部分患者中，会导致如鼻后和鼻前滴漏感等不良反应，可能会降低患者对治疗的依从性 [368, 369]。为解决这一问题，美国已批准两种含氢氟烷气雾剂的鼻用非水制剂用于变应性鼻炎的治疗。包括丙酸倍氯米松鼻气雾剂和氢氟烷鼻喷雾剂，经临床试验证实这两种药物均安全有效，已获FDA批准，可用于12岁以上的儿童和成人的季节性和常年性鼻炎 [370-373]。表1-3为获批和可用的INSs的详细列表。

鼻黏膜局部刺激为INSs的主要不良反应，约有10%的患者可出现此种不良反应。数周内，使用不同INS制剂的鼻出血的发生率为4%～8%，使用一年多的鼻出血发生率更高，虽然鼻中隔穿孔的并发症极为罕见，但也有相关报道。常年性鼻炎患者经丙酸氟替卡松或糠酸莫米松治疗1年后，鼻黏膜活检标本未见萎缩 [374]，经积极治疗后假复层纤毛柱状上皮百分比增高，提示鼻黏膜上皮的正常化 [356]。使用INSs导致鼻腔念珠菌过度生长的情况很少见。新型INSs的长期使用不会发生全身性类固醇药物所导致的如生长迟缓和对下丘脑-垂体轴的干扰等情况 [375, 376]，建议使用INSs治疗的儿童患者，应每3～6个月由训练有素的专业人员采用统一的方式和精确的仪器（测距仪）对患儿的生长情况进行定期检测。

（八）全身性糖皮质激素

全身性激素在变应性鼻炎的治疗中作用有限，主要是因为其具有较多的不良反应。全身性激素最适合用于在花粉季节中鼻阻塞严重的患

表 1-3 常用的鼻内类固醇制剂

化学名	商品名	剂型	剂量	推荐用量
曲安奈德	Nasacort	喷剂, 水剂	55μg	2—5 岁: 1 喷 / 鼻, 每日 4 次 (110μg/d) 6—11 岁: 2 喷 / 鼻, 每日 4 次 (220μg/d) ≥12 岁: 2 喷 / 鼻, 每日 4 次 (220μg/d)
布地奈德	Rhinocort	喷剂	32μg	≥6 岁: 2 喷 / 鼻, 每日 4 次 (128μg/d) >12 岁: 2 喷 / 鼻, 每日 4 次, 最多 4 喷 / 鼻, 每日 4 次 (128~256μg/d)
氟尼缩松	Nasalide Nasarel	0.025% 溶液	25μg	6—14 岁: 1 喷 / 鼻, 每日 3 次 (150μg/d) 2 喷 / 鼻, 每日 2 次 (200μg/d) ≥14 岁: 2 喷 / 鼻, 每日 2~3 次 (200~300μg/d)
丙酸氟替卡松	Flonase	0.05% 鼻喷 (水剂)	50μg	4 岁至青少年: 1 喷 / 鼻, 每日 4 次 (100μg/d) 成人: 2 喷 / 鼻, 每日 4 次 (200μg/d)
糠酸莫米松	Nasonex	水剂	50μg	2—11 岁: 1 喷 / 鼻, 每日 4 次 (100μg/d) ≥12 岁: 2 喷 / 鼻, 每日 4 次 (200μg/d)
环索奈德	Omnaris	悬浊液	50μg	>6 岁: 2 喷 / 鼻, 每日 4 次 (200μg/d)
糠酸氟替卡松	Veramyst	悬浊液	27.5μg	2—11 岁: 1 喷 / 鼻, 每日 4 次, 可减至 2 喷 / 鼻, 每日 4 次 (55~110μg/d) >11 岁: 2 喷 / 鼻, 每日 4 次 (110μg/d)
二丙酸氯地米松	Qnasl	非水溶剂气溶胶	80μg	≥12 岁: 2 喷 / 鼻, 每日 4 次 (320μg/d)
环索奈德	Zetonna	氟烷喷射气溶胶	37μg	≥12 岁: 1 喷 / 鼻, 每日 4 次 (74μg/d)

者。由于口服减充血药 (含或不含口服抗组胺药) 对这些患者无效, 并且由于鼻塞导致鼻喷激素无法到达鼻腔内部, 因此短暂的全身性类固醇激素可有效缓解鼻塞。其在减少与药物性鼻炎相关的鼻塞方面也很有效, 并且有助于患者戒断使用局部减充血药。不应将肌内注射类固醇激素用于季节性变应性鼻炎的治疗, 除非在环境状况改善的情况下, 因为在注射后的 4~6 周内, 会降低机体对感染的抵抗力。此外, 类固醇激素注射会对骨密度产生长期影响, 可引起下丘脑 - 垂体轴的全身性抑制, 并具有与全身性类固醇相关的其他全身性作用。

(九) 免疫治疗

过敏原特异性免疫治疗 (AIT) 包括通过舌下 (舌下免疫治疗, SLIT) 或皮下 (皮下免疫治疗, SCIT) 重复给予抗原提取物, 以试图改变患者的免疫应答并改善其症状。免疫治疗通常适用于对药物治疗没有良好反应的患者。

1. 过敏原特异性免疫治疗后的免疫学变化

AIT 可以诱导免疫系统产生显著调节, 并且是唯一已知的可以改变疾病自然进程, 并在停止治疗后继续发挥作用的疗法。在大多数情况下 SCIT 和 SLIT 都具有这些特性。AIT 治疗的第一步是使带有高亲和力 IgE 受体 (FcεRI) 的肥大细胞和嗜碱性粒细胞脱敏, 这可能是通过上调组胺 H_2 受体 (一种嗜碱性粒细胞激活的抑制药) 来实现的 [377]。随后是 T 细胞和 T 细胞耐受状态的显著变化。这种过敏原特异性外周 T 细胞的耐受性是由 IL-10、TGF-β 和其他抑制性介质的介导的, 并导致向 Treg 应答方向偏移, 从而导致对过敏原的正常免疫反应。大多数人根据其健康状况以不同比例表达三个 T 细胞亚群: Th_1、Th_2 和 1 型 Treg 细胞 (TR_1)。在健康受试者中, 分泌 IL-10 的 TR_1 或 IL-10-Treg 细胞通常是针对常见过敏原的主要亚型, 而在过敏患者中, 过敏原特异性分泌 IL-4 的 T 细胞 (Th_2) 出现的频率更高[378, 379]。因此，主要分泌 IL-4 的 T 细胞状态有利于过敏性疾病的发生，而主要分泌 IL-10 的 T 细胞状态有利于疾病恢复。除 IL-10 外，其他介导外周过敏原耐受性抑制性因子包括 TGF-β、T 淋巴细胞相关抗原 -4 和程序性细胞死亡 -1[378]。在接受 AIT 的患者中，自然过敏原暴露期间占优势的 T 细胞包括 TR₁ 或 CD4⁺/CD25⁺ 细胞中的 IL-10-Treg 细胞。确实，在草花粉免疫治疗期间，在迟发相反应和自然季节性暴露过程中，FoxP3/CD25⁺ Treg 细胞及 IL-10 mRNA 表达都分别增加了[380, 381]。

除 T 细胞变化外，AIT 还导致血清免疫球蛋白谱的改变。血清特异性 IgE 水平通常在开始 AIT 后短暂升高，在连续治疗数月或数年内逐渐降低[382]。此外，通过 AIT 成功脱敏会抑制花粉季通常会出现的血清特异性 IgE 水平升高[383]。此外，随着临床症状的改善，特异性 IgG₄ 血清水平也随之升高[384]。IgG₄ 被认为是阻断性抗体，被认为可以抑制过敏原和 IgE 介导的促炎反应。IL-10 和 Treg 细胞在抑制总 IgE 和过敏原特异性 IgE 中起着重要作用，并导致 IgG₄ 产生增加。因此，IL-10 除了诱导产生 T 细胞耐受外，还会使特异性免疫应答球蛋白从 IgE 主导型转变为 IgG₄ 主导型[385]。

IL-10 和 Treg 细胞在 AIT 中的作用，除了诱导过敏患者中"健康"T 细胞的状态外，还可以调节肥大细胞和嗜碱性粒细胞活化的阈值，并降低 IgE 介导的组胺释放[386]。IL-10 可以下调嗜酸性粒细胞的功能和活性，并抑制 T 细胞产生 IL-5[387]。在接受 AIT 治疗且有效的变应性鼻炎患者的鼻黏膜处都可以观察到上述抗炎作用。治疗停止后，AIT 改变疾病自然进程并保持抗炎作用的能力是不一致的，似乎取决于一定程度的持续过敏原暴露，这种持续暴露可能有助于维持免疫耐受[388]。最后，除了可以改善过敏症状，AIT 似乎还可以防止变应性鼻炎发展为哮喘，并且可以预防单一过敏患者中新的致敏原的出现[389]。

2. 皮下免疫疗法

自 1911 年皮下免疫疗法（subcutaneous immunotherapy，SCIT）开始应用以来，许多研究结果都支持 SCIT 在花粉过敏治疗中的有效性。SCIT 在变应性鼻炎方面的临床疗效已得到公认[390]，并且还可改善变应性鼻炎患者的生活质量[391]。该疗法可缓解症状，但起效缓慢：在 12 周内开始出现症状改善并逐渐增加，至治疗后的 1～2 年。由于治疗涉及多次就诊，因此需要高度的患者依从性；它也有可能出现严重的不良反应，甚至死亡。此外，SCIT 对所使用的过敏原具有高度特异性和有效性，并且需要数月的时间才能达到临床改善。因此，在开始治疗之前，仔细识别引起患者症状的所有过敏原非常重要。

SCIT 的持续时间通常为 3～5 年。在一项对屋尘螨 3 年和 5 年 SCIT 的比较研究中，发现在控制鼻炎和哮喘症状及生活质量方面具有相似的收益，但是 5 年的治疗使鼻炎症状评分多下降了 19%[392]。在一篇关于 SCIT 与药物治疗对季节性变应性鼻炎作用比较的综述中，Matricardi 及其同事[393] 进行了 Meta 分析，并得出结论，SCIT 减轻症状的效果与糠酸莫米松类似，强于孟鲁司特或地氯雷他定。几项研究表明，在治疗结束后的各个时间段内，患者的收益持续存在，这支持了 SCIT 改变了变应性鼻炎的自然病程的结论[394-396]。在一项双盲安慰剂对照研究中，Durham 及其同事[396] 发现，用花粉提取物进行 3～4 年免疫治疗可以带来长期临床缓解，并伴随免疫应答的持续改变，这由中止治疗后 3 年迟发相皮肤反应减轻，以及与其相关的 CD3⁺ T 细胞浸润和 IL-4 mRNA 表达降低证明。SCIT 还被证明可以防止单敏儿童出现新的致敏原[397]，可以减少鼻炎患者发展为哮喘的概率[398, 399]。

免疫治疗会产生局部和全身不良反应。Lockey 和 Reid 及其同事[400, 401] 报道了 1945—1985 年美国 46 例与免疫治疗和皮肤点刺有关的死亡病例，以及 1985—1989 年 17 例与免疫疗法有关的死亡病例。对这些数据的危险因素进行分析可以发现，尽管存在免疫治疗引起的死亡病例，但这种情况并不常见（风险可估计为 1/200 万的死亡率）。在 2007—2009 年进行的一项 3 年调查中，对每年约有 800 万次注射进行了分析，并显示 SCIT 的全身不良反应发生率约为 0.1%，无死亡报道[402, 403]。在该调查中，大多数全身性不良反应发生在 SCIT 注射后的 30min 内（86%）。鉴于对全身不良反应的担忧，实践指南建议患者在有监督的医疗机构接受 SCIT，并在注射后 30min 内对其进行监测[404]。

3. 舌下免疫治疗

舌下免疫疗法（sublingual immunotherapy，SLIT）是一种在舌下给予提取物的方法，多年来一直存在争议，但在欧洲和其他国家/地区已得到广泛接受，并且正在美国进行研究。实际上，最近美国食品药品管理局批准了几种制剂。Meta 分析支持了 SLIT 在变应性鼻炎中的安全性和有效性[405, 406]。SLIT 显著减轻了过敏性结膜炎患者的结膜刺激性眼部症状并提高了对过敏原的耐受性[407]。使用草花粉制剂的研究也显示了对变应性鼻炎的有效性和安全性[408, 409]。一项 Meta 分析也支持 SLIT 在变应性鼻炎患儿[410, 411]和哮喘患者[412]中的疗效。尽管大多数 SLIT 研究评估的是草花粉制剂或提取物，但数据也支持 SLIT 用于尘螨过敏和豚草过敏患者。一项 Meta 分析回顾性的分析显示（截至 2008 年 3 月），尘螨提取物 SLIT 在变应性鼻炎和过敏性哮喘中是有效的。在八项涉及 382 名受试者的变应性鼻炎患者的研究中，与安慰剂相比，接受 SLIT 患者的症状和急救药物的使用显著减少[413]。最近对尘螨 SLIT 的研究表明，对老年患者具有疗效[414]，最快可在 14 周内发挥作用[415]，在单敏和多敏患者中疗效相同[416]。结果也支持 SLIT 改变疾病自然过程的能力[417, 418]。一项欧洲研究比较了草花粉 SLIT 对变应性鼻炎的疗效，显示在进行 3 年治疗后，可持续 2 年改善症状[419]。在季节性疾病中，一项欧洲研究发现了花粉季前和花粉季中的 SLIT 治疗与常年 SLIT 一样有效[420]。

2011 年，北美报道了两项大型、双盲、安慰剂对照的梯牧草过敏免疫治疗的随机试验，一项在儿童和青少年中进行，另一项在成人中进行[421, 422]。在 2009 年花粉季节之前和花粉季的 16 周内，这两项研究的受试者均被随机分配接受每天一次的草花粉含片或安慰剂。在 345 名儿童和青少年中，积极治疗分别使每日症状评分和

每日用药量分别改善了 25% 和 81%。与安慰剂相比，在成人研究中发现了类似的改善。在北美和欧洲进行的一项多中心，安慰剂对照研究中，784 名豚草过敏的变应性鼻炎成年患者接受了安慰剂或三种不同剂量的标准化豚草片剂，每天一次，持续 52 周。这种治疗是自我管理的。在花粉高峰期和整个豚草花粉季节进行评估时，发现最高剂量是最有效的，与安慰剂相比，在降低日常症状/药物评分方面显示了显著的优势。治疗的耐受性良好，没有全身性不良反应[423]。在美国也进行了对尘螨过敏的鼻炎的患者中 SLIT 疗效的试验，在 12～18 个月内每天服用 1 次，并将安慰剂与高剂量或低剂量进行了比较[424]。在研究结束前退出的一半受试者与轻度或中度的不良反应有关，这使可评估的数目变小。尽管样本量较小，但发现大剂量 SLIT 会增加支气管过敏原激发的阈值并增加血清尘螨特异性 IgG_4 水平，而与安慰剂相比，低剂量无作用。两种治疗方法均未发现显著的症状改善。

与 SCIT 相比，SLIT 的明显优势在于易于管理，对于不喜欢注射方式的儿童十分有效，它无须去医疗机构接受治疗，这些优势与 SLIT 的安全性相关，此安全性已于多种在成人及儿童的研究中证实[425-427]。SLIT 的局部不良反应包括嘴唇发痒和肿胀，以及可自愈的舌下口腔黏膜症状。其系统过敏反应已有报道，一例发生在乳胶免疫治疗[428]，一例是不明确的多过敏原制剂[429]，最后一例发生在春季混合花粉与尘螨提取物高峰期的儿童[430]。因此，应向患儿父母明确说明发生不良反应时该怎么做，并将提取物保存在儿童接触不到的安全地方。

SCIT 与 SLIT 疗效的比较尚未有很好的研究。Dretzke 等[431]进行了一项系统的回顾分析，包括双盲、随机、对照的研究，对比了 SCIT、SLIT 与安慰剂，以及 SLIT 与 SCIT 在季节性变应性鼻炎治疗中的对比。由于只有一项病例观察研究符合纳入标准，他们分析了这些治疗与安慰剂相对比较的疗效。对 SLIT 和 SCIT 的研究分析证实了它们相对于安慰剂的显著疗效。基于症状药物评分或生活质量测量，病例观察研究和与安慰剂直

接相比的疗效比较都没有得出 SLIT 或 SCIT 哪个疗效更好的结论。但是，相对于 SLIT，SCIT 的疗效具有更好的趋势。虽然这是唯一的比较，但在方法学上存在局限性，因此仍需要将 SCIT 与 SLIT 直接进行病例观察研究并进行比较。

重症季节性鼻炎和常年性鼻炎患者更推荐 SCIT 疗法，因为他们全年都有症状，愿意接受长期治疗。药物治疗可能更适合季节性或发作性鼻炎患者，他们的症状在一年中出现时间短。SLIT 疗法具有良好的前景，具有可自我管理及不良反应少的优势。

新方法：在 SCIT 中联合应用抗 IgE 治疗已被证明可以提高治疗的安全性和耐受性，增加患者达到维持剂量的可能性，提高治疗的整体效果[432-434]。重组 DNA 技术可以提高过敏原的纯度、一致性、组成和剂量。这种提取过敏原的方式正在研究如何应用于变应性鼻炎的免疫治疗，初步结果是有希望的[435]。肽免疫治疗则采用合成肽，由 T 细胞表位组成，由主要过敏原和自身抗原产生，诱导抗原特异性耐受。这些表位的皮内传递被认为会导致具有调节表型的 T 细胞的诱导以及随后对过敏原反应的下调。来源于猫过敏原 Fel d 1 的 T 细胞表位已被用于脱敏[436]。反复给药超过 3 个月后，在室内对猫过敏原暴露引起的变应性鼻炎症状有明显的控制作用，治疗效果可持续 1 年[437]。动物研究也正在进行，以测试过敏原的黏附配方的有效性，该配方将增强过敏原提取物与舌下黏膜黏附，从而通过增强舌下途径加强治疗[438]。先天性免疫反应诱导物，如 TLR 激动药，可以帮助细胞因子从 Th2 向 Th1 反应倾斜，从而减少过敏性疾病。TLR4 和 TLR9 的配体，无论是否含有过敏原，在临床试验中得到的研究最多[439]。在超声引导下将过敏原注射入腹股沟淋巴结的淋巴管注射免疫治疗（ILIT）正在研究中，并取得了良好的效果。希望在短时间内其功效能与 SCIT 相似。这一概念的验证最初是在小鼠模型上进行的，结果表明，与皮下或肌内注射相比，直接淋巴管内注射可提高多种肽、DNA 疫苗、蛋白质过敏原和佐剂的效率[440]。随后在大型动物身上进行了临床试验，最后，在患

有变应性鼻炎的受试者体内进行了一项随机的、开放的草花粉试验[441]。在该试验中，一组受试者在 3 年内接受了 54 次常规的 SCIT 注射，而接受 ILIT 治疗的一组在 8 周内接受了 3 次淋巴结注射，注射的剂量比接受 SCIT 的一组小得多。3 年的随访中，ILIT 诱导对鼻过敏原的耐受显著快于 SCIT（4 个月和 1 年），导致相较于 SCIT，其在第一次花粉季中急救药物的摄入大大减少，并导致在第一和第三年的治疗中显著减少鼻症状的评分。此外，ILIT 引起的过敏不良事件明显少于 SCIT。这一新的、有前景的治疗模式的临床疗效已经在使用猫皮屑[442]和桦木或草花粉的小型临床试验中得到证实[443]。

（十）抗 IgE 抗体

重组人源化单克隆抗 IgE 抗体与游离 IgE 形成复合物，阻断其与肥大细胞和嗜碱性粒细胞的相互作用。目前在美国，IgE 已被证明在治疗中到重度哮喘中是有效的，且成本效益好[444, 445]。虽然其也被证实能有效地减少鼻炎症状和改善变应性鼻炎患者的生活质量，但成本效益低和不便的给药途径（皮下），使这种治疗并不十分适用于变应性鼻炎[446-448]。

（十一）过敏性鼻结膜炎眼部症状的治疗

变应性鼻炎的眼部症状可能是由过敏原沉积在结膜上的直接影响及鼻和眼睛之间的反射共同造成的。口服 H1 抗组胺药和白三烯受体拮抗药对控制眼部症状有效[336, 352]。抗组胺药物经眼内滴注已被证明对眼部过敏症状有效[449, 450]。与第一代口服 H1 抗组胺药相比，它们起效迅速，且有较低的镇静和干眼率[451]。它们通常需要每日 2 次的剂量，但一种新的制剂（奥洛帕他定）每天使用一次即可达到效果。

有趣的是，多项研究表明，在控制季节性变应性鼻炎的眼部症状时，INS 是有效的[452-455]。此外，在最近的一项调查研究中，眼内抗组胺药的添加并没有增加 INS 在通过鼻-眼反射控制鼻过敏原刺激引起的眼部症状方面的益处[456]。在比较 H1 抗组胺药和 INS 的 Meta 分析中，没有发现这两种方式在控制眼部症状方面的不同，这表

明 INS 在控制变应性鼻炎患者眼部症状方面至少和 H₁ 抗组胺药一样有效 [361]。此外，另一项 Meta 分析研究了临床试验的结果，比较了 INS 和鼻内抗组胺药对变应性鼻炎患者眼部症状的影响，结果显示两种治疗方式之间没有总体上的显著差异 [362]。由此推测，INS 这种良好疗效的机制是减少鼻内炎症，这反过来又抑制由过敏原接触鼻黏膜引起的鼻 - 眼反射 [243]。

十二、联合治疗

在一项研究中，孟鲁司特和氯雷他定联合治疗季节性变应性鼻炎优于单独使用这两种药物，但这一结果在随后的研究中并没有得到一致的重复 [457]。Ciebiada 等 [458] 进行了一项安慰剂对照的交叉研究，以评估孟鲁司特、地氯雷他定和左西替利嗪单独或联合应用于持续性变应性鼻炎患者的疗效。这些研究人员表明，所有的治疗在控制全部鼻症状方面都优于安慰剂，抗组胺药和孟鲁司特的联合治疗比单独使用的每一种治疗更有效。含有氯雷他定和孟鲁司特的复方制剂未获 FDA 批准。

口服抗组胺药与 INS 的联合应用已被研究，结果各不相同，其中大多数未显示出相较单独使用 INSs 的额外益处 [459, 460]。尽管如此，医生还是经常使用这种组合。鼻内抗组胺药与鼻内类固醇的联合使用已显示出明显的附加益处。此外，鼻内丙酸氟替卡松与鼻内氮䓬斯汀，在控制鼻症状方面具有协同效应 [461]。当鼻内奥洛他定与鼻内氟替卡松丙酸盐联合使用时，季节性变应性鼻炎症状控制的效果与氮䓬斯汀和相同的 INS 联合使用时相似 [462]，这表明了一个类效应。最后，由于在第一项研究中注意到的协同作用，开发了一种新的鼻内制剂盐酸氮䓬斯汀和丙酸氟替卡松，并每日两次给药；该制剂已获得 FDA 批准，可在美国使用。用该配方进行的一项研究重现了联合使用的初始结果，并显示了与安慰剂和单独使用的两种活性药物相比，在季节性变应性鼻炎治疗中的疗效更佳 [463]。在一项眼部过敏原激发研究中，丙酸氟替卡松联合鼻内使用和眼内滴注奥洛他定比氟替卡松和非索非那定联合使用更能显著改善眼部瘙痒 [464]。一项较早的研究表明，鼻内倍氯米松和溴化异丙托品在控制常年性鼻炎的严重程度和持续时间方面与单独药剂相比具有更好的效果 [465]。为了控制顽固性鼻塞，除了使用鼻内糖皮质激素进行治疗，在治疗中可加入局部减充血药以达到更好的效果。在一项小规模的概念验证研究中，丙酸氟替卡松和氧甲唑啉联合应用于常年性变应性鼻炎患者，这两种药物平均每日使用两次，在未出现鼻炎症状情况下，对鼻部症状的控制优于安慰剂和单独使用 INS [466]。季节性变应性鼻炎的一个大型试验重复了使用不同剂量的糠酸莫米松和羟甲唑啉的治疗效果 [467]。

十三、一般治疗计划

各种组织已经发布了变应性鼻炎的管理指南，包括美国过敏、哮喘和免疫学学会、美国过敏、哮喘和免疫学联合委员会 [468]、ARIA [321, 469, 470]，及全球过敏和哮喘欧洲网络 [471] 的联合成果，有兴趣的读者可以查阅这些出版物以获得更多详细信息。简单的讲，建议以下一般变应性鼻炎的治疗指南：如果轻症的变应性鼻炎，可按需使用 INSs 处理；如果是中到重度患者，则建议常规使用 INSs；如果患者不愿意使用鼻内的药物或者是对药物刺激感到困扰，建议用抗组胺药治疗。

一般在 2 周后重新评估患者对治疗的反应。如果只有部分缓解，应明确目前的症状，并针对这些症状对应的使用药物。对于合并眼部症状患者，可使用眼内抗组胺药 / 肥大细胞稳定药。如果有明显的结膜充血，建议患者于眼科就诊。若患者仍感鼻塞，考虑加入鼻内抗组胺药。若仍有鼻漏，考虑加入溴化异丙托品。如果患者在药物治疗后没有改善，则应重新考虑诊断。如果患者患有较重大的常年性疾病，并对最大量的药物治疗无反应，应评估患者是否应当进行免疫治疗。除免疫治疗，过敏原检测并不作为常规检测，因为规避过敏原理论上是十分有效的，其有效性在实践应用中并未得到充分的证实。

特殊患者群体的常用药物如下：在孕妇中，布地奈德作为首选药物，氯雷他定、西替利嗪和左西替利嗪作为首选抗组胺药物，这些药物都被

FDA 认定为妊娠 B 类药物。对老年人群应避免服用镇静类抗组胺药物，这可能会增加这类患者摔倒的风险。在竞技运动员中，禁止使用全身减充血药。服用利托那韦 (一种人类免疫缺陷病毒蛋白酶抑制药，可能还是其他蛋白酶抑制药) 的患者，应避免使用 INSs。同时使用利托那韦和鼻内 / 吸入丙酸氟替卡松可能增加氟替卡松的血浆浓度，并可能导致全身皮质类固醇效应和肾上腺抑制，降低血清皮质醇浓度[472]。在服用蛋白酶抑制药的患者中，选择布地奈德、曲安奈德和氟尼龙更安全[472]。

有关引用的完整文献，请参见 expert consult. com 网站。

推 荐 阅 读

Abreu MT, Arditi M: Innate immunity and Toll-like receptors: clinical implications of basic science research. *J Pediatr* 144: 421–429, 2004.

Akdis CA, Akdis M: Mechanisms of allergen-specific immunotherapy. *J Allergy Clin Immunol* 127: 18–27, 2011.

Baroody FM, Shenaq D, deTineo M, et al: Fluticasone furoate nasal spray reduces the nasal ocular reflex: a mechanism for the effi cacy of topical steroids in controlling allergic eye symptoms. *J Allergy Clin Immunol* 123 (6): 1342–1348, 2009.

Bousquet J, Schünemann HJ, Samolinski B, et al: Allergic Rhinitis and its Impact on Asthma (ARIA): achievements in 10 years and future needs. *J Allergy Clin Immunol* 130 (5): 1049– 1062, 2012.

Burks AW, Calderon MA, Casale T, et al: Update on allergy and immunotherapy: American Academy of Allergy, Asthma, and Immunology/ Eurpean Academy of Allergy and Clinical Immunology/PRACTALL consensus report. *J Allergy Clin Immunol* 131: 1288–1296, 2013.

daSilva FP, Machado MCC: Antimicrobial peptides: clinical relevance and therapeutic implications. *Peptides* 36: 308–314, 2012.

Durham SR, Walker SM, Varga EM, et al: Long-term clinical effi-cacy of grass-pollen immunotherapy. *N Engl J Med* 341: 468, 1999.

Durham SR, Yang WH, Pedersen MR, et al: Sublingual immunotherapy with once-daily grass allergen tablets: a randomized controlled trial in seasonal allergic rhinoconjunctivitis. *J Allergy Clin Immunol* 117 (4): 802–809, 2006.

Epstein TG, Liss GM, Murphy-Berendts K, et al: Immediate and delayed onset systemic reactions after subcutaneous immunotherapy injections: ACAAI/AAAAI surveillance study of subcutaneous immunotherapy: year 2. *Ann Allergy Asthma Immunol* 107: 426–431.e1, 2011.

Heederick D, von Mutius E: Does diversity of environmental microbial exposure matter for the occurrence of allergy and asthma? *J Allergy Clin Immunol* 130: 44–50, 2012.

Hylander T, Latif L, Petersson-Westin U, et al: Intralymphatic allergenspecific immunotherapy: an effective and safe alternative treatment route for pollen-induced allergic rhinitis. *J Allergy Clin Immunol* 131 (2): 412–420, 2013.

Juniper EF, Guyatt GH: Development and testing of a new measure of health status for clinical trials in rhinoconjunctivitis. *Clin Exp Allergy* 21 (1): 77–83, 1991.

Lloyd CM, Saglani S: T cells in asthma: influences of genetics, environment, and T-cell plasticity. *J Allergy Clin Immunol* 131: 1267–1274, 2013.

Lu TX, Rothenberg ME: Diagnostic, functional, and therapeutic roles of microRNA in allergic diseases. *J Allergy Clin Immunol* 132: 3–13, 2013.

Meltzer EO, Blaiss MS, Derebery MJ, et al: Burden of allergic rhinitis: results from the Pediatric Allergies in America survey. *J Allergy Clin Immunol* 124: S43–S70, 2009.

Meltzer EO, Gross GN, Katial R, et al: Allergic rhinitis substantially impacts patient quality of life: findings from the Nasal Allergy Survey Assessing Limitations. *J Fam Pract* 61 (2 suppl): S5–S10, 2012.

Meltzer EO, LaForce C, Ratner P, et al: MP29-02 (a novel intranasal formulation of azelastine hydrochloride and fluticasone propionate) in the treatment of seasonal allergic rhinitis: a randomized, doubleblind, placebo-controlled trial of efficacy and safety. *Allergy Asthma Proc* 33: 324–332, 2012.

Naclerio RM, Proud D, Togias AG: Inflammatory mediators in late antigen-induced rhinitis. *N Engl J Med* 313: 65, 1985.

Radulovic S, Calderon MA, Wilson D, et al: Sublingual immunotherapy for allergic rhinitis. *Cochrane Database Syst Rev* (12): CD002893, 2010.

Rondon C, Campo P, Togias A, et al: Local allergic rhinitis: concept, pathophysiology, and management. *J Allergy Clin Immunol* 129: 1460–1467, 2012.

Ryan D, van Weel C, Bousquet J, et al: Primary care: the cornerstone of diagnosis of allergic rhinitis. *Allergy* 63: 981– 989, 2008.

Schenkel EJ, Skoner DP, Bronsky EA, et al: Absence of growth retardation in children with perennial allergic rhinitis after one year of treatment with mometasone furoate aqueous nasal spray. *Pediatrics* 105 (2): E22, 2000.

Schmidt-Weber CB, Akdis M, Akdis CA: TH17 cells in the big picture of immunology. *J Allergy Clin Immunol* 120: 247–254, 2007.

Simons FE: Advances in H1-antihistamines. *N Engl J Med* 351 (21): 2203–2217, 2004.

Simons FER, Simons KJ: Histamine and H1-antihistamines: celebrating a century of progress. *J Allergy Clin Immunol* 128: 1139–1150, 2011.

Togias A: Systemic effects of local allergic disease. *J Allergy Clin Immunol* 113 (1 Suppl): S8–S14, 2004.

Wallace DV, Dykewicz MS, Bernstein DI, et al ; Joint Task Force on Practice; American Academy of Allergy, Asthma, and Immunology; American College of Allergy, Asthma, and Immunology; Joint Council of Allergy, Asthma, and Immunology: the diagnosis and management of rhinitis: an updated practice parameter. *J Allergy Clin Immunol* 122 (2 Suppl): S1–S84, 2008.

第2章

嗅觉生理学
Physiology of Olfaction

Donald A. Leopold　Eric H. Holbrook　著

史　丽　周相敏　译

要点

1. 嗅觉上皮细胞包含假复层柱状上皮细胞、支持细胞、双极嗅感受神经元和基底细胞，位于中鼻甲和上鼻甲与鼻中隔之间的上部。

2. 从嗅感受神经元延伸出的轴突聚集成束（脑神经Ⅰ）通过筛板与嗅球形成初级突触。

3. 啮齿动物的嗅觉图谱显示，不同的气味受体随机分布在嗅黏膜的不同区域，并汇聚在嗅小球的特定区域形成突触。这种受体图谱的形成似乎延伸到更高级别的神经中枢。

4. 嗅觉功能的测试有多种方法，可获取并且可供所有医生使用。使用测试方法可以评估嗅觉丧失的程度并检测随时间变化的嗅觉改变情况。

5. 嗅觉丧失最常见的原因包括慢性鼻－鼻窦炎和息肉、上呼吸道感染、头部创伤和衰老。患者的病史对确定嗅觉障碍的病因非常重要。

6. 人嗅黏膜的呼吸上皮化生常常伴随着嗅上皮的老化。阿尔茨海默病与嗅觉丧失密切相关，与衰老无关。

7. 慢性鼻－鼻窦炎可导致传导性和感觉神经性嗅觉丧失。鼻内镜检查在评估嗅裂的阻塞方面非常有用。

8. 计算机断层扫描有助于评估传导性嗅觉丧失和慢性鼻－鼻窦炎的情况。如果有神经系统体征表明有肿物、其他病变或神经退行性疾病，磁共振成像可能会有帮助。

9. 现有的嗅觉障碍治疗方法仍然十分有限。患者对嗅觉丧失相关危害性的咨询是患者就诊的主要原因。

气味的感知提高人们生活质量的作用很难用言语形容。气味是我们日常生活的一部分，从香水的乐趣到烤面包和咖啡的满足，以及臭鼬和火灾的警告。随着气味分子通过鼻腔传输，它们存在被感知的可能性。该感知的质量和强度取决于鼻上皮的解剖状态及外周和中枢神经系统的状态。

本章探讨嗅觉的生理学，总结相关的研究数据。最初的讨论侧重于气味分子在与嗅觉受体细胞接触时必须经过的途径和可能存在的障碍。从气味刺激的神经处理和投射到大脑的途径，可以深入了解嗅觉感知的基础机制。嗅觉测试探索了这种认知的评估和方法。本章以关于人类临床嗅觉问题的章节结尾，并包含对其诊断和管理的建议。

一、嗅觉器官的解剖

（一）鼻腔通道

嗅觉是由嗅觉器官、三叉神经、舌咽和迷走神经传导形成的。所有气味的特性决定了各种输入的混合。嗅神经（脑神经Ⅰ）刺激是识别大多数气味剂所必需的，它取决于气味分子是否能到达鼻腔顶部的嗅黏膜。虽然通常作为（鼻腔气流）吸入的一部分分子可以通过扩散达到嗅裂，但通常嗅觉需要某种类型的鼻腔气流。在进食过程中，气味分子通过鼻后气流刺激鼻腔上方的嗅觉受体，并极大地增加了食物的味道[1, 2]。这种气流可以非常轻微，例如由口腔和咽部运动产生的气流[3-5]。来自大样本的其他数据表明，在生理气流速率下，约 50% 的气流通过中鼻道，约 35% 通过下鼻道，约 15% 流经嗅觉区域[6]（图 2-1）。

由数字化计算机断层扫描（CT）解剖切片和预测的质量传递函数创建的鼻腔的数学模型可以预测不同量的嗅上皮的气味强度，作为载体的气流特征及气味分子的溶解度。这些理论结果表明人类和动物实验的一致性。

流速快速变化（例如嗅闻引起的）对体内气流模式的影响仍然未知。在大样本研究中，Scherer 及其同事[6]发现，在生理范围内，各种稳态空气流量对空气流向嗅觉区域的气流百分比和速度是相似的。然而，事实上，当一个人受到嗅觉刺激时，嗅闻几乎是普遍存在的动作。其目的可能是通过鼻腔气流模式的短暂变化，瞬时增加嗅裂中嗅觉分子的数量。嗅闻动作还可促使三叉神经提示中枢嗅觉神经元有气味即将到来。嗅闻持续时间、气体流速和体积在受试者中是完全不同的，但对于任何一个受试者则保持恒定[10]。此外，Laing[11]已经证实不同的嗅闻模式不会改善受试者的嗅觉感知能力，自然而然的嗅闻动作似乎最符合受试者的鼻部解剖结构。

气味分子到达嗅觉区域必须穿过高而狭窄的鼻腔通道。这些通道内壁的上皮细胞是潮湿的，厚度不同，并且在空气动力学上是"粗糙的"。Schneider 和 Wolf[12]观察到，当鼻腔上皮细胞中度充血，潮湿和呈红色时，嗅觉感受能力最好，如上呼吸道感染（URI）时。此外，嗅觉功能似乎与鼻腔狭窄程度的改善[13, 14]有关，但是在自然节律性充血和鼻上皮变薄（生理性鼻周期）[15]过程中发生的鼻通畅性变化对嗅觉功能没有任何影响[16-18]。

分子吸附到这些黏液附着的鼻腔上皮时，从气流中提取一些分子并增加它们的行程时间，这个过程可能会影响到达嗅裂的化学物质的范围，或者它可能会随着时间的推移而分散它们的到来。Moncrieff[19]在气味穿过绵羊鼻腔所需的不

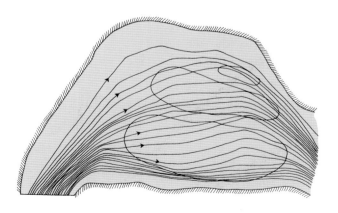

▲ 图 2-1 通过健康人类成年男性鼻腔（矢状面）的扩展（正常尺寸的 20 倍）比例模型，简化静息吸气（250ml/s）的流线模式

线条显示小灰尘颗粒进入外部鼻孔所采用的路径（引自 Scherer PW, Scherer PW, Hahn II, Mozell MM. The biophysics of nasal airflow. *Otolaryngol Clin North Am* 1989; 22: 265.）

同时间内描述了这种现象。分子的吸附可以在气味到达嗅黏膜之前将气味分离或分类。高度可吸附的化学物质可能极少或没有气味，仅仅因为它们在到达嗅裂之前被吸附到鼻腔壁，从而加重了三叉神经成分。如果我们没有鼻腔来延长嗅觉区域的路径，那么我们会闻不到不同的味道吗？由于这些吸附作用，具有长嗅觉区域的动物（如狗）是否对这个世界产生不同嗅觉？

（二）嗅觉黏膜

气味分子到达嗅觉区域后，它们必须与覆盖在受体细胞上的黏液相互作用。黏液显然来自鲍曼腺深层固有层（仅限人类浆液型）[20, 21]和来自相邻的呼吸道黏膜（杯状细胞）。研究人员观察到人类嗅觉上皮的支持细胞在组织学上不具备分泌黏液的能力[21-23]。然而，大多数其他物种的支持细胞通常在受到气味分子刺激后会分泌黏液[20, 24-26]。

在气相和黏液相之间，气味分子分配情况也是它被感知的另一个决定因素。气味分子必须先溶于黏液，才能作用于嗅觉受体但正如Laffort及其同事证实[27]，如果不能"强烈捕获"可能导致气味分子不能与受体相互作用。此外，黏液厚度或组成的变化可能会影响气味分子到达受体位点所需的扩散时间[28]。肾上腺素能、胆碱能和肽能药通过影响黏膜腺体的分泌活动可以引起覆盖嗅觉受体的黏液的上述变化。此外，这些药物也可以影响嗅觉受体细胞本身的敏感性[29-31]。

一旦进入嗅上皮黏液系统，气味清除的速率也很重要。Hornung和Mozell[32]证实，79%的放射性标记的气味剂（丁醇）在吸气暴露30min后仍然被困在嗅区黏液中，而放射性标记的辛烷被快速清除。黏液可能在嗅觉气味剂的失活、清除或释放中发挥不同的作用。

（三）嗅觉上皮

嗅觉感觉神经元位于鼻腔内7cm处，被保护在后上鼻部1mm宽的缝隙中。在上皮表面近端，这些双极神经元通过它们的树突和纤毛暴露于外界。而这些神经元突触的轴突进入大脑基部（嗅球）。尽管嗅觉受体区域在人类胎儿和实验室动

物中是一个固定的嗅黏膜层，但许多研究小组已经表明嗅觉和呼吸道上皮组织在成人中是混合存在的（图2-2）[22, 33-37]。在嗅觉区域发现的这些呼吸道上皮细胞的数量随着年龄增加而增加，这些初级嗅觉神经元的减少可以部分解释与衰老相关的嗅觉功能下降[38]。

人嗅上皮覆盖每侧嗅区大约1cm²的区域。为假复层柱状上皮，并且位于没有黏膜下层的血管固有层上（图2-3）。在大多数哺乳动物的研究中，已经确定了四种主要的细胞类型（图2-4和图2-5）：①有纤毛的嗅感受神经元；②微绒毛细胞；③支持细胞；④基底细胞[22, 23, 35, 39]。免疫组织化学染色的研究表明嗅上皮可以继续提供关于生长、成熟、特定细胞功能及与其他神经组织相似性的信息[37, 40-46]。该技术可用于明确患者嗅觉障碍的病因并预测嗅觉改善的能力[18, 47]。对上皮分析同样重要的是评估在黏膜固有层内行进的嗅轴突束。鉴于这些束来自沿着上皮区域分布的受体神经元，识别成熟嗅觉轴突，并与这些束内丰富的未成熟轴突或胶原替代物相比，可以表明健康的功能性嗅黏膜。这可能是整个上皮细胞状态的真实表现，可以从小块活检标本中的上皮表

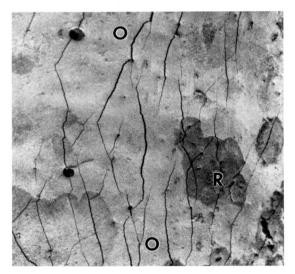

▲ **图2-2 取自过渡区域的鼻腔表面的低倍率**
在嗅觉（O）区域（28×）内可以看到呼吸道上皮（R；黑暗区域）的斑块［引自 Morrison EE, Costanzo RM. Morphology of the human olfactory epithelium. J Comp Neurol 1990; 297:1. 引自 Wiley-Liss, a division of John Wiley & Sons.）

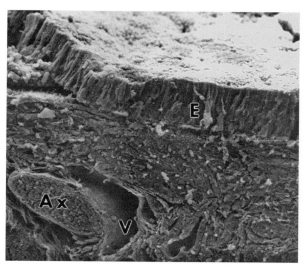

▲ 图 2-3 嗅上皮和固有层的低功耗三维扫描视图

嗅上皮（E）覆盖包含嗅觉轴突束（Ax）和血管（V）（248×）的厚的结缔组织固有层（引自 Morrison EE, Costanzo RM. Morphology of the human olfactory epithelium. *J Comp Neurol* 1990;297:1. 引自 Wiley-Liss, a division of John Wiley & Sons.）

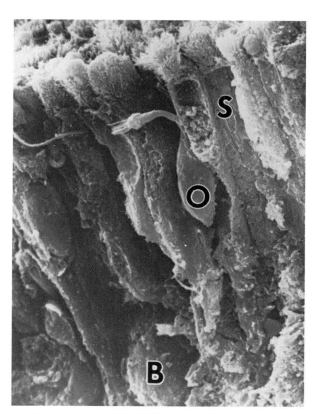

▲ 图 2-4 嗅上皮的横截面图显示了延伸上皮全长的柱状支持细胞（S）。在支持细胞（1241×）中可以看到具有树突的嗅神经元（O）和基底细胞（B）

引自 Morrison EE, Costanzo RM. Morphology of the human olfactory epithelium. *J Comp Neurol* 1990;297:1. 引自 WileyLiss, a division of John Wiley & Sons.

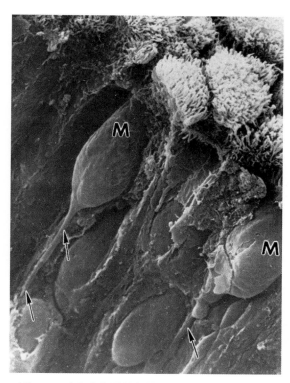

▲ 图 2-5 嗅上皮断层的低倍放大图解说明来自微绒毛细胞（M）的轴突状过程（箭），其主要在支持细胞之间延伸（×3060）

引自 Morrison EE, Costanzo RM. Morphology of the human olfactory epithelium. *J Comp Neurol* 1990;297:1. 引自 Wiley-Liss, a division of John Wiley & Sons.

面分析推断出来[48]。

1. 嗅觉神经元

嗅觉神经元是双极的，并且具有带有纤毛的球杆状外围"突起"（图 2-6）。人类嗅觉上皮细胞的表面覆盖着从嗅觉受体神经元的树突状突起延伸的纤毛，但两项电子显微镜研究表明，这些纤毛上没有动力臂[21, 23]。研究人员从这一观察得出结论：动力臂或动力都不是人体嗅觉必不可少的。在细胞核变宽之后，嗅觉神经元逐渐变为细长且薄的无髓鞘轴突，其可以向嗅球行进数厘米。这些纤维在固有层形成束并被施万鞘细胞的质膜包围，形成嗅神经（脑神经Ⅰ），其穿过筛板的 15~20 个筛孔到达嗅球的突触。Allison 和 Warwick[49] 估计兔子拥有约 5000 万个嗅觉轴突，而 Jafek[21] 估计人类双侧鼻腔只有 600 万个。

2. 鞘细胞

嗅鞘细胞的独特之处在于它们具有与施万

第2章　嗅觉生理学

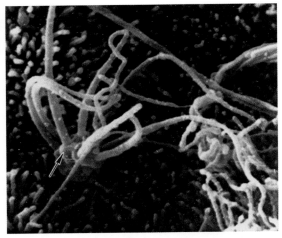

▲ 图 2-6　高倍放大嗅球的长纤毛，随着它们延伸到上皮表面逐渐变细。在单个纤毛的底部，可以在嗅球表面看到类似项链的结构（箭）（×14 220）

引自 Morrison EE, Costanzo RM. Morphology of the human olfactory epithelium. *J Comp Neurol* 1990;297:1. 引自 WileyLiss, a division of John Wiley & Sons.

细胞和中央神经胶质细胞共有的特征。由于嗅觉神经元具有再生和生成嗅球功能性突触的能力，因此鞘细胞在该过程中的作用及修复周围神经元损伤的治疗能力可能是研究的热点。嗅觉神经元的神经胶质细胞支持嗅觉神经元和非嗅觉神经元的轴突生长[50]。由于它们能够促进体内再生轴突的长距离生长及它们对成年哺乳动物脊髓的轴突再髓鞘化的能力，这些细胞作为逆转脊髓损伤和脱髓鞘疾病的潜在药物受到了高度重视[51]。Guntinas-Lichius 等[52] 比较了在大鼠面神经原发性再吻合移植嗅黏膜和颊黏膜的效果。结果证实移植的嗅黏膜可以出现更好的传导，更少的运动神经元分支，以及更准确的神经再支配。

3. 微绒毛细胞

微绒毛细胞约为纤毛性嗅觉神经元的 1/10[21, 22]。细胞体呈烧瓶状，位于上皮表面附近；它具有一个顶端膜，其中含有微绒毛，突入上皮上的黏液中（图 2-5）[23, 53]。细胞的底端逐渐变细，成轴突样胞质突起，进入固有层。虽然没有电生理学证据表明这些细胞对化学刺激有反应，但 Rowley 等[39] 假设这些细胞是一种形态上不同的感觉受体。该假设的证据是将细胞化学示踪大分子（辣

根过氧化物酶）注入嗅球时，观察到其可以回流至纤毛嗅觉受体和微绒毛细胞中。

4. 支持细胞

在两个神经受体细胞之间是支持细胞或支架细胞。这些细胞具有与受体表面和微绒毛细胞紧密连接的顶端膜。它们似乎有意将受体细胞彼此分开；然而，受体细胞之间的紧密排列确实发生[21-23]。然而这种紧密程度是否影响一些受体细胞电生理活动仍未知。支架细胞不产生动作电位，也不相互电耦合[54, 55]，因此它们似乎不能直接参与嗅觉转导和气味刺激引起诱发电位的过程。然而，它们可能确实在离子和电解质调节中起作用[56]，并且与 Bowman 腺管细胞一样，它们含有异生酶，如细胞色素 P_{450}，可能有助于气味代谢[57]。

5. 基底细胞

基底细胞位于基板上，在所有嗅上皮的底部。基底细胞分成两组形态相似细胞。水平基底细胞恰好在基底层上方，而球形基底细胞位于水平基底细胞和未成熟神经元之间。球形基底细胞可能是嗅觉受体神经元持续更新的原因；然而，在受到严重的损伤时，它们也可分化成嗅上皮的非神经元成分[58-61]。该功能将球形基底细胞定义为嗅黏膜内的真正的干细胞，但新的证据表明水平基底细胞也是干细胞，尤其是在损伤条件下[62-64]。这些特定感觉神经元的持续更新并没有在其他感觉神经系统中发生。更新周期为 3~7 周[65, 66]。当新受体细胞形成时，它也将其轴突延伸到嗅球，在那里它与二级神经元形成突触，从而确保持续的嗅觉功能和嗅觉神经元替代。

（四）犁鼻器

许多哺乳动物在鼻中隔前部有一个可识别的含有化学敏感细胞的凹坑或凹槽[67]。在大多数这些动物中，可以识别出一种神经，将这些细胞连接到中枢神经系统（CNS）的一个辅助嗅球[68]。在特定情况下，这种系统易于捕捉信息素。有研究对于人类是否有某种类型的犁鼻系统进行了调查[69]，在小凹陷处鼻黏膜的活检研究显

示位于鼻中隔前下有嗅觉组织但没有与中枢连接（Jacobson 器官）（图 2-7）。电生理学研究显示来自该犁鼻区对特定化学刺激可产生负动作电位，但被测试个体没有主观反应[70]。这些刺激并没有引起嗅觉系统中负电位传导。由某些化合物直接传递到犁鼻区引起的类似电活动已被证明可引起血压、心率和激素水平的改变[71]。由于没有明确的脑中枢连接，并且在其他哺乳动物中发现的副嗅球从未在人类中发现过，这个系统可能起到神经内分泌的作用，它会响应特定的化学刺激而分泌某种物质。正电子发射断层扫描（PET）显示不同于那些通常激活的气味的感知，暴露于特定的信息素后，检测到化合物可被更高级别的皮质区域识别；与嗅觉系统的 PET 扫描结果相反，对假定信息素的反应显示出性别差异[72]。编码犁鼻受体的 *V2R* 基因已在哺乳动物中发现；然而，在人类中，假定的犁鼻器受体基因是无功能的伪基因[73]。可能因人犁鼻器受体与嗅觉无关，而其他哺乳动物受体尚未被鉴定。遗传学、生物化学和电生理学数据表明脊椎动物中一些基于信息素的行为主要通过嗅觉上皮介导[74, 75]。最近，在哺乳动物中发现了可以识别胺类的一小类气味受体[76]。人类中胺的相关受体（TAAR）是由六种不同基因组成[77, 78]。与犁鼻神经元相似，这类受体高度敏感，并且可对改变哺乳动物行为模式的胺有反应[79]。目前，没有证明与人犁鼻器相关的嗅觉症状改善证据的存在，但郑重建议，除非有必要，否则在手术期间不应破坏该解剖区域[80]。

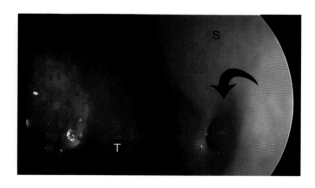

▲ 图 2-7　照片从右鼻腔展示 Jacobson 器官（弯箭）
S. 隔膜；T. 下鼻甲

（五）嗅球

嗅球位于颅前窝额叶皮质的基底部（图2-8）。它是嗅觉通路第一个中转站，其中初级嗅觉神经元的突触连接继发神经元。这些突触及其突触后配体形成致密神经纤维网称为嗅小球。在人类中，成熟的嗅觉轴突也可以投射到球囊末端，但通常会发生错误的投射，通常会进入外部网织层[81]。在成年兔中，大约 26 000 个嗅觉轴突进入每个嗅小球，连接 100 个二阶神经元[82]。这种连接表明大量信息聚集，因为这些神经元从外围传递到这个第一中心站（一个嗅球中各种小球之间的相互连接，球之间的相互连接，以及与大脑的传入和传出连接表明，在嗅球水平也会发生相当多的信息处理）。

嗅黏膜在球上的神经元投射显示出一些解剖限制，但不是准确的点对点。换句话说，嗅球的特定区域接收黏膜的特定区域最密集的输入[83]，但是嗅球特定区域的输入与分布在黏膜的特定区域中的许多受体细胞会聚[84]。相反，上皮中的一个小焦点广泛投射，但在球茎的限制区域内[85]。这些密集和弥散的输入可能受到兴奋性和抑制性的影响，正如其他感觉系统一样，随着处理的集中进行，神经刺激的表现也随之减弱。或者，来自上皮中神经元投射的会聚和发散可以用于对来自气味剂敏感的受体细胞输入的合并。支持这一概念的证据来自单一或多个嗅球受到特定气味的持续激活[86, 87]。因此很明显，嗅球的微型电路是专用于缩小由单一或混合气味引起的小球活化的空间模式。

与嗅觉上皮的再生能力一致，嗅球中有神经元替代的机制。在哺乳动物中，嗅球与通过迁移入侧脑室并变为成熟神经元的分裂细胞密切相关。在人类中，喙侧迁移流似乎位于侧脑室延伸到嗅球周围，并且一些来自该流的细胞重新定位到周围区域[88]。

（六）大脑中的嗅觉连接

更中心的嗅觉连接包括嗅结节、前叶皮质、杏仁核的一部分和末端纹的核，并进一步投射到许多结构，包括下丘脑。虽然这些结构接受嗅觉

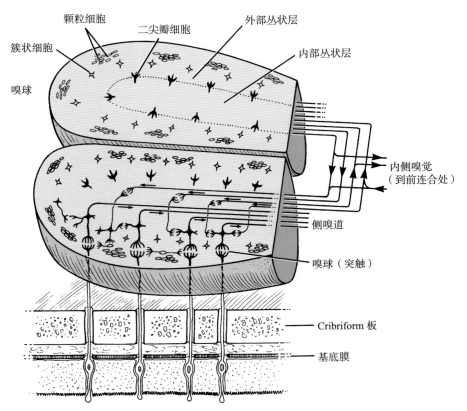

▲ 图 2-8　嗅球的结构及其相互之间的神经连接、嗅觉黏膜和大脑

输入，但它们也有其他功能，如食物摄取、温度调节、睡眠周期、视觉、记忆、听觉和味觉等。这些联系可以解释各种气味可以引起强烈回忆和情感。这些结构也可能通过传出连接影响嗅觉过程[89, 90]。

突起进入嗅球并形成嗅觉图（稍后描述）的类似嗅觉受体的组织似乎也在一定程度上出现在较高皮质区域中。在小鼠中，单一气味剂激活前梨状皮质中的不同模式。与个体小鼠中相似，暴露于不同的气味可以激活梨形皮质中不同但重叠的活动。在结构上相关的气味分子也可刺激梨状皮质产生类似活动模式。这些发现提示在皮质内有接受气味刺激的轴突投射和刺激组织[91]。

（七）常见化学感觉

三叉神经（最重要的）、舌咽神经和迷走神经的游离神经末梢为呼吸道黏膜提供了额外的化学感受[92, 93]。三叉神经对氨的烧灼和辣椒的刺痛敏感。在鼻腔中，几乎所有的气味剂都能刺激

嗅觉和三叉神经，即使没有明显的刺激感。这些脑神经的外周解剖通路早已为人所知，然而，这些脑神经相互作用的中枢连接及其与其他感觉如何联系才刚开始研究[92, 94, 95]。Cometto-Muñiz 和 Cain[96] 表明，当用氨测试时，常见的化学感受行为更像是一种总质量检测而不是浓度检测（即在给定的浓度下，感知的量值随着呈现时间的延长而增加）。三叉神经甚至可能将辛辣或化学性刺激解释为疼痛或伤害性的刺激。

（八）嗅觉传导和编码

1. 嗅觉呈现

嗅觉系统的每一层面正常发挥作用，受不同的因素控制或影响。鼻腔有狭窄的通道，表面覆盖湿黏液，并有交替的气流吹拂。亲水性嗅觉黏液对进入的嗅觉分子具有吸收性，溶解性和化学反应性的限制。一旦气味分子溶解在嗅黏液中，另一组事件就会影响它是否能与嗅觉受体细胞相互作用。可溶性结合蛋白，如气味结合蛋白，已

经在呼吸空气的脊椎动物中被描述，并且有人提出这些蛋白质增强了嗅觉物质与嗅觉受体的接触[97-101]。据说这种增强是通过结合和溶解疏水性气味分子来实现的，从而使它们在受体细胞中的浓度比空气中的浓度提高 1000～10 000 倍[102-103]。此外，这些相同的气味结合蛋白分子也可在气味传导后从受体细胞区域除去气味分子。然而，其他研究者认为哺乳动物中气味结合蛋白活动太慢而不能吸附并释放黏液中的气味物质[104, 105]。他们得出结论，气味结合蛋白的作用纯粹是假设的，气味蛋白质运输很可能与之无关。呼吸空气的脊椎动物的嗅觉系统也可能具有像单细胞和多细胞生物一样的化学传感系统[106]。因此，在气味剂与嗅觉受体细胞的纤毛接触之前，许多受体事件已经发生在嗅觉黏液中。

2. 气味受体

在哺乳动物中，通常认为气味化学信息转化为动作电位可能是由气味分子和嗅觉纤毛表面上的受体蛋白之间的特异性相互作用引起的[107, 108]。至少第一阶段气味辨别发生在初级神经元[108-111]，该过程由包含 297 个伪基因和 339 个完整受体基因（不包括上述提到的 TAAR）的大基因家族介导，该基因编码七个跨膜结构域受体蛋白[112]。人类基因组由大约 30 000 个基因组成，因此嗅觉受体成为整个基因组中最大的基因家族。

随着该转导过程穿过受体细胞膜，几种二级

信使系统有助于细胞去极化并启动动作电位。膜片钳记录显示环磷酸腺苷（cAMP）和肌醇磷酸是介导嗅觉转导的主要信号传导途径，并取决于物种和气味[109, 113]。在哺乳动物中，嗅觉受体是 G 蛋白偶联受体的成员（G_{olf}），并且这种 G 蛋白似乎大部分定位于嗅觉上皮细胞；但是，最近有证据表明嗅觉受体存在于人体其他的多种组织中，其功能未知[114, 115]。由于受体与气味结合，腺苷酸环化酶被 G_{olf} 激活并将三磷酸腺苷转化为 cAMP。然后 cAMP 与钠－钙离子通道结合并允许这些离子通过。随着更多的通道开放，细胞去极化，并产生动作电位（图 2-9）。支持 cAMP 途径的临床证据来自 1a 型假性甲状旁腺功能减退症患者，这些患者缺乏第二信使转导所需的刺激性 G_{olf}，也具有嗅觉丧失[116-118]。高剂量的气味、其他嗅觉途径（如嗅球）及其他涉及一氧化氮／环磷酸鸟苷的第二信使系统已经被确定[119, 120]。

3. 气味编码

一旦外周嗅觉受体细胞去极化，就开始向嗅球传递电信息。在鼻腔中，随着信息传递通过嗅球的嗅小球和二尖瓣／簇状细胞，一种广泛的、遗传决定的组织形式即开始出现，并变得更具特异性[111, 121, 122]。目前刚开始认识到电信息可以被编码为数千种可被识别和区分的气味剂。在 20 世纪中叶，Adrian[123-128] 根据他的电生理记录提

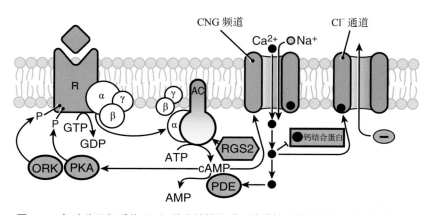

▲ 图 2-9 气味分子与受体（R）结合并转化成可传递给大脑的电信号的酶活性级联图

AC. 腺苷酸环化酶；AMP. 单磷酸腺苷；ATP. 三磷酸腺苷；cAMP. 环磷酸腺苷；CNG 通道 . 环核苷酸门控通道；GDP. 鸟苷二磷酸；GTP. 三磷酸鸟苷；ORK. 嗅觉受体激酶；P. 磷酸盐；PDE. 磷酸二酯酶；PKA. 蛋白激酶 A；RGS. G 蛋白调节剂（但是在这里作用于 AC）。箭表示刺激和抑制（反馈）途径（引自 Firestein S. How the olfactory system makes sense of scents. *Nature* 2001;413:211. Copyright 2008 by Johns Hopkins University, Art as Applied to Medicine.）

出了几种机制。综上所述，所有这些机制都可以在黏膜上产生不同的活动模式，这可以解释他从嗅球前部和后部位置观察到的不同活动模式。一种机制是各个受体对气味特异性敏感，使得进入的气味剂在黏膜表面激发不同的受体模式。第二种机制扩展了这一概念，研究表明类似敏感性的受体聚集到黏膜的特定区域，因此给每种气味剂赋予不同的空间表达。最后 Adrian 提出，每种具有不同生理化学性质（如溶解度）的气味在黏膜上的扩散具有时间和空间上的差异。后来的研究也支持 Adrian 的提议。

多年来，支持嗅觉气味图谱的证据越来越多。除了先前描述的电生理学证据外，也有来自通过辣根过氧化物酶追踪受体神经元至嗅球的解剖学证据[129]，以及通向嗅球的特异性嗅球通路对应的不同细胞黏附分子[130, 131]。然而，遗传进展有助于巩固嗅觉气味图谱的论点。现在已知小鼠的嗅上皮大致分为四个区域。每个区域包含一组不同的嗅觉受体亚型，在指定区域内连接，然后通过受体投射到嗅球复制这些区域。更令人惊奇的是，每个相同的嗅觉受体亚型的轴突在每个嗅球的少量小球会聚并形成突触。平均每只小鼠的受体 / 小球比例为 1 : 2，而人类的分布范围更广，约为 1 : 16[132]。因此，特定的气味剂可能会激活某些嗅觉受体类型，然后发送信号到特定的嗅球并产生与大脑中其他神经相似的活动类型[133-135]。无法察觉特定的气味（特异性嗅觉丧失）与丧失特定的气味受体基因有关，为气味受体的特异性提供临床证据[122, 136, 137]。

4. 中枢处理

CNS 对嗅觉编码和识别的作用机制尚不清楚。嗅觉编码可能是在离开嗅球时完成的。或者，编码可能需要通过额外的中央神经处理来完成。无论嗅觉编码的状态如何，显然 CNS 都将嗅觉信息用于多种目的。例如，其中一个目的是在能量供给方面。猴外侧下丘脑中的葡萄糖敏感细胞整合了许多来自内源和外源的化学感受输入，而来自相同区域的葡萄糖不敏感细胞区分的较少，更特异地感受化学信号以控制食物获取行为[138]。在另一种区域，脑电图记录的 α-2 功率在令人不快的气味暴露（戊酸）后增加，但在愉快的暴露（苯乙醇）后不会增加[139]。

CNS 处理和存储嗅觉信息的地方也不清楚[14, 140]。Zatorre 和 Jones-Gotman[141] 在左中央、顶叶和后脑切除后的患者中观察到嗅觉识别能力并没有下降，表明右侧大脑起主要作用。右侧顶叶和额叶病变的患者有单侧气味识别障碍支持这个结论[142]。Brand 和 Jacquot[143] 研究了皮肤电活动反应，结果显示右侧半球在处理相同数量的气味分子，以及双侧鼻腔没有差异传入的嗅觉信息中占优势。另外，Hong 及其同事[18] 通过使用 CT 扫描将嗅觉功能与鼻解剖学相关联。他们发现，大多数人在感知嗅觉信息时只使用左侧。优势手的倾向可能是这一趋势的决定因素[144]，或者优选侧可能与学习习惯有关。PET 扫描和功能磁共振成像（fMRI）已被用来观察大脑对单侧和双侧呈递气味的反应。这些研究必须制订许多控制措施，因为大多数的气味不仅仅单纯引起嗅觉，并且对侧输入气味也可以增强对三叉神经的刺激。此外，只有用力吸气动作而没有气味存在也可能会导致某些高级脑中心的活动和气味激活的其他记忆。毫无疑问，结果显示是不一致的，但往往有更多的证据表明右半球在嗅觉功能中的优势作用[145, 146]。

二、嗅觉认知

气味主要是根据经验来感知的，每个人在特定文化范围内产生自己的愉悦代码[147-149]。气味关联一旦建立起来，就难以从记忆中抹去[90, 150, 151]，即使相关的事件已经被遗忘。在一项研究中显示气味记忆至少持续 1 年，而视觉记忆仅仅持续几个月[90]。有趣的是，双侧鼻刺激有助于气味记忆，这表明单侧鼻腔阻塞的人可能形成较差的气味记忆[152]。过量食用美味食物也可以对其气味产生厌恶。同样，在食用无害食物时因其他原因而生病也可能具有相同的效果[90]。这种相同的现象在动物训练中得到有效利用，其中氯化锂（一种催吐药）与食物一起可以提供厌恶的感觉。基于以上这些原因，气味的记忆系统可能与其他记忆系统不同[152, 153]。在理解嗅觉转导和编码的分子研究方面取得了令人振奋的进展，学习和记忆也可能是"硬连线"系统。如前所述，满足特定生物需求的适应能力要求无论系统如何连线，都需要灵活性[154]。

新生婴儿是否会区分令人愉快和难闻的气味，或者嗅觉是否会影响他们对食物的享受，这是值得商榷的[90]。然而，他们可以识别具有生物学意义的嗅觉物质。在一项研究中，30名刚刚分娩的女性清洗一侧乳房，她们的新生儿被置于乳房之间，其中22个新生儿选择了没有清洗（带有气味）的乳房[155]。Macfarlane[156]发现，与陌生母亲的乳房垫相比，6～10d新生儿婴儿更喜欢自己母亲的乳房垫。其他研究表明，在3—5岁之间，气味感知在儿童对其母亲的依恋中起重要作用[100]。在2—7岁之间，儿童开始显示气味偏好，与居住在相同环境的成人气味偏好相似[157-159]。尽管如此，青春期前的儿童对特异性气味的嗅觉敏感性可能与青少年和成人的差异很大[160]。所有这些人类早期嗅觉发育的观察结果都与其他哺乳动物有相似之处。一些研究人员认为，这种嗅觉发育与嗅觉上皮和嗅球上的神经回路从出生到成人显著地生长有关[161, 162]。

信息素在整个人类动物界普遍存在，它们是由同一物种的一个成员释放并由另一个成员接收的化学物质，导致特定的行为或发育过程[163]。因此，雄性仓鼠知道雌性是否接受交配[164, 165]，蚂蚁知道同类对特定食物的搬运踪迹[166]（框2-1中列出了哺乳动物可能通过嗅觉传递的完整的信息列表[167, 168]）。寻找人类信息素的研究已经持续了很多年，人类尿液、腋窝分泌物和阴道分泌物提取的各种生物气味剂，在热门媒体上都被奉为费洛蒙。解剖学和行为学研究都支持人类通过嗅觉分子进行交流的可能性（参见前面关于犁鼻器的讨论）；然而，在得出充分结论之前需要进行双盲设计的研究[13, 169-171]。

人类生物活动常见的可以发挥化学感应管理的1个例子是月经周期同步性。Russell及其同事[172]将酒精与一名女性的腋下分泌物的混合物置于5名女性受试者的上唇皮肤上，其余6名对照女性受试者只放置酒精。在5个月的时间

框2-1　哺乳动物通过嗅觉传递信息的类型
• 年龄评估
• 预警
• 寻求关注
• 防御
• 呼救信号
• 激励方式
• 挫折
• 性别评估
• 问候
• 合群性
• 群体成员识别
• 家庭范围的识别
• 个人评价
• 疼痛迹象
• 捕食者
• 猎物
• 生殖阶段迹象
• 社会地位评估
• 物种成员识别
• 投降
• 领土标记
• 追踪标记
• 警告

From Doty RI: Odor guided behavior in mammals. *Experientia* 1986;42:257; and Mykytowycz R. The role of skin glands in mammalian communication. In Johnston JW Jr, Moulton DG, Turk A, eds: *Advances in chemoreception, vol 1: communication by chemical signals.* New York: Appleton–Century–Crofts, 1970.

内，与对照组女性相比，试验组女性与提供腋窝分泌物的女性，月经同步的趋势更具统计学意义（$P < 0.01$）。同样，Preti及其同事[173]在一组女性的上唇上应用男性腋窝提取物，并观察到促黄体激素脉冲的变化。此外，这些女性对情绪量表的反应表明紧张情绪减少且情绪明显放松。这些研究并没有区分嗅觉系统和犁鼻系统的激活，而是对人体中发生的化学感应传导系统提出争议。

如上所述，Liberles和Buck[76]已经在小鼠和人的嗅觉上皮中发现第二个气味受体家族。这些TAAR还通过G蛋白进行交流，而它们位于缺乏典型气味受体的嗅觉神经元中。这些受体可以检测小鼠尿液中各种胺，并在信息素的相关活性中具有重要作用。这就可以解释为什么人类即使缺

乏犁鼻器的中枢连接也会有类似信息素的活动。

三、嗅觉相关的刺激和检测

多年来，嗅觉功能的临床评估仅仅确定患者是否可以识别到任何气味。然而，正如这种类型的"是或否"测试在视力或听力评估中都不被接受一样，在嗅觉评估中也是不可接受的。临床实践需要定量的，可重复使用的测试记录医疗治疗过程中甚至是持续一段时间的嗅觉功能。最常测试的嗅觉主要包括阈值和识别能力两个方面。其中，识别能力与日常嗅觉功能更密切相关。

嗅觉阈值的测定是量化个体可以识别特定气味剂的最低浓度。该测试的一般形式是使用包含一系列浓度的瓶子以预定的步骤进行。由于水溶性、易识别性等特点，吡啶和正丁醇（1- 丁醇）是被最广泛使用的两种测试化学品，然而具有玫瑰气味的苯乙醇可能是更好的选择，因为它具有较低的三叉神经反应[174]。气味从最低到最高浓度依次呈现，直到受试者在给定浓度下正确识别四种气味。呈现顺序避免了如果首先使用强浓度刺激时可能发生的适应（即低浓度刺激的敏感性丧失）[175]。在测试时，呈现给受试者两个瓶子：一个有气味剂，另一个空白。要求受试者选择含有气味剂的瓶子（二选一，强制选择程序）[176, 177]。然而，在解释嗅觉检测阈值分数时应该酌量分析，因为两次测试法的可靠性结果偏低[178, 179]。

识别测试允许受试者闻到一些气味并正确命名它们。该测试是超阈值测试；也就是说，刺激呈现浓度是受试者对该气味剂敏感的阈值以上的浓度。另外，识别测试假设受试者有正常的认知能力。如果没有这种认知能力，可能导致嗅觉功能正常的人出现较低的嗅觉测试分数。这个测试的几个版本是可实施的并被广泛使用。Cain 及其同事[180]已经开发了一个识别测试，并与阈值测试一起进行管理。在这个测试中，8 种普通的家庭用品（如婴儿粉、咖啡、象牙皂）在螺旋罐中呈现给受试者。根据受试者可以正确识别多少气味进行分级。

Doty 及其同事[181, 182]已经开发出可以使用摩擦生香小册子测试嗅觉识别能力的方法，这种小册子含有 12～40 种微囊化气味剂。该商业测试是自我管理的，可以邮寄给测试对象或在检查期间使用。伴随小册子的材料允许按年龄和性别对测试结果进行百分位评分，这是已知的决定嗅觉功能的因素（参见"影响嗅觉测试的因素"）。要求受试者从四个可能答案的列表中选择正确的答案，因此有 25% 正确率。显然，任何得分远低于此的人都应该考虑是装病。小册子的便携性、刺激的新鲜感及参加测试的乐趣都有助于它的普及。

一种简单的嗅觉筛查测试可供所有临床医生使用，主要基于检测识别酒精垫气味的能力。指示患者闭上眼睛，并且打开气味垫慢慢地靠近患者的鼻子。当识别到气味时患者通知测试者，测试者测量气味垫和鼻子之间的距离，与嗅觉障碍的程度进行相关分析[183]。该测试能够区分嗅觉减退和嗅觉丧失患者，并且可以进行单侧测试。

在世界的其他地区，也进行嗅觉测试，有时会进行前面提到的测试之一，有时还会进行含有文化特色的本地设计的气味剂测试。在日本，标准测试是 T 型嗅觉测量仪，它包含 5 种不同气味，每个气味包含 8 种浓度。从这个测试中，嗅觉阈值和识别能力两者都可以被检测，并使用与听力图相似的表格记录[184]。在德国，已经开发了一种使用气味浸渍签字笔的气味剂进行识别检测和阈值测试（Sniffin 棒；Burghart Modizintechnik, Erlangen，德国）。它具有保质期长、可重复使用以及测试时间较短等优点[185]。

众所周知，气味分子从前方进入前鼻孔（鼻前刺激）或从后方通过后鼻孔（鼻后刺激）到达鼻腔嗅觉受体。Pierce 和 Halpern[186] 将这些气味剂放置在受试者的舌头上，可以分别测试到这两种刺激途径并显示它们是独立的。Heilmann 及其同事[187] 开发了一种使用口服粉末的鼻后临床检测试剂盒，Renner 及其同事[188] 开发了一种"糖果气味检测"，用来评估口服刺激时呈现的鼻后嗅觉功能。这两种不同的测试途径显示了大脑中不同的神经活动[189]，这可以解释气味感知与气味呈现途径中的差异。有了这些新知识，改进人类嗅觉的临床测试需要明确是测试鼻前嗅觉、鼻后嗅觉还是两者。

Doty 及其同事[190]回顾了九种不同的嗅觉测试，包括气味识别、辨别、检测、记忆力测试、超阈值强度和愉悦感知[191]。使用主成分分析，他们能够确定大部分这些测试测量了常见的方差来源。这一结果在临床实践中得到了证实，临床实践中很少发现嗅觉测试中的主要差异。

对于所有这些嗅觉测试，尤其是那些测量阈值的嗅觉测试，控制刺激浓度显然很重要。通常，控制或改变气味剂浓度的两种主要技术是：①将液相气味剂稀释在不同量的溶剂；②将气相气味剂与空气稀释。嗅瓶架可以设计成浓度梯度。虽然它们便于携带，但液体可能被氧化污染，或者通过氧化或蒸发改变气味浓度[191]。因此，当使用开瓶测试时，必须经常更换溶液。使用各种嗅觉计已经实现了对刺激强度的更精确控制。通过混合纯净的空气和有气味的气流，可以精确控制到达鼻子的气味浓度。虽然这些嗅觉计在控制气味刺激方面非常准确，但它们的成本和尺寸限制了它们在实验室研究中的使用。

在测试嗅觉敏感性时经常遇到的问题是许多患者将嗅觉丧失与味觉丧失混为一谈。Westerman[192]为这种评估开发了一个简单的测试，即将气味剂放在舌头上，然后要求受试者描述其味道。这个测试也可以用来识别装病者，因为很少有人知道味觉很大程度上是通过嗅觉来介导的。因此，当被问及放置在舌头上的咖啡的味道时，被蒙住眼睛的伪装嗅觉障碍者会报告苦味，将其确定为咖啡，但是当它被放置在鼻前时，则否认能通过气味识别咖啡。Laing 及其同事[193]进一步开发这些味觉 - 气味测试，研究表明人类识别味觉 - 嗅觉混合物成分的能力有限。

目前已经开发出人体嗅觉功能的电生理学测试，并可在实验室中进行。所有这些客观研究必须在温暖、潮湿的空气中准确地将气味分子输送到鼻腔[194, 195]。嗅电图（EOG）是这些测试结果的显示，通过将电极直接放置在嗅觉上皮上而获得的[196]。当气味分子刺激受体细胞时，可以看到电压的缓慢负向移动。这种现象已

经在包括人在内的多种动物中表现出来，并被认为是来自单个受体细胞的多种刺激电位的总和[26, 54, 197, 198]。尽管人类的嗅觉上皮不容易测量，一些研究人员，包括 Furukawa 及其同事[199]，已经成功地记录了这些嗅觉上皮 EOG 电位，并在嗅觉减退患者中发现电位降低与其嗅觉障碍相关。正如这些研究人员所说，EOG 提供了目前唯一可用于鉴别由嗅上皮细胞或中央嗅束引起的嗅觉障碍的电生理方法。

大脑诱发电位的测量是第二种成功应用于听觉和视觉等其他感觉系统的电生理学测试方法。在该测试中，经过多次暴露于一种气味后，记录经大脑皮层的电活动，取平均值。Kobal 和 Hummel[200]在他们的研究中心使用这个测试，成功地确定了嗅觉刺激何时到达受体并发现嗅觉刺激和三叉神经刺激之间的差异。发现部分或完全刺激三叉神经（高浓度二氧化碳、薄荷醇，乙醛）的物质诱发的最大电位振幅，被定义为化学感应诱发电位或三叉神经相关电位。完全或在很大程度上刺激嗅神经的物质（氢硫化物、香草醛）在顶叶区引起最大反应并被定义为嗅觉诱发电位或嗅觉相关电位。这种方法与气味感知的心理物理测试最相关。虽然很有前景，但这项技术需要测试技巧，并不能被每个人都使用[201]。

另一种类型的诱发脑电波活动是内源性成分，称为偶然性负变异（CNV）[202]。脑电波之所以被称为"内源性"，是因为它们的存在取决于人类的反应策略而不是刺激物本身的特征。这种方法与气味辨别的心理测试有最好的相关性。同时测量嗅觉相关电位和 CNV 时，可以对临床状态进行电生理评估[203, 204]。当两者都不存在时，就会出现嗅觉缺失。当只有 CNV 出现时，可能会出现嗅觉障碍。最后，在嗅觉减退的患者中，当呈现的气味剂刚好在识别阈值以上时，CNV 的幅度增强，但没有检测到嗅觉诱发电位。这项技术显然是一个有用的临床工具，虽然它并不普遍适用。

研究中大部分工作是通过使用 PET 和功能磁共振成像（fMRI），重点研究关注大脑中血氧水平依赖性信号。目前，这些模式在嗅觉障碍中

的临床应用虽然不能实现；然而，它们对气味感知的理解有显著贡献。这两种成像模式都是基于刺激呈现与基线水平之间大脑中的局部脑血流差异。PET 由于需要使用放射性物质而受到限制。空间分辨率较小，两个激活区域之间的差异很难被发现。另外，PET 收集数据需要的时间长，并可能会遗漏短信号。另一方面，功能性 MRI 不涉及辐射，因此可以多次扫描受试者。 fMRI 的时间分辨率也优于 PET；然而，周围骨骼和空气区域造成的局限可能会降低某些区域的信号。总的来说，这些模式增加了我们对嗅觉处理过程的理解。这似乎与三叉神经和边缘系统的激活密切相关，即使在最简单的被动感知气味的处理，这个概念解释了与嗅觉有关的即时回忆情绪。随着嗅觉处理过程的复杂性增加，用于被动感知区域（杏仁核、梨状皮质、眶额叶皮质和丘脑）以外的每个特定的嗅觉感知区域被招募[205]。

四、影响嗅觉测试的因素

（一）年龄

儿童嗅觉功能测试存在特殊问题。Cameron 和 Doty[206] 描述了一种游戏式的强迫选择测试，可以自我管理使用，并成功用于测试 4 岁以下的儿童。

另一种流行的检测嗅觉功能的方法是检测阈值法，已经用于 5—15 岁患者的强迫选择性单阶梯方法[207]，但是该检测的临床相关性尤其是在儿童中尚不清楚。Engen[90] 发现，在 4 岁以下的孩子中测试快乐偏好非常困难，因为无论问题是正面还是负面的，这些受试者都回答"是"（即"你喜欢它吗？和"你不喜欢它吗？"都产生肯定的答案）。使用快乐和悲伤面具或木偶的研究取得了更一致的结果[158, 159]。

老年人的测试通常只有在嗅觉功能严重丧失或患者出现痴呆时会产生问题。对于嗅觉功能差的人来说，测试可能是无聊、令人沮丧的，这可能导致不能充分测量真实嗅觉功能。为了测试痴呆患者的嗅觉功能，使用儿童测试是有用的。显然，如果有人严重痴呆，任何类型的互动式测试都是徒劳的。

（二）性别

在人类中，许多化学物质的平均测试结果都表明，无论是在嗅觉阈值还是识别能力方面，女性的嗅觉功能比男性更好[208]。然而，对于特定的气味剂，可能没有区别[209]。此外，月经周期影响女性的嗅觉阈值水平，在排卵期最好，在月经期最差[169, 182, 210]。影响这种结果的原因不仅仅是激素的变化，因为 Doty 及其同事[171] 在服用口服避孕药，激素水平没有变化的女性中也发现了这种现象。在动物中，嗅觉和性功能之间存在明确的关系；在小鼠中，陌生雄性的气味会阻碍怀孕[211]。

（三）适应和习惯

进入某个区域一段时间后强烈气味的感知会消失。Stuiver[212] 通过对化学品的研究，表明人类适应性反应通常发生在 1～5min 内。数据表明适应不仅发生在受体细胞水平[198, 213]，更多发生在中枢水平[212, 214, 215]。在人类中，通过一个鼻孔的持续刺激会导致两个鼻孔的适应，这是中枢适应得到支持的证据[212]。

嗅觉交叉适应是一种化学物质降低受试者对另一种化学物质的反应性和敏感性的能力。有人提出，对另一种气味剂的交叉适应效应越大，它们越有可能是相同的嗅觉处理通路[216-220]。气味剂引起受体适应的方式和程度可能不是由一种简单的机制引起，因为即使两种不同的气味剂在主观强度上匹配，它们的交叉适应效应可能是不对称的[220, 221]。例如，戊醇似乎对丙醇有很强的交叉适应效应，而丙醇对戊醇只有很小的交叉适应效应[222]。

五、临床嗅觉问题

（一）嗅觉减退和扭曲

嗅觉丧失者的生活质量较为"单调"。患者说，他们通过质地、颜色和习惯来选择食物。例如，有人说，他们必须从它的块状特征来识别酸奶。另一些人不使用香水，因为害怕过度使用。

许多人表示担心有毒气体或危险气体，事实上，大多数嗅觉丧失患者至少因这个问题而发生过一起事故。对于嗅觉丧失的人来说，烟雾报警器绝对是必需的。

与缺乏感觉输入相比，有些人对嗅觉有一种扭曲的感觉（嗅觉倒错），或者对气味持续不断的感知（幻嗅），通常是难闻的气味。这些人是痛苦的，花费大量的时间和金钱试图解决问题，但往往都没有成功。

（二）人类嗅觉的功能障碍

全美神经和交流障碍咨询中心和脑卒中委员会的交流小组报道估计，约有 200 万美国成人患有味觉和嗅觉障碍。文献列举了超过 200 种与化学感受能力变化相关的疾病 [13, 223-226]。通过既往病史、体格检查、化学感应测试和影像研究，几个化学感应中心已将大多数嗅觉丧失病例按照病因学分类（表 2-1）。以下部分将详细描述常见的病因类别。那些罕见的嗅觉错乱的患者（嗅觉倒错或幻嗅），因为感觉输入没变化，因此不包括在分类中。

（三）阻塞性鼻腔和鼻窦疾病

失嗅是由全鼻腔阻塞（如由鼻息肉、黏膜极度肿胀或鼻孔闭塞）引起的。一小段气道几乎可以支持正常的嗅觉功能。中鼻甲下部的内侧和前部决定开放的位置，或气流到达嗅裂的区域 [227, 228]。该区域可以调节到达嗅裂的气流，其解剖结构的变化明显影响嗅觉功能。因此，该区域或其上方的阻塞（包括黏膜炎症、息肉、肿瘤或鼻骨畸形）可能会降低嗅觉功能（图 2-10 和图 2-11）[229-231]。发生在鼻腔下方的阻塞，嗅觉功能似乎是正常的。众所周知，大多数由鼻息肉和慢性鼻炎引起鼻塞的患者，全身性糖皮质激素治疗会明显改善嗅觉障碍 [226, 232-234]。虽然长期全身应用类固醇治疗有许多缺点 [235]，但 1~2 周的

表 2-1　四家化学感应中心报道的嗅觉丧失谱

	Goodspeed 及其同事（1987）[244] *	Davidson 及其同事（1987）[232]	Leopold 及其同事（1987）[228]‡	Heywood 和 Costanzo（1986）[178]§
总患者（n）	441	63	198	133
病因类别（%）				
阻塞性鼻腔和鼻窦疾病	30	33	29	20
上呼吸道感染	19	32	15	17
头部创伤	9	10	19	32
衰老	0	0	8	6
先天性	0	5	8	0
毒素	1	11	3	0
混合性	14	10	8	16
特发性	26	0	10	10

*. 康涅狄格州化学感应临床研究中心，康涅狄格州法明顿

†. 化学感觉感知实验室，加州大学圣地亚哥分校

‡. 美国纽约州锡拉丘兹纽约州立大学健康科学大学临床嗅觉研究中心

§. 弗吉尼亚州里士满弗吉尼亚医学院的味觉和口味诊所

第2章　嗅觉生理学

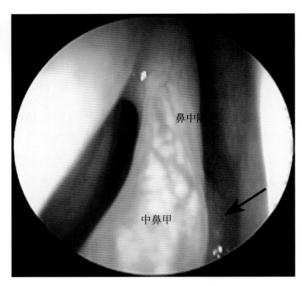

▲ 图 2-10　右侧嗅裂区域的息肉
黑箭所指为息肉

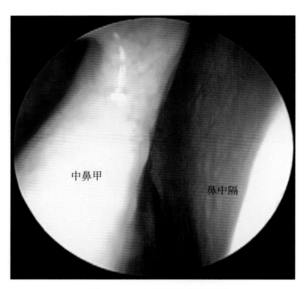

▲ 图 2-11　右嗅裂的水肿黏膜

疗程可作为鼻腔疾病的诊断试验。目前关于鼻腔通畅患者的嗅觉缺乏的病理机制尚不清楚，其嗅觉功能可以通过长期使用全身性类固醇治疗得到改善[236]。

尽管一些作者提出外伤性鼻腔畸形可引起嗅觉丧失[237-239]，但他们的报道都没有使用可重复的嗅觉测试，也没有发现由外科手术改善鼻部解剖结构后嗅觉功能的改善；因此报道的嗅觉丧失可能是由神经问题引起的。根据我们的经验，很

难识别出由外伤导致鼻部解剖结构异常的患者中是否少量的空气也不能到达嗅裂。然而，既往手术造成中鼻甲和鼻中隔之间的瘢痕可以有效地阻滞嗅区的气流。

慢性鼻-鼻窦炎患者水肿黏膜和息肉阻塞嗅裂被认为是嗅觉功能障碍的机制。这个结论可能只有部分准确。Kern[240] 分析了来自慢性鼻-鼻窦炎患者的嗅黏膜活检标本，并发现在气味识别测试中表现较差的大部分受试者中，其嗅觉上皮内存在炎症改变。这些发现表明即使嗅裂没有阻塞，炎症导致的初级神经元功能障碍也可能导致嗅觉障碍。事实上，有证据表明慢性鼻-鼻窦炎患者嗅觉受体神经元存在凋亡[241]，这可以解释有长期鼻窦炎病史的患者口服类固醇对嗅觉改善无效。肿瘤坏死因子 α 可以阻滞嗅觉上皮损伤后正常的恢复[242]。

（四）上呼吸道感染导致嗅觉丧失

许多志愿者描述，在上呼吸道感染（URI）期间，他们曾经完全失去了嗅觉。一般来说，这些嗅觉障碍是由于鼻腔气道阻塞引起的，并且当鼻腔气道再次通畅（1～3d）时，嗅觉就会恢复正常[243]。更令人担忧的是，少数患者在 URI 的其他症状好转后嗅觉功能并没有恢复。这些人包括 40—60 岁的健康人，绝大多数是女性（70%～80%）[227, 232, 244, 245]。女性占比如此大的原因尚不清楚，可能与女性往往有更多的 URI 有关[246]。这些患者嗅裂的活检标本显示嗅觉受体数量减少或完全没有[247-249]。此外，MRI 测量显示嗅球体积减小，并与嗅觉丧失的严重程度及持续时间相关[250]。这些人受到的伤害甚至可能更加严重；脱氧葡萄糖 PET 研究显示嗅觉神经元分布的梨状皮质，杏仁核和海马旁区域的代谢减退[251]。这些嗅觉丧失的患者嗅觉恢复的预后通常较差。Hendriks[245] 综合了几项关于嗅觉功能障碍患者的研究，发现无论他们是否治疗，大约 1/3 的患者能够恢复嗅觉功能。Duncan 和 Seiden[252] 检测了数年后才发生嗅觉障碍的 21 名患者，其中 2/3 的患者有轻至中度嗅觉改善。这些研究的问题在于，在 URI 治疗后，鼻腔黏液或

肿胀黏膜的阻塞可能仍然存在。如果没有鼻腔的影像学检查，就不可能确定在 URI 治疗后嗅觉功能的恢复是由于嗅裂区域水肿消退还是神经功能的恢复。

1. 头部创伤

回顾几篇以成人为主的头部创伤患者（包括轻微和重大外伤）的综述显示，报道的嗅觉丧失发生率在 5%～10%（Leigh[253]，1000 例；Hughes[254]，1800 例；Sumner[255]，1167 例；Zusho[256]，5000 例）。相比之下，儿童头部创伤后嗅觉丧失的发生率为 3.2%（短暂性丧失）和 1.2%（永久性丧失；Jacobi 及其同事[257]，741 例）。嗅觉丧失的程度通常与外伤的严重程度有关[258, 259]；大多数关于创伤后嗅觉障碍患者的研究表明，约半数患者嗅觉丧失的严重程度处于嗅觉丧失的水平[18, 183]。Fikentscher 和 Mauuller[260] 将 122 例患者中 77 例患者诊断为嗅觉丧失，也支持这种创伤后嗅觉完全丧失的倾向。嗅觉丧失的程度也部分是由颅外伤的部位决定。额部外伤最常引起嗅觉丧失，其完全嗅觉丧失的可能性是枕部外伤的 5 倍[245, 261]。创伤性嗅觉丧失通常是立即发生的，尽管在某些情况下，患者可能没有发觉，或者直到数月之后才会发现嗅觉丧失[18, 262]。根据大多数大型研究，拳击运动员经常性受到头部创伤与嗅觉丧失相关[263]。嗅觉功能恢复率低于 10%；然而，Duncan 和 Seiden[252] 发现，20 名患者中有 1/3 的患者创伤后的识别能力有中等改善。

由创伤产生的对嗅觉系统的确切损伤机制是未知的，但被认为是由于嗅觉神经在离开筛板[264] 顶部时断裂或由于嗅球或其他中央处理区域的挫伤而造成的[265]。创伤后，嗅细胞通常扭曲，固有层中轴突和轴突缠结增生，嗅球和纤毛减少[249, 266]。嗅觉神经束含有未成熟的轴突，并且发现了折返性神经瘤[48]。这些发现提示了以下情况：①创伤时嗅神经可能在筛板受到损伤；②嗅觉神经的正常反应是再生，但轴突不能形成功能性突触，因为筛板上的瘢痕形成或嗅球有不可逆的损伤；③没有与嗅球的连接，细胞不会产生纤毛。因此，如果嗅觉神经仍然存活，帮助创伤性嗅觉丧失患者的关键在于，重建嗅觉轴突与嗅球之间的联系。然而，目前还没有确切的方法来完成这项任务。

头部外伤后嗅觉系统损伤的另一个可能区域是在额叶皮质。在一项针对 40 名创伤性嗅觉丧失患者的研究中，所有患者都存在严重的职业问题[267]。这些患者大多数表现出与额叶皮质损伤有关的心理社会缺陷。同样地，Levin 等[268] 观察到在额颞部区域有创伤性血肿或挫伤的患者嗅觉识别能力受损。颅脑损伤后的眼眶额叶皮质损伤与嗅觉丧失、情感识别和情感共鸣有关[269]。

2. 老化

尽管老年人可能会有上述讨论的任何原因导致的嗅觉丧失，但他们也可能由痴呆相关疾病和衰老过程本身造成嗅觉丧失。事实上，在其他健康者身上，平衡、嗅觉和视觉的分辨能力最能区分 85 岁以上和 74 岁以下人群[270]。嗅觉识别能力在 60—70 岁人群中已经显示出急剧下降，超过一半的 65—80 岁的人表现出嗅觉明显下降[271]。这种随年龄变化的模式类似于视力和言语理解力的变化[272]。嗅觉阈值也随着年龄的增长而下降，这种影响在女性中较轻（图 2-12）[61, 181, 271, 273, 274]。Wysocki 和 Gilbert[275] 从国家地域嗅觉调查中确定嗅觉丧失的程度和速率与特定的气味相关，且因人而异。老化对嗅觉的其他影响是降低匹配幅度[271]，愉悦感的变化[275, 276] 与营养状况下降[277, 278] 和辨别日常食物中气味的能力[279, 280]。

伴随衰老的嗅觉的感知能力损失存在解剖学改变并不令人惊讶。Bhatnagar 及其同事[281] 仔细研究了 25—95 岁个体的嗅球。这些研究人员观察到 25 岁时僧帽细胞的总数为 50 935 个，后以平均每年 520 个细胞的速度线性下降。同样，25 岁时嗅球体积为 50.02mm，其后每年下降 0.19mm。除了细胞分子数量的减少之外，Liss 和 Gomez[282] 还指出，随着衰老，嗅球发生大面积变性。

至少有两种痴呆相关疾病，阿尔茨海默病和帕金森病患者常伴有嗅觉障碍。在患有这些疾病的患者中，嗅球或中央嗅皮质可能遭受了一些

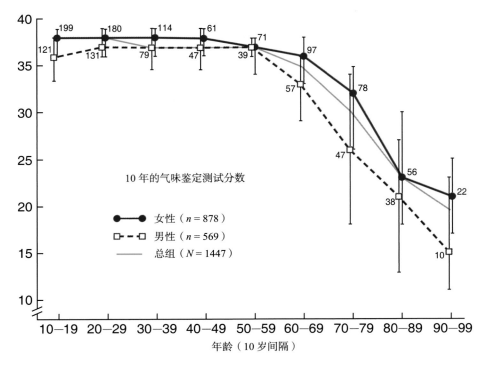

▲ 图 2-12　宾夕法尼亚大学嗅觉认同测验分数、年龄和性别在一个大型的异质性群体之间的关系

引自 Doty RL, Shaman P, Dann M. Development of the University of Pennsylvania Smell Identification Test: a standardized microencapsulated test of olfactory function. *Physiol Behav* 1984;32:489.

损伤，并且这种损害部分地导致了嗅觉识别和感知能力的丧失[283]。阿尔茨海默病的特征是大多数中央嗅觉途径中存在神经毛细血管缠结和神经炎斑[284-287]。这些缠结和斑块被认为可以解释疾病的临床症状[288, 289]。在唐氏综合征患者中也可以观察到类似的病理变化和嗅觉功能测试异常，结果表明这可能与遗传相关[290]。此外，正如 Pearson 及其同事[289] 指出的那样，嗅觉系统与大脑其他区域的微小异常形成鲜明对比。这一结果提出了嗅觉系统可能是环境因素变化导致疾病的门户[291]。Talamo 及其同事[292] 发现鼻嗅上皮异常可能为该理论提供额外的支持。另一种理论认为，嗅觉系统只是优先于其他神经系统受到攻击[293]。帕金森病患者存在许多非运动性缺陷，包括抑郁和认知功能丧失[294]。检测和识别气味能力降低是其中的一个缺陷，这种缺陷的程度与帕金森病的临床亚型相关，并可能有助于诊断[295, 296]。嗅觉变化发生在疾病的早期，已被证明与认知和运动症状无关[297]。测量

不同年龄帕金森病患者和正常患者的嗅觉功能之后，Hawkes[298] 假设嗅觉和神经损伤进展是帕金森病的开始，并在帕金森患者的嗅球和神经束中发现神经元的损伤，与疾病的持续时间密切相关[299]。由于嗅觉功能的丧失也发生在阿尔茨海默病的早期并且没有被患者注意到，临床检测中发现嗅觉功能的降低可能是这些疾病发展的重要早期信号[300]。事实上，如果患者诊断为阿尔茨海默病或帕金森病，但未检测到嗅觉下降，则应考虑不同的诊断[301]。一项有趣研究表明帕金森病患者一级亲属一生中摄入的咖啡因越少，嗅觉得分越低[302]。

3. 先天性功能障碍

先天性完全丧失嗅觉的人通常的病史是，他或她在其他方面是健康的，在 8 岁左右开始知晓朋友、父母和兄弟姐妹可以感知他或她不能感知的东西。这些人中的大多数，其他化学感受功能是完整的，因此也可以检测到辛辣、刺激性气味和味道[303]。更多的人有一个特定的敏感性丧失，

也被称为特异性的嗅觉丧失，对特定化学品或一组化学品敏感，如麝香、三甲胺（一种很难闻的气味）、氰化氢（杏仁味）、丁基硫醇盐（一种天然气添加剂）和异戊酸（一种储藏室气味）[284, 285]。

Jafek 及其同事[303] 提出，先天性嗅觉丧失的病理生理是发育后期嗅上皮或嗅球的变性或萎缩。这一理论是基于先天性嗅觉丧失患者的嗅裂区域完全缺乏外周受体或支持细胞，并且在此患者的嗅裂活检标本中发现呼吸道上皮细胞。在嗅觉测试中，这个先天性嗅觉缺失组中的个体得分等于或者略低于后天获得性嗅觉缺失组患者[232, 303]。其他病因（如头部创伤、URI）的嗅觉丧失的群体成员已被证实虽然经常出现嗅觉异常但具有少量嗅上皮细胞，所以先天性组患者的嗅觉评分在所有病因组中都是最低的，这并不奇怪。

最著名的与先天性嗅觉丧失相关的是促性激素分泌不足的性腺功能减退，并且被称为 Kallmann 综合征[304, 305]。这种障碍大致的男女发病率分别为 1/8000 和 1/40 000，大多数是散发的。定位于 X 染色体编码蛋白质 anosmin-1 的 KAL1 基因突变占病例的 11%～14%。认为 FGFR1（以前的 KAL2）基因中的一种常染色体显性突变可以解释另外 10% 的病例，并且在发育过程中发现了与促性腺激素释放激素神经元迁移有关的基因突变[306]。一些 Kallmann 综合征患者中发现嗅球的发育不全及下丘脑发育不全[307-309]。CT 成像显示 Kallmann 综合征患者筛骨异常，特别是那些携带 KAL1 突变的患者[310]。Jafek 及其同事[303] 在一名患有 Kallmann 综合征患者的嗅裂中没有发现嗅上皮，然而 Schwob 及其同事[309] 的研究发现异常的嗅上皮。Kallmann 综合征中常见的其他缺陷包括肾脏异常、隐睾症、耳聋、中线面部畸形和糖尿病。这种综合征的存在揭示了其他哺乳动物性发育与嗅觉之间的强烈关联。例如，雄性小鼠在出生后不久就被摘除嗅球，则不会出现交配行为或性发育[311-313]。

4. 毒性物质的暴露

评估嗅觉丧失及暴露于特定化学品的病史是目前用于诊断与毒性暴露相关的嗅觉丧失的临床方法。对于正在使用新化合物进行牙科治疗的牙医来说，这种嗅觉丧失可能会在几天内发生。相反，也可能需要几年的时间才能发现明显的嗅觉丧失，如暴露于福尔马林。即使是常见的物质，如香烟烟雾，也可能与嗅觉丧失有关[314]。文献中包含许多化学暴露后嗅觉丧失的报道，有些在脱离环境后嗅觉丧失是可以恢复的，有些是不可逆的[232, 315-318]。Feldman 及其同事[223] 和其他人[319] 列举了已知的与嗅觉丧失相关的药物，大部分药物是气体或气雾剂，并以呼吸气流的方式进入鼻腔。显然，必须考虑暴露的浓度和持续时间，此类职业的雇主必须了解这些因素[320, 321]。

5. 肿瘤

鼻内和颅内肿瘤均可影响嗅觉。鼻腔肿瘤最常见的是内翻性乳头状瘤、腺瘤、鳞状细胞癌和鼻腔神经胶质瘤[322]，这些鼻内肿瘤主要通过阻断嗅裂的气流来降低嗅觉功能。颅内脑膜瘤、垂体瘤和胶质瘤可以对嗅神经造成局部破坏。据估计，大约 25% 的颞叶肿瘤会引起嗅觉障碍[323]。鼻塞、鼻出血、嗅觉减退、嗅觉丧失、视觉病变或其他中枢神经系统的症状应该可以提示这些肿瘤的存在。由于对侧的功能完整，鼻内肿瘤通常不表现为嗅觉丧失。单侧嗅觉测试是诊断它们的好方法。

6. 人类免疫缺陷病毒感染

测试中发现感染人免疫缺陷病毒的患者嗅觉功能有降低。这些嗅觉减退是可变的，与 HIV 辅助 T 细胞（CD4）计数、体重、身体成分、疾病管理和饮食等健康指标无关[324-326]。

7. 癫痫

嗅觉有时与癫痫相关。据统计，嗅觉障碍发生率在 1%～30%[327]。这些嗅觉障碍通常只持续几分钟或更短时间，并且通常产生令人不愉快回忆。

8. 精神疾病

患有抑郁症、双相情感障碍和幻觉的患者可能有嗅觉障碍，但他们的嗅觉功能只有轻微下降[328]。嗅觉功能的特异性改变已在多巴胺能相关病理学中发现（如注意力/多动症、自闭症、精神分裂症、22q11 缺失综合征）[329]。尽管抑郁症患者确实有一些味觉能力的改变，但他们识别气味的能力一般是正常的 [330]。因此，这些人的嗅觉减退可能来源于 CNS，可能是因为引起抑郁症状相同的化学物质会影响边缘系统和下丘脑之间的神经联系 [331]。初始嗅觉评分较低的精神病患者表现出较差的功能结局 [332]。

Pryse-Phillips[333] 将嗅觉分为两种：①内在幻觉——患者认为气味是从他或她自己的身体散发出来的；②外在幻觉——气味似乎来自患者自身以外的来源。嗅觉障碍综合征描述了过分关注于这种轻度或不存在的气味。由于这些问题通常与体臭有关，因此这些人经常洗澡并以异常方式使用香水。在马塞尔普鲁斯特（Marcel Proust）综合征中，患者以唤起基于气味的记忆干扰他们日常生活的方式。仔细注意患者对他们所关心的问题的描述，往往意味着需要精神病转诊。

9. 嗅觉倒错和嗅幻觉

嗅觉的扭曲要比失去嗅觉更困扰患者。对于患有嗅觉倒错（吸入气味扭曲）的患者来说，学习熟悉物品的气味的新名字是困难的，并且令他们感到不安的是没有东西闻起来正常。另一方面，患有嗅幻觉的患者（在环境中没有存在气味的情况下感觉到气味）可能持续感知到令人不快的气味，如臭鸡蛋或粪便。这两种扭曲都可以是间歇性的或持续性的，可以被特定的触发因素所诱发，如强烈的气味，用力吸气和压力。扭曲也可以只存在于一个鼻孔中，简单的鼻孔阻塞可以诊断这种情况。据报道，嗅觉倒错和幻嗅伴有许多疾病，其中一些与脑或精神疾病有关，如颞叶肿瘤或癫痫发作 [225, 334]。因此，它们一直被认为是 CNS 起源的。Leopold 及其同事 [335] 的一项研究表明，一些具有幻嗅的个体可能在外周嗅觉系统中存在病变的神经元。然而，幻嗅和嗅觉倒错的病因往往与特定的 URI、头部创伤或衰老过程有关 [335, 336]。其他研究人员也注意到鼻炎患者往往有嗅觉障碍 [226, 337]。这些患有嗅觉倒错的患者中以女性偏多，通常在测试时会出现嗅觉下降 [226, 335, 338]。

10. 药物

虽然与嗅觉系统相比，药物似乎更容易影响味觉系统，但许多药物会引起嗅觉功能障碍（表

2-2）。通常在停用违规药物后嗅觉功能会恢复，但有时候这种变化是永久性的 [339]。

11. 手术

呼吸气流途径或嗅神经周围区域的改变会影响嗅觉功能。尽管既往报道过鼻中隔偏曲可以影响嗅觉功能 [340]，鼻中隔手术可改善嗅觉功能 [341, 342]，但完全阻塞鼻腔的鼻中隔畸形极为罕见。既往有报道隆鼻术后嗅觉功能的丧失。Champion [343] 回顾了 100 例隆鼻患者的记录，发现其中 20% 的人在术后 6～18 个月出现嗅觉丧失，但其中 95% 是暂时性的。本研究中未使用嗅觉测试。Goldwyn 和 Shore [344] 在鼻腔手术前后测试了 97 位患者，发现 3 位患者术后嗅觉功能下降。相反，Kimmelman [345] 在鼻腔和鼻窦手术前后测试了 93 名患者，发现 34% 的人嗅觉功能下降。这些损失可能是由手术时的神经损伤或鼻腔气道因解剖变化或瘢痕组织缩小而引起 [346]。幸运的是，鼻内镜手术的进步使手术更准确，出现嗅觉损伤的患者更少 [347]。

在进行全喉切除术的患者中，吸入的空气不从鼻腔经过，这些患者抱怨嗅觉功能下降 [348]，但当气味进入鼻腔时有些人也可以感知气味 [349]。Mozell 及其同事 [350] 和 Schwartz 及其同事 [5] 已经证明，通过将呼吸空气进行分流再次通过鼻子，喉切除术后患者的嗅觉功能可以恢复，表明嗅觉受体即使在多年后仍然是完整的和具有功能性的。持续使用动作将空气吸入鼻腔（"礼貌打哈欠"）可以成功恢复喉切除术后患者的嗅觉功能。也有研究显示 [351, 352] 嗅觉系统会迅速退化，甚至在喉切除术 6 个月后嗅球体积也会减少 [353]。

大部分嗅球区域的颅骨和颅底手术与嗅觉功能的完全丧失和永久丧失有关。然而，已开发出用于保存嗅觉的技术 [354-356]。内镜下垂体手术与术后嗅觉功能下降有关，如果使用 Hadad-Bassagasteguy 中隔黏膜瓣，则嗅觉减退可能更严重 [357]。

12. 特发性损失

经过包括许多测试的大量检查后，一些患者仍然没有发现明显的嗅觉功能障碍原因。他们通常是身体健康的年轻人或中年人。来自该类患者

表 2-2 影响味觉和嗅觉的药物

分 类	药物（S）
抗阿米巴和抗寄生虫药	甲硝唑、尼立达唑
局部麻醉药	苯佐卡因、盐酸普鲁卡因等、盐酸可卡因、盐酸丁卡因
抗胆固醇	安妥明
抗凝血药	苯茚二酮
抗组胺药	氯苯那敏马来酸盐
抗菌药	两性霉素 B、氨苄青霉素、头孢孟多、灰黄霉素、盐酸乙胺丁醇、林可霉素、柳氮磺吡啶、链霉素、四环素类、短杆菌素
抗肿瘤增殖药，包括免疫抑制药	多柔比星和甲氨蝶呤、硫唑嘌呤、卡莫司汀、长春新碱硫酸盐
抗风湿、镇痛解热、抗炎药	别嘌呤醇、秋水仙碱、金、左旋咪唑、青霉胺、保泰松、硫酸吡哆醇
防腐剂	海克替啶
抗甲状腺药物	卡比马唑、甲硫咪唑、甲硫氧嘧啶、丙硫氧嘧啶、硫氧嘧啶
牙齿清洁剂	十二烷基硫酸钠（牙膏）
利尿药和降压药	卡托普利、二氮嗪、依他尼酸
降血糖药物	格列吡嗪、苯乙双胍和衍生物
肌松药和治疗帕金森病的药物	巴氯芬、氯美扎酮、左旋多巴
阿片类药物	可待因、二氢吗啡酮盐酸盐、吗啡
精神类药物，包括抗癫痫药物	卡马西平、碳酸锂、苯妥英钠、裸盖菇碱、三氟拉嗪
拟交感神经药物	安非他明、苯甲吗啉和盐酸芬布酯复合物
血管扩张药	奥昔麻黄碱、盐酸巴美菲林
其他	单乙酸甘油酯、疱疹净、山梨醇铁、维生素 D、工业化学品（包括杀虫剂）

改编自 Schiffman SS. Taste and smell in disease (part 2). *N Engl J Med* 1983;308:1275.

的一些嗅觉活检标本显示嗅觉上皮的存在，所观察到的变化并不足以作为诊断的特征 [47, 249]。

（五）诊断评估

对于嗅觉功能障碍患者，医生可以做的最重要的事情是提供准确的诊断，关注他的困境，以及提供可能的治疗方案。获得详细的病史是非常重要的。此外，让患者评估嗅觉丧失的严重程度和发生的时间（如数天、数周或数月）可以提供有用的信息。还需要确定在嗅觉丧失时发生的事件，如创伤或 URI。系统和一般医疗状况的详细了解有助于排除药物的不良反应和疾病引起的问

题，如甲状腺功能减退等。仔细评估患者的问题可能帮助诊断出看似无关的疾病，如以前被认为有心理问题的患者合并代谢疾病 [358]。体检应特别注意鼻、口和神经系统。鼻内镜检查对评估嗅裂下方区域的鼻气道特别有用。

患有化学感受性疾病患者需要进行必要检查包括味觉和嗅觉功能 [359, 360]。一般来说，识别测试（如气味识别测试；Sensonics，Haddofield，NJ）比阈值测试在临床中更有用 [359]。嗅觉检测可用于检测鼻腔和颅内肿瘤及未知的神经损伤 [361]。单侧嗅觉丧失的患者有可能在 4～5 年内发展成双侧嗅觉丧失 [362]。鼻后嗅觉测试对于理解患者

主诉也很有用。有时患者的健康情况需要进行血液检测，如甲状腺激素水平检测，但常规血液检测没有用[244]。

如果怀疑有解剖畸形或阻塞、鼻或鼻窦疾病病史或诊断不明确，最好进行鼻腔和鼻窦 CT 冠状位扫描。冠状位 CT 扫描的另一个优点是它有助于排除颅前窝的肿瘤和畸形。该区域的 MRI 对鼻腔的骨性结构显示欠佳，但它可用于观察软组织，包括嗅裂区域[363-365]。MRI 还可以测量嗅球体积，它一般随着嗅觉损伤而减小。事实上，在 URIs 和头部创伤后嗅觉丧失的患者中，如果嗅球体积小于 40mm³，那么嗅觉很难恢复[366]。只有少数中心可以获得嗅区组织以评估嗅觉上皮细胞的状态。这些活检研究需要大量的时间和专业知识，所以被认为只是一种研究工具[47, 247, 253, 303, 367]。

（六）治疗

嗅觉障碍的治疗取决于疾病的类型和病因（图 2-13）。大多数治疗有效的嗅觉功能障碍主要是由鼻腔疾病引起的。如前所述，原因是阻塞气流进入嗅裂区域。打开空气通道同时保留嗅上皮的治疗将有助于提高嗅觉功能。包括鼻用糖皮质激素、抗生素和抗过敏等药物治疗是主要的治疗方法[368]。口服糖皮质激素在减轻鼻腔黏膜水肿方面特别有效，然而，必须权衡这种疗法的不良反应与益处[369, 370]。鼻腔疾病通常与邻近的筛窦疾病相关或可能由其引起。使用鼻内镜的功能性筛窦开放术可以使这些鼻窦恢复到健康状态，同时可开放嗅裂区域[371-375]。即使那些接受过手术的患者也可能需要长期的药物治疗来控制疾病，防止复发。

对于已经被列入其他诊断类别的还未有确切的治疗方法的病例，有一种技术可以通过每天 2 次重复接触随机选择的 4 种有气味的物质来提高嗅觉功能[376, 377]。常见的问题是完全缺乏嗅觉受体神经元（如先天性）或损伤到嗅觉神经（如创伤）。已经提出了多种治疗方法，通常使用维生素或矿物质。维生素 A 被认为是一种有效的治疗策略，因为：①它是修复上皮所必需的；②研究显示大鼠在饮食中缺乏维生素 A[378] 会出现嗅觉缺失；③哺乳动物嗅觉上皮进行的检测显示，维生素 A 含量相当高[379]。Duncan 和 Briggs[379] 在一项 56 名受试者非对照研究中，有 50 名成功使用维生素 A 恢复了部分嗅觉功能。在一项双盲、随机、安慰剂对照的临床试验中，Reden 及其同事[380] 发现口服维生素 A 并没有改善嗅觉。B 族维生素也被用于治疗嗅觉丧失，但仍未成功[379, 381]。

Mackay-Sim 和 Dreosti[382] 证明锌缺失的成年小鼠没有表现出对食物气味偏好。这一发现支持 Henkin 及其同事[383] 的研究，口服锌作为与锌缺乏相关的味觉和嗅觉丧失的治疗选择。众所周知，严重的锌缺乏症是罕见的，并且难以证实[384]。然而，偶尔也有患者的嗅觉问题随锌治疗而改善的报道[385, 386]。但是，在评估这些报道时，必须考虑到有些嗅觉障碍可自发地改善。事实上，在一项随机、双盲交叉研究中，Henkin 及其同事[261] 评估锌对 106 例有味觉和嗅觉问题患者的影响，发现锌并不比安慰剂更有效。所以锌通常不推荐用于嗅觉障碍的治疗[226]。葡萄糖酸锌作为普通感冒的治疗药物在药店就可以买到，但由于使用后出现嗅觉丧失的报道，美国食品药品管理局已将其撤下[387]。

Henkin 及其同事[261] 也提出氨茶碱可用于治疗嗅觉丧失和嗅觉减退的患者。这个建议是基于观察到 cAMP 在嗅觉反应的转导中起作用。不幸的是，进一步研究支持其使用的数据是不考虑的。对于在 URI 后失去嗅觉功能的患者，已经建议使用抗生素如米诺环素（一种抗细胞凋亡药）进行治疗。然而，一项随机、前瞻性、双盲安慰剂试验显示，55 名患者接受该疗法后未能显示任何疗效[388]。

一旦患者被确诊为嗅觉缺失，而我们没有任何治疗方法，他们应该了解还有其他人也有类似的缺陷。因为嗅觉在食物的品尝中起着重要的作用，这些患者应该被告知通过可能的方法改善食物和调味品的多样性，以增强感官模式（如强调口味、颜色、质地、黏度和食物的"口感"）。开始进行嗅觉训练可能会促进轻微改善。应设法确保与这些患者生活在一起的嗅觉正常的人了解这个问题，并可依靠他们自愿提供必须关注的有关

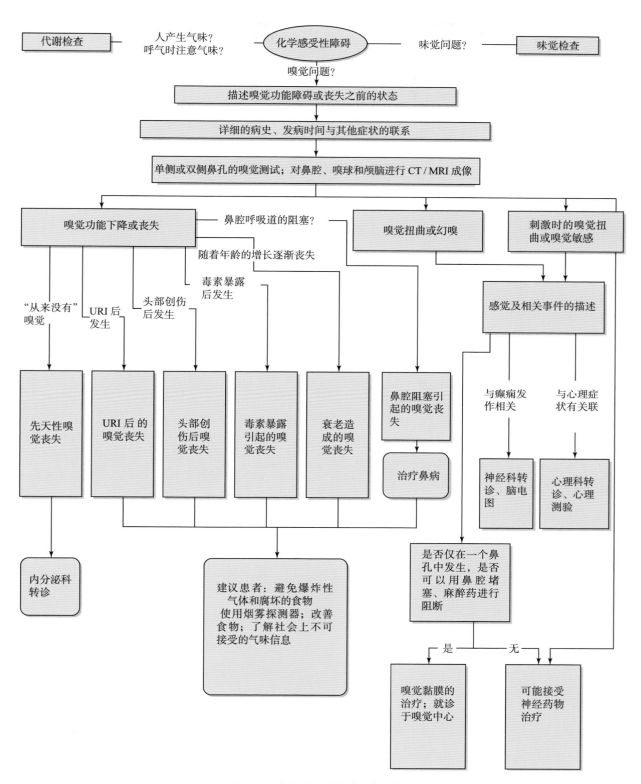

▲ 图 2-13　如何管理嗅觉障碍患者的演示

CT. 计算机断层扫描；MRI. 磁共振成像；URI. 上呼吸道感染

气味的信息。同样，对于嗅觉障碍的个人来说，烟雾和火灾探测器是必须的，独自生活的嗅觉丧失者应在气味方面征求朋友的帮助。天然气和液化石油气的危险可以通过改用电器和非爆炸加热或冷却燃料来避免[389]。

幻嗅症的治疗方法很多。一种简单有效而安全的疗法是让患者在受影响的鼻孔中滴入四滴鼻用盐水，并取头部向下和向前的体位。这很可能通过堵塞上呼吸道产生效果，并重现了许多患者哭闹或过度流泪可以改善幻嗅的现象。在欧洲，Zilstorff[390] 和 Fikentscher 和 Rasinski[336] 直接在嗅黏膜上使用局部盐酸可卡因；然而，需要多次治疗，其他临床医生无法重复他们的结果[226]。另外，我们中的一个 (DAL) 记录了一位患者在数年的时间里每天使用这种疗法后嗅觉功能完全丧失的情况。神经外科医生通过开颅手术进行嗅球切除术，以减轻幻嗅[391, 392]。虽然接受过这种手术的患者很高兴能够摆脱他们的幻嗅，但他们手术侧的嗅觉完全丧失。如果双侧都行手术治疗，那么患者将完全丧失嗅觉。Leopold 及其同事[335, 338] 通过去除筛板下侧的嗅觉上皮来成功治疗嗅错觉。这种疗法的好处似乎是，某些人的嗅觉功能不会出现不可逆转地破坏。这种手术难度较高，可能需要修复脑脊液渗漏。

六、概要

虽然嗅觉的基本机制仍在探索中，但已经掌握的知识为进一步的研究奠定了坚实的基础。气味传递到受体的过程因人而异，这可能是对上鼻腔解剖学差异的适应。受体在整个成年期都会再生，但为什么这个过程在头部创伤后不能继续？嗅觉系统如何区分人类接触到的成千上万种气味？阿尔茨海默病和帕金森病的嗅觉丧失与病情进展有什么关系？这些问题及其他许多问题的答案正在探索中。通过对嗅觉障碍患者的评估和诊断，对嗅觉系统有了更好的了解，并在这个过程中帮助这些患者。

有关参考的完整列表，请访问 expertconsult.com。

推 荐 阅 读

Doty RL, editor: *Handbook of olfaction and gustation,* ed 2, New York, 2003, Marcel Dekker.

Doty RL: Office procedures for quantitative assessment of olfactory function. *Am J Rhinol* 21 (4): 460–473, 2007.

Doty RL, Mishra A: Olfaction and its alteration by nasal obstruction, rhinitis, and rhinosinusitis. *Laryngoscope* 111: 409–423, 2001.

Heilmann S, Huettenbrink KB, Hummel T: Local and systemic administration of corticosteroids in the treatment of olfactory loss. *Am J Rhinol* 18: 29–33, 2004.

Reed RR: After the holy grail: establishing a molecular basis for mammalian olfaction. *Cell* 116: 329–336, 2004.

鼻功能的客观评估
Objective Assessment of Nasal Function

John Pallanch Mark Jorissen 著

于 亮 陈爱平 译

第3章

要点

1. 纤毛活动引起气道中黏液的运输，这是呼吸道的基本防御机制。

2. 先天性黏膜纤毛运输障碍是由于纤毛功能障碍，如原发性纤毛运动障碍（PCD）或由于囊性纤维化导致呼吸道分泌物黏度增加。

3. 可以通过使用糖精和（或）颜色测试或通过放射性同位素转运测试和通过测量体外纤毛活性来测量体内黏液纤毛运输。

4. 发现 PCD 患者鼻腔一氧化氮降低 10 倍，但不能用于排除或诊断 PCD。

5. 这些测试诊断遗传异常都不是绝对可靠的。

6. 具有去纤维化和纤毛上皮再分化的序列单层悬浮细胞培养提高了 PCD 诊断的可靠性。

7. 在最佳的鼻呼吸期间，空气会通过最大的鼻黏膜接触面积，来增湿、清洁和升温，但没有呼吸困难的感觉。

8. 正常生理现象（如鼻周期）的意识增强或躺下时鼻塞增加可能意味着存在鼻塞。

9. 鼻测压计和鼻腔流量计都可测量鼻腔流量。鼻测压法同时测量经鼻压力，可以计算鼻腔阻力（压力/流量）。

10. 对于鼻腔两侧相同的指定鼻腔压力，可以增加鼻腔的右侧和左侧的流量以获得用于该压力的全部鼻腔气流。

11. 如果压力在 x 轴上，而流量在 y 轴上，则曲线与压力轴越接近，压力/流量比（阻力）越大。因此，代表气道阻塞的曲线比阻塞较少的气道的曲线更接近压力轴。

12. 受阻人群与无症状人群客观检测结果的差异明显；然而，这两组气道值之间的重叠是显著的。

13. 发生症状性梗阻的气道阻力并不是某个人群阈值的建立。相反，是一个个的单个阈值的建立，且变化明显因人而异。

14. 有些人的气流受体活性可能降低较少；因此即使气道不受限制，他们也可能感觉鼻腔气流不足。如果是这样的话，通过旨在增加鼻腔气道空间的治疗来帮助患者改善症状的可能性就小了。

15. 气道检测结果与症状不符的患者正是那些检测可能有重大益处的患者，因为这增加了现有症状以外的其他发现。

16. 同时行评估症状、鼻腔检查和客观检查是应用鼻气道客观检查的关键因素。

17. 鼻气道的客观测试可以帮助评估患有鼻塞的患者，并且可以对患有过敏性鼻炎或在睡眠期间鼻气流障碍的患者提供关于药物治疗或手术治疗有效性的进一步信息。

一、客观评估

为什么要进行鼻功能的客观评估？

评估鼻腔功能的客观参数允许测量治疗干预、疾病、创伤或任何改变鼻腔或鼻窦状态的事件的变化。尽管症状、检查和生活质量工具的度量标准已被广泛用于评估鼻部疾病的药物或手术治疗的变化，但结果的评估都有一个主观成分，可能会增加数据中的潜在影响因素，从而可能掩盖真实信息，医生正在努力研究避免类似问题。

本章包括第 1 章和第 2 章所述的嗅觉和过敏 / 免疫功能以外的鼻功能客观评估。它包括评估黏液纤毛功能，一氧化氮水平，鼻呼吸功能和鼻气道尺寸。

二、微生物的运输和功能

健康的气道表面衬有纤毛上皮细胞，覆盖有由纤毛层和黏液层组成的气道表面液体。低黏度纤毛层近似于纤毛的高度，为纤毛跳动提供了最佳环境[1]。顶端的保护性黏液层是杯状细胞和黏膜下腺的分泌物。它是由水、碳水化合物、蛋白质和脂质组成的不均匀黏合性弹性凝胶。这种黏液层可以吸入空气中的灰尘、过敏原、有毒物质、细菌和病毒等异物。黏液通过黏膜纤毛清除，从呼吸道进入咽部，在那里通过咳嗽吞咽或排出。呼吸道黏液纤毛清除是由呼吸道上皮中纤毛细胞的协调摆动所驱动的。黏液向咽部的永久清除是上呼吸道和下呼吸道中最重要的防御机制。先天性黏膜纤毛运动疾病（MCT），包括由于纤毛功能障碍导致的原发性纤毛运动障碍（PCD），以及由于呼吸道分泌物年度增加导致的囊性纤维化。另外，由于炎症，感染和接触纤毛毒性剂，导致 MCT 而频繁受损。

可以通过在体内记录和测量体外纤毛活性来研究 MCT。基于鼻腔纤毛动力的方法诊断 PCD 的方法，往往受到获得性异常缺陷的存在而受阻，如继发性纤毛运动障碍。

（一）测量黏膜纤毛运输

1. 体内运输测试

MCT 率可以通过使用糖精测试[2, 3]或放射性同位素技术在体内测量[4]。如果 MCT 活性可以用这些方法之一进行验证，则认为排除了 PCD 的诊断。一个异常的结果当然不能被视为这种疾病的证据，相反，它只需要进一步排除。

(1) 糖精测试：在糖精测试中，将糖精颗粒放置在下鼻甲上，测量患者尝到糖精之前需要的时间。指导患者每分钟至少吞咽一次，并且可以通过咽中的蓝色来验证咽中糖精的外观。用这种技术，正常黏膜纤毛运输时间的平均值约 10min。30min 的黏膜纤毛运输时间仍然是正常的。如果运输时间超过 30min，则认为测试异常。对于这项测试，需要个人的合作，因为受试者必须报告甜味。也禁止嗅、打喷嚏和擤鼻，因为这可能会影响糖精粒子的位置；这限制了儿童使用该测试。糖精必须置于呼吸（纤毛）上皮上，否则将无法转运。

最常见的是将颜色（亚甲蓝、靛蓝、木炭）加入到糖精中作为视觉对照。重复检查将允许验证颗粒的运输并将咽部颜色的外观与甜味的感觉进行比较。

当与鼻内镜结合使用时，可以遵循有色颗粒来评估运输模式。该技术也可用于跟踪和研究（上颌）窦内的通路。

(2) 放射性测试：当微量放射性标记的 ^{99m}Tc 白蛋白胶体颗粒[4]置于下鼻甲或鼻中隔时，可用 γ 相机跟踪迁移。通常，在 30min 内大部分放射性将从鼻腔消失。可以计算留在鼻腔中的放射性百分比，并且在矢状图中可以测量斑点的迁移。已经表明，如果放射性的剂量足够低，残留的颗粒不会对鼻腔产生影响。与糖精测试相比，此测试不受嗅觉的影响。正常的测试结果被认为是 PCD 的排除标准。如果颗粒移动不足，需要进一步检测，因为运动障碍可能是由于上呼吸道感染或 PCD 引起的。此外，高达 25% 的继发性纤毛运动障碍患者及对照组中，未发现示踪剂的迁移。

Marthin 及其同事[5]研究了一种替代方法，即肺部放射性溶胶黏膜纤毛清除技术，该技术对

PCD 具有更高的特异性，因为下呼吸道继发性运动障碍的发生率较低。放射性标记的 ^{99m}Tc 白蛋白运输试验比糖精试验更可靠，但它需要昂贵的设备，只能在专门的中心进行。

2. 体外运输测试

在相差显微镜下可以检查生物材料或拉丝材料是否存在纤毛。真正的运动，例如流体内细胞团或细胞片的迁移和旋转及颗粒在纤毛内衬流体内的运动是存在协调的纤毛活动的标准。在存在纤毛活动的情况下没有这些元素被记录为"不协调的纤毛活动"。应始终检查是否存在纤毛。

（二）体内纤毛清除功能测试

1. 体内

激光散射光谱学提供了一种改进的、精确的且简单的方法来研究纤毛活动。来自激光束的光线射向纤毛表面，并且由于多普勒效应，从纤毛移动返回的散射光具有由纤毛反射表面的移动引起的改变的频率和相位。可以用光电倍增管检测散射光，并且可以分析其强度波动的光谱结构，以提供有关纤毛运动频率和同步的定量信息[6]。其他用于测量体内纤毛活性的技术正在开发中。

2. 体外

可以评估从中鼻甲下缘或下鼻甲取出的鼻腔或活组织检查样品的体外刷毛的纤毛协调性运动和纤毛运动频率（CBF）。使用显微镜测光，可以从光散射的快速傅立叶变换分析推导出[7]CBF。正常 CBF 值取决于温度，并且正常值在室温下为 8Hz 左右，在 37℃下为 12Hz 左右。

高速摄像机（≤ 500Hz）的引入创造了新的可能性[8, 9]：可以完成纤毛运动模式分析，也可以测量纤毛运动周期的振幅、程度和速度。此外，还可以通过现场分析测量整个纤毛细胞区域的纤毛协调性[10]。

CBF 仅用于临床，临床医生应该认识到 CBF 和 MCT 之间没有很强的相关性[11]。

（三）其他测试

1. 鼻腔一氧化氮

发现 PCD 患者的鼻腔一氧化氮（nNO）低于对照组患者，且 nNO 可用作 PCD 诊断的简单筛选试验；这是一种无创性技术，但由于需要患者的协作（呼吸保持稳定的高原测量），所以几乎不可能用于年龄小于 5 岁的患者。nNO 的测量不能用于排除或证明 PCD，因为正常值可以在 PCD 中观察到，并且低值可能由其他因素引起，如阻塞[12-15]。

2. 遗传分析

诊断 PCD 仍然具有挑战性。分子诊断涉及费时的组织培养，纤毛跳运动测量和（或）微管结构的电子显微镜检查。

PCD 的诊断在基因水平上也具有挑战性。PCD 是一种常染色体隐性疾病。不同基因的突变可导致 PCD，并且从遗传角度看，该疾病非常不均一。到目前为止，已经有 12 种基因：DNAI1、DNAI2、DNAH5、DNAH11、NME8、DNAAF1、DNAAF2、RSPH4A、RSPH9、CCDC39、CCDC40 和 DNAL1 会导致 PCD。然而，它们只解释了一部分 PCD 患者的疾病[16]。纤毛轴索由超过 250 种蛋白质组成[17]，并且其每个基因中的突变均可导致 PCD[18]。当使用 Sanger 测序方法对基因的突变热点区域（已知参与 PCD 的那些）进行测序时，发现了突变中其中一些情况。在剩下的情况下，突变仍然可以位于这些基因的突变热点区域之外，甚至在其他基因中。

由于 PCD 中涉及大分子量基因，并且由于涉及多个基因，因此使用 Sanger 测序方法对 PCD 突变进行测序患者太费时且太昂贵。因此，下一代全外显子测序是识别 PCD 基因突变的有力工具，并且在临床诊断中具有相当大的潜力[19]。

未来，更好的筛查测试可能会变得可用，或通过基因筛查进行诊断成为可能。新一代测序是诊断领域的后起之秀。在世界范围内，正在进行进一步的研究以鉴定候选基因并在这些基因中检测致病突变。早期诊断 PCD 可能有助于预防进展为支气管扩张的不可逆肺损伤。

3. 细胞培养

活组织检查的上皮细胞可以在体外培养。在生长阶段，上皮细胞会去分化，纤毛会完全消失。然后可以使用顺序单层悬浮培养系统使上皮细胞再生成纤毛细胞[20]（图 3-1 和图 3-2）。这

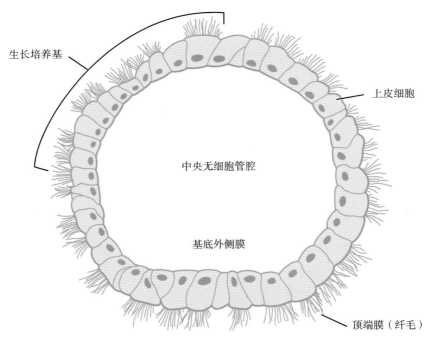

图中标注：
- 生长培养基
- 上皮细胞
- 中央无细胞管腔
- 基底外侧膜
- 顶端膜（纤毛）

▲ 图 3-1 悬浮培养中球体的示意图

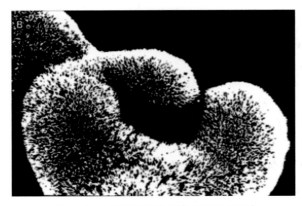

▲ 图 3-2 6 周后悬浮液扫描电子显微照片

些新形成的纤毛不表达后天的异常，但遗传异常（PCD）可在培养系统中表达[21]。由于功能异常也明显，该培养物可用于诊断 PCD[22]。通过使用经典的透射电子显微镜观察活体材料，很容易遗漏具有正常超微结构的 PCD[23]。通过将细胞置于气液界面培养系统中也可实现体外纤毛形成[24]。

三、鼻腔呼吸道的客观检测

（一）概述

在正常的鼻腔呼吸期间，空气通过鼻孔上方的鼻黏膜进入鼻咽部，伴随着加温、加湿、过滤和空气净化。这些功能受到环境变化、正常生理反射、正常解剖变异和病理状态的影响。在本节中，我们将讨论可用于评估鼻腔呼吸道大小和呼吸功能的客观措施。因为这些测试是用于鼻塞症状的患者，我们将首先讨论与这种症状相关的生理和解剖结构。

（二）生理学：鼻腔阻塞或通畅的感知

尽管无限制性鼻呼吸的感觉是可能受气流以外其他因素影响的复杂现象，但是已经发现鼻阻力与鼻阻塞症状之间的总体相关性[25-29]。但是，通过暴露于芳香物质如薄荷醇、樟脑或桉油醇而增加鼻腔通畅性并不会降低抵抗力[30-32]，这些挥发性油通过提高它们相应的温度来增加冷感受器的敏感性。由于萎缩性鼻炎中黏膜的改变，人们也可能具有鼻腔通畅性降低而抵抗力却不会增加。医生的目标是治疗患者，改善患者的生活质量，帮助患者寻找最有可能获得帮助的治疗干预措施。许多治疗干预旨在增加鼻气道的大小。任何可以帮助确保患者感觉障碍与气道大小减小相关的其他数据可以使医生在治疗患者时获得更大的成功机会。客观测试可以提供这样的信息。

而在鼻腔周期中会出现"正常"的气流变化，有时还会出现阻塞感觉[33]。在正常的鼻腔呼吸过程中，相比另一侧，鼻腔的一侧通常会受到更多的阻塞，这种鼻甲的周期性充血是鼻腔正常生理功能的一部分，可使空气升温和加湿。无论鼻周期的原因是什么，它使我们在正常呼吸期间至少有一个相对于另一个的"休息"鼻孔。在大多数人中，这些周期持续 2～4h，但对于一些人来说，周期可能不规则[34]、缩短、拉长、缺席或两侧同时阻塞或打开。鼻腔的另一个正常反应是于运动过程中出现的与脉搏增快有关的"鼻腔开放"[35]。当人躺下时，鼻腔变得更加不通畅也是正常的[36]。当一个人侧卧位时，从属侧出现相对不通畅是正常的[37, 38]。鼻气道客观测试的一个有价值的应用是研究这些正常现象。虽然经历这些现象是正常的，但意识到这些现象可能是鼻阻塞影响舒适呼吸感觉的提示。

与鼻通畅有关的解剖学

为了达到最佳的鼻呼吸，鼻腔空间的变化会使进入鼻腔的空气接触最大面积的鼻黏膜，从而可增湿、清洁和变暖，但没有呼吸困难的感觉。鼻甲和侧壁黏膜与鼻中隔的相对位置可以促进或干扰气道。被认为最影响气道部分的是瓣膜区域（鼻阈区），其具有最小横截面积（CSA）。使用鼻测压和塑料导管通过鼻子，Bridger 和 Proctor[39] 发现，阻力高处，不是一个孤立的最高阻力点，而是整个瓣膜区域。使用类似的方法，Haight 和 Cole[40] 发现，在最初几个毫米的骨腔中，下鼻甲骨前端最大的阻力下降。Hirschberg 及其同事[41] 将这项研究扩展到了一个更大的受试者群体，发现在去除充血之前，鼻子最受限制的部分（阻力的 78%）位于前 4cm，阻力的 56% 位于前 2cm；在消减后，最大的阻力（88%）在前 2cm。

鼻阈区由柔性和可移动及刚性部件组成。这给了瓣膜区域一个动态的特征[42]。任何尺寸的变化都会改变 CSA，因此可能会以指数形式影响气道阻力。因此，在行客观测试或检查鼻气道时，这些结构的变化增强了鼻腔前部结构的潜在问题。

（三）鼻腔的客观评估方法

用于评估鼻呼吸的最常用指标是患者对其症状的主观评估及由患者的鼻内解剖结构的医生通过头灯或内镜进行的主观评估[25, 43-46]。Stewart 及其同事[47] 开发了 NOSE（鼻阻塞症状评估）量表作为评估阻塞性鼻症状的标准化工具，并且医生的检查已经显示与患者对症状的评估不一致[48]。

客观测量影响鼻呼吸的物理参数是本章其余部分的重点。客观评估可以包括鼻内解剖结构的测量，包括 CSA、体积和立体（3D）形状或通过鼻腔测量气流性质，包括鼻腔压力和气流。虽然他们不包括没有造成鼻阻塞的结构或客观限制的患者，Van Spronsen 及其同事[49] 建议使用"分级建议评估、开发和评估"系统来评估不同工具评估鼻阻塞是否存在及严重程度能力的研究。他们建议将患者对症状的主观评分评定为仅能有效反映鼻塞的存在，尽管这对评级的严重程度有帮助；鼻内镜检查和超声学鼻测量术被认为对评估梗阻严重程度的作用不大，虽然它们可用于评估梗阻的存在。然而，这些作者认为鼻测压和鼻吸气峰流量（PNIF）对于反映梗阻的存在和严重程度是有利的。

由于鼻腔两侧存在气压差，气流经过鼻腔时，由较高压力区域流向较低压力区域。尽管鼻子外部的压力相对恒定，但鼻咽部的压力随着胸部的呼吸运动而变化。这种变化会在鼻子上产生一个压力差——经鼻压力，气流随着在呼吸的不同阶段在鼻子来回流动。

鼻测压计和鼻腔流量计都可测量鼻腔流量。鼻测压法也测量经鼻压力并允许计算鼻阻力（压力／流量）。在 20 世纪 80 年代早期，首次报道的声学鼻测量出现了。由于其相对便捷性，声学鼻测量法成为客观气道评估更为广泛的方法之一。

1. 鼻腔气流峰值的测量

现有的最大呼气流量计已被用于评估鼻腔气道，结果与鼻腔阻力[50]相关，但有时可能不太可靠[51]。

该设备最常用的用途是作为鼻吸气流速

计，[52] 因为它是一种测量简单，需要最简单的设备[53]。且已发现其标准值[54-57]，然而，医生仍有兴趣使用该设备来追踪过敏性鼻炎患者[58]。

在儿童中，PNIF 的测量具有依赖于儿童的合作程度及观察者的主观判断[59]，结果是变化的[60, 61]，如果阀门在高流量下出现障碍，结果会受到影响[62]。

鼻测压法是同时测量经鼻压力和气流。发现 PNIF 的测量比用于检测组胺激发组（n=14）的鼻通畅性变化的声学鼻测量法或鼻测压法更敏感[63]，但它比鼻测压法，在对苄唑啉的激发测试的敏感度弱一点[64, 65]。使用便携式鼻式肺活量计进行的测量显示，与检测鼻周期的鼻测压法相关性良好[66]。

2. 同时测量经鼻压力和气流：鼻压测量

（1）设备：已经开发了各种类型的设备用于执行经鼻腔压力和气流的测量。通常，将面罩连接到可测量经鼻压力和流量的装置上，并将其连接到计算机。硅橡胶管（Dow Corning，Midland MI）随设备一起提供，制造商应提供胶带来源以将管连接到鼻孔以进行压力检测。气道检测的电脑化可以同时存储、计算、分析和打印检测结果[67, 68]目前的鼻测压计制造商可以随时间变化并在互联网上列出。

（2）鼻测压技术：在进行测试之前，应按照制造商的建议对设备进行精确校准。主动前鼻测压法是最常用的测量方法，并且是国际鼻诊测量标准化委员会推荐的方法[69-71]。主动方法将患者自己的呼吸力作为压力和流量的来源；被动方法现在很少使用，它可以提供来自外部的气流。图3-3 提供了对前鼻罩鼻测压法的描述。

对于儿童，可以使用较小的面罩，但测试的方式与成人相同。对于卧位时主诉鼻阻塞的患者，可以在卧位，右卧位和左卧位进行额外的研究，最好在试验前定位后进行适当的延迟。对于疑似过敏性鼻炎患者，可以进行鼻激发试验。

鼻压测量中的经鼻压力测量：前后鼻测压法。必须在鼻子的前部和后部测量鼻子两侧的压力，以确定鼻腔压力差。目前正在使用三种经鼻压力检测方法：前鼻测压法；后（经口）鼻测压法；鼻后鼻孔测压法[72]。这三种方法的主要区别在于鼻子后部的压力检测器的位置。在前面方法中，将其置于未测试鼻孔的开口处（图3-3 和图3-4）。在后面的方法中，压力检测器被置于口内或靠近口咽后部（图3-5）。对于鼻后技术[72]，将管通过其中一个鼻孔置于后鼻孔中（图3-6）。该管连接到压力测量设备，该设备允许计算机在患者呼吸时记录经鼻压力。

一般来说，前鼻测压法是最广泛使用的临床工具[73]，因为它很容易执行。前鼻和鼻窦方法不需要患者的努力或合作，并且鼻前方法不需要鼻子或嘴内的管。前方法的局限性在于，它不能用于测量患有鼻中隔穿孔的患者的鼻气道。相反，对于后部方法，必须对患者进行正确的舌头和腭定位训练，以保持口咽部和鼻咽部的张开状态，以便进行该技术；已经显示15%的患者无法做到这一点[72]。

鼻测压法中鼻气流的测量。鼻腔气流最好通过使用足够大的面罩来测量，以免扭曲鼻外结构。鼻腔气流通过附着在面罩正面的装置测量（图3-3），将流量读数发送到计算机。喷嘴也可以使用，但它具有更大的电位以扭曲鼻腔结构。

体积描记是另一种评估气流的方法。患者坐在头部容积位移体积描记设备中，该设备通过测量在呼吸期间从体积描记器排出的空气量来检测胸腔容积的变化。该呼吸容积变化对应于鼻腔气流；因此，不需要掩模。这种评估的优点是可以在测试过程中对鼻子进行检测，这对研究很有用；然而，身体体积描记法便携性较差。

鼻压测量中的单侧和双侧测量。为了测量鼻腔总气道，可以通过后鼻测压法同时测量鼻腔的两侧，或者可以从单侧测量。前鼻测压法不允许直接测量总气道，因为鼻子的一侧堵塞以进行压力检测。因此，采用前面方法时，鼻腔气道总压力 - 流量曲线上任意点的鼻腔总气道值由两次单侧测量计算得出。通过平行的鼻腔气道，对于鼻子两侧相同的给定压力，可以增加鼻子的右侧和左侧的流量以产生用于该压力的总鼻腔气流（图3-7）。

（3）报告结果：通常，同时显示压力流量曲

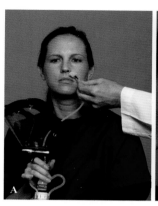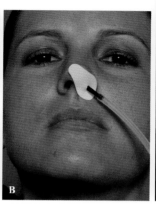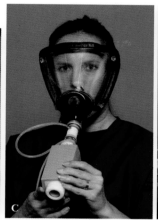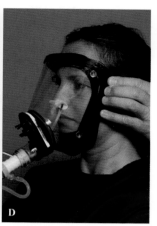

▲ 图 3-3　前鼻测压技术

检查面罩贴合面部后，患者正坐手握面具。首先测试右鼻通气道。带有压力管的胶带被应用到左侧（未测试的）鼻孔（A），鼻咽压力检测（B）。然后将面罩放在患者的脸上，检查压力管是否扭结（C），并且面罩密封无泄漏（D）

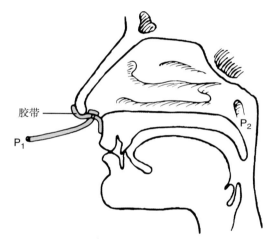

▲ 图 3-4　前鼻压测量法放置压力管。胶带阻塞一侧的鼻孔；该侧用作管道的延伸部分，使得管端（P_1）处的压力等于鼻咽中的压力（P_2）

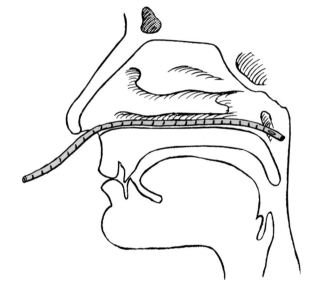

▲ 图 3-6　压力管道的安置为后端鼻测压

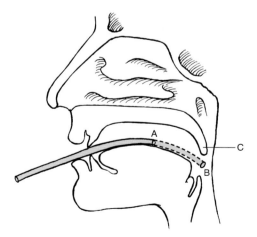

▲ 图 3-5　放置压力管用于后鼻测压

A 处和 B 处一样工作，避免刺激舌根。软腭（C）应该放松

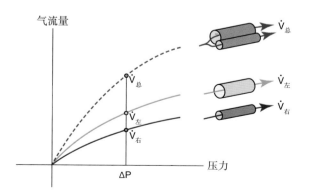

▲ 图 3-7　在给定的经鼻压力（x 轴）下计算鼻腔总气流量

$\dot{V}$ = 流量；$\dot{V}_总 = \dot{V}_右 + \dot{V}_左$

线，以便在测试过程中检测并纠正面罩泄漏或其他数据采集问题。在收集压力和流量数据后，可以从存储在计算机中的这些数据计算各种参数。报道的最常见结果是鼻阻力、压力与流量的比率，有时缩写为 NAR 或 Rn。

鼻翼测压法标准化国际委员会[69-71]建议鼻血压测量值用 SI 单位表示，压力用帕斯卡（Pa）表示，流量用 cm^3/s（100Pa=1.0cm H_2O 表示；1000cm^3/s=1L/s。以 Pa/（$cm^3 \cdot s$）[0.1Pa/（$cm^3 \cdot s$）=1cm H_2O/（L·s）] 报告鼻阻力。

检查压力流量曲线。评估数据的一种方法是检查压力流量曲线（图3-8）。如果经鼻压力增加引起的流量增加总是相同的比例，鼻腔压力流量图将是一条直线。实际上，曲线通常呈 S 形弯曲，并且曲率的大小在不同患者的压力 – 流量曲线之间可能会有所不同。在单个流量下向远端弯

曲曲线可能代表来自气道限制的流量限制，如瓣膜面积的塌陷。以高分辨率观察数据，Vogt 及其同事[29]指出，为了获得吸气期，加速肢体追踪的路径与追踪减速的路径不同。同样，对于呼气期，由加速肢体追踪的路径与为减速追踪的路径不同。

气道阻塞越多，产生气流所需的压力就越大。显示压力流量曲线的公认标准是在 x 轴上绘制压力并在 y 轴上绘制流量。采用这种安排，压力/流量比（阻力）越大，曲线越靠近压力轴（图3-9）。因此代表气道阻塞的曲线将更接近压力轴。

报告鼻测量参数。所有参数都不相同，有些参数很重要。报告压力/流量比的常用点是对应于 150Pa 压力的流量。对于一些现象达到 150Pa或甚至 100Pa 的指定压力而言，通气量的主动性增加可能是必需的（图3-10a）[74, 75]。

检测设定好半径处的阻力的方法（图3-10c）在一些国家也很受欢迎[76]。1984 年，国际标准委员会[69, 77]指定流量为 150Pa 或阻力为半径 2，作为报告结果的标准选项。另一个重要参数是峰值（最大）压力和流动点处的阻力[25]，称为最大阻力，或者如 Vogt[29]所称的那样，是"顶点阻力"。该方法的一个优点是可以得到一个结果对于所有患者都可以获得，因为在压力流量曲线上

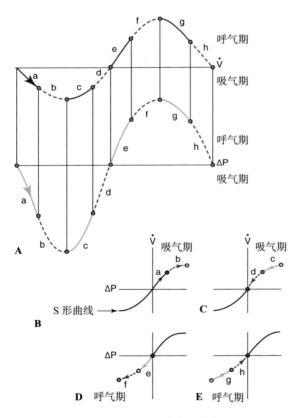

▲ 图 3-8　压力流量曲线
A. 在流量和压力追踪及压力流量图上可以看到一个呼吸周期；B. 吸气时，气流加速阶段（ab）；C. 吸气，气流减速阶段（cd）；D. 呼气期的气流加速阶段（ef）。E. 呼气期的气流减速阶段（gh）。ΔP. 经鼻压力

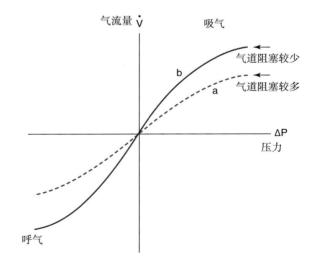

▲ 图 3-9　鼻腔气道的压力 – 流量曲线
对于阻塞较多的鼻腔气道，其压力流量曲线（a）较阻塞较少的鼻腔气道的曲线（b）更接近压力轴。ΔP. 经鼻压力

没有必要达到指定的压力或半径。此时的抵抗力与症状的相关性也较好[28, 29]。

其他参数也被使用。已经在指定流程中报道了阻力（图3-10b）、平均压力和流量[51]及压力－流量曲线的原点[78-80]。

已经报道的其他参数包括传导（流量／压力），来自压力流量数据[81-84]的鼻子的CSA[85]；功率[86]和功[67, 87]加倍时的百分比流量增加；Vogt描述的"有效抵抗"[29]鼻子两侧阻力的差异[85, 88, 89]；从吸气到呼气，鼻气流在快速变化[90]。鼻阻力计[91]的"lambda"，以及通过将各种数学模型拟合到压力－流量－曲线数据而得出的压力－流量曲线系数或指数。一位作者（JP）研究了各种数学模型来拟合记录在各种压力流量曲线上的数据[68]。尽管极坐标和几何模型也运行良好，但最适合数据的是用多项式模型完成的。

各种参数的比较。由于可以报道这么多不同的参数，因此最好能知道哪一个最好。最有用的临床参数应该是与鼻塞症状相关性最好的临床参数。比较上述12个参数的同一组患者及通过曲线求出的系数[90] λ[91]和功率[86]——正常呼吸时最大压力和流量下的阻力（图3-10d）被发现与阻塞症状（Triological Society，未发表的数据）最为相关。这与Vogt和Zhang[92]发现的与症状最佳相关的参数相同。

吸气或呼气值的报道。最常见的是，从吸气中获得的数据被报道。虽然吸气和呼气阻力值之间一般没有显著差异[93]，但是一些人发现吸气阻力远低于低流量呼气阻力[94-97]。在安静呼吸期间，吸气时阻力较高[40]。

降低结果可变性的方法：鼻测压法。鼻测压仪应正确校准，基线应设为零。实时显示压力－流量曲线的视觉反馈对于通过检测空气泄漏，基线漂移或其他伪影来减少可变性具有重要价值[80, 98-100]。

3. 评估横截面面积、体积和鼻内尺寸的测试

可通过声学鼻测量法，计算机断层扫描（CT），磁共振成像，光纤视频内镜[101]和压力鼻测量。

(1) 声学鼻测量：声学鼻测量法是这些方法中最常用的方法，可以评估CSA和鼻子的体积。虽然不是气流测量，但它可以反映不同干预措施显示气道尺寸的变化[102]。它分析传入鼻子的反射声波（"咔嗒声"）的变化。鼻内的各种解剖结构（如下鼻甲、鼻中隔和中鼻甲）会引起反射波的变化和扭曲。可以通过失真的大小来估计CSA，并且可以通过反射声波的变化来估计反射解剖结构的距离。声学鼻测量法通过鼻子给出CSA的轮廓（图3-11）并测量鼻腔的体积。研究人员发现，通过CT扫描测量的CSA与声学鼻测量的相关性[103, 104]。另外，磁共振成像与消声鼻声学测量的鼻声反射（CSA）的相关性已被发现[105]。通过声学鼻测量法测量的体积与通过使用水置换法测量的体积之间存在相关性[103]。

(2) 设备和方法。一个空心塑料管将由触发模块产生的声音脉冲（咔哒声）传导到鼻腔中。一个适当的外部鼻托放在鼻孔上，注意不要扭曲鼻翼（大多数测试人员不再使用内部鼻托，因为它们可能会导致鼻腔瓣膜变形）。声波从鼻子反射，并通过模数转换器记录为数字脉冲，用于计算机分析。计算的面积－距离图和体积是使用数学算法生成的，并显示在屏幕上，并且也被打印。

(3) 技术。患者坐在舒适的房间里进行测试。

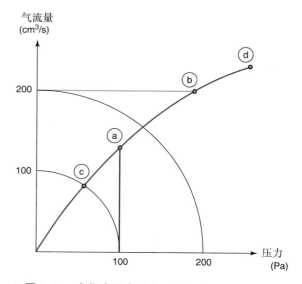

▲ 图3-10　在指定压力（a）、流量（b）、半径（c）或最大值（d）下计算鼻阻的压力－流量曲线上的点的示例

测试声波用于校准设备。鼻托与鼻子对齐，与鼻子平行并保持平缓，不会引起鼻翼变形。通过在鼻托喷嘴尖端使用手术润滑剂促进密封，产生声脉冲，并且在计算机屏幕上产生相应的曲线；该程序随后在另一侧重复。第二组读数可以在应用羟甲唑啉或另一种合适的局部减充血药10min后进行。减充血药应用前后的结果提供了量化阻塞的黏膜和结构组分的手段。反射声波在计算机上生成的曲线显示了x轴上的估计距离（cm）和y轴上的估计横截面面积（cm²）；零代表鼻深。6cm后结果变得不准确。在减充血药给药之前和之后的典型图显示在图3-11。

通常观察到的最小横截面积（CSA）是CSA1、CSA2和CSA3。已经为成人和儿童记录了推荐的标准和解释方法[106-109]。

(4) 结果报告和解释。该图通常在右侧和左侧打印，其结果在使用减充血药之前和之后记录CSA1、CSA2和CSA3及估计的体积。Clement和Gordts[77]从欧洲共同体获得的共识报道提供了标准化建议。CSA1通常是鼻瓣区，CSA2可能

位于下鼻甲和（或）中鼻甲的前端；应该使用鼻腔检查和（或）内镜检查来将个体患者的CSA2面积关联起来。记录CSA1、CSA2和CSA3（中间鼻甲的中后端）的值并将其与标准值进行比较。注意观察，侧别、使用减充血药之前和之后的差异。可通过计算鼻充血指数（NCI）来测量黏膜"充血"[110]。使用公式（充血状态MCA-基线MCA）/基线MCA可得到最小横截面积（MCA）的NCI。对于百分比变化，NCI可以乘以100。NCI可被指定为正常、轻度、中度或重度。

一些将最小横截面CSA1和CSA2描述为具有"上升W"或"下降W"模式的"谷"。第一缩窄部分-CSA1峡部切口（I-切口）发生在瓣膜区域的三角形入口处，第二缩窄部分位于骨腔入口处。随着解除充血，鼻腔瓣膜和鼻腔的第一部分的阻力会降低。

最小的收缩是MCA。声学鼻测量法还可以计算出与MCA的距离，并且MCA在瓣膜区域内的位置可能会有所不同；伴随减量，它通常向前移动。正常患者的MCA位于前部瓣膜区域（"上升W"，CSA1 < CSA2），而在使用减充血药之前患有黏膜疾病的患者或患有过敏原刺激的患者的最小CSA可能在于下鼻甲前端（"降W"，CSA2 > CSA1）。与瓣膜区域相关的肿胀组织不仅可以在鼻甲骨中找到，而且也可以在鼻侧壁和中隔尾端中找到。正如声学鼻测量所指出的，这些部位的充血肿胀的消除可以进一步解释任何打开消除充血后的第一次收缩。图3-11说明MCA如何在减充血后移动。

堵塞的严重程度可以通过与正常值比较来评估。每个CSA超过2个标准偏差被认为是不正常的。已经为成人和儿童记录了推荐的标准和解释方法[106-109]。

(5) 最小化结果可变性的方法。测试的房间应该安静，应该控制温度和湿度。选择正确尺寸的鼻夹，保持对鼻孔的"密封"，避免头部和探头的移动，以及正确的探头位置都可以帮助获得稳定的结果。使用固定注视点和管平行于鼻子放置可以帮助后两者。其他可变性来源包括操作者偏倚、鼻尖变形、测试期间的呼吸或吞咽、超出

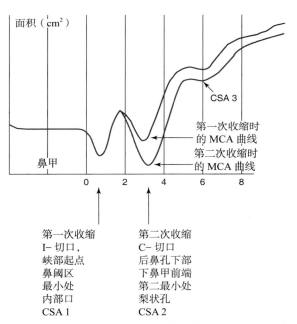

▲ 图3-11　使用声学鼻测量法获得的典型区域－距离曲线
显示两条曲线，第一部分重叠。显示了曲线上两个最小值的不同同义词。在上部曲线中，最小横截面积（MCA）位于第一次收缩处；在较低的曲线中，MCA处于第二次收缩。CSA. 横截面积

严重限制（或鼻子深度超过6cm）的测量、测量的腔体几何形状的变化及运动的软腭。

（6）计算机断层扫描和计算流体力学：正如医生们已经获得了CT的冠状面图并评估了鼻中隔偏曲或鼻甲的尺寸，使用图像分析软件查看CT图像，即使在使用鼻内镜可见的区域，也可以观察到鼻腔气道的3D透视图。在计算流体力学（CFD）和CFD软件中使用CT的兴趣一直在增长，其允许计算鼻气道的多个流量向量；这是通过将CT图像加载到程序中完成的，该程序将它们转换成与鼻气道尺寸相匹配的3D表面。然后，CFD软件可以使用3D表面和由医师指定的驱动压力来计算该特定鼻气道解剖结构在各个位置处的多个流向量。研究人员继续研究与鼻塞症状相关的最佳参数，这项技术正在探索之中[111, 112]。

4. 声学眼压测量法和鼻测压法的比较

在所有上述方法中，鼻测压法和声学鼻测量法是最常用的。当通过使用整个鼻部的压降来执行时，鼻测压法主要反映了鼻气道的这种最窄的有效横截面积，因为阻力降低最大部分发生在最狭窄的部位。通过声学鼻测量法测量的鼻气道横截面面积与根据鼻测压计数据计算得到的面积之间存在相关性[103, 113]。在习惯性打鼾者中，声学鼻测量法和鼻测压法的结果是异常的[114]。研究人员在进行鼻部激发试验时发现可比较的结果，以比较声学鼻测量学和鼻测压法[115, 116]。Cole[42]指出，这两种技术提供了评估的补充信息。

5. 鼻咽测量术

鼻咽测量术是一种涉及使用显微镜评估鼻充血改变的技术[117]。鼻咽测量术已被证明对检测鼻周期有用；然而，当两者直接比较时，没有观察到与声学鼻测量结果的良好相关性[118]。

（四）鼻腔的其他客观评估方法

光学鼻测量法使用放置在鼻梁和波长光发射器上的光学传感器评估鼻腔黏膜中血流的变化。Wurstenberg和同事[119]将其与活动前鼻测压法进行比较，发现两者都与鼻部症状、激发试验和减充血有关。光学鼻测量法已经过测试，并与过

敏性和非过敏性受试者的声学鼻测量法进行对比测试[120-122]。

鼻腔测量通过一个特定的频率范围测量口腔和鼻腔的声学比率。这种测试可能比鼻测压法更容易进行，特别是在儿童中，因为它不需要面罩或压力套管[123]。

（五）鼻腔气流的客观测试应用

鼻气道的客观测试可用于临床评估鼻阻塞症状、变态反应激发试验、手术或药物治疗的预处理和治疗后评估、睡眠呼吸暂停患者的评估以及鼻生理学研究。

1. 鼻阻塞患者鼻腔气流临床评估的客观检测

如果气道阻塞是症状的疑似原因，则可以使用客观检查结果以及结合病史和其他辅助检查来帮助诊断和治疗。如果怀疑鼻窦炎或其他可能导致阻塞症状而阻塞气道时，可以在进行测试之前查找这些症状。

（1）背景信息：在讨论客观测试在鼻阻塞临床评估中的作用之前，我们将回顾一些相关的背景信息。

正常鼻腔气道。要使用客观测试来帮助诊断鼻腔气道问题，我们首先应该了解客观测试如何反映正常鼻腔气道。表3-1和表3-2提出了已报道的正常阻力的单侧值和总值。这些值不总是具有可比性，因为它们是在压力－流量曲线上的不同点上获得的。

正常值报道中的一个问题在于用于选择正常对象的标准。表3-1和表3-2中列出的主题，在缺乏症状的基础上通常被认为是"正常的"。Szucs及其同事[124]认为单纯缺乏症状并不是纳入鼻测压结果规范研究中的受试者的充分标准。Palma及其同事[125]建议描述为"正常"的受试者也是鼻镜检查正常的。

鼻压曲线的正常范围可以通过压力－流量曲线上的阴影区域显示（图3-12）[126]。虽然没有显示阴影区域的绝对水平存在，但是该阴影区域可用作参考区域，用于比较患者与正常人群的结果。

研究"正常"人群时遇到的一个问题是，阻

表 3-1　单侧正常平均或中位鼻阻力：成人吸气值

研究者	主题描述	N	未用减充血药 均值*	用减充血药 均值*	侧	测量值
Pallanch 等 [126]	无症状的对照组	80	0.33 0.42	0.22 0.28	平均 平均	半径 2 半径 3
Unno 等 [208]	没有或只有轻微的阻塞	50	0.35 0.30	— —	右侧 左侧	50 Pa 50 Pa
Kenyon [95]	健康	25	0.33/0.39	0.28	平均	半径 2
Jessen 和 Malm [180]	健康	100	0.45 0.45	0.23 0.36	平均 平均	半径 2 150 Pa
Cole [159]	无症状	1000+	不定	0.3 0.15	平均（与 缩回 ala）	平均数 平均数
Sipilä 等 [177]	健康，"正常"	97	— —	0.30 0.20	平均 平均	150 Pa 半径 2

*. 将所有值舍入并换算成 Pa/（cm³·s）[（0.1Pa/（cm³·s）≈1cm H₂O/（L·s）]。在某些情况下，平均值是偏斜分布的算术平均值。范围未显示

力值在统计学意义上不是正态分布的 [25, 124, 126]。对于统计分析，可以进行数据分布标准化的转换，或者非参数统计方法可以使用 [25, 127-130]。

对于声学眼压测量，单侧充分收敛鼻腔前正常 MCA 值为 0.72～0.73cm²，而在单侧收敛鼻腔后为 0.92～0.95cm² [131, 132]。对于总气道，正常 MCA 在收敛鼻腔前之前约为 1.46cm²，收敛鼻腔后为 1.88cm²。

注意到鼻腔阻塞的患者与没有鼻腔阻塞的患者之间的气道检查结果存在差异。然而，这两组气道值之间存在显著的重叠（图 3-13）[44, 126, 133]。

气道测试结果与症状之间的相关性。已经发现症状与客观测试结果之间存在相关性。对于客观测试结果与症状不符的，有时是可信的，它们通常必须与症状相关。客观测试结果与阻塞症状的侧别、阻塞程度和阻塞变化之间已经证明了存在相关性。但是，2009 年，关于客观测试结果是否与患者症状相关的争论再次引发了关注 [134-140]。在有症状的患者中，已经发现有症状那侧鼻腔与气道检测结果之间存在相关性 [28, 141]。Thulesius 及其同事 [142] 指出，当两侧之间有轻微差异时，最好能检测出来。在有症状的患者中，鼻阻力与鼻阻塞的程度间存在相关性 [26-29, 46, 90, 143]。但在所有研究中均未报道 [144-146]，但在气道检查结果与鼻阻塞症状很少或无症状的患者的梗阻程度之间，相关性较弱 [113] 或未发现。无症状患者研究中较弱的相关性不应成为患有鼻塞症状的患者的临床评估中的问题。Fisher 和他的同事 [147] 使用声学鼻测量法研究鼻周期，发现症状的侧面和程度与某些受试者测量的变化相对应 [148-152]。Eccles [32] 和 Clarke [153] 及其同事发现，即使在正常人中，充血后症状的改变与客观检测结果之间也存在相关性。鼻气道症状和客观检查结果之间的相关性、程度和变化之间的相关性已有详细记录，尤其是对于那些患者对症。

单侧和全面气道评估。单侧气道测量和总气道测量都可能与患者症状有关。单侧或全部结果与症状是否有更有意义的相关性尚不清楚。单侧鼻腔阻力与阻塞感 [90] 之间存在显著相关性，但并非鼻腔总阻力都和症状有显著相关性 [154]。

有症状患者鼻腔的单侧平均阻力和正常受试者的单侧阻力是有差异的 [25, 155]。无症状患者的单侧鼻腔的平均阻力和正常受试者的单侧阻力无差异。中度和重度双侧症状患者及中度和重度单侧症状患者的总阻力大于正常患者的平均总阻力 [25, 155]。鼻腔总阻力对于患者鼻腔呼吸舒适至关

表 3-2　总正常鼻阻力：报道的成人吸气值

研究者	主题描述	人数	未使用减充血药数值*	使用减充血药数值*	检测方法	在测量
Rundcrantz[209]	健康者	10	0.14	—	后端测量法	0.5L/s
McCaffrey 和 Kern[25]	无症状的正常检查	23	0.22	0.15	前端测量法	最大
Connell[51]	纽约市街头的行人（一些孩子）	263（白人） 30（黑人）	0.23 0.19	— —	前端测量法 前端测量法	150Pa 150Pa
Pallanch 等[126]	无症状的志愿者	80	0.12	0.08	前端测量法	半径2
			0.14	0.09	前端测量法	半径3
			0.16	0.10	前端测量法	半径4
			0.14	0.10	前端测量法	50Pa
			0.18	0.14	前端测量法	100Pa
			0.12	0.08	前端测量法	0.2L/s
Unno 等[208]	没有或只有轻微的阻塞	50	— —	0.16 0.15	前端测量法 后端测量法	50Pa 50Pa
Jones 等[98]	没有疾病，正常的检查	59	0.38	—	前端测量法	150Pa
Jessen 和 Malm[180]	健康	100	0.19 0.25	0.11 0.18	前端测量法 前端测量法	半径2 150Pa
Cole[159, 210]	无症状的志愿者	800 1000s	0.26 0.33 0.2 0.25	— — 0.1 0.12	后端测量法 (?) 后端测量法 (?) 后端测量法 (?) 后端测量法 (?)	平均150Pa 平均150Pa
Sipilä 等[177]	健康的"正常鼻腔状态"	97	— —	0.15 0.09	前端测量法 前端测量法	150Pa 半径2

*. 将所有值舍入并转换为 Pa/（cm³·s）[0.1Pa/（cm³·s）≈1cm H₂O/（L·s）]。在某些情况下，该值是偏斜分布的算术平均值。范围不显示

重要[25, 85]。

Arbor 和 Kern[156] 描述了一种鼻塞现象，其中，鼻腔更通畅的一侧对总阻力变化的影响，是决定患者何时出现阻塞症状的因素[156]，由于气道检查结果和症状之间存在相关性，因此患者开始感觉阻塞的气道应该有一个特定的阈值水平。一些作者估计了气道异常测量的阈值，阈值可能在患者有异常的鼻呼吸时测得[25, 85, 151, 155, 157, 158]。

因为无症状患者的正常阻力值与具有阻塞性症状的人群有重叠区域（图 3-13）[25]，存在一系列可能的客观测试值，一些患者会抱怨阻塞，但另一些则不会。这种阈值阻力范围的存在可以解释为什么组间比较有时需要相对较大的阻力变化才能与需要证明的症状有显著的相关性。

（2）当气道检查结果与检查结果或症状不符时：有人建议，简单地问患者感觉如何，而比做客观检查更容易[44]。医生们持续回应这种观点，因为他们认为开放气道的手术将有助于所有阻塞性症状，或者他们认为气道检测结果与症状无关。气道检测结果与症状不符的患者，正是可能有重大益处的患者，因为检测会带来对其症状性质的额外发现。而不是因为测试结果与症状不相符，

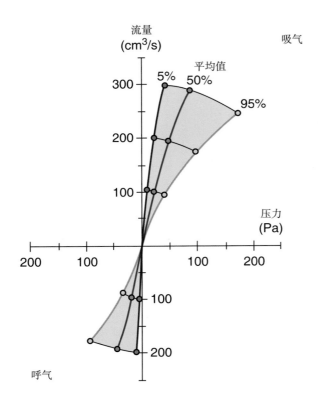

▲ 图 3-12　由 80 例健康成年人的单侧鼻腔压力流量数据的 5%、平均值和 95% 的曲线显示阴影区域

而拒绝使用客观测试造成不相符的原因必须加以检查，因为 Bachmann[85] 指出"这些原因具有相当的临床意义"。

(3) 客观检测在证实症状不是由气道阻塞引起时的作用：由于萎缩性鼻炎[159]、鼻窦炎、心因性原因或肺部疾病，患有开放性气道的患者可出现鼻塞的症状。之前曾指出，客观测试与症状相关，并且鼻阻塞的症状是一种复杂的现象。气道测试可以揭示那些气流受限与阻塞性症状相对应的患者及那些不患气道阻塞症状的患者。第一组将有最好的机会通过治疗来增加鼻腔气道的尺寸，而第二组不会。

如果尽管存在症状，但没有发现气道阻塞，则需要考虑其他原因。一些患者，包括萎缩性鼻炎患者，可能会有不一样鼻腔感觉，并误解为气流阻塞。在鼻黏膜感觉神经末梢周围的水肿或炎症可能通过对感觉受体的功能产生不利影响而产生鼻阻塞感[160]，并且肺功能不良也可导致患者抱怨鼻呼吸困难。一些患有心肺功能不全的患者发现鼻阻力很大无法忍受[159]。

(4) 客观检测在识别影响气流的病理部位中的作用：Cole 及其同事[161] 和 Chaban 及其同事[162] 模拟了室鼻中隔偏曲，以研究其对鼻腔气流的影响。他们表明，病变的部位、大小和位置可能会

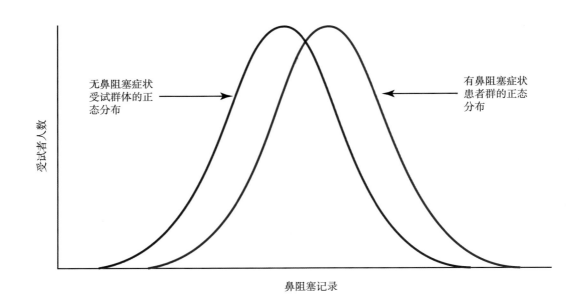

▲ 图 3-13　绘制来自无鼻阻塞症状的受试者群体和具有鼻阻塞症状的患者群体的鼻阻力数据的正态分布的重叠图

影响气流阻力的大小。鼻子的顺应性和黏膜肿胀也可能会影响。

在评估黏膜和结构成分对鼻阻塞症状起因的作用时，鼻腔扩张器和减充血药可单独使用或组合使用。客观测试结果可以证实气道尺寸的改变是这些干预措施改善症状的原因。Chaudry 及其同事[163] 指出，33 位鼻腔结构上发生改变的患者阻力由内部扩张器减少了 26%，减充血药减少了 41%，扩张器和减充血药组合减少了 62%。客观测试可以比鼻检测更好地揭示瓣膜病变，因为在白种人鼻子中行鼻内镜手术可能会改变该区域的组织关系[42]。Grymer 及其同事[131] 使用声学鼻测量法发现减充血药物发挥其主要作用是在鼻中部，即中鼻甲处。鼻测压法和声学鼻测量法都可以定量分析伴随扩张或去充血发生的变化，并且可以将异常结果区分出来。该信息可与病理和患者症状的视觉评估结合使用，以选择改变气道尺寸的最佳治疗干预措施[111]。如果通过客观测试测量较大阻塞的一侧，对应于较大病理学的观察侧，则这将是未来对气道造成最大影响的病理学，这表明观察到的病理改变，可能对引起气道限制有最大的影响。

2. 过敏性鼻炎患者的鼻部激发试验

鼻子激发测试是通过将特定的过敏原引入鼻腔来评估所导致的病理生理变化。使用这种客观测试出现了从直接测试受过敏影响的器官而不是依靠皮肤试验所表现出的间接反应[26, 164, 165]。最近，免疫球蛋白 E（IgE）介导的过敏反应仅仅发生外周反应，不是全身系统，引起在症状部位的外周测试领域的兴趣增加。

鼻诱发试验可以追溯到 1873 年[166]。这项技术被认为是①可复制的；②提供浓度一致的具激发性的抗原；③对激发反应提供客观的、无创性的评估。使用气道客观测试的诱发测试可以满足这些标准。炎症反应发生在鼻腔受激后，这与增加鼻阻力和鼻阻塞感密切相关[143]。豚草过敏患者在豚草花粉鼻内过敏原诱发的情况下，可重复导致豚草抗药性随着豚草剂量的增加而增加[167]。

客观测试可以提供能够计算基线值百分比变化的数字，而单独使用症状得分则难以评估[168]。选择不同的指标代表不同的阳性反应的水平。鼻血压计结果基线是 100% 时，在激发试验后发生率增加到早期阶段的 94% 和晚期阶段的 82%；然而，单侧测量优于总测量，因为它在后期鼻部反应的评估中更为敏感[169]。声学鼻测量法也被用于诱发测试[170]，并且它显示了诱发测试和血清特异性 IgE（mRAST）结果之间的相关性[99, 116]。然而，Lenders 和 Pirsig[132] 认为声学鼻测量法在检测过敏性鼻炎方面可能比鼻测压法更敏感，因为它可以揭示黏膜的变化，即使当鼻声学测量和鼻测压法阻力没有发生变化。与鼻测压法相比，声学鼻测量法可以更快地执行并且需要最少的患者合作，这对于激发测试可能是有利的[115]。Scadding 及其同事[116] 认为，在诱发性测试中量化气道时，声学鼻测量法具有较小的可变性，适用于严重鼻塞的患者。

3. 治疗前和治疗后评估

药物等疗法评估。鼻腔气道的客观测试是一种评估鼻内药物疗效的有效方法，因为它不依赖于患者或临床医师的主观评估[171-175]。声学鼻腔测量显示患者的横截面积发生变化，适用于正在接受全身性类固醇治疗的鼻息肉患者[176]。

(1) 外科治疗的评估。鼻腔气道测试可以帮助客观评估手术对气道的影响。声学鼻测量法和鼻测压法有助于外科医生向患者解释为什么手术会降低或增加其鼻部症状的严重程度。Sipila 和同事[177] 指出，客观测试可以作为"质量控制的一种方法"，表明在某些情况下鼻阻塞没有得到纠正。正如 Malm 指出的那样，这些测试对于"评估某些手术技术的效果"具有科学价值[178]。

(2) 手术后气道尺寸改善的评估。研究人员发现，鼻中隔手术[148, 149, 155, 179-183] 和鼻甲手术后鼻阻力明显下降[150, 179, 184, 185]。声学鼻测量显示鼻甲手术后气道尺寸改善[132]，鼻成形术后 MCA 降低[186]。在鼻中隔成形术后，鼻流量和横截面积检测显示，在阻塞侧数值升高，而在对侧则下降[187]。在鼻中隔成形术之后而不是在鼻中隔和鼻成形术之后，通过声学鼻测量法测量的鼻容积显著增加，且患者的鼻阻塞感降低[188]。如客观测试表明术后鼻塞改善程度与鼻气道的改善相关[148-152, 183, 187]。

外科患者的选择。术前鼻阻塞患者进行客观检测，手术后患者的满意度会更高吗？术前鼻阻力较高或 MCA 较低的患者比术前鼻阻力较低或 MCA 较高的患者，术后更容易满意[152, 189]，患者满意度最高的那些患有阻塞症状的患者，其鼻腔阻力术后"正常了吗"[177]。虽然 MCA 并不总是在改善鼻中隔偏曲的情况下得到改善，但患者的满意度与手术后 MCA 大小和鼻腔容量的改善相关[190]。鼻甲成形术后，MCA 和鼻腔通气是有改善的，但 MCA 的改善程度与患者对手术的满意度无关[191]。Suonpaa 及其同事[189]对术前正常鼻阻力患者行手术后可能的结果提出质疑。Malm[178]建议，可以根据鼻血管测量数据使用适当的限定条件选择患者进行手术。Bachmann[85]对鼻手术指征进行了详细的概述，并指出"存在持续性狭窄"及总流量（150Pa）$< 700\text{cm}^3/\text{s}$ 是手术适应证。

4. 打鼾和睡眠呼吸暂停患者

如前所述，客观测试可用于评估者处于仰卧位时发生的鼻阻力增加。对于有睡眠呼吸暂停的患者，这种变化可能更为严重[192]。鼻塞引起的鼻阻塞也会引起睡眠障碍[193]。

(1) 打鼾或睡眠障碍呼吸和客观测试：一些患者的气道研究结果异常，但没有主诉鼻阻塞，因此他们低于他们会注意到阻塞的阈值；但这种异常的测试结果对睡眠呼吸障碍（SDB）患者有意义。Lender 和同事[114]发现，习惯性打鼾患者中有 65% 的人鼻腔阻力增加，但只有 19% 的人抱怨有鼻塞症状。Blakley 和 Mahowald[194]发现睡眠呼吸暂停患者的鼻阻力高于正常值，尽管呼吸暂停的发病人数与鼻阻力无关。97% 有习惯性打鼾的患者，其中一些患有睡眠呼吸暂停，MCA 位于 C 型切迹（鼻甲），而在正常人中，MCA 位于峡部或"I 形切口"[114]。即使在减充血的情况下，打鼾患者的 C 形切口也未达到正常的不充血时的大小。在另一项对 26 例呼吸窘迫指数大于 10 的患者进行的一项研究中，鼻扩张带在 C 型切迹处比在 I 形切口处引起改善更多[195]。在过敏性鼻炎患者中，有打鼾和轻度睡眠呼吸暂停的患者通过声学鼻测量的下鼻甲前部的气道大小明显减少，并且较少有鼻子通畅的主观改善[196]。

(2) 通过客观测试减少打鼾和睡眠呼吸暂停参数的干预措施：虽然结果是不一致的，但客观地证实了在一些患者中鼻腔气道的改善，以减少打鼾并改善睡眠呼吸暂停参数。几项研究指出，可使用扩张鼻前气道的鼻带，增加气流量，减少打鼾次数[197, 198]。Petruson[199]进一步发现，鼻带可减少呼吸暂停指数并增加血氧饱和度。Gosepath 及其同事[195]发现，26 名患者中有 19 名鼻息肉患者鼻带降低 RDI，这 19 名鼻息肉患者的鼻压测量显示气流改善最大。Clarenbach 及其同事[200]发现，减充血药可显著增加鼻导管功能，但仅在阻塞性睡眠呼吸暂停患者的治疗组和安慰剂组之间的呼吸暂停 / 低通气指数（AHI）中，其效应的峰值出现明显差异。McLean 及其同事[201]在另一项安慰剂对照研究中，同时使用减充血药和鼻扩张器，发现鼻阻力显著下降，口呼吸减少，睡眠结构改善及阻塞性睡眠呼吸暂停严重度适度减轻。

鼻腔手术改善呼吸道睡眠障碍呼吸和客观测试。声学鼻测量显示去除息肉后鼻腔气道的尺寸增加，并且随后改善了打鼾和嗜睡症状，但未显示 AHI 有所改善[202]。Verse 和同事[203]指出手术显著降低鼻阻力，睡眠觉醒指数下降，但并未显著降低 AHI，而 Virkkula 及其同事[204]发现，在其手术患者组中，显著降低鼻阻力，但手术并不能减少打鼾或 SDB。

(3) 持续气道正压：耐受性和鼻阻力。降低鼻阻力的鼻部手术将患者转换为耐受持续气道正压通气（CPAP），降低 CPAP 压力设置并降低主观嗜睡[205]；也提高了 O_2 最低点，缩短了呼吸暂停 – 低通气持续时间[206]。发现阈值双侧鼻阻力为 $0.38 \text{ Pa}/(\text{cm}^3 \cdot \text{s})$，该临界值超过了患者成为 CPAP 不耐受的程度[205]，这表明客观的鼻腔呼吸道检测在预测 CPAP 患者成功中的可能作用。

客观鼻腔气道测试在帮助评估鼻腔呼吸道对打鼾和睡眠呼吸暂停的影响方面的作用将继续演变，因为医生们一直在研究，如气道测试在预测 CPAP 依从性中的作用以及不同程度的鼻塞对 SDB 的影响。

四、结论

客观测试可以进一步解释鼻塞症状患者的症状与体格检查之间的关系。同时评估症状、鼻腔检查和客观检查是提供诊断、患者咨询和治疗的综合信息的关键要素 [85, 207]。此外，客观测试可以提供有关过敏性鼻炎或睡眠期间呼吸道紊乱患者治疗效果的进一步信息。未来的工作将对描述客观测试的临床应用进行进一步描述。

推 荐 阅 读

Bachmann W: Differential diagnosis in patients with nasal obstruction: rhinomanometric indications for surgery. *Facial Plast Surg* 7: 274, 1990.

Broms P, Jonson B, Malm L, et al: A pre−and postoperative evaluation in functional septoplasty. *Acta Otolaryngol* 94 (5−6): 523−529, 1982.

Burrow A, Eccles R, Jones AS: The effects of camphor, eucalyptus and menthol vapour on nasal resistance to airflow and nasal sensation. *Acta Otolaryngol* 96: 157−161, 1983.

Clement PA: Committee report on standardization of rhinomanometry. *Rhinology* 22 (3): 151−155, 1984.

Clement PA, Gordts F: Consensus report on acoustic rhinometry and rhinomanometry. *Rhinology* 43 (16218509): 169−179, 2005.

Constantinides MS, Adamson PA, Cole P: The long−term effects of open cosmetic septorhinoplasty on nasal air flow. *Arch Otolaryngol Head Neck Surg* 122 (1): 41−45, 1996.

Corey JP, Gungor A, Nelson R, et al: Normative standards for nasal cross−sectional areas by race as measured by acoustic rhinometry. *Otolaryngol Head Neck Surg* 119 (4): 389−393, 1998.

Grymer LF, Hilberg O, Pedersen OF, et al: Acoustic rhinometry: values from adults with subjective normal nasal patency. *Rhinology* 29 (1): 35−47, 1991.

Haight JS, Cole P: The site and function of the nasal valve. *Laryngoscope* 93 (1): 49−55, 1983.

Haight JS, Cole P: Is the nasal cycle an artifact? The role of asymmetrical postures. *Laryngoscope* 99 (5): 538−541, 1989.

Hasegawa M: Nasal cycle and postural variations in nasal resistance. *Ann Otol Rhinol Laryngol* 91 (1 Pt 1): 112−114, 1982.

Hilberg O, Pedersen OF: Acoustic rhinometry: recommendations for technical specifications and standard operating procedures. *Rhinol Suppl* 16: 3−17, 2000.

Jorissen J, Bessems A: Quantification of ciliary beat frequency by computerized microscope photometry: a preliminary study on suspension cultures of human nasal epithelia showing spontaneous ciliogenesis in vitro. *Leitz Sci Tech Info* 10: 6, 1992.

Jorissen M: Correlations among mucociliary transport, ciliary function, and ciliary structure. *Am J Rhinol* 12 (1): 53−58, 1998.

Jorissen M, Willems T: Success rates of respiratory epithelial cell culture techniques with ciliogenesis for diagnosing primary ciliary dyskinesia. *Acta Otorhinolaryngol Belg* 54 (3): 357−365, 2000.

Lund VJ: Objective assessment of nasal obstruction. *Otolaryngol Clin North Am* 22 (2): 279−290, 1989.

McCaffrey TV, Kern EB: Clinical evaluation of nasal obstruction: a study of 1,000 patients. *Arch Otolaryngol* 105: 542−545, 1979.

Mlynski G, Löw J: [Rhinoresistometry: a further development of rhinomanometry]. *Laryngorhinootologie* 72 (12): 608−610, 1993.

Naito K: Nasal resistance, sensation of obstruction and rhinoscopic findings compared. *Am J Rhinol* 2 (2): 65−69, 1988.

Pallanch JF, McCaffrey TV, Kern EB: Normal nasal resistance. *Otolaryngol Head Neck Surg* 93 (6): 778−785, 1985.

Scadding GK, Darby YC, Austin CE: Acoustic rhinometry compared with anterior rhinomanometry in the assessment of the response to nasal allergen challenge. *Clin Otolaryngol Allied Sci* 19 (5): 451−454, 1994.

Sulsenti G, Palma P: Tailored nasal surgery for normalization of nasal resistance. *Facial Plast Surg* 12 (4): 333−345, 1996.

Thulesius HL, Cervin A, Jessen M: The importance of side difference in nasal obstruction and rhinomanometry: a retrospective correlation of symptoms and rhinomanometry in 1000 patients. *Clin Otolaryngol* 37 (1): 17−22, 2012.

Vogt K, Jalowayski AA, Althaus W, et al: 4−phase rhinomanometry (4pr): basics and practice 2010. *Rhinol Suppl* (21): 1−50, 2010.

Zhao K, Dalton P: The way the wind blows: implications of modeling nasal airflow. *Curr Allergy Asthma Rep* 7 (2): 117−125, 2007.

第 4 章

鼻腔及鼻窦放射学
Radiology of the Nasal Cavity and Paranasal Sinuses

Michael J. Walden　S. James Zinreich　Nafi Aygun　著

孙立新　刘善凤　葛　欢　译

要点

1. 急性鼻-鼻窦炎的诊断基于临床，对疑有颅内和眼眶并发症的患者应进行影像学检查。

2. 计算机断层扫描（CT）是慢性鼻-鼻窦炎（CRS）的首选影像检查方法，因其能够较准确细致地展示骨骼结构，可为功能性鼻内镜手术（FESS）提供依据。

3. 鼻窦的急性分泌物在 CT 上密度较低并且在磁共振成像（MRI）上类似液体信号。随着分泌物脱水的增加，蛋白质浓度增加，导致 CT 上出现高密度和 MRI 上的 T_2 信号减低。随着蛋白质浓度的增加，T_1 信号首先增高然后减低。

4. 鼻腔及鼻窦解剖变异是非常常见的，但不应被视为造成 CRS 的原因，而其可能是 CRS 治疗无效和复发的原因。

5. 急性侵袭性真菌性鼻窦炎最早的影像学表现为水肿、软组织肿胀和窦壁的局灶性骨质破坏。

6. 过敏性真菌性鼻窦炎在 CT 上表现出特征性的高密度，在 MRI T_1WI 和 T_2WI 表现为信号减低。

7. 与 FESS 相关的最常见的颅内穿透损伤或发生脑脊液（CSF）漏的部位是前侧和内侧的筛板，由外侧的薄片形成纤维状壁龛，其范围和厚度受个体差异的影响，在进行所有手术前需要仔细评估。

8. 由于气房的解剖关系和骨质缺损等原因，视神经和颈内动脉在 FESS 中易受损伤。

9. 鳞状细胞癌是鼻腔内最常见的恶性肿瘤。其他众多包括非手术治疗的肿瘤，如淋巴瘤和横纹肌肉瘤，在治疗前必须先进行组织病理学诊断。

10. 许多病变类似肿瘤，应小心鉴别以避免不必要及危险的手术。

一、成像技术

（一）X 线片

用于评估鼻窦的 X 线片已在很大程度上被计算机断层扫描（CT）所取代，主要是因为 X 线片有组织重叠问题，并且相对于 CT，其显示软组织具有固有缺陷。普通 X 线片在当代医学实践中很少使用。

（二）计算机断层扫描（CT）

CT 是目前用于评估鼻-鼻窦炎的影像学标

准，因为它具有精确显示和区分肥厚的黏膜、骨骼和空气的能力。在许多情况下，它还与用于评估肿瘤的磁共振成像（MRI）互补。CT 数据还用于指导手术导航和规划。多通道（多层）计算机断层扫描仪在大多数影像中心都能普及，它可以快速、全面地评估头颈部解剖结构。要求患者长时间屏气的方法早已不再使用，当患者仰卧伸展头颈部，就可以获得直接的冠状位切面影像。滑环技术和随后的多通道扫描仪的出现使得几乎瞬间就可以获得非常薄的切片，随后便可以用于以二维或三维格式在任何所需的平面中重建图像。

然而，CT 成像的电离辐射随机效应对恶性肿瘤的进展具有影响，通常在激发辐射暴露后至少 10～15 年内就医。对于接受大量重复扫描的患者而言，这是一个严重的问题，特别是对于儿童[1]。不同的制造商和放射科医师都在采取各种降低辐射剂量的策略[2]，然而相关临床医生也应该承担责任，因为避免不必要的 CT 检查对患者减少辐射剂量是最重要的。基于平面的锥形束计算机断层扫描（CBCT）是最近使用的技术，与多通道（多层）CT 相比，可能将辐射剂量降低50%～70%。锥形束 CT 可以使颌面部骨结构具有相对良好的分辨率，然而，它的软组织对比度较差，不适用于对软组织的评估[3]。碘对比剂用于评估鼻窦炎并非必要，应该用于评估特定病例的肿瘤性病变和急性鼻窦炎并发症。

（三）磁共振成像（MRI）

1.5T 或更高磁场强度的 MRI 是评估鼻腔和鼻窦肿瘤病变的首选检查，因为与 CT 相比，它可以更好地区分肿瘤与炎症变化及正常的解剖结构。然而，CT 和 MRI 通常都需要评估肿瘤的可切除性，使用钆对比剂是为了充分表现病变的程度和范围。造影后的脂肪饱和 T$_1$ 加权像（T$_1$WI）在颅底和鼻窦的评估中至关重要，甚至 T$_2$ 加权图像（T$_2$WI）也可以从脂肪抑制技术的应用中受益，因为快速自旋回波 T$_2$WI 上的炎症（高信号）和脂肪（高信号）可能难以区分，尤其是在颅底或在丰富的骨髓脂肪（如岩尖）的背景下。

（四）正电子发射断层扫描 – 计算机断层扫描（PET-CT）

正电子发射断层扫描（PET）通常是肿瘤成像中非常强大的工具。然而，PET 和 PET-CT 在评估颅底和鼻腔鼻窦肿瘤方面存在重要缺陷。在该解剖学区域中，感兴趣的正常和异常结构通常非常小，因此，与 CT 和 MRI 相比，分辨率低是其主要缺点。在未经治疗的患者肿瘤分期中，PET 表现比 MRI 差。与单独 CT 或 MRI 相比，PET-CT 对淋巴结转移的鉴别更准确，但 PET-CT 不足以指导治疗方案。对于远处转移的检测，PET 具有明显优于其他检查的优势。PET-CT 最显著的优势在于接受手术或放疗治疗的患者的随访，其中肉芽组织和其他治疗后的变化使 CT 和 MRI 的诊断非常具有挑战性。

（五）影像导航手术

虽然它不能替代解剖学知识丰富的手术技术和出色的判断力，但是图像引导手术可以使外科医师能够承担更多难以处理的病例并开展更广泛的手术。目前常规使用的各种图像引导手术系统具有相同的原理：为外科医师提供术前获得的图像数据与手术视野之间的实时链接。

二、解剖学

（一）正常的解剖学和生理学

在其最简单的形式中，鼻腔是一个大致圆柱形的中线气道，从前方的鼻孔向后延伸到鼻后孔；它被中间的鼻中隔分开，两侧各有上颌窦。鼻腔由连续的鼻窦包围，其范围是从前方的额窦到筛窦和蝶窦。然而，鼻腔鼻窦解剖学并不简单。复杂精细的空气通道和连接鼻窦与鼻腔的引流通道使得其解剖结构十分复杂。

了解鼻侧壁的解剖结构及其与邻近结构的关系至关重要（图 4-1）[4-6]。鼻腔外侧壁有三个球状的骨性突起，称为上鼻甲、中鼻甲和下鼻甲（艇）。鼻甲将鼻腔的每一侧细分为三个不同的空气通道，称为鼻道。上鼻道（上鼻甲下方的空气通道）通过蝶筛隐窝接收来自后组筛窦和蝶窦的引流。中鼻道接收同侧额窦、上颌窦和前组筛窦

第4章 鼻腔及鼻窦放射学

的引流，额窦通过额隐窝引流至中鼻道（图 4-2），上颌窦通过上颌窦口引流至筛漏斗，前组筛窦通过筛窦口引流。下鼻道通过鼻泪管引流。

许多有助于形成筛骨气房的横向骨质结构在其后部附着于中鼻甲。这些骨板的第一个是中鼻甲的基底或底板，其与筛泡后面的筛骨纸样板相连。中鼻甲基板将前组筛窦与后组筛窦分开。后组筛窦由多个气房组成，气房在个体间的数量和

形状差异很大，位于基板和蝶窦之间。

蝶窦是位于最后部的窦腔，通常嵌入斜坡中，后上方与蝶鞍毗邻。其窦口位于前窦壁的前下部，与蝶筛隐窝相通，开口位于鼻中隔的侧面，有时可以在冠状位图像上看到，但在矢状位和轴位最容易显示。

蝶窦分隔的数量和位置各不相同。分隔可以黏附在覆盖颈内动脉的骨壁上，颈内动脉偶尔

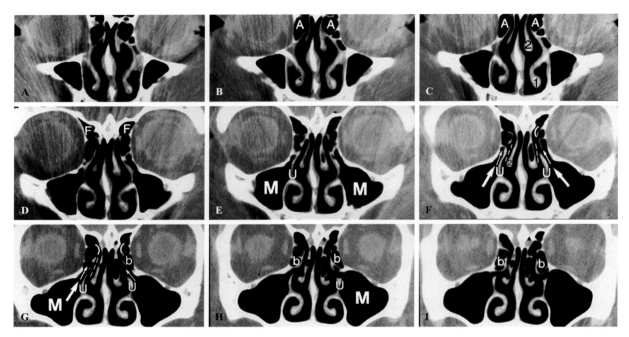

▲ 图 4-1 尸体鼻窦解剖结构的薄层冠状位计算机断层扫描（CT）

窦口鼻道单位以 F 至 I 表示，可见额隐窝（小曲线）、中鼻道（虚线）、筛漏斗（小箭）和上颌窦口（大白箭）。A. 鼻丘气房；b. 筛泡；F. 额窦；M. 上颌窦；U. 钩突；1. 下鼻甲；2. 中鼻甲（引自 Som PM, Curtin HD. *Head and neck imaging*, ed 3. St Louis: 1996; Mosby.）

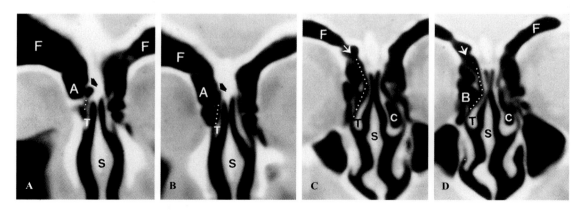

▲ 图 4-2 额窦解剖

额窦的冠状位 CT 扫描从前（A）到后（D）显示了额窦（F）和中鼻道（虚线）之间的关系。注意将额窦和前中鼻道分隔的骨片（黑箭）。这种分隔缺损在之后更多的图像上提示了额隐窝的位置（箭）。注意鼻丘气房（A）的位置及其与额隐窝的关系。鼻中隔（S）、筛泡（B）、中鼻甲（T）和泡状鼻甲（C）也有所显示（引自 Som PM, Curtin HD. *Head and neck imaging*, ed 3. St Louis: 1996; Mosby.）

会穿透蝶窦。解剖学上，鼻窦靠近颅前窝、筛板、颈内动脉、海绵窦、眼眶及其内容物，以及从眼眶发出的视神经[7-10]。因此当在后方操纵仪器时，应该极其谨慎以避免无意中穿透这些结构[7, 8, 11, 12]。

　　鼻窦和鼻黏膜内衬有丰富的纤毛柱状细胞，这些细胞使鼻窦内黏液流向三个出口：额隐窝、筛漏斗－中鼻道和蝶窦隐窝。从那里，黏液被推送入鼻道进入鼻咽，并最终被吞咽。

　　了解鼻周期的生理学和各鼻窦的黏液清除途径是理解窦口通道的必要条件，窦口通道提供鼻腔和鼻窦之间的通路。两个主要的窦口部通道是前窦口单位，包括额窦口、额隐窝、上颌窦口、筛漏斗和中鼻道；后窦口单位包括蝶窦口、蝶筛隐窝和上鼻道。这些通道为同侧额窦、前组筛窦和上颌窦之间的通路，鼻窦的任何影像检查都应该能够评估这些窦口通道。

　　左右侧鼻黏膜厚度的交替变化称为鼻周期（图 4-3）。鼻腔和筛窦黏膜的 MRI 信号高低随鼻周期而变化[13]。解剖学评价应集中在三个出口或"关键点"：额隐窝、筛漏斗和蝶筛隐窝。

　　额窦引流通路是最复杂的（图 4-4）。额窦通过沙漏形结构排出，有时称为额窦流出道（FSOT）。该流出道的上部是漏斗形狭窄，称为筛漏斗，位于额窦的下部和内侧，通向额窦。额窦在额窦的最内侧部分形成沙漏的腰部。沙漏的底部称为额隐窝，即该流出道的最窄部分（第一个"关键点"），其又通向中鼻道的上部，是与前组筛窦共用的引流部位。额隐窝前面是鼻丘气房，在大多数个体中都存在。它是额筛气房中最前面的一个气房，它和额窦通常与额隐窝相邻。如果鼻丘很大，它可能直接影响额隐窝和前中鼻道的通畅。额隐窝的边缘是筛窦，通常是前组筛窦气房的最大部分，下部是钩突。钩突的前部与鼻丘气房的后内侧壁和鼻泪管的后内侧壁融合。钩突的游离缘界定漏斗的下缘（图 4-5），这是将上颌窦口与中鼻道连接的空气通道，即第二个关键点。蝶筛隐窝，即第三个关键点，接收来自后组筛窦气房和蝶窦的引流（图 4-6）。它位于鼻中隔的侧面，并通向上鼻道的后部[6, 14]。

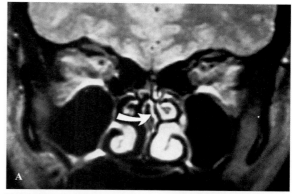

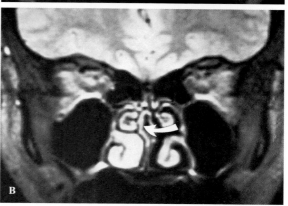

▲ 图 4-3 鼻周期
间隔 30min 的健康志愿者的冠状位磁共振图像，显示鼻中隔和鼻甲黏膜（箭）的厚度变化

　　钩突后面是筛泡，通常是前组筛窦气房中最大的。钩突通常行于筛泡的中部和下部，筛窦泡被筛骨纸样板侧向包绕。

　　筛泡与钩突的游离缘之间的间隙为半月裂。在中部，半月裂与中鼻道相通，即中鼻甲侧面的空气间隙。在横向和下部，半月裂与筛漏斗相通，即为钩突和眼眶下缘之间的空气通道。

　　中鼻甲位于筛窦和钩突的内侧。前部附着在鼻丘气房的内侧壁和钩突的上缘，上部附着于筛板，当它向后延伸时，中鼻甲发出基板，这是一种横向弯曲的骨性结构，与筛泡后的筛骨纸样板融合。

　　在大多数个体中，筛泡的后壁是完整的，并且通常在基板和筛泡之间存在空气间隙。根据其程度，这个空隙被称为筛泡后隐窝或筛泡上隐窝，通常引流到额隐窝（图 4-7）。筛窦的后壁存在裂隙或后壁完全缺失为常见表现，并且可以使这两个（通常是分开的）空间区域之间连通。

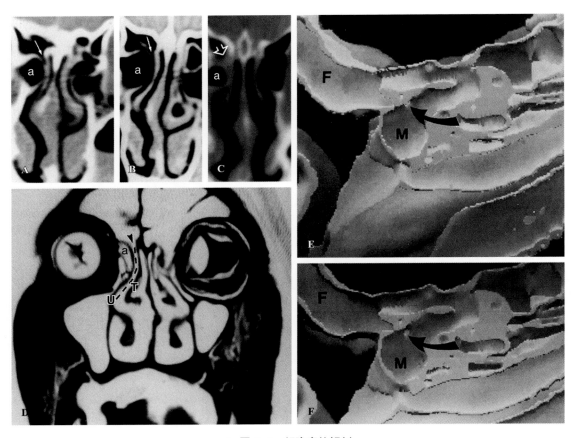

▲ 图 4-4　额隐窝的解剖

A 和 B. 冠状位计算机断层扫描（CT），尽管鼻丘气房较大（a），但额隐窝（箭）仍然可以显示；C. 冠状位 CT 扫描，显示另一位患者右侧额隐窝阻塞，右额窦黏膜增厚（开口箭），可见鼻丘气房（a）；D. 尸体的密度反转冠状位 CT 扫描，能较好地显示额隐窝的位置（箭头）。同时注意中鼻甲（T）、钩突（U）、鼻丘气房（a）和中鼻道（虚线）之间的关系。E 和 F. 鼻窦矢状位的三维 CT 扫描，显示额隐窝的位置（弯箭），并显示其形状为沙漏状，在额窦（F）和中鼻道（M）之间变窄（引自 Som PM, Curtin HD. *Head and neck imaging*, ed 3. St Louis: 1996；Mosby.）

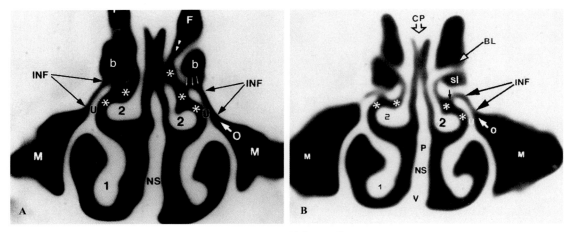

▲ 图 4-5　前窦口通道

通过筛窦前部的冠状位 CT 扫描显示一条通道与额窦（F）、前组筛窦和上颌窦（M）相互连通。上颌窦的开口（O）与筛漏斗（INF）相通，筛漏斗（INF）由钩突（U）内侧和眶外侧包围。相反，筛漏斗通过半月裂（图 A 中最内侧的白色箭，图 B 最小的黑色箭）与中鼻道（星号）相通。额隐窝（图 A 中白色箭）为正常。筛泡（b）通常是前组筛窦中最大的气房。注意中鼻甲（2）与筛板（CP）的垂直连接。中鼻甲横向附着于筛窦纸样板的部分被称为基板（BL）。基板和筛泡之间的空隙是侧窦（sl）。另外图中还显示下鼻甲（1）、鼻中隔（NS）、犁骨（V）和筛骨的垂直板（P）（引自 Som PM, Curtin HD. *Head and neck imaging*, ed 3. St Louis: 1996；Mosby.）

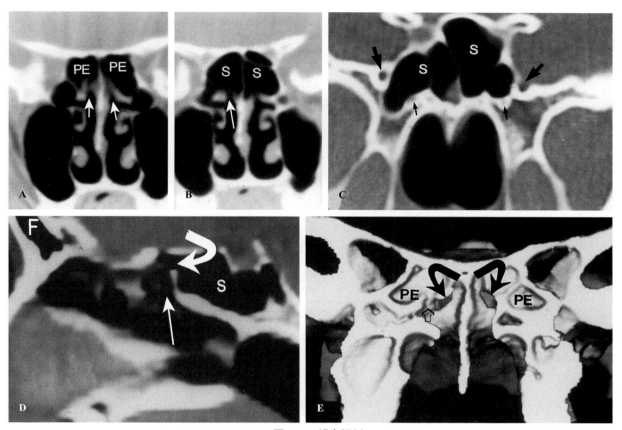

▲ 图 4-6 蝶窦解剖

A 和 B. 冠状位计算机断层扫描（CT），显示后组筛窦（PE）和蝶窦（S）之间的分界，从蝶筛隐窝的位置（白箭）可以清楚看到这个分界；C. 经蝶窦冠状位 CT 扫描，显示窦内分隔的数目和方向，以及与圆孔（大黑箭）和翼管（小黑箭）的关系；D. 内侧矢状位 CT 扫描显示蝶窦口（弯箭）和蝶筛隐窝（直箭）的位置。可见额窦（F）和蝶窦（S）；E. 通过后组筛窦 (PE) 后方的冠状位的三维 CT 图像显示蝶筛隐窝（开口箭）的方向和蝶窦口（弯箭）的位置（引自 Som PM, Curtin HD. *Head and neck imaging*, ed 3. St Louis: 1996; Mosby.）

（二）解剖变异

尽管鼻部解剖结构在患者中差异很大，但某些解剖变异相对常见。尽管目前尚未确定因果关系，但一些解剖学变异与鼻－鼻窦炎有关[14-19]。这些变异可能导致这些患者的窦口通道的机械性阻塞，并且可能需要进行手术干预。通常，解剖学变异的重要性取决于其与窦口通道和鼻腔通道的关系。最常见的变异将在下文中讨论。高度可变的鼻腔解剖结构需要在个体基础上进行仔细的术前评估。

1. 泡状鼻甲

泡状鼻甲定义为中鼻甲的含气腔，可以是单侧或双侧的（图 4-8）。上鼻甲和下鼻甲的含气腔较少见。如果气腔大，中鼻甲泡可能会阻塞中鼻

道或筛漏斗。泡状鼻甲的气腔衬有与鼻腔其余部分相同的上皮组织，因此这些细胞可参与鼻窦的炎性疾病。鼻甲阻塞引流可导致黏液囊肿形成。

2. 鼻中隔偏曲

鼻中隔偏曲是鼻中隔的不对称弯曲，可以横向压迫中鼻甲，使中鼻道狭窄（图 4-9）。当偏离角度很大时，它可能导致前窦口复合体的机械性阻塞。骨刺通常与鼻中隔偏曲有关。鼻中隔偏曲通常是先天性的，但也可能继发于创伤，并且通常不会引起鼻－鼻窦炎[20]。

3. 中鼻甲反向弯曲

中鼻甲通常向鼻中隔弯曲。然而，当其主要曲度向外侧突出时，这种变异被称为中鼻甲反向弯曲，它可以缩小或阻塞鼻腔、中鼻道和筛漏斗（图 4-10）。

第 4 章　鼻腔及鼻窦放射学

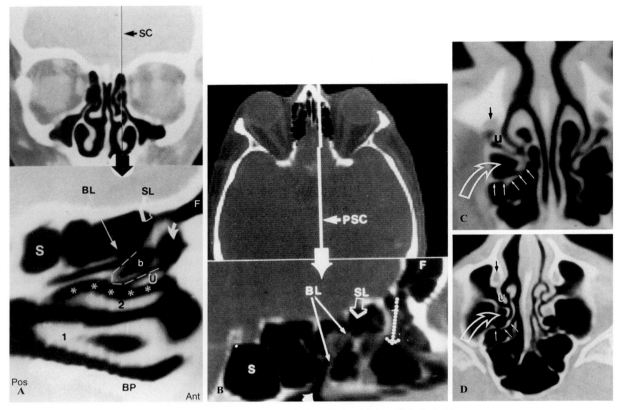

▲ 图 4-7　基板和侧窦的解剖（筛泡后隐窝和筛泡上隐窝）

A. 从冠状位计算机断层扫描（CT）数据中获得矢状位重建平面（SC）；B. 从 CT 轴位数据获得矢状位重建平面（PSC），两个视图显示基板（BL）的轮廓和侧窦（SL）在基板和筛泡（b）之间的位置关系，半月裂（图 A 中的虚线）、额隐窝、前中鼻道（图 A 中的弯箭、图 B 中的虚线箭）的位置均有显示，额窦（F）、蝶窦（S）、钩突（U）、中鼻道（*）、下鼻甲（1）、中鼻甲（2）、硬腭（BP）和中鼻道 - 鼻咽部交界处（图 B 中最大的白箭）前（A）和后（P）均有显示；C 和 D. 轴位 CT 扫描显示钩突（U）的方向及其与鼻泪管（黑箭）的关系，注意基板（小白箭）附着于筛骨纸样板，筛泡（弯箭）是基板前面的气房；在获得这些扫描的两个患者中，气房的后壁不完整，筛泡和侧窦之间可以直接连通（引自 Som PM, Curtin HD. *Head and neck imaging*, ed 3. St Louis: 1996；Mosby.）

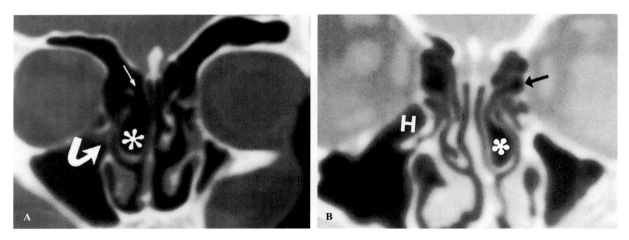

▲ 图 4-8　两位患者的泡状鼻甲

A. 冠状位计算机断层扫描（CT）显示一个突出的右侧泡状鼻甲（*）与额隐窝（小箭）相通。注意右侧中鼻道的阻塞（弯箭）；B. 冠状位 CT 扫描显示左侧泡状鼻甲（*）与侧窦沟通（箭）。注意对侧的 Haller 气房（引自 Som PM, Curtin HD. *Head and neck imaging*, ed 3. St Louis: 1996；Mosby.）

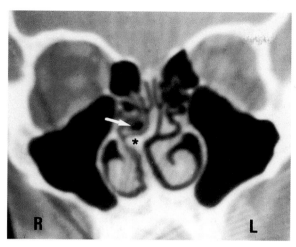

▲ 图 4-9　鼻中隔偏曲伴骨刺

冠状位 CT 扫描显示鼻中隔偏向右侧，伴有向右侧突出的鼻棘（星号）。注意同侧泡状鼻甲（箭）。这两种解剖变异都会造成右鼻腔和筛骨通道的明显缩小

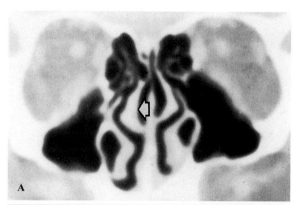

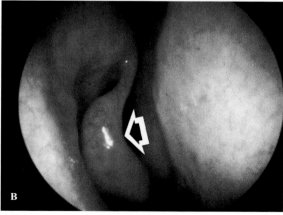

▲ 图 4-10　中鼻甲反向弯曲

A. 冠状位 CT 扫描显示双侧中鼻甲，右侧标记显示（箭）；B. 内镜检查与 CT 表现（箭）相关（引自 Som PM, Curtin HD. *Head and neck imaging*, ed 3.St Louis: 1996; Mosby.）

4. 钩突的变异

在大多数情况下，钩突略微倾斜地朝向鼻中隔延伸，游离缘围绕筛泡的下表面或前表面。有时，钩突的游离缘附着在眶底或纸板下前方，称为闭锁性钩突（图 4-11）。这种变异通常与闭塞的筛漏斗相关，并导致同侧上颌窦发育不全和气化不良。上颌窦发育不良导致同侧眼眶位置变异，在手术过程中更容易引起眼眶并发症 [21, 22]。钩突上部附着点有三个主要变异，这有助于确定额隐窝及其引流的解剖结构 [23]。这些变异包括①钩突横向延伸以连接到筛骨纸样板或筛泡，形成额隐窝开口直接通向中鼻道的筛漏斗端隐窝；②钩突内侧延伸并附着于中鼻甲的侧面；③钩突在内侧和上方延伸直接连接到颅底。在后两种变化中，额隐窝均引流至筛漏斗。

5. Haller 气房（眶下筛窦气房）

Haller 气房是筛窦气房，在上颌窦顶部的内侧横向延伸（图 4-12）。形状、大小多变，但如果其较大，Haller 气房可能会导致筛漏斗变窄。它们可以作为独立气房存在，也可以向上颌窦或

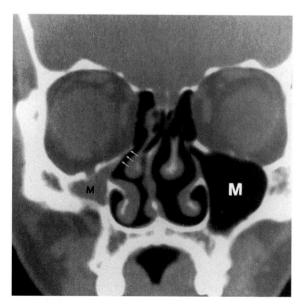

▲ 图 4-11　闭锁性钩突

冠状位 CT 显示右侧钩突与眼眶下壁（箭）相贴合。因此造成的筛漏斗的阻塞通常是引起同侧上颌窦（黑色 M）炎症原因。注意这种变异与同侧上颌窦发育不良相关（引自 Som PM, Curtin HD. *Head and neck imaging*, ed 3.St Louis: 1996; Mosby.）

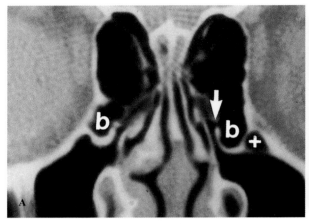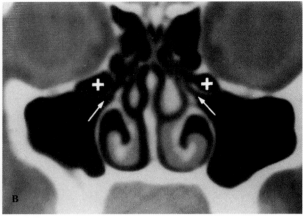

▲ 图 4-12 Haller 气房（眶下）

A. 注意左侧的 Haller 气房（加号）、筛泡（b）和位于中间的窦口（箭）通向筛漏斗；B. 双侧 Haller 气房（加号），注意它们与钩突相邻，以及它们对筛漏斗（箭）的影响（引自 Som PM, Curtin HD. *Head and neck imaging*, ed 3. St Louis: 1996; Mosby.）

筛漏斗引流。

6. Onodi 气房（蝶上筛房）

Onodi 气房是后组筛窦气房的侧向和后部延伸[24]。这些气房可能围绕视神经束，增加了手术过程中神经损伤的风险。

7. 巨型筛泡

扩大的筛泡可以使中鼻道和筛漏斗狭窄或阻塞。

8. 蝶窦的广泛气化

蝶窦气化可延伸至视神经前突和斜坡；这会增加手术过程中神经损伤的风险（图 4-13）。由于蝶窦壁的骨质缺损，颈动脉管也可能突出到蝶窦，增加了手术期间颈动脉损伤的风险（图 4-14）。

9. 筛骨纸样板的内侧偏斜或裂开

筛骨纸样板的内侧偏斜或裂开可能为先天性发育，也可能继发于面部创伤。在任何一种情况下，眶内内容物在手术期间都有风险。过多的内侧偏斜和骨性紊乱最常发生在中鼻甲基板插入到筛骨纸样板区。

10. 鸡冠气化

这些气房可以与额隐窝连通，阻塞该窦口可导致慢性鼻窦炎和黏液形成。术前诊断对于区分这些气房与筛窦气房至关重要，能避免手术穿透颅骨穹窿的可能。

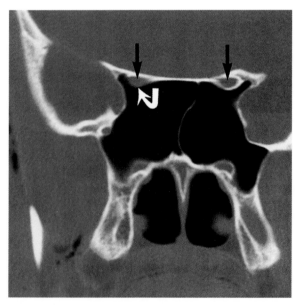

▲ 图 4-13 视神经与蝶窦的关系

3 型视神经（黑箭）穿过蝶窦，50% 以上的神经暴露在空气中。注意覆盖右侧视神经（弯箭）的骨质缺如。这一发现增加了功能性内镜鼻窦手术中视神经损伤的风险（引自 Som PM, Curtin HD. *Head and neck imaging*, ed 3. St Louis: 1996; Mosby.）

11. 筛顶高度的不对称性

注意筛顶高度的不对称性十分重要。当这种解剖学变异发生时，功能性内镜鼻窦手术中颅内穿透损伤的发生率更高。颅内穿透损伤常发生在筛顶位置较低的一侧[25]。

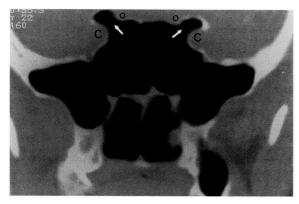

▲ 图 4-14　蝶窦的广泛气化

冠状位 CT 显示前床突（箭）的气化及其与视神经（o）和颈内动脉（C）的关系。在功能性内镜鼻窦手术中，前床突气化是视神经易损性的重要指标（引自 Som PM, Curtin HD. *Head and neck imaging*, ed 3.St Louis: 1996；Mosby.）

三、病理

感染性 / 炎性

1. 急性鼻窦炎

急性鼻-鼻窦炎（ARS）通常起源于病毒感染，并且很少发生阻塞性鼻窦的细菌性重复感染[26, 27]。阻塞通常是由先前病毒性上呼吸道感染引起的水肿黏膜所致。水肿破坏了鼻窦的正常黏膜纤毛引流方式，导致窦口阻塞。然后，窦内的液体积聚可导致细菌重复感染。传统上被认为是致病病原体包括肺炎链球菌、流感嗜血杆菌、β溶血性链球菌和黏膜炎莫拉菌[28-30]。但是，这些病原体也可在无症状个体中的鼻窦中存活，阻塞可能导致某种病原体过度繁殖[31-35]；因此，在初始治疗失败的情况下，可能需要进行细菌培养[27]。通常为单个鼻窦受累，并且筛窦是最常见的部位[19, 29]。局部和颅内并发症的风险随着额窦、筛窦和蝶窦受累的程度而增加[19]。

在适当的临床背景下，ARS 的影像学表现是相应窦腔中的气液平面。创伤后的急性出血、灌洗后的液体或气管内插管也会引起气液平面，临床病史对于解释这一表现至关重要。然而，ARS 中的影像学表现可能是非特异性的，可表现为光滑或结节性黏膜增厚或窦腔完全填充。在 MRI 上，可以发现在 T_1WI 上呈低信号和 T_2WI 上呈高信号的水样分泌物。然而，ARS 通常可以根据临床症状进行诊断，并且不需常规进行影像检查[27]。

2. 慢性鼻窦炎

当症状持续超过 12 周时，可诊断为慢性鼻-鼻窦炎（CRS）。然而，几乎所有的症状都是非特异性的，没有客观的黏膜炎症证据；因此，基于症状的诊断是不可靠的[11, 12, 27, 36]。超过 40% 符合 CRS 症状诊断的患者可能有正常的 CT 和内镜检查结果[26]。前鼻镜检查并不总能发现黏膜炎症，还需要鼻内镜检查来观察中鼻道和筛窦[11, 37, 38]。CT 可以确认鼻腔内部情况并评估鼻腔内炎症的程度，检查结果可超过内镜检查所允许的范围。虽然少见，但是在 CT 扫描阴性的情况下，通过内镜检查诊断的慢性炎症也有可能，如没有黏膜肥大和窦腔分泌物潴留。此外，CT 诊断的轻度黏膜炎症可能存在于无症状个体中，约占人口的 1/3[8]。阳性内镜检查与阳性 CT 检查结果之间的相关性高于阴性内镜检查与阴性 CT 之间的相关性。总体而言，CT 与内镜检查结果的相关性为 70%～80%[7, 11, 12, 37]。

CRS 的影像学表现各不相同（图 4-15）。CRS 的症状包括弥漫性或息肉状黏膜增厚，鼻窦部分或完全填充，骨重塑和增厚（骨炎）和伴有息肉[29, 30, 39]。CT 可以较好地提供有关黏膜范围和分布信息，但并不能提供引起这些变化病因方面的更多信息（如感染、肉芽肿、术后瘢痕形成）。当鼻窦分泌物为急性且黏度低时，它们在 CT 上具有中等密度（10～25HU）。在更加慢性的病程下，鼻窦分泌物变得浓稠和浓缩，CT 上密度增高，测量值为 30～60HU（图 4-16）[40]。

窦口鼻道单位（OMU）的阻塞，代表筛漏斗的阻塞，易发生鼻窦炎。72% 的慢性鼻-鼻窦炎患者存在中鼻道阻塞；这些患者中 65%～84% 伴有上颌窦黏膜骨膜增厚，82% 伴有筛窦的炎症性改变[41, 42]。实际上 100% 的额窦炎性疾病患者也有额隐窝的阻塞。没有上颌窦或前组筛窦炎性疾病的 OMU 的额窦填塞十分罕见[15-17]。

Babbel 等[43] 回顾了 500 例筛查鼻窦 CT 的患者，并定义了 5 种炎症性鼻窦疾病的复发模式；其包括筛漏斗、OMU、蝶筛隐窝、鼻窦息肉及

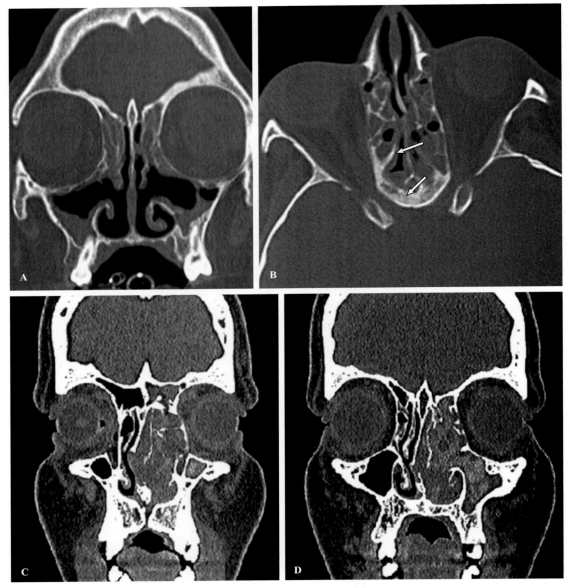

▲ 图 4-15　慢性鼻窦炎（CRS）

囊性纤维化患者的 CT 图像显示了 CRS 的影像特征。冠状位（A）和轴位（B）图像显示鼻窦腔密度增高和骨炎（箭）。不同患者的冠状位图像（C 和 D）显示高密度息肉，这是 CRS 的另一个影像特征

散发性或不可分类的疾病。在 26% 的患者中发现的筛漏斗模式是指与上颌窦疾病相关的上颌窦口和筛漏斗内的局灶性梗阻。OMU 模式（25%）是指由中鼻道阻塞引起的同侧上颌窦、额窦和前组筛窦疾病（图 4-17）。Babbel 及其同事[43] 还发现由于中鼻道鼻额隐窝的位置不同，额窦有时可不受影响。蝶筛隐窝模式（6%）导致由蝶筛隐窝阻塞引起的蝶窦或后组筛窦炎症。鼻窦息肉模式（10%）是由弥漫性鼻和鼻窦息肉引起的（见图 4-15），相关的影像学表现为包括筛漏斗扩大、筛窦壁凸起（鼓胀），以及骨性鼻中隔和筛骨小梁变薄[4, 43, 44]。

鼻窦壁骨炎（增厚和硬化）归因于骨对慢性黏膜炎症的继发反应，并且最近发现其可能在黏膜疾病的发展和复发中起积极作用[45,46]，虽然目前尚不清楚骨炎在 CRS 的发病机制中起什么作用。尽管如此，骨炎是 CRS 患者的常见表现，其患病率随疾病持续时间而增加。现已有各种症

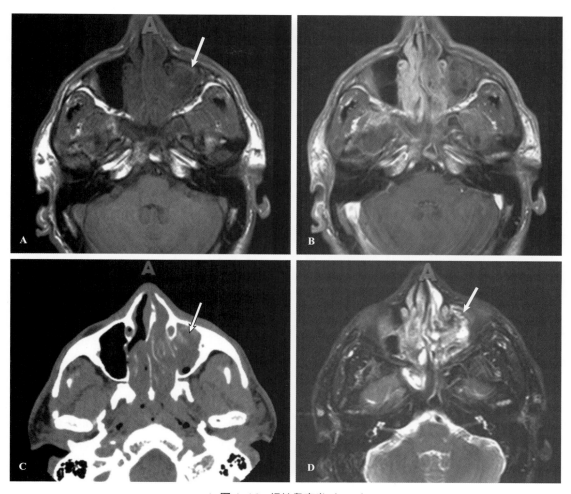

▲ 图 4-16　慢性鼻窦炎（CRS）

增强前（A）和增强后（B）T_1WI 显示左侧上颌窦内以低信号为主的物质，但在高蛋白（浓缩）黏液的前方可见一小部分的 T_1 高信号（箭）。该区域对应的表现为 CT（C）高密度，T_2WI（D）低信号（箭）

状和 CT 或内镜评分系统以更好地为患者的诊断和预后分类。症状的严重程度和 CT 或内镜检查发现的炎症程度之间没有显著相关性[7, 9, 10, 36, 37]，特别是有 CT 证据表明鼻窦疾病与面部疼痛和（或）压力或头痛的孤立症状根本没有相关性。Lund-MacKay 评分系统是应用于 CT 描述鼻窦疾病的最常用方法，正常、部分填充和完全填充的评分分别为 0、1 和 2，分为五个部分：①前组筛窦；②后组筛窦；③额窦；④上颌窦；⑤蝶窦。在鼻腔的两侧，对于正常或阻塞的鼻道窦口复合体，分别给出 0 分或 2 分，其最大得分为每侧 12 分[47]。

在 MRI 上，CRS 的表现因蛋白质和游离水质子的浓度变化而不同。当鼻腔分泌物被阻塞时，会发生两个重要的生理过程：①黏膜中分泌糖蛋白的杯状细胞数量增加；②黏膜吸收游离水。这导致从稀薄的浆液转变为较厚的黏液并最终转变为干燥的、铸形样的栓塞。随着蛋白质浓度的增加，T_2WI 的信号强度降低。这些变化可能是由糖蛋白分子之间发生的交联引起的[40]。Som 和 Curtin 等[40, 48] 描述了 CRS 可见的四种 MRI 信号强度模式：① T_1WI 低信号和 T_2WI 高信号，蛋白质浓度低于 9%；② T_1WI 高信号和 T_2WI 高信号，总蛋白浓度增加至 20%～25%；③ T_1WI 高信号和 T_2WI 低信号，总蛋白浓度为 25%～30%；④ T_1WI 和 T_2WI 低信号，蛋白质浓度大于 30%，并且分泌物几乎呈固体形式。浓缩分泌物（即蛋白质浓度大于 30% 的那些）的 MRI 可能在 T_1WI 和 T_2WI 上表现为无信号

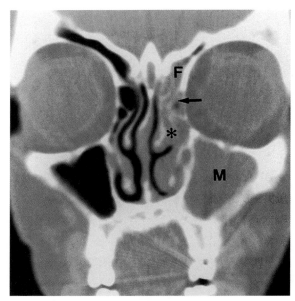

▲ 图 4-17 鼻窦炎的窦口 - 鼻道复合体

炎性反应阻塞了左侧中鼻道（星号），引起左侧上颌窦（M）、额窦（F）、前组筛窦（箭）内高密度充填（引自 Som PM, Curtin HD. *Head and neck imaging*, ed 3. St Louis: 1996; Mosby.）

区，这些无信号区可能看起来与正常含气的鼻窦相同[40, 48]。

3. 真菌性鼻窦炎

临床上将真菌性鼻窦炎（FRS）分为非侵袭性和侵袭性两种类型。非侵袭性 FRS 包括真菌球鼻窦炎和过敏性真菌性鼻窦炎，过敏性真菌性鼻窦炎也称为嗜酸细胞性 FRS。侵袭性 FRS 包括急性侵袭性和慢性肉芽肿性侵袭性。FRS 的临床和影像学表现通常是由宿主的免疫反应决定的；嗜酸细胞性 FRS 表现为过度免疫反应，而真菌球型通常表现为正常免疫反应。侵袭性 FRS 见于免疫反应缺乏的个体；慢性侵袭性 FRS 见于轻度免疫缺陷的患者（如糖尿病患者），而急性侵袭性 FRS 见于严重免疫缺陷患者（如血液恶性肿瘤和骨髓移植）。

真菌培养通常发现真菌存在于 FRS 患者的鼻黏膜中，但这不能证明一定患有 FRS，因为大多数没有鼻窦炎的人也会出现真菌培养阳性。真菌在 CRS 中的作用还不清楚，但在其病理和影像学特征中，CRS 与嗜酸性（过敏性）FRS 有显著的共同之处。过敏性 FRS 通常发生在有过敏反应病史或哮喘病史的患者身上，这些疾病和鼻息肉

可能是相关的。侵袭性 FRS 中最常见的真菌病原体是接合菌（根霉、根毛霉、犁头霉属、毛霉）、曲霉菌、双极霉菌和念珠菌。非侵袭性 FRS 中最常见的致病菌是一些不完全真菌（双极霉菌、弯孢属、链格孢属）和一些透明质霉菌（曲霉菌和镰刀菌）[42, 49]。毛霉菌属和曲霉菌属是呼吸系统的正常菌属的一部分[19]，但它们存在于鼻窦时经常有特殊的临床意义[50, 51]。

过敏性 FRS 具有一些影像学特征[52-54]。在 CT 上，在低密度鼻窦分泌物的中心可以看到局灶性的高密度区。在 MRI 上，很多过敏性 FRS 的病例表现为 T_1WI 低信号、T_2WI 低或无信号，可能是由于顺磁性金属（如铁、锰）所造成。虽然与 CRS 中干燥分泌物的 MRI 表现相似，但是慢性鼻窦炎的 T_2WI 低信号不如真菌性鼻窦炎明显。鼻窦扩张伴高密度分泌物是过敏性 FRS 的影像学特征，侵犯颅底和眼眶引起突眼或视神经压迫，这样的病例并不少见[55]。鼻窦扩张和骨质的侵蚀方式可能会类似于恶性肿瘤。鼻窦分泌物在 MRI 所有的脉冲序列中，信号可能极低，有时会导致低估疾病程度。真菌球通常表现为单一鼻窦的斑点状或粗大的钙化灶。如果看不到钙化灶，就很难与常规的 CRS 区分开。曲霉菌感染的过敏性鼻窦炎与反复发作的鼻息肉有关（图 4-15）。

Som 和 Curtin 的研究[40]表明，侵袭性 FRS 从中鼻甲开始发病，其次累及上颌窦、筛窦、蝶窦，然而在很多情况下很难确定发病部位的先后顺序。气 - 液平面不常见，在早期可能只有非特异性黏膜增厚或窦腔密度增高，使得无法用影像学区分侵袭性 FRS 和普通鼻窦炎。气 - 液平面是一项非常重要的指标，能提示并及时诊断该病。对重度免疫功能不全的患者，应该为骨反应性增生、侵蚀和与局部软组织改变相关的骨髓炎做进一步的检查[40, 53]。能提示真菌感染与脸颊鼻窦黏膜和软组织连接处的鼻窦炎有关（图 4-18）。这些侵袭性感染的迹象与细菌感染不同。毛霉菌和侵袭性曲霉菌会侵犯血管，导致颅内和颅外血栓和梗死形成。

4. 过敏性鼻窦炎

10% 的人群会发生过敏性鼻窦炎[4]。它是典

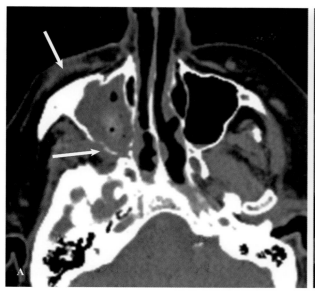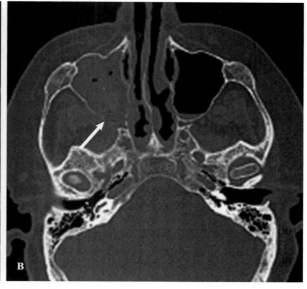

▲ 图 4-18　真菌性鼻窦炎

经过上颌窦层面的 CT 软组织窗轴位图像（A）显示上颌窦密度增高影伴中心性高密度，并累及窦周软组织（箭）。骨窗（B）更好地显示上颌窦后外侧壁的骨质破坏（箭）

型的对称性全鼻窦炎[43]。CT 常显示为结节状黏膜增厚伴鼻甲肥厚[4]。气 - 液平面少见，除非伴有细菌双重感染[39]。

5. 肉芽肿性鼻窦炎

尽管很多肉芽肿性疾病涉及鼻窦窦腔，其中 Wegener 肉芽肿 [又叫肉芽肿性多血管炎（PGA）] 最常见。在 PGA 的早期，它的影像学表现和非特异性 CRS 很相似。在慢性期，常见从鼻甲到鼻窦窦壁延伸的纤维带。鼻中隔穿孔、鼻甲破坏、窦壁显著增厚是进展期疾病的特征。骨质破坏和炎性软组织肿块出现时，需要和其他肉芽肿性病变（如类肉瘤）、肿瘤性病变（如淋巴瘤）相鉴别。

四、肿瘤

（一）恶性肿瘤

鼻窦原发恶性肿瘤主要是上皮起源，包括鳞状细胞癌（SCC）、腺细胞癌和腺样囊性癌。其他肿瘤包括黑色素瘤、肉瘤和神经内分泌来源的肿瘤。因为早期临床症状不明显，鼻窦原发恶性肿瘤通常在疾病晚期才引起临床注意。无症状鼻窦肿瘤很少被偶然诊断。出现症状通常是因为侵犯鼻窦腔外组织（眼眶、翼腭窝、咬肌间隙）或

周围神经，造成复视、流泪、咬合不正、牙关紧闭、颈部肿块和面部麻木等症状。

在恶性肿瘤的早期阶段，CT 表现和炎症区别不大。事实上，由于分泌物的潴留，炎症反应几乎总是与肿瘤相关。MRI 更有助于鉴别炎症和肿瘤，原因是肿瘤的 T_2WI 信号比分泌物信号低，其次是不同的增强特点，肿瘤（瘤体强化）与炎症不同（边缘强化；图 4-19）。当肿瘤仅局限在鼻窦内时，CT 就能诊断出。考虑到恶性肿瘤的可能性，这需要 CT 仔细检查所有鼻窦。在疾病的晚期阶段，往往会出现明显的骨侵蚀和破坏，它的影像学表现与继发于良性病变的骨质增生硬化不同，如息肉、黏液囊肿、过敏 FRS、神经鞘瘤、乳头状瘤等。然而一些恶性肿瘤如黑色素瘤、淋巴瘤，倾向于骨质硬化而不是骨质破坏。

除了原发肿瘤的病理学分型，手术切缘情况和颅内、眼眶侵犯程度是鼻窦恶性肿瘤的独立生存预后因素[56]。一般情况下，CT 能更准确评估骨质的完整性，而 MRI 用于评估病灶范围包括周围神经或脑膜播散，可鉴别肿瘤和继发的炎症改变，MRI 在这些方面远远优于 CT。在大多数临床实践中，患者术前需要完善 MRI 和 CT 两种检查。

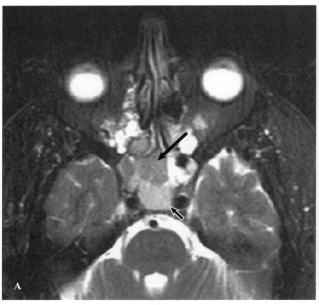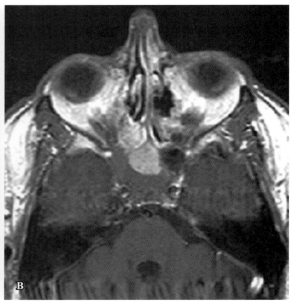

▲ 图 4-19　鳞状细胞癌（SCC）

A. 轴位 T_2WI 显示蝶窦右侧份内鳞状细胞癌相对于其内潴留的分泌物（短箭）呈 T_2 较低信号（长箭）；B. 同一层面的 T_1WI 增强图像显示肿块强化

正如头部和颈部的其他区域，美国肿瘤学委员会（AJCC）推荐鼻窦癌使用肿瘤 TNM 分期（表 4-1），尽管鼻窦癌不像其他头颈部肿瘤那样容易确定分期。其中一个原因是相比头颈部其他区域的鳞癌，鼻窦癌的病理学分型更复杂多样。同时，病灶的大小并不是重要的预后指标，在原发肿瘤分期中也起不到重要作用。

肿瘤是否侵犯硬脑膜和眶周是影响预后和计划手术切除和重建的两个重要因素[57]。大多数外科医生认为，肿瘤侵犯眼眶脂肪，需要行眼眶摘除术。然而，影像学检查很难判定病灶是否侵犯眶骨膜，因为肿瘤可破坏骨和使眶骨膜萎缩，而无需浸润它。因此骨性眼眶的破坏并不一定意味着眼眶入侵。相反的，微小的眶周侵犯可能完全无法在影像图像中表现。侵犯眶周脂肪组织时，肿瘤和眼眶组织接触面呈结节状改变，眼外肌的增粗和强化是眶周浸润可靠征象。然而，缺乏这些征象并不能完全排除肿瘤浸润[58]。高分辨率脂肪饱和 T_1WI 序列对该评估较有优势。影像学诊断眶周浸润的整体准确率为 60%～70%，很大程度体现出阴性预测值较低。因此影像学诊断眶周侵犯的准确率高于它诊断未侵犯的准确率（图 4-20）。

MRI 是评估肿瘤颅内和硬脑膜侵犯的首选。硬脑膜的不规则或结节状增厚和强化，以及光滑的增厚超过 5mm，提示硬脑膜侵犯，它有 100% 的阳性预测价值[59]。如果光滑的强化和增厚小于 5mm，既可见于硬脑膜侵犯，又可见于炎症反应性改变。在诊断眶周侵犯时，确认侵犯比确认未侵犯更容易（图 4-21）。

肿瘤侵犯至蝶窦后壁，通常表明病灶不可手术切除。而且肿瘤累及鼻中隔和硬腭是决定手术方式和重建技术的因素。淋巴结转移是另一个不利的预后指标，在鼻窦恶性肿瘤的发生率为 25%。同侧颌下和颏下 I 区淋巴结和颈静脉 II 区淋巴结最易发生转移。

当最早累及上颌窦时，窦壁外侵犯最常发生于前壁和后外侧壁，它是一个不利的预后指标，尤其是侵犯到翼腭窝（PPF）。

鼻窦肿瘤也可以侵入颅内结构，并沿周围神经播散（PNS）。在患者察觉症状之前影像学就可以发现肿瘤 PNS，这显著改变疾病治疗的进程。为发现周围神经转移，需要依靠精细的头部解剖学基础知识及高质量图像，在这方面 MRI 远远优于 CT。高分辨率 T_1WI 序列可以显示颅外

表 4-1 上颌窦、鼻腔和筛窦原发肿瘤分期

上颌窦肿瘤分期	
T_1	肿瘤局限在上颌窦黏膜，未侵蚀或破坏骨质
T_2	肿瘤导致骨侵蚀或破坏，包括侵犯硬腭和（或）中鼻道，但不包括侵犯上颌窦后壁和翼板
T_3	肿瘤侵犯下列结构中的任何一个或多个：上颌窦后壁、皮下组织、眶下壁和眶内壁、翼腭窝、筛窦
T_{4a}	肿瘤侵犯前眶内容物、脸颊皮肤、翼板、颞下窝、筛状板、蝶窦或额窦
T_{4b}	肿瘤侵犯任何下列结构：眶上壁、硬脑膜、脑、颅中窝、除了三叉神经的上颌分支（V_2）、鼻咽或斜坡
鼻腔和筛窦原发肿瘤分期	
T_1	肿瘤局限于任何一个位点，伴或不伴有骨侵犯
T_2	肿瘤累及一个区域的两个位点或扩展到在鼻道窦口复合体内的一个相邻区域，伴或不伴有骨侵犯
T_3	肿瘤侵犯的眶内壁或眶下壁、上颌窦、上腭、筛状板
T_{4a}	肿瘤侵犯下列结构中的任何一个或多个：前眶内容物、鼻和脸颊的皮肤、颅前窝、翼板、或蝶窦或额窦
T_{4b}	肿瘤侵犯下列结构中的任何一个或多个：眶上壁、硬脑膜、颅中窝、除 V_2 的脑神经、鼻咽或斜坡

引自 American Joint Committee on Cancer Staging. *American Joint Committee on Cancer Staging manual*, ed 7. New York: Springer; 2010.

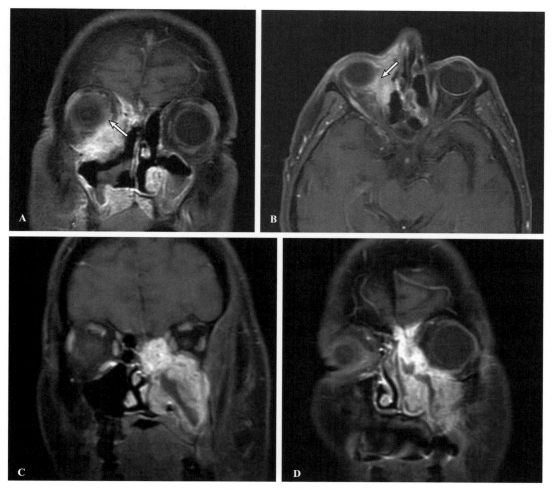

▲ 图 4-20 评估眼眶侵犯

冠状位（A）和轴位（B）T_1WI 强化图像显示复发性鳞状细胞癌侵犯内直肌与眼眶侵犯（箭）一致。冠状位 T_1WI 强化图像（C 和 D）显示另一例与眶肌锥相邻的横纹肌肉瘤，眶骨膜未被穿透

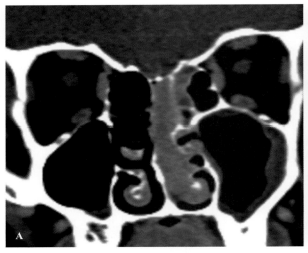
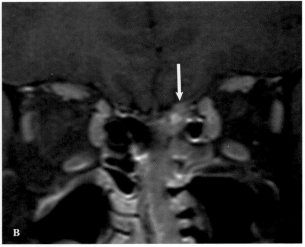

▲ 图 4-21 鼻腔神经胶质瘤

A. 冠状位 CT 图像显示左侧鼻腔内的软组织肿块，延伸至嗅隐窝；B. 同层面的冠状 T_1WI 强化图像显示硬脑膜增厚均匀，厚度小于 5mm（箭）。然而，在手术中发现硬脑膜是受侵犯的

神经周围脂肪垫的消失，它是肿瘤 PNS 的一个重要提示。对比增强的脂肪抑制 T_1WI 序列有较大帮助，因为在低背景里，很容易鉴别出强化的肿瘤。PNS 最常发生于第 V 对和第 VII 对脑神经。颞部、翼管和更多颞骨岩部表面的神经处于第 VII 对与第 V 对脑神经之间，所以它们在肿瘤从第 V 对脑神经扩散到第 VII 对脑神经时（或传播方向相反时）起到桥梁作用。对翼腭窝的评价尤为重要，因为肿瘤通常最先累及翼腭窝，早于通过眶下裂、圆孔、卵圆孔、翼管、海绵窦、Meckel 腔侵入颅内（图 4-22）。如果 CT 或 T_1WI 显示翼腭窝的脂肪消失或完全被软组织替代，可怀疑有肿瘤浸润。

大部分鼻窦恶性肿瘤来源于上皮组织的鳞癌[60, 61]。大部分鼻窦鳞癌起源于鼻腔和筛窦，而且上颌窦易随之累及（图 4-19）。

腺癌起源于鼻黏膜散布的黏液腺，它是该区域第二常见的恶性肿瘤，占了恶性肿瘤的 10%[62]。腺癌常发生于筛窦，并且和与木屑接触有关。

小涎腺腺癌

腺样囊性癌和黏膜上皮癌是两种最常见的小涎腺腺癌。

黑色素瘤大约占鼻窦恶性肿瘤的 5%，通常发生于鼻中隔、鼻腔外侧壁，而鼻甲的发生率

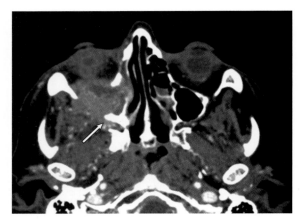

▲ 图 4-22 轴位 CT 图像显示鳞状细胞癌侵犯翼腭窝（箭）

低。黑色素瘤因其发生变色很容易被临床诊断，在 MRI 扫描时产生多种多样的信号强度，取决于黑色素的成分，导致 T_1WI 呈现高信号，和（或）伴有出血。

嗅神经母细胞瘤（ONB）也被称为鼻神经母细胞瘤，它和鼻窦未分化癌（SNUC）都是具有神经内分泌分化的鼻窦腔罕见肿瘤。SNUC 的预后通常不佳，同时生长速度很快；它们侵犯眼眶和颅底，然而该位置的 ONB 具有相对较好的预后[63, 64]。

ONB 可能与颅内囊肿有关，首先累及筛窦 / 鼻腔的前部区域（图 4-21）。然而，颅内囊肿的

形成对神经母细胞瘤的诊断既不具有敏感性也不具有特异性。研究发现 SNUC 是在硬脑膜 / 蛛网膜下有最高播散率的鼻窦恶性肿瘤。肉瘤在影像学里呈现多样性表现，具体取决于其为骨性（骨肉瘤）、软骨性（软骨肉瘤）或软组织基质（横纹肌肉瘤或纤维母细胞瘤）。

鼻窦恶性肿瘤中，未分化的小圆蓝色细胞肿瘤很少见，对病理学家的诊断具有很大挑战性，因为在光学显微镜下可能无法确认病理起源。近年来免疫组化方法和电子显微镜用来鉴别实体肿瘤，如 ONB、SNUC、小细胞未分化（神经内分泌）癌、未分化（淋巴上皮样）癌、恶性黑色素瘤、尤因肉瘤 / 外周神经外胚层肿瘤、视网膜母细胞瘤（图 4-20）、间质软骨肉瘤、小细胞骨肉瘤、滑膜肉瘤、淋巴结外 NK/T 细胞淋巴瘤、延髓外浆细胞瘤和小圆蓝细胞类别的肿瘤[65]。无论它们来源如何，这些肿瘤在影像学上均显示出很高的侵袭性。

起源于鼻腔鼻窦的结外淋巴瘤在西方人群中少见[66]。鼻窦倾向于发生 B 细胞淋巴瘤；而鼻腔好发 NK/T 细胞淋巴瘤，它预后更差，特别是在亚洲人群中（图 4-23）[67]。

肿瘤转移到鼻窦是一种罕见的现象。典型的原发灶是肾细胞癌和胃肠道腺癌，前者可能具有出血性特征，而后者可能有黏液变性伴点状钙化。在儿童中，神经母细胞瘤倾向于转移到靠近骨缝处的鼻窦壁，并且常是溶骨性破坏。

（二）新生良性肿瘤

骨瘤通常是良性的，通常是在鼻窦中发现的小骨瘤，它们最常累及额窦和筛窦（图 4-24）。当骨瘤阻碍鼻窦引流或侵犯眼外肌时，会产生临床症状。这种情况提示需行外科手术治疗，通常是内镜下手术治疗。CT 诊断通常很明确，表现为圆形的骨性密度灶。MRI 表现为信号缺失，类似空气窦腔，这种情况也可能导致误诊[52]。

骨化性纤维瘤可发生在鼻腔和鼻窦，表现为附着成熟骨质的一个大软组织肿块。鼻窦腔扩大经常导致骨重塑（图 4-25）。

由外胚层发展来的乳头瘤，起源于鼻窦的 Schneider 黏膜。显微镜下的 Schneider 乳头状瘤可分为三种类型：菌状型、柱状型和内翻性乳头状瘤（IP）。

IP 通常来源于鼻侧壁、鼻中隔、上颌窦并进入鼻腔，常常扩展到颅底和颅内腔室。这种肿瘤的特征是容易复发和恶变[68]或合并鳞癌，因此行手术全切是必要的。恶变的发生率是一个有争议的问题，很明显大量患者在第一次影像学检查时就已有恶性肿瘤，却经常被漏诊。IP 伴有 SCC 时，表皮生长因子受体和转化生长因子 α 表达水平高于仅发生 IP 时[69]。此外，某些病理特征是复发的前兆：角化过度增多、鳞状上皮增生、有丝分裂指数增加[70]。如果肿瘤在鼻窦外，那么术前影像学评估是至关重要的，这需要同时行 CT 和 MRI 两种检查[71]。CT 表现为肿瘤内的钙化灶

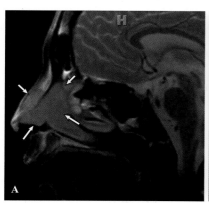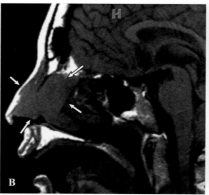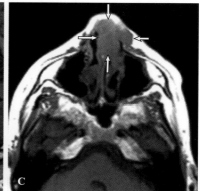

▲ 图 4-23　矢状位 T₂WI(A)、矢状位 T₁WI(B) 和轴位 T₁WI (C) 显示一个 NK/T 细胞淋巴瘤患者，淋巴瘤位于鼻腔的特征位置（箭）

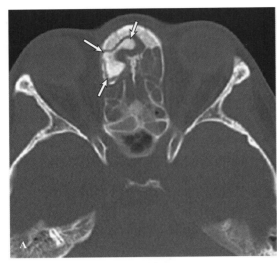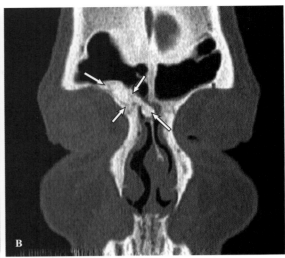

▲ 图 4-24　骨瘤

在额隐窝处的轴位（A）和冠状位（B）CT 图像显示右额窦（箭）内骨瘤

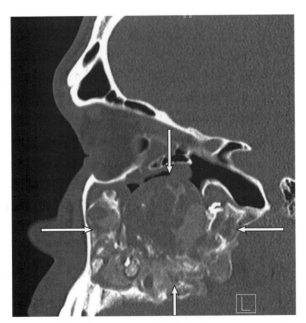

▲ 图 4-25　骨化性纤维瘤

矢状位 CT 图像显示上颌窦内一个巨大的不均匀密度肿块（箭）。病灶内伴有局灶性的成熟骨

和相邻骨的硬化，这些是非特异性的，也可能是反应性的。这种肿瘤 MRI 表现为 T_2WI 低信号，并且强化。瘤体经常表现为"菌状的"和"脑回样"强化，可由此做出诊断[72]（图 4-26）。由于高复发率和高恶变率，有必要进行细致的随访，在内镜随访依从性不高的地方应使用影像学检查[73]。

很多报道指出，大量其他良性肿瘤也来源于鼻窦，包括但不局限于：神经鞘瘤、纤维神经瘤、血管瘤、多形性腺瘤、浆细胞瘤、脑膜瘤、脊索瘤、巨细胞瘤、巨细胞修复性肉芽肿。

累及前颅底的脑膜瘤（嗅沟和蝶骨平台），通常局限在颅内。也很少扩展到鼻窦，但偶有发生。内镜手术可诊断某些脑膜瘤。脑膜瘤常常导致邻近骨质的增厚，在本质上可能是反应性或者是骨内延伸的结果。

（三）肿瘤样病变

脑膨出

脑的局灶性疝（脑膨出）和（或）其覆盖物（脑膜膨出）可以是先天存在或继发于以前的筛窦或蝶窦手术（图 4-27）。在处理与筛窦或蝶窦顶相邻的孤立的软组织块时，特别是伴发相邻的骨质缺损时，应该考虑到脑膨出。鉴别诊断包括黏液囊肿、肿瘤和可能性更小的伴有骨质缺损的鼻息肉。冠状位 CT 可以很好地显示骨侵蚀的程度，矢状位和冠状位 MRI 有助于缩小鉴别诊断的范围。

脑膨出由其位置定义，枕骨、额筛骨及颅底的脑膨出是最常见的。先天性的枕骨脑膨出相比其他情况更为常见，但是它们的病理机制不同于额筛骨及颅底骨的脑膨出，而是与神经管闭合缺陷有关。

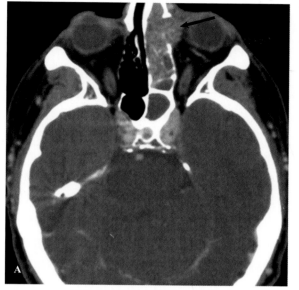

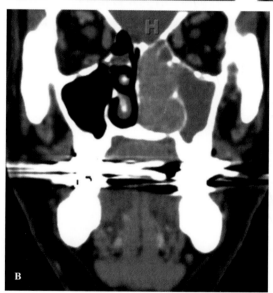

▲ 图 4-26　内翻性乳头状瘤

A. 轴位 CT 增强图像显示左侧筛窦内肿块向前突入左侧眼眶（箭），病灶内可见"菌状"强化；B. 冠状位 CT 增强图像显示相同病变累及并导致左鼻腔扩大

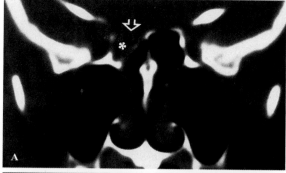

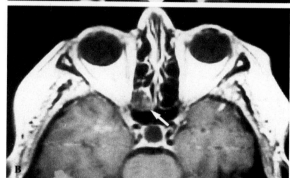

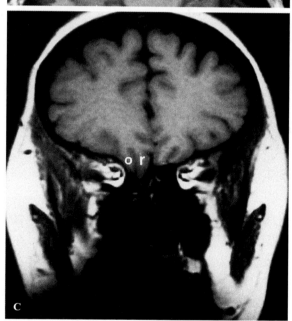

▲ 图 4-27　CT 和 MRI 显示脑膨出

A. 通过后组筛窦层面的冠状位 CT 图像能显示后组筛窦顶部的骨质缺如（箭和星号）；B. MRI 轴位 T₁WI 图像显示后筛窦内孤立的的软组织肿块（箭），在 C 图中，MRI 冠状 T₁WI 图像，被确认为脑膨出。直回（r）和眶回（o）被标记（引自 Som PM, Curtin HD. *Head and neck imaging*, ed 3. St Louis: 1996; Mosby. ）

　　额筛骨的脑膨出依据形态学的不同可分为鼻额膨出、鼻筛膨出、鼻眶膨出。同样的，颅底脑膨出也可根据它和蝶骨和筛骨的关系来描述。大部分额筛骨的脑膨出在出生时就很明显，并且伴有多种颅面畸形。颅底脑膨出和某些额筛骨的脑膨出可保持多年无症状，可能在成年后查体发现鼻窦或鼻咽肿块。对脑膨出内容物的识别很重要，特别是颅底脑膨出，因为一些膨出

物（尤其是颅底的脑膨出）可能包含功能性脑组织，如视交叉和垂体。在极少数情况下，脑膨出

囊内或附近可以找到血管。MRI 能更好地显示囊内容物成分，而 CT 具有显示颅骨的三维解剖结构的精湛能力，所以 CT 能更好地分辨解剖学结构。

后天性脑膨出可继发于头部创伤和手术。现在后天性脑膨出比先天性脑膨出更常见，因为功能内镜鼻窦手术、机动车碰撞中头部损伤均显著增多。这些患者通常以脑脊液漏和复发性脑膜炎相关的症状就诊。真正形成的囊很少见，但在大多数患者中高分辨率 CT 发现有骨质缺损。在内镜检查中可能发现脑脊液漏，鞘内注射显影剂可显著增强该现象。脑脊液从颅底缺损中漏出，在 CT 脑池造影中呈现阳性表现，该造影术通过在鞘内注射碘苯六醇并以俯卧位行高分辨率 CT 检查。核医学科诊断脑脊液漏，依靠鞘内注射放射性核素，通常是 ^{111}In 三胺五乙酸，再进行 γ 射线颅骨成像（图 4-28）。将一些作为辅助的脱脂棉放在鼻腔，计算脱脂棉的放射性可预测渗漏点的

大致位置，但是这项技术已不再普遍使用。

骨纤维发育不良是一种相对常见的肿瘤样病变，以纤维组织异常增殖和杂乱无章的骨质为特征。它最常累及颅面骨，并可在鼻窦 CT 检查中偶然发现。症状进展由鼻窦阻塞、脑神经损害和肿块效应所导致。CT 表现为典型的磨玻璃样改变和局部骨膨胀，在大多数情况下有别于成骨性转移瘤（图 4-29）。骨纤维发育不良的 MRI 的表现呈多样性，使用钆对比剂增强扫描可能出现病变强化。

机化性血肿是不常见的鼻窦病变，类似肿瘤性病变，因为它们易表现出不规则增强和向外扩张的特征。这些病变也可以侵蚀窦壁。然而该病变相对于恶性肿瘤，有更光整和更良性的表现。而且这些病灶在 T_2WI 序列上信号多样，典型的特征是 T_2 低信号环[74]（图 4-30）。这些病灶被认为是局灶性血肿及后续形成的纤维肉芽肿和新生血管[74]。

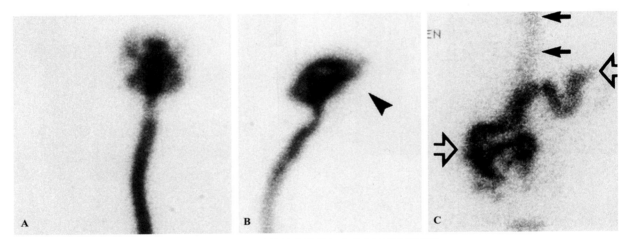

▲ 图 4-28　功能性内镜鼻窦手术后可见脑脊液漏

一项标记为 ^{111}In- 三胺五乙酸的脑脊液前后（A）位和侧位（B）投影研究显示蛛网膜下腔活动正常，鼻窦或鼻腔内无活动（箭头）；C. 腹部前后位延迟影像显示因隐匿性脑脊液漏吞食分泌物而引起的肠蠕动异常（开口箭）。蛛网膜下腔内残余活动被标记（黑色箭）（引自 Som PM, Curtin HD. *Head and neck imaging*, ed 3. St Louis: 1996; Mosby.）

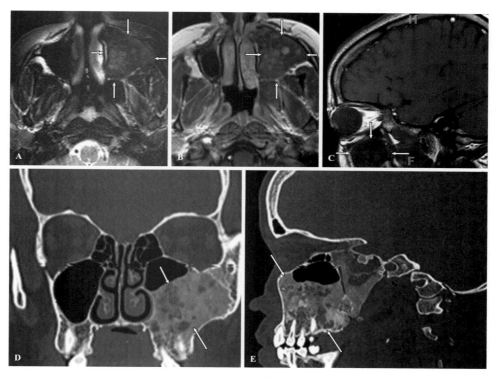

▲ 图 4-29　骨纤维发育不良

轴位 T_2WI（A）、T_1WI 强化图像（B）和矢状位 T_1WI（C）显示左上颌窦有不均匀信号肿块（箭）。同一病灶的冠状位（D）和矢状位（E）CT 图像显示窦壁（箭）的扩张和纤维发育不良的磨玻璃外观特征

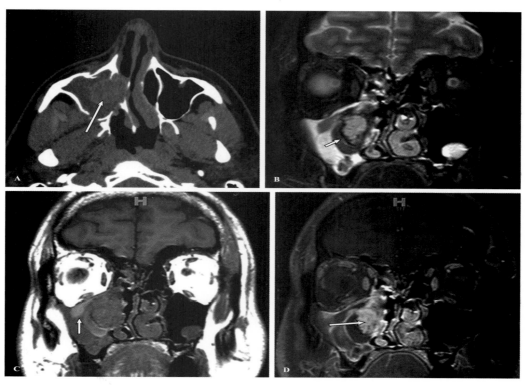

▲ 图 4-30　机化性血肿与肿瘤性病变相似

A. 轴位 CT 图像显示右侧上颌窦内软组织密度延伸到右鼻腔，病变呈中央高密度（箭）；B. 冠状图 T_2WI 显示病变为混杂信号且伴有线样低信号，提示为含铁血黄素（箭）；C. 冠状 T_1WI 显示病变高信号区（箭），提示出血；D. 增强 T_1WI 显示中心强化（箭）

推 荐 阅 读

Adelson RT, Marple BF: Fungal rhinosinusitis: state-of-the-art diagnosis and treatment. *J Otolaryngol* 34 (Suppl 1): S18–S23, 2005.

Ashraf N, Bhattacharyya N: Determination of the "incidental" Lund score for the staging of chronic rhinosinusitis. *Otolaryngol Head Neck Surg* 125: 483–486, 2001.

Bhattacharyya T, Piccirillo J, Wippold FJ, 2nd: Relationship between patient-based descriptions of sinusitis and paranasal sinus computed tomographic findings. *Arch Otolaryngol Head Neck Surg* 123: 1189–1192, 1997.

DelGaudio JM, Swain RE, Jr, Kingdom TT, et al: Computed tomographic findings in patients with invasive fungal sinusitis. *Arch Otolaryngol Head Neck Surg* 129: 236–240, 2003.

Ferguson BJ, Seethala R, Wood WA: Eosinophilic bacterial chronic rhinosinusitis. *Laryngoscope* 117 (11): 2036–2040, 2007.

Goldenberg D, Golz A, Fradis M, et al: Malignant tumors of the nose and paranasal sinuses: a retrospective review of 291 cases. *Ear Nose Throat J* 80 (4): 272–277, 2001.

Ilica AT, Mossa-Basha M, Maluf F, et al: Clinical and radiologic features of fungal diseases of the paranasal sinuses. *J Comput Assist Tomogr* 36 (5): 570–576, 2012.

Meltzer EO, Hamilos DL: Rhinosinusitis diagnosis and management for the clinician: a synopsis of recent consensus guidelines. *Mayo Clin Proc* 86 (5): 427–443, 2011.

Mossa-Basha M, Blitz AM: Imaging of the paranasal sinuses. *Semin Roentgenol* 48 (1): 14–34, 2013.

Schubert MS: Allergic fungal sinusitis. *Otolaryngol Clin North Am* 37: 301–326, 2004.

Suarez C, Llorente JL, Fernandez De Leon R, et al: Prognostic factors in sinonasal tumors involving the anterior skull base. *Head Neck* 26 (2): 136–144, 2004.

Yousem D, Kennedy D, Rosenberg S: Ostiomeatal complex risk factors for sinusitis: CT evaluation. *J Otolaryngol* 20: 419, 1991.

Zinreich SJ: Imaging for staging of rhinosinusitis. *Ann Otol Rhinol Laryngol Suppl* 193: 19–23, 2004.

Zinreich SJ, Kennedy DW, Kumar AJ, et al: MR imaging of normal nasal cycle: comparison with sinus pathology. *J Comput Assist Tomogr* 12: 1014–1019, 1988.

鼻出血
Epistaxis

Daniel B. Simmen　Nicholas S. Jones　著

于　亮　陈爱平　译

要点

1. 鼻出血是最常见的耳鼻咽喉科急症。
2. 最常见的病因是特发性的，其次是创伤性、医源性、凝血性和肿瘤性。
3. 治疗方法可以是急症输血，也可以是直接可视下烧灼、鼻腔填塞及手术内镜下处理或血管栓塞。
4. 定位出血点是非常重要的。
5. 尽可能避免鼻腔填塞；它会对鼻黏膜造成创伤，并且很难找到出血部位。
6. 主要目的是阻塞出血点附近血管。
7. 颈内动脉、颈外动脉系统的末端分支间的许多吻合提供了鼻腔黏膜的血供。
8. 单侧、对侧鼻腔间均可存在各种血管吻合。
9. 治疗的基本方法是找出出血部位，并止血及寻找并纠正出血原因。
10. 大多数鼻腔后端的特发性出血来自鼻中隔，通常来自蝶腭动脉的鼻中隔分支。
11. 内镜双极电凝可治疗大部分鼻出血。
12. 如果找不到出血点，理想的情况是鼻腔填塞可吸收的止血药，可以产生最小的黏膜损伤。
13. 除非在紧急情况下需控制大量出血，内镜蝶腭动脉结扎术已取代了后鼻孔栓塞。
14. 蝶腭动脉的分支是复杂的，但最常见的是两个或三个分支，但有时甚至更多。
15. 持续性后鼻孔出血可以通过经皮栓塞来控制。

鼻出血是最常见的耳鼻咽喉科急症，大约 60% 的人群都会出现鼻出血，其中 6% 的人群需要医疗诊治[1]。据估计，鼻出血每年的发病率约每 10 万人中有 108 例[2]。英格兰和威尔士，平均每 10 万人群中有 10.2 人患者在 3 个月内平均鼻出血 2.9 天[3]，而在美国，每 10 万人中有 17 人（6%）的比例[4]。发病率最高的是 10 岁以下和 40 岁以上的人群[5, 6]。月经期女性因鼻出血入院的较少，这可能是由于雌激素对鼻腔血管的保护作用[7]。大多数患者的鼻出血病因是特发性的[8]，其次是原发性肿瘤和创伤性或医源性原因。

关于最佳治疗干预和时间选择，尽管最近公布了一些指南和评论，但大多数单位没有用于治疗鼻出血[9]的统一的标准[10-12]。鼻出血患者的处理方式有：直接可视化下的烧灼、鼻腔填塞及手术栓塞。最近，McGarry[13]以梨状孔平面为界将鼻出血分为前端鼻出血、后端出血。后端出血进一步细分包括鼻腔侧壁、鼻中隔或鼻底的鼻出血[13]。

一、血管解剖

颈外动脉和颈内动脉系统的末端分支间的吻合为鼻腔黏膜提供了丰富血供（图5-1）。鼻中隔前端是称为Kiesselbach区域或Little区域的血管丛的部位，由两个系统提供。

供应鼻腔的颈外动脉的末端分支是面动脉和上颌动脉。面动脉供应上唇动脉，其进入鼻腔并供应鼻中隔前端。上颌动脉走行于翼腭窝内，可分为蝶腭动脉和腭降动脉等分支。蝶腭动脉于蝶腭孔进入鼻腔，分为鼻后中隔动脉及鼻后外侧动脉[14, 15]。腭降动脉穿过腭大管并成为腭大动脉，通过切牙管进入鼻腔与蝶腭动脉的内侧分支吻合供应鼻中隔前端血供。重要的是，翼管动脉为蝶腭动脉的一个分支与颈内动脉之间建立了吻合，因此可将翼管动脉作为颈外动脉系统的一部分（图5-2）。

颈内动脉通过眼动脉的筛动脉分支供应鼻黏膜，眼动脉是颈内动脉的第一支。后筛动脉穿过后筛管进入颅前窝并分成侧支和内支，提供中隔后端和鼻侧壁上部的血供。前筛状动脉通过前筛动脉管进入鼻腔并且向前内侧通过前颅底区域（图5-3）。在那里穿过筛前的顶部到达嗅窝和筛板，窦分支供血给中隔的前上部分，其他的分支——脑膜前动脉进入颅内。

理解血管解剖学及其对鼻出血的重要性的基础是，了解颈内外动脉系统之间存在同侧及与对侧的交叉吻合。对于解决所有出血均具有重要意义。（图5-4）

上颌窦口作为前后鼻出血的分界线。前端鼻出血通常更容易控制，因此危险性较小。后端鼻出血需要治疗的问题更多，因为要做到可视化更困难，而且血液经常被吞咽，这使得评估失血量更加困难。

后端出血通常被错误地认为是无法可视的出血。这是不正确的，因为它经常在内镜检查后发现，并且许多这样的患者的出血部位于中隔顶端。

二、管理

（一）初步评估

估计失血量。一种方法是询问并观察患者用过的血浸湿的手帕、面巾或毛巾等，往往会显示明显的失血，以及急性失血或慢性失血，轻微但经常出血会导致贫血。心脏状态和循环血量的临床评估应包括观察患者面色是否苍白、出汗、四肢发凉或心动过速等情况；所有这些都会显示明显的血容量不足，心率增快是血容量不足的早期表现之一。血压下降通常是晚期症状，特别是对于年轻人而言，即使失血很多，仍能保持血压的正常或接近正常。血红蛋白小于90g/L，建议输血治疗，因为经过证明可以改善预后[16]。

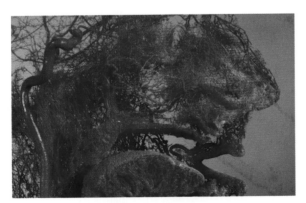

▲ 图5-1 注射乳胶的人类颅骨显示了鼻腔黏膜颈内外动脉供应的功能性血管解剖结构，其间具有丰富的吻合和交叉吻合
图片由瑞士苏黎世大学解剖学研究所提供

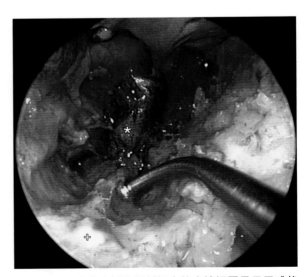

▲ 图5-2 胶乳注射的解剖标本的内镜视图显示了球状探针沿右侧蝶窦底部的翼管动脉，用蝶腭动脉系统吻合颈内动脉（光标）

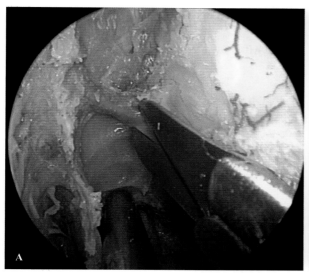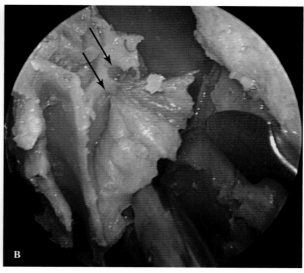

▲ 图 5-3　内镜观察乳胶注射标本中左侧颅底，显示前筛状动脉的走行

A. Zürich 微型剪刀机将动脉在颅底附近分开；B. 中位引流术后左侧颅底区域的内镜检查显示前鼻支从筛状动脉脱落，第一嗅纤维位于后方（箭）

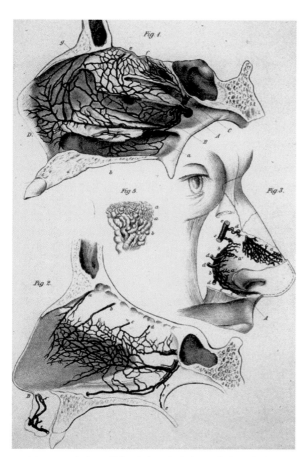

▲ 图 5-4　内部和外部动脉血供之间有丰富的吻合，并且还交叉吻合

鼻侧壁（A）、外鼻（B）和中隔（C）（引自 Zuckerkandl: Anatomie der Nasenhöhle，Taf. Ⅷ，1892.）

可能需要获得静脉通路，检查和纠正任何凝血异常，并抽血以确认其血型并保存血液，以备将来输血可能需要的交叉配血。在我们单位，如果情况稳定，可以将通过急诊室收治的患者快速转到耳鼻咽喉专科急诊室（框 5-1）。这有助于避免在急诊科进行不必要的鼻腔填塞。

急救措施包括要求患者在鼻翼处（非骨性）施加恒定的压力 20min，并在嘴巴张开的情况下向前倾斜，并用换药碗接取患者血液，以便估计更多的失血量。否则，将鼻腔的血液吞咽到胃里后，下一个警告信号可能是吐出了几百毫升的血液。

确定出血部位和寻找出血原因（框 5-2）非常重要，这样才可以阻止出血并纠正出血原因。还必须记得鼻出血常常是特发性的，它可能是一种潜在的病理学表现（图 5-5 至图 5-12）。患者

框 5-1　急诊及意外事故导致鼻出血的标准

- 患者血流动力学稳定，无因灌注不足引起的临床体征（心脏 / 呼吸或格拉斯哥昏迷评分降低）。
- 患者没有任何严重的并发症，会导致转移到耳鼻咽喉专科门诊或病房不安全。
- 已经进行了血常规、血凝筛查，分组和保存血液，以备将来输血时可能需要的交叉配血，并且建立了静脉输液，以治疗出血。
- 对患者的软骨和鼻中隔施加机械性加压止血至少 20min。

第5章 鼻出血

框 5-2 鼻出血的原因

局部原因
- 特发性 / 自发性
- 创伤
  - 鼻腔填塞
  - 异物
  - 经鼻吸氧和持续气道正压对黏膜损伤
  - 鼻骨折
- 全身性 / 感染性
  - 感冒，病毒性鼻窦炎
  - 过敏性鼻 – 鼻窦炎
  - 细菌性鼻窦炎
- 肉芽肿性疾病
  - 韦格纳肉芽肿病（图 5-6）
  - 结节
  - 结核病
- 环境刺激物
  - 吸烟
  - 化学制品
  - 污染
  - 海拔
- 术后 / 医源性
  - 鼻部手术（图 5-7）
- 原发性肿瘤
  - 鼻中隔的血管瘤
  - 血管外皮细胞瘤（glomangiopericytoma）
  - 鼻乳头状瘤
  - 化脓性肉芽肿（图 5-8）
  - 血管纤维瘤（图 5-9）
  - 鼻部恶性肿瘤（图 5-10）
- 结构异常
  - 鼻中隔畸形，嵴突
  - 鼻中隔穿孔（图 5-11）
- 药物
  - 局部用鼻用类固醇
  - 可卡因滥用（图 5-12），职业性物质

一般疾病，全身系统原因
- 高血压
- 动脉硬化
- 血小板缺陷或凝血功能障碍（如华法林，肝病）
- 白血病
- 血管性血友病
- 遗传性出血性毛细血管扩张症
- 器官衰竭（如肝、肾）

应根据病史进行进一步调查。

（二）局部麻醉额镜检查

控制大多数鼻出血的关键是找到出血点，可以使用化学烧灼与硝酸银，双极透热疗法更有效。防止血液污染非常重要，双方使用塑料围裙有助于避免衣服被血污染。如果出现活动性出血，建议采取保护眼睛的措施，因为有些患者会不自主地吹掉任何滴在他们上唇上的液体，这可能会形成血腥气溶胶。一旦凝块已被抽空，应首先用额镜，检查鼻腔气道；如果无法找到出血点，则需要使用内镜进行检查。

（三）鼻内镜

鼻内镜在确定和治疗后鼻出血方面发挥着重要作用，并且可以大幅降低住院率[17-19]。

（四）儿童鼻出血

年幼的孩子通常从鼻中隔黏膜与皮肤连接处发生鼻渗血，并且总是会自发地停止。对于鼻出血的儿童，当看不到明显的血管时，常规局部应用乳膏可以起到一定的作用[20]，但凡士林单独使用却无效[21]。有分析指出对儿童特发性的鼻出血[22]局部治疗的方法仍需要进一步研究，复发性流鼻血儿童中多达 5%～10% 可能有未确诊的血管性血友病[23, 24]。一项研究提倡使用 β 受体拮抗药对常规治疗反复发作的原发性鼻出血患儿，给予 1.5～2mg/（kg·d），分为三组，作为治疗鼻出血的二线治疗[25]，但是，一项前瞻性随机研究可以支持这种治疗。患有白血病的儿童和接受化疗的儿童往往鼻出血与血小板减少症有关。大龄儿童、青少年和成年人经常从 Kiesselbach 区流血或是上颌窦内出血。

（五）成人鼻出血

Kiesselbach 区是颈内外动脉系统的分支在中隔的尾端吻合口处，它是最常见的出血部位[26]。出血来自中隔后端深部的情况较少见，中隔的偏曲可能使其难以观察到（图 5-13）。一些患有季节性过敏性鼻炎的患者抱怨花粉季节更易流鼻血，并且大约 4% 的患者使用局部鼻腔类固醇药物会加重出血。许多人认为流鼻血是由于血管压力大所导致的，可能预示着脑卒中，解决患者的这些忧虑很重要。虽然许多患者在流鼻血时患有高血压，但很少有人继续跟进随访，并且高血压

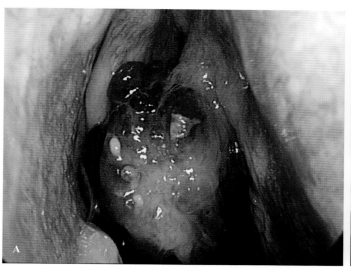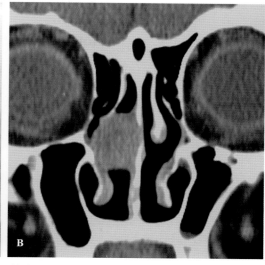

▲ 图5-5 导致严重鼻出血的右侧嗅裂的海绵状血管瘤的内镜图（A）和 CT 图（B）

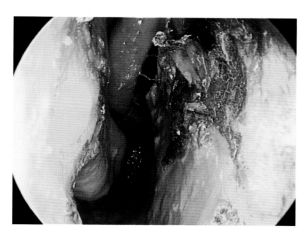

▲ 图5-6 韦格纳肉芽肿

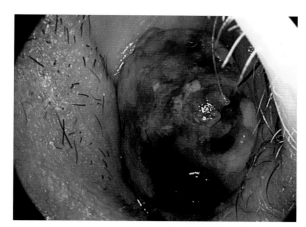

▲ 图5-8 右侧鼻前庭、鼻中隔的化脓性肉芽肿

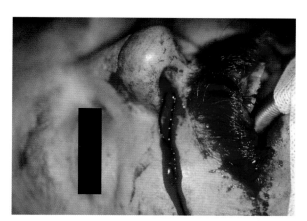

▲ 图5-7 填塞术后尚未停止的严重鼻出血
内镜检查确定出血来自鼻中隔分支，在右侧蝶窦开放时损伤
血管所致

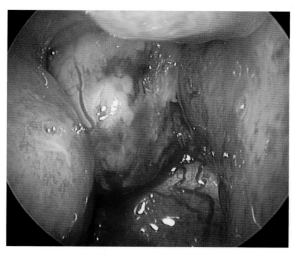

▲ 图5-9 内镜观察纤维血管瘤堵塞右侧鼻腔和后鼻孔

第5章　鼻出血

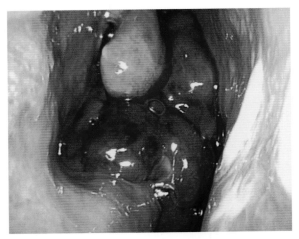

▲ 图 5-10　右鼻腔的鳞状细胞癌起源于鼻中隔并阻塞嗅裂和中鼻道

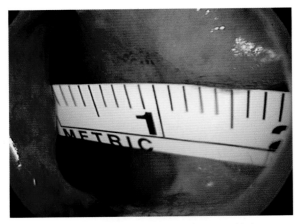

▲ 图 5-11　鼻中隔穿孔引起鼻出血和结痂

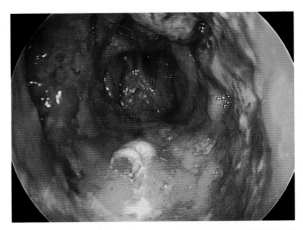

▲ 图 5-12　一个患有滥用可卡因的患者的鼻中隔穿孔导致鼻出血和结痂

与鼻出血之间的关联也存在争议[27]。许多临床医师报道鼻出血与高血压无关[28-30]。高血压往往使得鼻出血更容易导致并发症[31]。

出血性疾病可能会因流鼻血而重新出现，但这种情况很少见。一系列药物与鼻出血有关，华法林是最常见的药物之一[3, 32]。接受华法林治疗的鼻出血患者中，近 1/3 的患者国际标准化比值高于治疗范围上限[33]，新鲜冰冻血浆、凝血因子提取物和维生素 K 对于止血是有帮助的[34]。维生素 K 需要超过 6h 才能起作用，并且可以在华法林开始使用后，延迟抗凝 7d。如果国际标准化比值大于 4，应停止使用华法林，并给予新鲜冰冻血浆[35]。由于存在血栓栓塞并发症的风险，应谨慎给予凝血因子提取物[36]。与出血有关的其他药物包括阿司匹林、氯吡格雷和非甾体类抗炎药，它可干扰血小板功能长达 7d[37]。在没有使用抗纤溶药的患者中[38]，即使在测试凝血时没有任何异常证据，在高酒精摄入量的患者中也可观察到较高的鼻出血发病率[39]。过度使用酒精的间接标志物包括平均红细胞体积、γ- 谷氨酰转移酶、天冬氨酸转氨酶和丙氨酸转氨酶[40]。应对患者饮酒习惯进行调查，并向受影响的患者提供帮助。

1. 局部治疗

硝酸银烧灼术和含有新霉素的专利乳膏 Naseptin 的随机对照试验显示两者均有效[41]。一项研究显示，每周应用 0.025% 曲安西龙和每日用凡士林的患者中 89% 没有进一步出血[42]。已经使用了各种止血化合物，但是没有一致的证据表明它们的功效。已发现含有牛源性凝血酶的胶原衍生的颗粒比鼻腔填塞更好[43]，已报道使用局部用牛源明胶颗粒和人凝血酶治疗前鼻出血，但高昂的成本限制了它的使用，关于其功效方面的更多研究是必需的。

2. 腐蚀

大多数前端鼻出血可以通过使用前鼻镜和烧灼识别出血点来控制。无须全身麻醉就可以通过内镜检查来定位大部分后端鼻出血[44]。大多数后端鼻出血来自鼻中隔，通常来自蝶腭动脉的中隔支，因为它在黏膜下走行（图 5-14），尽管有一些从中鼻道或下鼻道的侧面或从鼻甲的后端出血

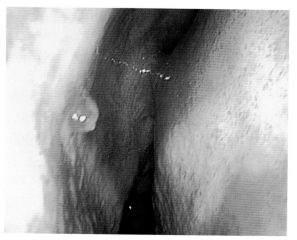

▲ 图 5-13　内镜观察鼻中隔面的出血部位，正好位于左中鼻甲的对面的嗅裂

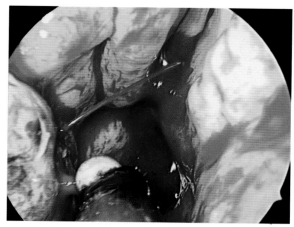

▲ 图 5-15　内镜示严重鼻出血部位来自右侧蝶腭动脉的一个分支

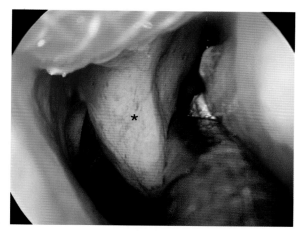

▲ 图 5-14　内镜示严重鼻出血的出血部位
出血血管位于右鼻嗅裂隙、正对上鼻甲（星号）的中隔处。单极烧灼术用于止血

的报道（图 5-15）[45]。当使用前鼻镜无法清楚地识别出血部位时，由经验丰富的内镜医师使用硬性鼻内镜是最佳选择。关键是要确定出血部位并通过使用硝酸银烧灼术或双极疗法加以控制。最近的研究表明，可使用内镜双极透热治疗大多数鼻出血[46, 47]。鼻用苯肾上腺素或可卡因作为减充血药和麻醉药效果通常是较好的。值得注意的是，苯肾上腺素在注射入体内 6min 时具有显著的减充血作用，并且在 9min 后具有最大麻醉作用[48]，并且必须有一定的时间以让其生效。如果有较大的血管需要双极透热疗法，则注射局部麻醉药和肾上腺素会产生更好的镇痛效果。否则，

患者可能会有一种痛苦的感觉。

为了防止出血，可以使用双极钳或单极吸气透热疗法。现在有些双极吸镊可以帮助同时去除血液和烟雾。单极抽吸装置的球状头部允许烧灼鼻子中任何位置的较大血管，并且其大的抽吸通道不太可能被凝固的血液阻塞。应避免同时双侧烧灼，以尽量减少引起鼻中隔穿孔的风险。烧灼后，应建议患者约 10d 内不要用力擤鼻涕，以使该区域愈合。一个油性防腐乳膏应该每天应用数次，持续 2 周，以防止焦痂干燥脱落，从而导致再次出血。软膏不应该直接放置在治疗区域，而是最好放在前鼻孔区，然后通过按摩鼻孔边缘向上挤压至鼻腔内，然后它可以被擤鼻涕样排出。这个建议也适用于患有结痂或鼻腔过度干燥的患者。大多数流鼻血来自 Little 区或者在幼儿中，来自皮肤黏膜交界处——少部分出血来自鼻中隔上方或更靠后。内镜检查有助于确定出血点。如果在内镜检查完成之前鼻子已填满填塞物，这可能会使检测出血的确切部位复杂化，因为这往往会导致黏膜创伤并误导临床医生。

鼻腔肿瘤患者很少会因鼻出血来就诊，所以在做鼻腔检查时要重点查看是否存在鼻腔肿块，特别是在鼻中隔偏曲的后方。如果中隔上有明显的结痂，值得注意的是，这是否是一个问题。结痂可以是抠鼻、鼻腔填塞磨损或血管炎（如韦格纳肉芽肿病[49]）引起的。鼻出血如果看起来很可

第5章 鼻出血

能是剥落或吹掉任何硬皮使问题长期存在，那么就此直接询问患者是否有挖鼻孔的习惯通常无济于事。相反，如果临床医生不经意地提到"挖鼻孔"的现象很普遍（"您会发现在汽车上或在等火车的时候都能看见有人在挖鼻孔，而很多人在没有人注意的情况下会不自觉地挖鼻孔"），并示意干结皮令人讨厌，然后询问患者是否必须去除干结皮，他们可能会承认，并且可以取得一些进展。

如果未发现出血点，用精细的氧化纤维素片（Surgicel Fibrillar；Ethicon，Blue Ash，OH）轻轻地覆盖鼻腔黏膜，可避免黏膜损伤并促进凝血来控制出血。

大部分后端的自发性的鼻出血来自中隔，通常来自蝶腭动脉的鼻中隔分支，因为它在黏膜下走行。关键在于确定出血部位并通过双极电凝法加以控制[49]。控制出血可以避免鼻腔填塞引起的不适，并避免入院[50]。对38例成人鼻出血患者的成本效益分析得出结论：通过减少28例患者入院节省6804英镑（约10 260美元）[46]。第一次尝试时，内镜烧灼术在超过80%的后端鼻出血患者中达到止血效果，并在第二次尝试后达到90%以上[38]。在鼻内镜的帮助下烧灼出血点，其失败率为17%～33%[51, 52]。与此相关的并发症并不常见，但有报道描述了从热损伤到更大的腭神经的腭麻木、泪道的损伤，以及在已经行筛窦切除术的患者使用电烧术时可能对视神经造成的损伤[53]。如果对蝶骨内颈内动脉造成创伤出血，继而引起血管痉挛，需要用坚实的纱布迅速填塞蝶窦[54]，然后复苏患者，并寻求介入放射科医师的帮助。

3. 鼻腔填塞

如果使用前鼻镜不能发现出血点，理想情况下，有经验的内镜外科医生应该尝试找出出血点。然而，如果没有具备这些技能的医师，可在鼻子里塞满一种可吸收的止血药，这种止血药产生的黏膜创伤最小。已经使用了各种不可吸收的填塞物，但是它们的插入会有不适感，且插入可引起局部黏膜创伤，这可能使出血点的定位复杂化。

如果前鼻腔填塞失败，并且没有有经验的外科医师可以检查、定位和烧灼出血点，则可能需要更多的填塞物来填塞出血点。这需要良好的局

部麻醉和止痛，以确保足够的压力填塞。行鼻腔填塞术通常意味着患者必须入院，尽管一项研究指出了62名鼻腔填塞物患者中的46名出院了，但28%的出院者在48h后有非计划的再次就诊[55]。然而，如果前鼻腔填塞失败，可能需要在后鼻孔填塞，然后行前鼻孔填塞，后鼻孔填塞用于固定导管的任何夹子都不要停留在鼻孔的皮肤上[56]，因为这会在4h内产生皮肤坏死（图5-16）。9%的患者需要后鼻孔填塞[57]。

与鼻腔填塞相关的并发症和身体不适，包括明显的疼痛、缺氧、睑板腺坏死和毒血症，在文献中有详细描述[53, 58-60]。不幸的是，在一些部门常规使用鼻腔填塞物，而且在英国只有7%的社区医师具有鼻内镜检查的专业知识[9]，前鼻孔的填塞，不仅会损伤鼻腔内结构，还会引起心肺并发症和局部感染[58]。

预防性全身抗生素在患有鼻腔填塞的患者中的作用尚不完善，在英国目前的实践中存在很大差异[54]，主要关注的是避免中毒性休克等综合征。如果患者有任何心脏异常，需要抗生素预防的时候就需要用抗生素。一项研究得出的结论是，在大多数有鼻腔填塞的鼻出血患者中，全身预防性抗生素是不必要的[61]。局部使用抗生素可能更合适、更经济并且效果也相同。

如果患者在12～24h内未再出血，应将填塞移除。如果鼻子未行填塞前，应用硬质内镜检查鼻子，以排除可能导致出血的病理问题。经后鼻孔填塞控制的后端鼻出血的失败率在26%～52%，并发症发生率在2%～68.8%[61, 62]。其并发症包括

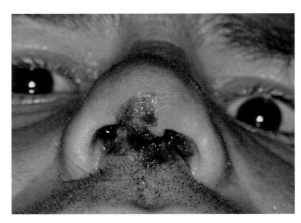

▲ 图5-16 双侧后鼻孔栓塞后鼻小柱坏死

鼻腔粘连、心绞痛、眶周蜂窝织炎、鼻窦炎、中毒性休克综合征、缺氧和中耳炎[62, 63]。

有人说："过去患者因为后鼻腔填塞感到不适，然后在病房里待了几天，去除填塞后又再次出血的日子已经一去不复返了[64]。"除了紧急情况外，内镜下蝶腭动脉结扎术（ESPAL）已取代了通过后鼻孔的填塞来控制大量出血。

目标是实现高成功率和低发病率。患有多种基础疾病的老年患者（如动脉硬化、高血压、糖尿病、肝病和肾病），其对鼻腔填塞耐受性特别差，并发症频繁发生；因此医生应该考虑在这个人群中进行早期手术干预，而不是鼻腔填塞[60]。

4. 上颌动脉结扎

另一种控制后端鼻出血的技术是在翼腭窝内结扎上颌动脉[65]。据报道，成功率约为90%[66]，治疗失败是由于难以找到动脉及其分支[66]。由于此过程是通过 Caldwell-Luc 方法完成的，所以并发症包括鼻窦炎、面部疼痛、眼眶内瘘、面部和牙齿感觉异常，以及翼腭窝内组织的分离可导致失明、眼肌麻痹和流泪减少[67]。

5. 颈外动脉的结扎

已经提倡结扎颈外动脉，但是鼻内血管的吻合使其效果稍差[67]。颈外动脉结扎避免了由于该血管分布出血可能需要栓塞，但该区域也由对侧血管的交叉吻合提供。由于这个原因，最好避免颈外动脉结扎。在老年动脉粥样硬化患者颈外动脉结扎后，脑血管缺血和梗死已有报道，其脑循环部分依赖于从外部到颈内系统的吻合连接。译者所在单位，已经不做颈外动脉的结扎治疗鼻出血。

（六）内镜下蝶腭动脉结扎术的作用

如果在内镜检查和烧灼和（或）鼻腔填塞后无法控制出血，则需要在局部麻醉或全身麻醉下进行镇静和检查[10]。蝶腭动脉的结扎或透热疗法是目前治疗持续性后端鼻出血的可接受的治疗方法[50, 62, 68-72]，因为与栓塞或结扎相比，它产生较少的并发症[73, 74]。25% 患者的主要并发症是鼻干燥。综合病例系列数据显示，98% 的鼻出血患者可行蝶腭动脉的夹闭或透热控制[75]。鼻内镜手术医师应在筛嵴的后上位置定位蝶腭动脉图5-17 ）[75]。在后囟门上切开一个切口，黏膜下皮瓣被抬起，并且前分支被确定为其起源恰好在嵴突后部。确定前支后并将其夹闭或烧灼剪断（图5-18）。在大多数情况下，蝶腭孔开口进入中、上鼻道。

蝶腭动脉通常开始在筛骨嵴突的外侧分支，

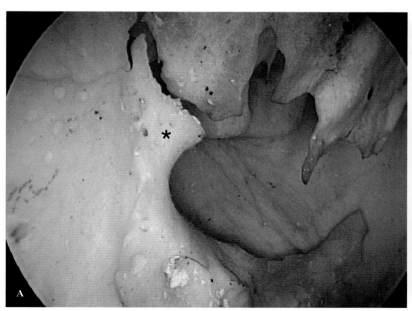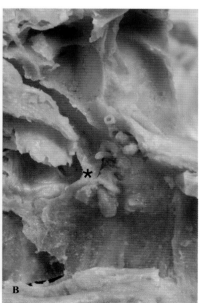

▲ 图 5-17 鼻内镜医师应在筛嵴的后上位置定位蝶腭动脉

A. 人类颅骨中的筛骨嵴（星号）的内镜图像；B. 用粉红色乳胶注入鼻子右侧壁以显示蝶腭动脉的 4 个分支，3 个在筛嵴上方且一个在筛嵴下方（星号）

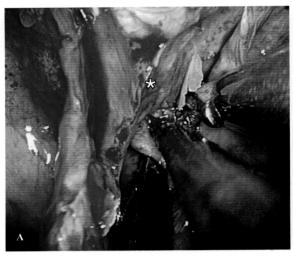
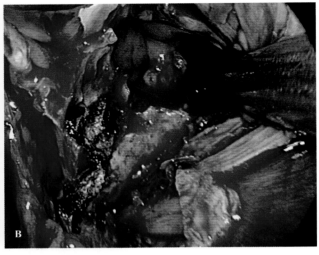

▲ 图 5-18　确定前后支并将其夹闭或烧灼剪断

A. 术中内镜下查看筛骨嵴顶后的蝶腭动脉（星号）的解剖，第 1 个分支在筛骨顶下方用双极烧灼器进行烧灼；B. 所有 4 个分支烧灼后的最后视图，筛骨上方 2 个且下方 2 个，吸引器在右侧蝶窦内抽吸

并且这些分支变化很大。进行动脉结扎或烧灼的外科医生意识到超过 97% 的个体在筛嵴的内侧具有 2 个或更多个分支，67% 具有 3 个或更多个分支，并且 35% 具有 4 个或更多个分支。内镜鼻窦外科医生在蝶腭裂孔的水平或者在其内侧几毫米处观察蝶腭动脉。在后囟门区域，在中鼻甲基部的水平部分的前面，当其连接鼻侧壁时，黏膜切开，黏膜下皮瓣被抬起，并且动脉被识别在筛嵴后面并被剪断。一些作者描述了动脉的识别及夹闭，但他们没有进一步分析以验证是否存在任何其他分支 [68, 71, 72]。这可能是因为他们错误地认为动脉作为单个主干进入鼻腔。一项研究专门从内镜外科医师的角度观察了该动脉的分支模式 [51, 76]。他们在蝶腭孔附近发现了蝶腭动脉的两个分支。在他们的研究中，16% 在孔内分叉并到达鼻腔内；42% 的分支具有前后关系，鼻中隔分支位于鼻后支的后方，其余 42% 的鼻中隔分支通过蝶腭孔后面的一个单独的孔进入鼻腔 [51]。

　　在 Simmen 及其同事的一项研究中 [76]，他们发现超过 97% 的标本有 2 个或 2 个以上分支到筛嵴内侧，30% 有 3 个分支，并且在一个标本中鉴定出 10 个分支。在 77 个样本中的蝶腭动脉的变化如图所示（图 5-19）。

　　各种报道称使用该技术控制鼻出血成功率在 92%～100% [69, 71, 75]。未能夹住蝶腭动脉的所有分支可能是术后鼻腔持续出血的原因。蝶腭动脉的所有分支发生于翼上颌裂并作为单独的血管进入颞下窝。这些分支在蝶腭孔中的排列差别很大。最大的、最靠前面的分支是后侧鼻支，它必须被夹住并分开，这样可以将瓣提升到上方以定位鼻腭分支，鼻腭分支也必须被剪断和分开。由于在蝶腭动脉的分支模式中发现了如此大的变化，所以即使在这两个分支被剪断之后也需要仔细解剖。应该在蝶腭孔周围进行彻底的仔细解剖搜寻，找到所有可以修剪的分支。蝶腭动脉的结扎或透热疗法的失败率为 0%～8% [75]，并且不伴有任何严重的并发症。如前所述，主要并发症是未能控制鼻出血，并且通常是由于未能夹住蝶腭动脉的所有分支。正如我们的研究所看到的，这些分支的走行是不可预测的，并且可以在同一个人的不同侧别有所不同。另外，该动脉的分支可以通过单独的孔出来，如果外科医师没有注意到这一点，可能会导致缺少一些分支。其他并发症并不常见，包括鼻腔干燥、腭部麻木感、急性鼻窦炎、泪液减少及鼻中隔穿孔 [71]。一项长期的 ESPAL 研究显示，该技术成功率为 93% [77]。如果结果如此，我们不主张多次鼻腔填塞。

（七）栓塞

　　动脉栓塞治疗难治性鼻出血是有效的 [78-80]。

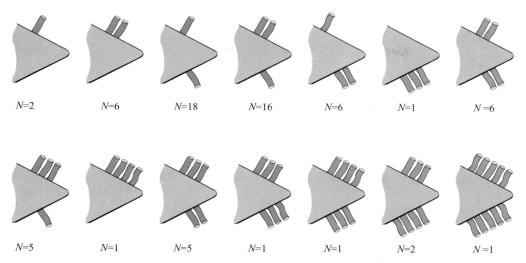

$N=2$ $N=6$ $N=18$ $N=16$ $N=6$ $N=1$ $N=6$

$N=5$ $N=1$ $N=5$ $N=1$ $N=1$ $N=2$ $N=1$

▲ 图 5-19　图所示为蝶腭动脉分支的上方和下方的可能数目，它位于矢状面中间的矢状面上
改编自 Simmen D, Raghavan U, Manestar M, et al. The anatomy of the sphenopalatine artery for the endoscopic sinus surgeon. *Am J Rhinol* 2006; 20: 502-505.

然而，手术存在并发症的风险，包括脑血管意外、偏瘫、眼肌麻痹、面神经麻痹、癫痫发作和软组织坏死[81-84]。然而，Siniluoto 及其同事[85]对 31 例上颌动脉栓塞的分析没有发现任何主要的持续并发症。由于介入神经放射学越来越多，当初始治疗失败时，栓塞已成为一种选择。此时说明动脉栓塞技术主要对颈外动脉供血有效；对于颈内动脉供应是非常危险的。因此，由于栓塞材料的回流导致失明的高风险，因此不推荐栓塞眼动脉的末端分支[86]。

我们会主张使用这种动脉栓塞技术治疗不适合手术或手术未能控制出血的难治性鼻出血患者（图 5-20）。持续性后端鼻出血可以通过出血动脉的经皮栓塞来控制。该手术的成功率在 71%～95%，并发症发生率为 27%[50, 65, 85]。

（八）筛前动脉出血

严重鼻出血的罕见原因与鼻骨、筛骨折相关，在这种情况下，出血源于筛前动脉。这些患者形成了一个独特的亚组，其处理方式不同，因为他们需要通过传统的外部途径或内镜入路对筛前动脉进行手术；这是因为出血很少会因保守措施而消退（图 5-21）[87]。

鼻窦手术过程中筛前动脉也可能受损。当它从眼眶到颅前窝经过筛窦的顶部时，存在筛前动脉损伤可导致鼻窦出血风险[88]、眶内出血及颅内出血[89]。眶后出血的发生是一种紧急情况，因为它会导致失明。已报道筛前动脉穿过颅骨基底的骨管骨折，使其容易受到损伤[90]。据报道筛前动脉的开裂为 11%～40%[91]。动脉骨管的外侧末端是明显的，无论是从眶内还是内侧出现，都经过外侧板。一些学者指出，动脉位于额隐窝的后面，当接近这个区域时可以作为标志[92, 93]。Stammberger[90] 指出，筛前动脉（前筛状动脉）位于额窦后壁和筛隐窝气房交界处向后 1～2mm 处。Simmen 及其同事[94] 指出从额窦后壁向后至筛前动脉的平均距离为 11mm（6～15mm）。在大多数情况下，动脉的位置在两侧都是对称的。然而，这是可变的，因此，将动脉用作任何内镜介入的标志物是不安全的。筛前动脉始终在第 2 层与第 3 层之间出现，动脉最常位于鼻丘上凹陷处（85%）。如果筛窦的气化明显，则动脉可能位于颅底下方，更容易受到手术损伤。通过仔细解释 CT 扫描术前知晓鼻丘上气房和眶上气房有助于避免对筛前动脉的损伤（图 5-22）。

应该强调的是，在大多数手术过程中，找到前筛状动脉通常是不必要的，并且确实不受欢迎，因为这会增加损坏它的风险。

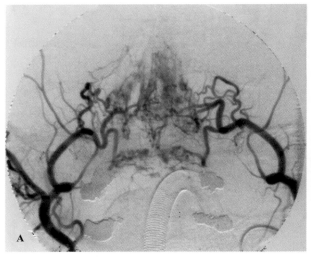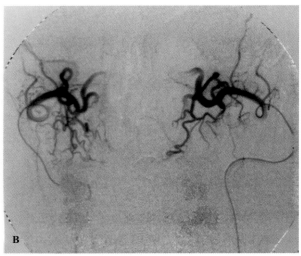

▲ 图 5-20 蝶腭动脉的双侧超选择血管造影

A. 鼻中隔黏膜动脉供血的交叉吻合；B. 栓塞后

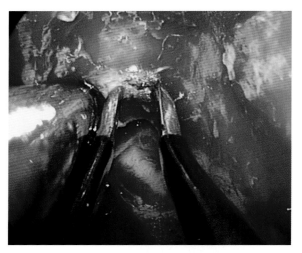

▲ 图 5-21 鼻内镜下的左侧筛前动脉双极电凝

图所示为部分前筛骨切除术和位于颅底下的血管暴露

（九）热水灌洗治疗鼻出血

热水灌洗作为一种无创的治疗鼻出血的方法，近年来又再次受到人们关注[95, 96, 98]。在19世纪，产科医生用热水冲洗产后出血伤口，Guice[97] 于 1879 年引用了这种方法以止血。Sven-Eric Stangerup[98] 涉及兔子实验的研究，结果显示在 40～46℃（104～114.8°F）的时候灌注鼻腔并不会导致任何黏膜组织学改变。较高的温度会导致血管舒张，特别是黏膜水肿。只有 52℃（125.6°F）以上的温度才会引发坏死。可以假定

温度诱导的黏膜水肿导致出血血管的局部压迫；同时，它可以传播级联用于止血[95, 98]。

用鼻内镜检查后，使用 4% 丁卡因进行相关鼻腔局部麻醉。然后将 Stangerup 改良膀胱导管插入受影响的鼻腔，在上端充气，然后轻轻地将导管拉回，直到水囊被阻塞。受影响的鼻腔在 50℃（122°F）的温度下连续用自来水冲洗，直到出血减少。治疗持续约 3min，患者坐直，以便灌溉水可以从鼻子向前流入盆内。用 500ml 热水冲洗后，可以取出导管。在一项包括 84 名患者的前瞻性研究中，Schlegel 及其同事[95] 发现成功率为 82%，无任何并发症。该技术避免了疼痛的包扎、住院或立即手术，并且还可使患者在治疗后通过开放的鼻腔正常呼吸。

（十）遗传性出血性毛细血管扩张症患者鼻出血的管理

遗传性出血性毛细血管扩张症（hereditary hemorrhagic telangiectasia，HHT）是一种常染色体显性多系统疾病，其特征在于毛细血管扩张症，其影响肺、大脑和肝循环中的皮肤和黏膜表面及动静脉畸形（图 5-23）。这种人群中最常见的症状是鼻出血，其影响超过 90% 的个体。发作的严重程度是可变的，并且鼻出血的发作可能会使患者需要频繁入院[99]；文献中已经描述了由

HHT 引起的许多鼻出血治疗方法，这些方法包括如使用激素和抗纤维蛋白溶解药物及手术选择，包括激光凝固（图 5-24）[100]、鼻腔黏植皮术[101] 和鼻腔闭合[102]，但没有一种方法证明其本身完全有效或没有显著的不良反应。

Hitchings 及其同事[99] 最近进行的一项前瞻性研究，研究了各种手术方式对这些患者生活质量评分的影响。作者得出的结论是，应向已被证实对于其他治疗方案（包括双极或激光凝固治疗及鼻中隔植皮术）无效的中度至重度鼻出血患者提供鼻腔闭合治疗。据报道，主观上 88% 的患者经鼻腔封闭治疗后可使鼻出血完全停止。该手术是基于这样的原则，即没有干燥的气流通过鼻腔可防止黏膜破裂引发脆弱的毛细血管扩张[102]。鼻腔闭合的替代方法是使用鼻腔闭合器[103]。近年来，单克隆抗体 Bevacizumab 在 HHT 治疗难治性鼻出血方面被提倡，既可局部使用[104]，也可局部注射[105-107]。此外，一些证据支持使用他

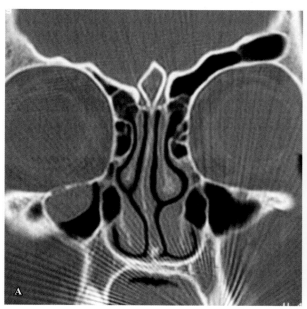
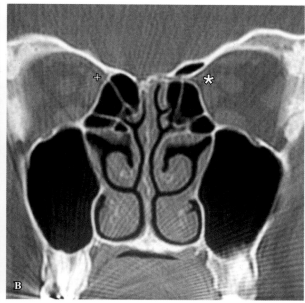

▲ 图 5-22 显示鼻窦的冠状 CT 扫描

术前检查信息证明，在气化良好的眶上隐窝（左侧）中，筛前动脉走行在颅底以下（星号）；如果眶上气房气化不良或根本没有（右侧），筛状动脉将走行在颅底内（+）（引自 Simmen D，Raghavan U，Briner HR，et al. The surgeon's view of the anterior ethmoid artery. *Clin Otolaryngol* 2006；31：187-191.）

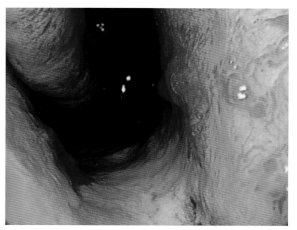

▲ 图 5-23 右鼻腔内镜显示遗传性出血性毛细血管扩张症

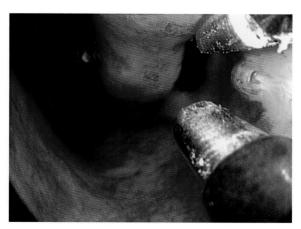

▲ 图 5-24 内镜观察遗传性出血性毛细血管扩张症患者的左侧外侧鼻壁动静脉畸形，行双极吸引凝固

莫昔芬以减少输血[108]。

三、概要

硬性鼻内镜检查作为最初评估患者出现鼻出血的一部分，可以直接观察和控制出血点，对大多数患者有效并且减少了对鼻腔填塞的需要。对于烧灼和鼻腔填塞失败的鼻出血，内镜蝶腭动脉结扎已经作为有效的治疗手段。图 5-25 给出了用于管理鼻出血的算法。

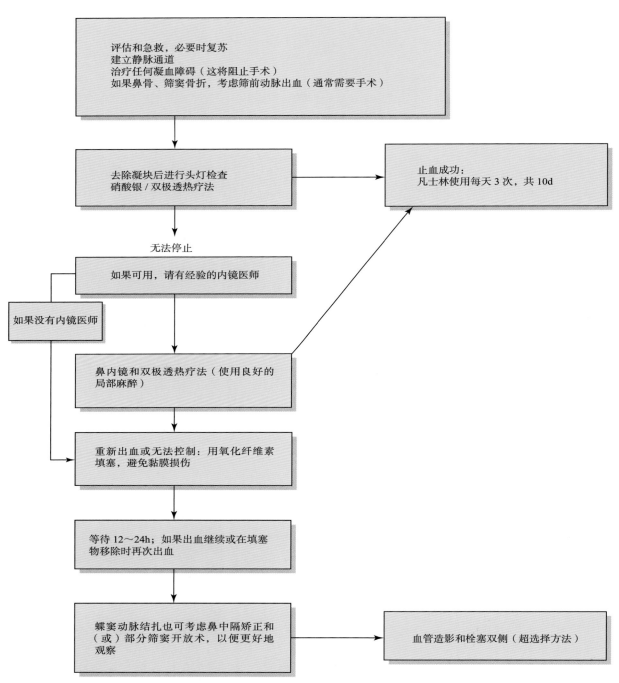

▲ 图 5-25 鼻出血管理步骤

关键是要找到内镜检查出血部位，如果额灯没有看到。尽量减少填塞的使用，以提高患者的舒适度。如果没有找到出血部位，或者如果有经验的内镜医师不能阻止出血，应该进行蝶腭动脉结扎

推 荐 阅 读

Leong SCL, Roe RJ, Karkanevatos A: No-frills management of epistaxis. *Emerg Med J* 22: 470–472, 2005.

Lund VJ, Howard DJ: Treatment algorithm for the management of epistaxis in hereditary hemorrhagic telangiectasia. *Am J Rhinology* 13: 319–322, 1999.

McGarry GW: Epistaxis. In Gleeson M, editor: *Scott-Brown's otorhinolaryngology head and neck surgery,* ed 7, vol 2. London, 2008, Hodder-Arnold, pp 1596–1608.

Schlegel C, Siekmann U, Linder T: Non-invasive treatment of intractable posterior epistaxis with hot-water irrigation. *Rhinology* 44: 90–93, 2006.

Simmen D, Raghavan U, Briner HR, et al: The surgeon's view of the anterior ethmoid artery. *Clin Otolaryngol* 31: 187–191, 2006.

Simmen D, Raghavan U, Manestar M, et al: The anatomy of the sphenopalatine artery for the endoscopic sinus surgeon. *Am J Rhinol* 20: 502–505, 2006.

第6章

非变应性鼻炎
Nonallergic Rhinitis

Stephanie A. Joe　Judy Z. Liu　著

时凤坡　史　丽　译

要点

1. 非变应性鼻炎（NAR）在临床上可以单独出现，也可与某些变应性因素混合出现。

2. 女性往往更易罹患 NAR，且发病率会随着年龄增长而增加。

3. NAR 和变应性鼻炎（AR）的症状往往非常相似，需要仔细辨别。单纯通过鼻炎的典型症状如鼻溢液、黏膜充血、打喷嚏、嗅觉改变和鼻后滴漏来区分变应性或非变应性是非常困难的。

4. NAR 的病理生理学非常复杂，尚有很多方面需要进一步研究。许多因素在鼻生理中发挥作用，包括感觉神经，副交感神经和交感神经的复杂神经支配。各种炎症级联反应以及大量的细胞和蛋白质也发挥重要作用，但其中大多数机制尚未完全了解。

5. 激发试验是评估 NAR 病理生理学的主要手段之一。组胺、毒蕈碱、冷空气、一磷酸腺苷和辣椒素是最常用的药物。尽管 NAR 的全身系统性过敏反应为阴性，但是目前的研究也在评估 IgE，肥大细胞及其他在 AR 中发挥作用的已知因素在 NAR 中的作用。

6. 区分众多不同类型的 NAR 是非常困难的。本章介绍和讨论的 NAR 种类分为以下 11 类：伴发嗜酸性粒细胞增多症的 NAR、激素相关性 NAR、药物相关性 NAR、刺激物诱导相关性 NAR、化学接触诱导相关性 NAR、萎缩性鼻炎、解剖性阻塞、全身性疾病或脑脊液鼻漏引起的 NAR、特发性 NAR。

7. NAR 亚型的划分是基于对其不同的治疗和管理来确定的，每种特定类别内的不同亚型有相似的病理基础。尽管种类繁多，NAR 的病理基础是一样的：即，无论是在体外还是在体内，鼻腔黏膜的暴露或改变，都会影响其正常稳态并诱发相应的 NAR 症状。若同时合并 AR，诊断会变得更加复杂。

8. 如果经过详尽的检查后仍没有发现明确的病因，这种情况被称为特发性鼻炎或血管运动性鼻炎。

9. 一直以来，特发性鼻炎被认为与鼻黏膜副交感神经活动过度或交感神经活动减弱有关。这可能只是有关血管运动性鼻炎病理机制的一部分，其他的理论也已经被提出。

10. 完整的病史是获得正确诊断的最重要因素。病史需要涵盖所有要点包括详细的症状，潜在的刺激或诱发因素，过去和现在的药物使用情况及其他系统性疾病。局部和（或）解剖因素的全面检查也是必不可少的，包括鼻内镜检查。

11. 最好的治疗方式是避免接触已知的刺激因素。药物治疗作为辅助手段，已经使用并被证明有效的药物包括局部鼻用皮质类固醇激素、抗组胺药和抗胆碱药。

12. 上述口服制剂的作用有限，与直接局部治疗相比，较少使用。

13. 无论是口服还是局部应用减充血药，都应谨慎使用且只能与局部治疗联合使用。

14. NAR 的外科治疗通常只针对那些症状不能通过保守治疗控制的患者，但是对于有明显解剖异常的患者手术治疗是有效的。

慢性鼻炎给医疗行业带来了巨大的挑战。预计有 10% 的人口受到慢性或复发性鼻部症状的影响，其中有 1700 万~1900 万的美国人受到非变应性鼻炎的影响 [1, 2]。临床上，在耳鼻喉科和变态反应科就诊的患者中，非变应性鼻炎（NAR）的患病率为 28%~60%，且发病率随年龄的增长而增加 [3, 4]。就诊于耳鼻喉科门诊的患者中，大约 50% 的患者被诊断为某种类型的 NAR，其余的则被诊断为过敏性鼻炎（AR）[1, 5]。在一项针对 975 名因慢性鼻炎就诊变态反应科患者的调查中发现，43% 的患者被诊断为单纯性过敏性鼻炎，23% 的患者被诊断为 NAR，34% 的患者被诊断为 AR 合并 NAR。因此，57% 的慢性鼻炎患者存在 NAR 的症状 [6]。在回顾上述调查结果和其他流行病学研究的数据时，Settipane 和 Charnock 提出 AR（单纯性和混合性）患者与 NAR 患者患病比率为 3∶1。女性似乎更容易受到鼻炎的影响，最近的一项研究指出，50—64 岁的女性中有 70% 的人在一年的时间里会经历某种形式的鼻炎 [7, 8]。与过敏性鼻炎相比，NAR 的女性患者数量更多。此外，非变应性鼻炎一般在患者成年以后被确诊，并且往往是常年性的，而非季节性的 [7]。

慢性鼻炎可能导致包括鼻窦炎、慢性炎症和阻塞引起的息肉、咽鼓管功能障碍、喉功能障碍、慢性中耳炎、听力损失、睡眠呼吸障碍、嗅觉障碍、心神不安和疲劳在内的一系列问题。事实上，多达 80% 的慢性疲劳综合征患者患有鼻炎 [9]。这些症状通常会影响到学习或工作，由于需要频繁就医而导致学习及工作效率下降。最

近，在一项针对鼻炎患者的调查中，有 1/4 的人表示为了减轻鼻炎症状，他们在职业选择和居住地选择问题上受到限制 [10]。此外，使用药物通常可以控制症状，但是可能会产生很多不良反应，如嗜睡、鼻出血、心悸和鼻腔干燥。上述这些药物不良反应会影响 NAR 的整体疗效 [11]。

NAR 的临床表现、治疗及其对学习和工作的影响均与 AR 有相似之处，因此可以用 AR 的统计数据推断 NAR 带来的经济影响。在很多情况下，AR 和 NAR 往往无法区分且同时存在 [1, 2]。在美国，有 2000 万~4000 万人受到 AR 的影响，每年至少需要花费 19 亿美元的就医和药物费用。每年由于鼻炎导致的生产力损失成本接近 38 亿美元 [12]。尽管如此，准确定义 NAR 仍是困难的。NAR 的症状表现是非特异性的，患者可能会因各种不同的表现形式而就医。其中最常见的是患者主诉流鼻涕、鼻塞、打喷嚏而就医，但是其过敏史、皮肤测试和鼻腔细胞学检查均为阴性。不幸的是，在排除过敏性鼻炎以后，这些患者很可能被诊断为血管运动性鼻炎，然而这是对于诊断不明确的患者的总称 [2, 13, 14]。由于没有就该问题制定统一的标准，当没有确诊检查方法可用的情况下，大多数的临床医生会放弃对该类患者的进一步检查。即使治疗方式是相似的，但不同患者的治疗效果不同；往往，治疗效果是令人不满意的，这让医生和患者都感到沮丧。慢性鼻炎在文献中用了很多术语来描述。曾经，"血管运动性鼻炎"一直备受青睐，但是明显的血管或运动神经功能障碍很难被确定 [4]。文献中使用的其他术语包括常年性鼻炎、特发性鼻炎、常年性 NAR 和

非过敏性、非感染性常年性鼻炎[6, 15-18]。非变应性鼻炎是一个术语，用来描述与过敏无关的间歇性流涕、鼻塞等鼻炎相关问题。在 NAR 中鼻痒和打喷嚏的发生率低于 AR，且眼部症状不明显。

本章将概述 NAR 的各种表现形式及慢性 NAR 的成因，并简要回顾 NAR 的病理生理学研究。此外，本章将为制定 NAR 患者的系统评估和治疗计划提供背景。

一、病理生理学

（一）鼻腔的功能和神经分布

为了全面理解 NAR，我们首先要对鼻腔有所了解。为此，简要回顾鼻腔功能，包括温度调节、嗅觉、过滤和对吸入空气的加湿。鼻腔黏膜还产生含有免疫球蛋白 A、蛋白质和酶的分泌物以润滑和保护鼻腔。鼻腔分泌物捕获吸入的颗粒物质，而鼻上皮细胞的纤毛将颗粒物质推向鼻腔后鼻孔。其中纤毛摆动的频率为 10～15 次 / 分钟，且鼻腔黏膜分泌物以 2.5～7.5ml/min 的速率流出[19]。

鼻黏膜的神经支配有序且复杂。自主神经系统调控黏膜血管和腺体分泌；交感神经参与构成鼻腔反射弧的传出神经。一旦受到刺激，交感神经就会释放去甲肾上腺素和神经肽 Y，从而引起鼻腔血管收缩。副交感神经亦参与构成鼻腔反射弧的传出神经。受到刺激后，副交感神经释放乙酰胆碱、去甲肾上腺素和血管活性肠肽。胆碱能神经肽和神经递质刺激鼻黏膜的浆液腺分泌黏液。对单侧鼻腔反射弧传出神经进行刺激可以引起双侧鼻腔反应[19, 20]。

鼻腔的感觉主要来自于三叉神经。筛窦传入神经为支配上皮、血管和腺体的感觉神经。C 纤维是对疼痛、温度和渗透压变化作出反应的非特异性传入感觉神经，是 NAR 中最重要的感觉纤维类型。这些感觉纤维受组胺和缓激肽等介质的刺激，参与中枢介导的反射。最近的研究也阐明了吸入性刺激物（如尼古丁、烟雾、甲醛和辣椒素）对这些感觉神经的刺激作用，这些内容将在后面部分进行讨论。一旦受到刺激，C 纤维就会去极化并释放神经肽（如 P 物质和降钙素基因相关肽），这些神经肽会增加血管通透性并刺激

黏膜下腺体释放。鼻黏膜内的腺细胞、内皮细胞和上皮细胞受刺激后，会迅速引起鼻痒、流涕和（或）鼻腔黏膜烧灼感等症状[5]。

鼻黏膜中任何组成成分的功能紊乱都可能导致 NAR。副交感神经兴奋引起的鼻黏膜腺体分泌，以及交感神经兴奋引起的鼻腔充血，均属于鼻腔正常的生理活动。然而，传入神经的高敏状态会导致神经元对刺激因素反应过度，最终导致鼻腔黏液分泌增多、鼻塞加重。当传入神经正常而传出神经高敏状态时也会导致相同的症状。此外，上皮源性或中枢神经系统性紊乱较为少见。遗憾的是，由于黏膜调节复杂，针对导致功能紊乱来源的特异性研究较为困难[16]。NAR 的非特异性及其症状的多样性使得确定其病理生理源头愈发困难。有研究表明，刺激物可诱导鼻黏膜中促炎介质和神经介质的生成[21]。在 NAR 复杂的病理生理过程中，人们提出了一种涉及炎性级联反应的理论，包括前列腺素和白三烯的产物；然而，关于这些物质的重要性，相关证据仍然不足，并且相互矛盾[22]。另一个理论是"同一气道疾病"假说，该假说认为上呼吸道和下呼吸道是连续的，因此一个区域的症状会影响另一个区域。例如在许多支气管疾病患者中能同时观察到鼻窦疾病的发生；患有过敏性哮喘、非过敏性哮喘、慢性阻塞性肺疾病会加重鼻腔过敏和症状的严重程度[23]；非变应性鼻炎与下呼吸道疾病有关，特别是哮喘和慢性支气管炎[24]。

（二）激发试验

学者们尝试用各种鼻激发试验来归纳和描述非变应性鼻炎和鼻腔反应性的特征。乙酰胆碱激发试验用于研究腺体反应性，该激发试验不刺激感觉神经，是一种独立于过敏原或免疫调节之外的腺体反应[4, 15]。乙酰胆碱是一种用于刺激黏膜下腺体的毒蕈碱胆碱能受体激动药，与对照组相比，经鼻给药可使 NAR 患者腺体活动增强、鼻腔分泌物增加，引起流涕，且剂量越大作用越强[16]。然而，这种高反应性并非 NAR 患者所特有。AR 和 NAR 患者对乙酰胆碱的反应类似[4, 16]；因此，乙酰胆碱激发试验可用于区分对照组和

AR 与 NAR，但不能区分后两者。此外，在乙酰胆碱激发试验中，血管效应被忽略了，因此以鼻塞为主要症状的患者不进行该试验。

经鼻组胺吸入试验广泛用于研究 AR 和 NAR[4, 5, 25, 26]。该试验可以增加血管的通透性，引起打喷嚏、鼻痒、流涕和鼻塞症状[4, 16]。与对照组相比，NAR 患者的反应有所增强[25]，AR 患者的反应最强，但是这两个群体的反应性显著重叠。尽管组胺诱导 NAR 的病理生理机制尚未明确[5, 16]，但是上述结果表明血管高反应性可能是 NAR 的影响因素。

干冷空气对鼻腔黏膜的影响已经在哮喘的有关研究中被证实[27, 28]。研究表明鼻腔吸入寒冷干燥的空气会使鼻黏膜干燥，易感人群出现鼻腔充血、流涕和打喷嚏的症状；寒冷干燥的空气会增加鼻腔分泌物的张力和渗透压，促使炎性介质的释放，激活副交感神经，上皮细胞脱落增加，从而导致鼻炎症状。目前有关冷空气鼻腔生理学的观点之一是，寒冷干燥的空气会刺激感觉神经，导致鼻腔黏膜呈高渗状态，引起上述鼻部症状，同时这些变化亦可导致肥大细胞的活化。然而，也有证据支持另一种观点：冷空气导致鼻黏膜水分流失，从而导致分泌物高渗。渗透压的增高会刺激感觉神经，激活肥大细胞损害鼻腔上皮。肥大细胞的作用是释放炎性介质从而增强液体流动、降低高渗透压并且通过改变上皮细胞、腺细胞和鼻腔血管系统进行稳态重建[28, 29]。无论具体机制如何，冷空气诱发鼻炎的一般假设是黏膜不能补偿由于特殊环境暴露而导致的高水分流失[30]。Togias 及其同事提出[31]，此类肥大细胞介质的释放，可以通过免疫或物理刺激导致炎症和血管通透性增加，将为多种类型鼻炎的研究提供模型。

Stjarne 及其同事[32]研究了辣椒素与鼻黏膜刺激的关系。在鼻腔放置辣椒素会通过对 C 纤维的特异性刺激来刺激感觉神经，从而引起胆碱能副交感神经激活，导致鼻黏膜充血、流涕、打喷嚏和鼻腔灼烧感[32, 33]。这些症状与组胺的释放或肥大细胞活化无关，这些结果表明辣椒素对于 NAR 患者鼻黏膜的刺激是有选择性的[32]。

1991 年，Stjarne 及其同事[32]发表了辣椒素对鼻黏膜脱敏的研究，其他研究室也已经成功地重复了上述结果[34, 35]。连续 3d 用辣椒素涂抹于下鼻甲，刺激感觉神经，使神经肽耗竭，辣椒素敏感性神经末梢功能紊乱。在随后 1 个月的随访中，超过半数受试者接受辣椒素刺激时，鼻塞和流涕的症状明显减轻。这些结果与黏膜外观改善有关，并在随后 3 个月的随访中得以维持；症状和黏膜外观在 6 个月后恢复到治疗前水平。这种胆碱能阻滞被认为对主诉鼻溢液的患者有帮助，NAR 患者亦可选择性使用[32]。

上述试验为研究 NAR 病理生理学提供了一些方法，但尚未发现针对 NAR 研究的特定模型。对于每一项激发试验，都有予以驳斥的观点；此外，这些研究使用了各种不同的方法来评估患者对刺激物的反应性，从而进一步影响了试验结果。迄今为止，很难通过技术手段将 NAR 和 AR 患者进行明确区分[4, 16]。

（三）过敏因素

最近的研究评估了 NAR 患者在激发试验和不做激发试验条件下产生的黏膜免疫球蛋白 E（IgE）的作用。有关传统 AR 鼻黏膜内 IgE 的产生已经进行了广泛的研究。Rondon 及其同事[37]最近观察了一组 NAR 患者，发现该组患者在鼻激发试验时鼻黏膜局部也可产生 IgE。Wedbeck 及其同事在 2005 年进行的一项临床研究中对此现象进行了研究和证实。结果表明，某一个亚型的 NAR 患者可能存在过敏性疾病通路，同时仍表现出阴性的系统性特异性反应；这一亚型的患者可能是 NAR 伴嗜酸性粒细胞增多综合征（NARES）的患者[36-38]。

（四）鼻腔高反应性

鼻腔高反应性是指鼻黏膜的反应性增加而导致鼻腔充血，鼻塞和流涕等鼻部症状，是针对烟草和香水等非特异性刺激的反应，常见于非过敏性非感染性鼻炎。它是过敏性和非过敏性鼻炎的组成部分[18, 39-41]。其潜在的机制尚不清楚，但涉及鼻黏膜的各个部分的紊乱已被证实。一种假说是上皮损伤伴上皮通透性增加，另一种假说是黏膜、腺体和（或）血管系统对刺激的反应改变。对正常刺激的过度反应可能是感觉神经敏感性改变的结果[42]。

在 AR 和哮喘中观察到的鼻腔高反应性和气道炎症之间的联系已被广泛研究[42]。然而，在 NAR 中没有表现出明显的鼻腔高反应性。如前文所述，用组胺和乙酰胆碱等物质进行鼻部刺激以区分 NAR 患者和非 NAR 患者[39]。寒冷、干燥的空气激发试验已被成功地用于确定是否存在鼻腔高反应性及鉴别 NAR 患者，但在比较过敏患者和非过敏患者时，两者的差异反应不明显[39, 41]。Shusterman 和 Murphy[40] 通过评估 AR 和 NAR 患者自诉的非过敏性鼻部症状触发因素的存在，强调了 AR 和 NAR 之间的重叠。他们发现，与对照组相比，有大量的 AR 患者自诉了这种触发因素的存在。按照频率的相对顺序，这些非过敏性触发因素依次为辛辣的食物、温度和湿度的变化、烟草烟雾、运动、家用清洁用品、香水和古龙水、酒精和明亮的光线[40]。

Kniping 及其同事[43] 通过比较 AR 组、特发性鼻炎组和对照组患者的结果，研究了鼻腔高反应性的病理形态学变化。与其他两组相比，AR 组患者表现出更明显的上皮、血管和炎症改变，同时还存在内皮细胞内一氧化氮合酶的积聚。与对照组相比，两组鼻炎患者均表现出过度的神经支配，以及广泛的无髓鞘神经纤维供应。在鼻炎患者中，神经肽 P 物质和降钙素基因相关肽水平也升高。与 AR 患者相比，特发性鼻炎患者中观察到的炎性细胞相对较少。这项研究支持这样一个假说，即 NAR 可能是独立于免疫炎症过程的神经源性炎症[43]。

二、分类

（一）非变应性鼻炎伴嗜酸性粒细胞增多症

框 6-1 列出了 NAR 主要类型的分类方法。Jacobs 及其同事[44] 在 1981 年首次描述了 NAR 伴嗜酸性粒细胞增多症（NARES），并将其与传统 NAR 区分开来。这种复杂的症状包括长期的流清水样涕、鼻痒、溢泪和打喷嚏，此类患者在皮肤或常见过敏原的体外试验中表现为阴性。尽

管有些患者抱怨天气变化或者接触刺激性化学物质会诱发鼻部症状，但是大多数患者自诉没有特定诱因。鼻腔分泌物细胞学检查显示嗜酸性粒细胞明显增多。这种反应可能是慢性鼻-鼻窦炎伴或不伴鼻息肉和 Samter 三联征的一部分，也可能是一种出现在多达 1/3 的 NAR 患者中的孤立性疾病[5, 45-47]。

不幸的是，这种情况的确切病理生理学机制尚不清楚。然而如上所述，研究表明 AR 和 NAR 患者鼻黏膜中肥大细胞、IgE 阳性细胞和嗜酸性粒细胞增多，这可能是局部 IgE 介导的反应的结果。除了这种可能的过敏性成分以外，人们认为鼻神经功能紊乱也诱导了 NARES 患者的症状[36, 48, 49]。

（二）激素相关性鼻炎

激素通过对鼻黏膜的直接作用，可以引起鼻腔黏液腺的高反应性和分泌物的增多。甲状腺功能减退症和肢端肥大症是由激素失衡引起的代谢性疾病，与鼻部症状和鼻炎有关[5]。月经期间血清激素水平的波动也会导致育龄女性出现鼻腔症状。同样，青春期血液激素浓度的变化也可能导致鼻炎[5, 3, 21]。

妊娠期鼻炎是一种众所周知的疾病，影响22%的妊娠女性。在吸烟的妊娠期女性中，这一数字增加到了69%[50]。常见的鼻部症状是流涕和鼻塞，通过询问患者病史往往可以发现其以前存在的鼻炎问题。在妊娠期间，血管变化和循环血容量的生理性扩张可能导致鼻腔血管血容量增加及黄体酮诱导的血管平滑肌松弛[51]。妊娠期鼻炎的严重程度已被证实与血液雌激素水平相关[5]。在整个妊娠期间，血液被认为是从鼻子分流到增长的子宫中；因此，鼻腔症状会逐渐减少[51]。雌激素、孕激素、催乳素和胎盘生长激素水平的变化可能会导致这种情况的发展。然而，目前关于病因学的理论是没有说服力的，多因素病因学似乎是最合理[51, 52]。

（三）药物性鼻炎

鼻炎是很多药物的常见不良反应，其列表见框 6-2。众所周知，阿司匹林和非甾体类抗炎药与气道反应相关，包括鼻-鼻窦炎和哮喘。鼻部

框 6-1 非反应性鼻炎的类型

伴嗜酸性粒细胞增多性非变应性鼻炎

激素相关的疾病和病症
　甲状腺功能减退症
　肢端肥大症
　青春期
　妊娠
　绝经后
药物相关性（框 6-2）
　药物性鼻炎
刺激性物质
　温度
　湿度
　气压变化
　味觉
化学试剂暴露
　免疫
　　动物蛋白
　　小麦
　　胶乳
　　杀虫药和园艺行业的除虫菊酯
　　黏合剂工业中的酸酐
　　汽车车身喷漆中的甲苯
　刺激性物质
　　香水
　　废气
　　农药
　　清洁药（如氨）
　　房间除臭药
　　植物芳香剂
　　化妆品

刺激性物质
　空气污染（室内和室外）
　臭氧
　烟草烟雾
　无碳复写纸、纸屑、油墨
　油漆烟雾
　挥发性有机化合物（建筑材料、家具）
　甲醛
　氮氧化物
　甲苯和二甲苯腐剂
腐蚀性
　氯化铵
　盐酸
　氯乙烯
　氯气
　有机磷酸盐
　丙烯酰胺
萎缩性鼻炎
可卡因滥用
手术
老化
传染性原因
外放射治疗
相关系统性疾病
特发性
情绪
运动
脑脊液鼻漏

症状和鼻黏膜充血与几种精神药物（如甲硫哒嗪、阿米替林、奋乃静）和抗高血压药（如 β- 受体拮抗药、α- 受体拮抗药、血管紧张素转换酶抑制药、血管扩张药）有关。激素替代疗法和口服避孕药也可导致 NAR[5, 21, 53]。询问是否存在药物过度使用和滥用情况对疾病诊断是至关重要的；药物性鼻炎是一种独特的疾病，在持续局部使用鼻腔减充血药或可卡因之后会导致反弹性充血。由此产生的反弹性充血导致进一步使用减充血药，从而形成恶性循环并最终导致药物依赖性。

（四）萎缩性鼻炎

在抗生素问世之前，西方国家的原发性萎缩性鼻炎通常与细菌（如克雷伯菌）感染有关。如今，萎缩性鼻炎更常见于治疗鼻塞的有创手术

后，外伤，肉芽肿性疾病，长期可卡因的滥用和放射治疗[54]，并且其还与年龄相关，因为鼻炎的发病率随着年龄增长而增加。Sanico 和 Togias[16] 认为随着年龄的增长，因鼻黏膜的变化会导致功能的下降，调节吸入空气的能力及分泌能力下降，所有这些都会导致鼻炎症状。

萎缩性鼻炎的鼻黏膜从功能性纤毛呼吸道上皮逐渐转变为无功能的无纤毛鳞状上皮化生，同时丧失黏液纤毛清除和神经调节的功能。自诉有鼻塞的患者鼻腔可见结痂并伴有恶臭，黏膜萎缩和明显宽大的鼻腔[54]。正常的气流模式发生改变，除了嗅觉功能减退外，这也是导致鼻塞的原因。通常，治疗效果有限且令人不满意，包括抗生素、鼻腔冲洗、雾化，以及其他药物治疗，这

框 6-2　导致鼻炎的药物

鼻内抑制药
- 可卡因
- 局部鼻腔减充血药

抗高血压药物
- α 和 β 肾上腺素受体拮抗药
- 利血平
- 肼屈嗪
- 非洛地平
- 血管紧张素转换酶抑制药
- β 受体阻断药
- 甲基多巴
- 胍乙啶
- 酚妥拉明

抗前列腺肥大药物
- 多沙唑嗪
- 坦索罗辛

激素
- 口服避孕药

抗炎药
- 非甾体抗炎药
- 阿司匹林

抗血小板药
- 氯吡格雷

抗抑郁药
- 选择性 5- 羟色胺再摄取抑制药

非苯二氮䓬类催眠药
- 唑吡坦

磷酸二酯酶 5 型抑制药
- 西地那非
- 他达拉非
- 伐地那非

抗精神药物
- 硫利达嗪
- 氯氮䓬
- 氯丙嗪
- 阿米替林
- 奋乃静
- 阿普唑仑

些将在后面部分讨论。各种改变鼻腔气流的手术缓解了部分患者的症状。

（五）刺激诱发性鼻炎

温度变化，气压变化，摄入食物和吸入刺激物是导致 NAR 的其他诱因。物理刺激如冷空气和天气变化是已知的触发因素。正如前面所提到的，寒冷干燥的空气是导致大量流涕的已知因素 [27, 55]。海拔和气压的变化可使易感个体（例如在航空领域工作的人）出现面部压迫感，头痛和鼻部症状。

摄入某些食物导致鼻腔流黏液样或水样涕被称为味觉性鼻炎 [5, 56]。热、辛辣食物是最常见的诱因，但几乎所有食物都与此有关。症状出现通常是急性的，从进食开始一直会持续到进食结束。有过敏性鼻炎或吸烟史的患者更有可能存在味觉性鼻炎的症状 [57]。不存在 AR 的其他特征性症状，且对疑似食物提取物的皮肤测试呈阴性。其刺激了传入感觉神经是最可能的病理生理机制；它激活了支配鼻黏膜腺体的副交感神经，并且还可以解释有时伴随该反应的出汗和溢泪 [57]。

（六）职业性鼻炎

吸入性鼻炎更复杂的一种形式是职业性 NAR。预计发病率为 5%～15%，应与职业性 AR 或免疫性鼻炎相鉴别 [58]。由于在此鉴别过程中缺乏明确的诊断标准，体格检查和工作场所接触史就显得尤为重要。除了 NAR 的典型症状以外，患有职业性鼻炎的患者还会有嗅觉障碍，流鼻血，鼻腔结痂和黏液纤毛运动减弱的表现；他们通常也存在鼻腔高反应性 [59]。

框 6-1 按 Baraniuk 和 KalineR 分类概述了各种形式的原因，如化学接触性、免疫性、刺激性和腐蚀性 [60]。工作场所中与鼻炎相关的免疫性空气过敏原是高分子量试剂，包括杀虫剂和园艺工业中的动物蛋白、小麦、乳胶、除虫菊酯、胶黏合剂工业中的酸酐，以及汽车车身喷漆中的甲苯。大多数高分子量抗原来源于生物源性并诱导免疫介导反应的发生。

许多患者自诉周围有香水、废气、清洁剂、房间除臭剂、植物芳香剂和化妆品等时会引发症状；这种令人不适的反应出现在嗅觉意识增强的患者身上。当暴露在吸入性刺激物水平超过阈值时会产生刺激性反应，易受影响的敏感地区每天都会监测空气污染和臭氧水平。烟草烟雾、油漆烟雾、甲醛、氮氧化物和甲苯也是这个问题的例子。暴露于高浓度的可溶性化学气体可导致鼻腔黏膜、口腔黏膜、皮肤和眼部炎症以及黏膜灼伤和溃疡。氯化铵、盐酸、氯乙烯、有机磷酸盐和丙烯酰胺的暴露是已知的可以引起这种腐蚀反应的物质。这种低分子量化合物诱导非免疫机制反应 [7, 17, 61]。

有研究表明，刺激物对鼻黏膜和相关神经元的损伤可导致促炎介质和神经介质的生成 [21]。有证据表明，许多刺激性鼻炎是由神经源性机制介导的，特别是与化学暴露有关的鼻炎。神经源性炎症被认为是化学敏感性综合征（包括鼻炎和哮喘）的一种模型 [62]。如前所述，所提出的机制是刺激感觉神经（即 C 纤维）上的化学感受器以诱导神经肽释放，从而产生独立于免疫介导反应的与炎症有关的血管扩张和水肿。这类职业性鼻炎的很多形式都与支气管和眼科的临床表现有关 [21]，当避免接触诱发物质时，例如在周末和休假期间，这些症状常常会得到缓解。

（七）特发性非变应性鼻炎

在排除了其他可识别的原因，并且没有发现黏膜炎症的细胞学证据时可以诊断为特发性或血管舒缩性鼻炎（VMR）[1]。因此这种鼻炎是排除性的诊断，是 NAR 最常见的类型。然而，由于这个原因，特发性 NAR 在治疗上对临床医生造成了困扰 [7]。历史上，特发性鼻炎被认为是由于鼻黏膜自主神经调节失衡所致，或是副交感神经活动过度抑或交感神经活动减弱。早在 50 多年前，VMR 与自主神经系统（ANS）之间的关系就被发现了 [2, 13]。如前所述，鼻腔黏膜反应性是交感神经系统和副交感神经系统的平衡，控制着血管的舒缩和腺体的分泌。Jaradeh 及其同事 [63] 使用 ANS 实验比较了对照组和 VMR 组患者的鼻腔反应。他们的研究证实了 VMR 和 ANS 功能障碍之间的关系以及交感神经系统相对于副交感神经系统活性的减弱。这些特殊的神经缺陷可能会导致 VMR 的不同症状 [64]。

有时根据非过敏性、非感染性、常年性鼻炎患者自诉的鼻塞或鼻漏症状优势可分为"阻塞型"或"鼻漏型"。与 AR 患者相比，这些患者打喷嚏，鼻痒和结膜症状的患病率通常较低 [21]。

（八）相关因素

一些局部和全身性疾病会导致鼻部症状和鼻炎。局部解剖因素是显而易见的，并且可以加重潜在的鼻炎。鼻部症状可能是肿瘤的首要症状，而感染性病因可能是潜在的阻塞性和慢性鼻部疾病导致鼻部症状的主要原因。为了有效治疗合并的 NAR，必须重视系统性疾病的诊断和控制。框 6-3 和框 6-4 列出了导致鼻炎或鼻炎症状的几种局部和全身性疾病。

三、病史与诊断

（一）病史

NAR 的诊断基于详细的病史、完整的头颈部检查和实验室检查，以排除炎性或感染性病因。完整的病史记录包括当前的和过去的症状。诊断前应充分考虑相关症状的发病时间，起病模式、恶化和缓解因素、环境触发因素，并排除常见的环境过敏原。框 6-5 提供了一份问题清单，以帮助临床医生关注患者的病史；这样的清单可以制作成问卷，以便快速和有效地评估患者。Brandt 和 Bernstein[65] 制订了一份调查问卷，协助诊断 NAR。他们的研究结果显示，如果一位慢性鼻炎

框 6-3　鼻炎的局部因素

解剖学因素
- 鼻中隔偏曲
- 肥厚性鼻甲
- 鼻阈塌陷
- 上颌窦后鼻孔息肉
- 腺样体肥大
- 鼻后孔闭锁 / 狭窄
- 鼻中隔穿孔
- 腭裂

传染性和炎症性因素
- 急性和慢性鼻鼻窦炎（病毒、细菌、真菌、嗜酸性粒细胞）
- 由病原性微生物引起的特定疾病：
  - 结核
  - 麻风
  - 梅毒
  - 鼻硬结病
  - 鼻孢子虫病
- 鼻窦鼻息肉

肿瘤
- 良性（内翻性乳头状瘤）
- 恶性

框 6-4　与鼻炎相关的系统病症
自身免疫性 / 风湿性疾病 • 系统性红斑狼疮 • Sjögren 综合征 • 硬皮病 • 复发性多软骨炎 • 免疫球蛋白缺乏综合征 **血管炎** • 韦格纳肉芽肿病 • 结节病 • Churg–Strauss 综合征 • 化脓性肉芽肿 • 显微镜下多血管炎 • 冷球蛋白血征 **纤毛运动障碍** • 原发性纤毛运动障碍（Kartagener 综合征） • 杨氏综合征 **囊性纤维化** **激素紊乱 / 症状** • 肢端肥大症 • 甲状腺功能减退症 • 妊娠 • 围绝经 / 绝经后 • 青春期

框 6-5　对了解病史有用的问题
• 你的鼻和鼻窦症状是什么？ • 你的症状是间歇性的还是持续性的？ • 他们包括以下哪些？ 　– 鼻腔溢液 　– 鼻塞 　– 鼻涕倒流 　– 阵发性喷嚏 　– 鼻痒 　– 眼睛痒 　– 溢泪 • 你对环境过敏吗？如花粉症？ • 你是否做过过敏原检查？ • 你有过敏吗？ • 在某些情况或环境中你的症状是否更坏或更好？例如，在家还是工作环境中，室内还是室外？ • 一天或一年中的某些时间你的症状是否会更坏或更好？ • 在症状出现之前您所处的环境是否改变了？ • 你做什么类型的工作？ • 你在职业中接触过化学物质吗？ • 周末和假期你的症状会好转吗？ • 你是否注意到某些化学物质、香味或食物会引发鼻部症状加重？ • 当你开始服用某些药物时，你的症状是否开始出现？ • 你用什么药物减轻你的症状？ • 你尝试过的药物中，有没有哪些可以改善你的症状？ • 当你开始使用鼻腔喷雾药时，你是否经常使用它们？ • 是否有人向你展示如何正确使用喷雾吗？ • 你有慢性鼻窦炎的病史吗？ • 你有没有鼻息肉和（或）鼻窦息肉的病史吗？ • 你对阿司匹林敏感或过敏吗？ • 你接受过鼻窦手术吗？ • 你有哮喘吗？ • 你有没有头部或鼻部创伤史？

患者鼻炎症状是在 35 岁以后出现的，且没有家族过敏史、春秋季节户外活动或接触宠物时均不会出现鼻炎症状，但接触香水气味可以诱发明显鼻部症状。那么，该位患者患有非变应性鼻炎的可能性将超过 95%。如前所述，某些系统性疾病与鼻炎症状有关，这些疾病涵盖血管炎、激素失调和感染性因素，如慢性鼻窦炎等。框 6-3 和框 6-4 列举了可能导致鼻炎的代表性情况。

当儿童出现 NAR 症状时，必须评估一些重要因素。需要着重回顾的病史包括打鼾、睡眠史、学校表现、出生情况和近期外伤的情况。在青少年中，也应留意青春期开始发育的时间。尽管儿童鼻炎最常见的诱因是普通感冒，但应考虑其他重要的情况，包括环境刺激物、异物、甲状腺疾病、腺样体肥大、息肉、免疫缺陷疾病、纤毛运动障碍、反流和囊性纤维化 [64, 66]。

（二）体格检查

全面的头颈部检查应当包括鼻内镜检查所见的结果。鼻内镜下黏膜通常表现为湿润、水肿，表面可见明显的黏液样分泌物，也可以表现包括扁桃体，腺样体和舌根部的黏膜充血和淋巴组织增生。有研究表明在化学暴露中，鼻腔内有明显的血管周围黏膜的苍白区域 [67]。来源于中鼻道和蝶筛隐窝的炎症和脓性分泌物提示活动性的感染。息肉提示存在慢性炎症和阻塞，黏膜萎缩可见于衰老、存在手术史和药物滥用的情况下。结构性阻塞可以诊断为鼻中隔偏曲、肥厚性鼻甲、后鼻孔狭窄或闭锁。当患者主诉鼻阻塞时常常忽略鼻瓣区塌陷，因为鼻中隔穿孔伴结痂和鼻出血可能有类似症状。鼻腔和鼻咽的检查也有助于鉴别腺样体肥大或提示结节病或韦格纳肉芽肿（GPA，肉芽肿伴多血管炎）的异常黏膜病变。

（三）诊断检查

诊断检查应包括皮肤点刺和（或）相关过敏原血清特异性 IgE 抗体的血清试验（相关过敏原血清试验），其在 NAR 中通常为阴性。鼻腔细胞学可以提供有关黏膜浸润细胞类型的信息，并确定是否存在炎症的证据。从下鼻甲黏膜刮取、鼻腔灌洗和鼻涕留取是提供上皮细胞，特别是寻找嗜酸性粒细胞，以分析细胞类型的方法[68]。

鼻声反射是诊断检查的辅助手段，也是客观检测鼻腔通畅程度的方法[69]。Gosepath 及其同事[70] 最近设计了一个方案：使用鼻激发试验作为评估 NAR 的标准化方法。在这个方案中，他们将患者分别暴露于过敏原中，评估临床反应，并用鼻阻力和鼻声反射收集客观数据。慢性鼻炎也与嗅觉障碍有关[71]，经验证的嗅觉测试可以作为 NAR 患者诊断检查的补充。怀疑有鼻窦疾病的患者可行鼻窦 CT 检查，此外，为明确肿块性质行头颈部 MRI 检查也是非常必要的。

近年来，干冷空气激发试验被认为是鉴别特发性鼻炎的一种可重复的诊断工具[39]。Van Gerven 及其同事指出[41]，短时间暴露于寒冷干燥的空气有助于鉴别患有鼻炎的患者是否存在高反应性。在这项研究中，采用了视觉模拟量表，并在冷空气刺激前后进行鼻吸气流量峰值测量，结果显示鼻炎患者与对照组相比鼻阻塞率增加。

在初次鼻内镜检查之后，普通 X 线片、CT 影像学检查对诊断单纯性鼻炎意义不大，但是 CT 扫描有助于判定鼻窦炎症性疾病、解剖变异、脑脊液鼻漏的可能原因或其他鼻窦病变。另外，当怀疑恶性肿瘤时，MRI 参考价值较大。

四、非变应性鼻炎的治疗

（一）避免接触诱发因素

患者教育对于治疗 NAR 至关重要。患者经常不知道引发其症状的特异性触发因素，但详细和准确的病史问询往往可以提示其触发因素。明确其诱发因素后，患者应尽量避免接触诱发因素。在生活中可以很容易的避免接触如香水、烟草烟雾、清洁用品和某些食品或葡萄酒等。如果无法避免接触，那么应该尽量减少暴露：例如可以通过使用口罩和保护罩来减少或消除职业暴露，并且可以减少或禁服与症状相关的药物。运动是重要且经常被忽视的辅助治疗方法；剧烈运动可以通过刺激鼻黏膜中的肾上腺素能受体来缓解鼻塞。遗憾的是，在许多情况下无法避免刺激物的暴露，运动亦不能控制症状，并且没有可替代的药物。在这种情况下，药物治疗可以用来缓解 NAR 的症状。此外，若 NAR 与 AR 并存，其诊断和治疗均会变得异常复杂。

（二）局部鼻用激素

局部鼻用激素被广泛用于治疗 NAR，相关制剂的部分清单见表 6-1。这些药物在鼻黏膜上起作用，导致嗜中性粒细胞和嗜酸性粒细胞趋化性降低，肥大细胞和嗜碱性介质释放减少，从而减少水肿和炎症[72]。鼻用激素的有效性要求药物充分接触鼻黏膜。最佳的给药方式是将药物喷进鼻腔，喷药时建议将喷嘴朝上，远离鼻中隔[73]。然而，由于鼻息肉和鼻甲肥大引起的解剖阻塞可能会阻碍激素到达鼻腔特定部位。

局部或全身应用减充血剂可减轻黏膜水肿，有助于局部使用鼻喷激素。持续并成功使用局部鼻用激素后，减充血剂应逐渐减量并停药。生理盐水冲洗是治疗的另一个有效的辅助方法，持续鼻腔冲洗可以提高类固醇激素对鼻腔黏膜的疗效。生理盐水除了具有清洁鼻腔的功能，还可以改善鼻黏膜纤毛功能和黏膜纤毛清除率。

患者通常可以很好地耐受局部应用激素，不良反应少见。最常见的不良反应包括鼻中隔刺激、鼻腔干燥和结痂、鼻出血、喉咙干燥和头痛。鼻中隔穿孔曾有报道，但较为少见[73]，更罕见的是全身性不良反应。大约 20% 的鼻用激素被鼻黏膜吸收，剩下的绝大部分被患者咽下并在门静脉循环中经历第一次肝脏代谢。目前，学术界开始关注局部使用激素的生物利用度问题，但尚无明确定论。另外，有关鼻黏膜吸收的部分是

表6-1 常用的鼻腔激素

通用名	商品名称	剂量（成人）	全身生物利用度
倍氯米松	Qnasl	bid	44%
布地奈德	Rhinocort	qd～bid	34%
	Aqua	qd	34%
环索奈德	Omnaris	qd	不可用
	Zetonna	qd	不可用
氟替卡松糠酸酯	Veramyst	qd	< 1%
丙酸氟替卡松	Flonase	qd	< 1%
莫米松	Nasonex	qd	< 1%
曲安奈德	Nasacort	qd～bid	不可用
	Nasacort AQ	qd	不可用

bid. 每天2次；qd. 每天1次

否会引起系统性并发症尚存在争议[74-79]。然而，超过推荐剂量、与其他激素吸入剂合并使用会增加风险。

根据鼻腔细胞学中嗜酸性粒细胞和炎症的发现，鼻腔黏膜对局部鼻腔类固醇激素反应良好，因此使用局部用鼻腔激素是主要的治疗方法[1]。当选择使用局部鼻用激素时，要注意各药物之间差异，并且各项研究结果也证实了这些差异的存在。目前，丙酸氟替卡松和倍氯米松是美国食品和药物管理局（FDA）批准用于治疗NAR的局部鼻用激素，它们均被证实对NAR患者有效[79, 80]。布地奈德也具有良好的疗效，并且是目前唯一的妊娠期B类局部鼻用激素，其他所有的鼻用激素均为C类[81, 82]。然而在另一项独立研究中，使用莫米松6周，在减少常年NAR患者的鼻炎症状方面没有显示出比安慰剂更好的疗效[83]。

（三）抗组胺药

口服抗组胺药在治疗NAR中的作用往往有限；然而，对于有打喷嚏和鼻痒症状的NAR患者来说，口服抗组胺药可能是有益的[84]。抗组胺药可以口服、肠胃外或局部给药。第一代药物包括苯海拉明、氯苯那敏和氯马斯汀，它们是最有效的抗组胺药。但是，这些药物是亲脂性的并且可穿过血脑屏障。因此，这些药物会导致镇静、困倦、运动和认知障碍等中枢神经系统抑制症状。其他的不良反应主要和其抗胆碱能作用相

关，这也是其减少流涕症状的机制[69]。现在更为常用的是第二代和第三代非镇静类抗组胺药物氯雷他定、地氯雷他定、西替利嗪、左西替利嗪和非索非那定等。

组胺释放在AR中的病理生理学中已经被证明。因此，使用抗组胺药治疗NAR似乎不是明智的选择。然而，局部用抗组胺药氮卓斯汀已被批准用于AR和NAR的治疗。氮卓斯汀是H₁受体拮抗药。另外，它可以抑制白三烯、缓激肽和细胞因子的合成，抑制细胞间黏附分子的表达，并阻止超氧化物自由基的生成。这些与H₁受体拮抗作用无关的抗炎作用使氮卓斯汀能够缓解NARES和VMR的症状[85, 86]。功能性MRI（fMRI）表明，氮卓斯汀可导致脑部嗅觉和感觉处理区血流的减少，因此会导致患者嗅觉下降[87]。两项多中心随机双盲研究结果显示，氮卓斯汀可显著降低NAR症状，包括鼻塞、流涕和鼻腔黏膜水肿[88, 89]。混合性鼻炎的高发病率也使这种药物使用非常多。此外，研究表明，该药物耐受性良好，停药率低至2.3%[88, 89]。奥洛他定鼻喷雾药也是一种抗组胺喷雾药，但FDA没有批准其用于NAR[90]。表6-2列出了一些抗组胺药及其剂量。

（四）抗胆碱能药

抗胆碱药物可以缓解NAR患者的顽固性流涕症状。但是口服抗胆碱药物会导致视物模糊、口

眼干燥和分泌物变黏稠；这些全身系统性不良反应使得该类药物的使用弊大于利。但是，异丙托溴铵是一种局部抗胆碱能药物，只在局部发挥作用，仅阻断副交感神经对鼻黏膜腺体的神经传入。

鼻腔应用异丙托溴铵的全身性不良反应较为少见，偶尔会发生鼻出血或鼻腔干燥，但很少因此而停药。并且随着药物的使用，上述不良反应的发生率逐渐减少[91]。此外异丙托溴铵被 FDA 批准用于治疗 AR 和 NAR 及急性病毒性鼻炎。鼻用异丙托溴铵可用于 6 岁以下的儿童，也可用于孕妇（B 类推荐）。最初，每天使用 2～3 次，每次 2 喷，症状在 1 周内可以明显控制，症状减轻后可减少使用剂量。建议使用的最低维持剂量是每天 2 次。

（五）手术

手术也用于顽固性病例以解决 NAR 中的特定症状。鼻息肉、肥厚性下鼻甲、鼻中隔棘突或鼻中隔偏曲可能会完全阻塞鼻腔通道。如上所述，局部用药必须到达鼻黏膜才能起效。因此，在上述这些情况下，可能需要进行手术干预。当

表 6-2　常用的抗组胺药

通用名	商品名称	剂　量
第一代		
苯海拉明	Benadryl	25 ～ 50mg q4～6h prn 6.25mg q4～6h（儿科）
氯马斯汀	Tavist	1.34mg bid～tid prn（最大 8mg /d） 0.5mg bid（儿科）
扑尔敏	Chlor-Trimeton	4mg q4～6h（最大 24mg /d） 1mg q4～6h（2—6 岁） 2mg q4～6h（6—12 岁）
第二代		
阿伐斯汀	Semprex D	8mg q4～6h prn
氯雷他定	Claritin	10mg qd 5mg qd（2—5 岁）
地氯雷他定	Clarinex	5mg qd 2.5mg qd（6—11 岁） 1.5mg qd（11 个月—5 岁） 1mg qd（6—11 个月）
第三代		
非索非那定	Allegra	60mg bid 或 180 mg qd 30 mg bid（6—12 岁）
西替利嗪	Zyrtec	5～10mg qd 2.5mg qd bid（2—5 岁） 2.5mg qd（6—23 个月）
左旋西替利嗪	Xyzal	每晚 5mg，作为晚间剂量 晚上剂量为 2.5mg qd（6—11 岁）
局部的		
氮卓斯汀	Astelin	每鼻孔喷雾 2 次 bid，每鼻孔喷 1 次喷雾 bid（5—12 岁）
奥洛他定鼻喷雾剂	Patanase	每鼻孔喷雾 2 次 bid，每鼻孔喷 1 次喷雾 bid（6—11 岁）

bid. 每天 2 次；prn. 根据需要；q4～6h. 每 4～6h；qd. 每天 1 次；tid. 每天 3 次

鼻息肉对药物治疗产生耐药性时，鼻息肉手术切除的效果是肯定的。同时应尽可能保留鼻腔组织和黏膜，以维持正常的生理功能，降低萎缩性鼻炎发生的风险。

除了具有丰富血管的黏膜外，下鼻甲的黏膜内还包含被平滑肌束包绕的静脉窦[55]，以及丰富的黏液腺和浆液腺。因此，鼻甲肥大可导致鼻塞，影响鼻分泌物引流。对药物治疗效果不佳的鼻甲肥大可以通过多种方式解决：如直接注射类固醇激素、电凝、激光消融、切削器切除术、黏膜下切除术、鼻甲部分切除术和射频消融术等。目的是采用保守的方法尽量减少对鼻甲功能的影响，并保持黏膜纤毛的运输、分泌、过滤、温度调节和鼻腔气流的调节。鼻中隔偏曲矫正也有多种术式可以选择，这些手术过程在本书的其他章节中会有所描述，本章暂不赘述。

1959 年，Malcomson[92] 证实，副交感神经过度活跃可以导致 VMR。随后，Golding-Wood[93] 通过临床数据证实了 Malcomson 的结论，这促进了顽固性慢性鼻炎外科手术治疗的发展。最初，人们试图通过切断岩浅神经达到治疗效果，但是此种手术导致面瘫的风险非常高，因此需要寻求新的手术方式。1961 年，Golding-Wood[94] 改良了柯—陆手术并普及了该术式。

在过去的 40 年间，有关不同手术入路的翼管神经切断术被用来尝试解决药物保守治疗效果差的持续性流涕。经鼻窦入路需要切除上颌窦的前壁和后壁；这种手术入路易损伤邻近的上颌内动脉、上颌神经、上牙槽神经和蝶腭神经节。经腭入路神经切断术可导致口鼻瘘管。经筛窦入路的风险包括出血（由于筛动脉损伤）和视力损害。目前的趋势倾向于经鼻内镜入路。虽然在技术上更具有挑战性，但与其他手术入路相比，该手术入路并发症发生率较低[95, 96]。其他与手术入路无关的并发症包括：泪腺分泌减少、仰卧时黏膜充血、感觉异常和最初症状的复发，可能是由于神经再生引起的。

（六）治疗的总体考虑

本章的前面部分描述了根据不同病因分类的

NAR。当考虑到治疗时，NAR 可被分为以下几大类：NARES、激素、药物、刺激性因素、萎缩性鼻炎、解剖异常、全身性疾病和特发性鼻炎。我们推荐该分类，因为对于刺激性鼻炎（包括化学敏感性鼻炎、温度变化引起的鼻炎、味觉性鼻炎及它们的亚型）的治疗方式本质上是相同的，主要取决于临床症状。同样的，激素性鼻炎的治疗需要明确包括月经改变，妊娠和甲状腺功能减退等潜在的病因。如前所述，药物引起的鼻炎可以通过使用其他药物替代来缓解。

对于大多数因流涕而就诊的妊娠期女性，保守治疗是合适的，并且可以肯定的是流涕症状会在分娩后 2～4 周内消失。如果有必要，妊娠期女性也可以采用多种治疗方案，但是在开始接受新药治疗之前，应该咨询产科医生。鼻腔生理盐水冲洗是安全有效的；必要时可以使用苯海拉明和氯苯那敏（妊娠期前 3 个月需要谨慎使用）；也可使用减充血药，但是有在妊娠期前 3 个月应用后出现胎儿畸形的报道；局部鼻用激素的作用已从患有哮喘的孕妇中得到验证[53]。全身或局部应用激素已被证实可以有效控制鼻炎症状，谨慎且有限制地使用时，似乎不会对胎儿造成不利影响，但是目前尚无前瞻性对照研究进行证实[97, 98]。此外，上述药物对其他因素导致的鼻炎效果亦可。

其他类型的 NAR 也可以采用类似的治疗方式。保守治疗包括避免接触刺激性物质，如寒冷天气以及某些食物和酒。基础疾病的治疗和相关药物的调整可以非常显著的缓解症状。如果开始药物治疗，异丙托溴铵是主诉鼻溢液患者的最佳选择。无论是否使用鼻腔生理盐水冲洗和（或）减充血药，局部使用激素或氮卓斯汀都是有效的。此外，如果上述治疗没有缓解症状，则应该考虑手术治疗。若其他治疗方法均无效，则持续性鼻溢液的患者可以选择翼管神经切断术。下鼻甲手术及鼻中隔成形术可以缓解相关的解剖性阻塞，在大多数情况下对 NAR 患者是有效的。

如本章所述，许多风湿病 / 血管炎性疾病都有耳鼻喉的表现。韦格纳肉芽肿病（GPA）、Churg-Strauss 综合征、结节病和复发性多软骨炎是最有可能影响鼻和鼻腔的四种情况。这些疾病的治疗主要通过多学科联合治疗以及使用免疫抑制药物和（或）抗生素。

推 荐 阅 读

AHRQ Publication No. 02−E023: *Management of Allergic and Nonallergic Rhinitis, Summary, Evidence Report/Technology ssessment No. 54,* 2002, Agency for Healthcare Research and Quality, http://archive.ahrq.gov/ downloads/pub/evidence/pdf/ rhinitis/rhinitis.pdf.

Berger WE, Schonfeld JE: Nonallergic rhinitis in children. *Clin Allergy Immunol* 19: 197−207, 2007.

Bousquet J, Khaltaev N, Cruz AA, et al: Allergic rhinitis and its impact on asthma (ARIA) 2008. *Allergy* 63 (Suppl 86): 8, 2008.

Bousquet J, Van Cauwenberge P, Khaltaev N, Aria Workshop Group, World Health Organization: Allergic rhinitis and its impact on asthma. *J Allergy Clin Immunol* 108 (Suppl 5): S147−S334, 2001.

Ellegard EK, Larlsson GN, Ellegard LH: Rhinitis in the menstrual cycle, pregnancy, and some endocrine disorders. *Clin Allergy Immunol* 19: 305−321, 2007.

Ellis AK, Keith PK: Nonallergic rhinitis with eosinophilia syndrome. *Curr Allergy Asthma Rep* 6 (3): 215−220, 2006.

Graf PM: Rhinitis medicamentosa. *Clin Allergy Immunology* 19: 295−304, 2007.

Greiner AN, Meltzer EO: Pharmacologic rationale for treating allergic and nonallergic rhinitis. *J Allergy Clin Immunol* 118: 985−996, 2006.

Jacobs RL, Freedman PM, Boswell RN: Nonallergic rhinitis with eosinophilia (NARES syndrome): clinical and immunologic presentation. *J Allergy Clin Immunol* 67: 253−262, 1981.

Litvyakova LI, Baraniuk JN: Nasal provocation testing: a review. *Ann Allergy Asthma Immunol* 86 (4): 355−365, 2001.

Powe DG, Jones NS: Local mucosal immunoglobulin E production: does allergy exist in non−allergic rhinitis? *Clin Exp Allergy* 36: 1367−1372, 2006.

Robinson SR, Wormald PJ: Endoscopic vidian neurectomy. *Am J Rhinology* 20 (2): 197−202, 2006.

Sahin−Yilmaz AA, Corey, JP: Rhinitis in the elderly. *Clin Allergy Immunol* 19: 209−219, 2007.

Sarin, S, Undem B, Sanico A, et al: The role of the nervous system in rhinitis. *J Allergy Clin Immunol* 118: 999−1014, 2006.

Togias A, Naclerio RM: Cold air−induced rhinitis. *Clin Allergy Immunol* 19: 267−281, 2007.

第 7 章

伴或不伴有鼻息肉的慢性鼻窦炎药物和手术治疗效果

Results of Medical and Surgical Treatment of Chronic Rhinosinusitis with and Without Nasal Polyps

Zachary M. Soler　Timothy L. Smith　著

孙淑娟　万玉柱　译

要点

1. 尽管慢性鼻—鼻窦炎（CRS）药物治疗效果良好，每年仍有超过 250 000 名的美国患者选择手术治疗，手术治疗总费用超过 80 亿美元 [1, 2]。因此，CRS 的治疗方式及效果会带来较大的公共卫生影响。

2. 最近对美国鼻科协会成员进行了一项调查，超过 90% 的医师认为抗生素是治疗 CRS 的基本药物，特别是 CRS 的术前治疗 [3]。抗生素包括抗细菌和抗真菌抗生素，根据给药途径分为口服给药、静脉注射和局部给药（表 7-1）。

3. 循证评论和 2012 年欧洲鼻窦炎和鼻息肉意见书（EPOS12）不建议 CRS 患者服用局部抗生素 [4-6]。

4. 近期的循证评论和 EPOS12 同样不建议 CRS 患者服用抗真菌抗生素。

5. 大量的 1A 级证据表明，伴或不伴鼻息肉的 CRS 患者，局部皮质类固醇可改善其预后。近期的循证评论和 EPOS12 [4, 6] 都强烈建议 CRS 患者服用局部皮质类固醇。

6. 口服类固醇是较常见引发诉讼的药物之一，诉讼相关的费用非常高 [7]。诉讼通常是医生与患者及其家属之间对口服类固醇的风险沟通不畅。风险包括髋关节缺血性坏死、肾上腺抑制、体重增加、葡萄糖失调、高血压、青光眼和白内障等。

7. 特应性反应在 CRS 病理生理学中的重要性尚不完全清楚，缺乏明确的证据表明合并过敏会加重 CRS 的严重程度 [8]。

8. 尚无随机对照试验（RCT）反映仅行手术治疗的 CRS 患者的治疗效果。当前的临床范例是 CRS 患者先用药物治疗，仅为那些症状不缓解的患者施行手术。现有 RCT 中患者仅包括那些未能通过药物医疗方案的患者，尚未有一项仅研究手术治疗的报道。

9. 目前的文献表明 CRS 患者经内镜鼻窦手术（ESS）治疗后平均生活质量（QOL）评分改善，然而大部分研究不含对照组。

10. 最近的对照研究表明，手术组患者比药物组患者的 QOL 评分改善更明显；此外，无论是抗生素和类固醇的服用剂量，还是误工或误学时间，手术组都表现更好。随访 1 年，手术组患者 QOL 结果仍然比药物组更好。

11. 随着对 CRS 病理生理学认识的加深，CRS 的分类将进一步细化。分类可以基于临床表现，也可以通过分子表型或基因型进一步细化。

慢性鼻窦炎（CRS）是一种常见鼻和鼻窦黏膜的炎症性疾病，持续 3 个月及以上。流行病学研究显示美国人 CRS 的发病率为 10%～15%，流行年龄在 30—60 岁，发病率及高发年龄在美国不同的种族群体中差别不大[9]。CRS 首选药物治疗，通常药物治疗后症状不缓解的患者才选择手术治疗。尽管药物治疗效果良好，但美国每年仍有超过 250 000 名的患者选择手术治疗，总费用超过 80 亿美元[1, 2]。因此，CRS 的治疗方式及治疗效果会带来较大的公共卫生影响。

近几十年来，关于 CRS 的文献数量和研究方法都有很大变化。分析近 30 年来 CRS 的相关文献，数量增加了 6 倍，研究设计从回顾性转向前瞻性，结果指标更具代表性，RCT 的比例也明显增大。更多作者采用 Meta 分析对治疗结果进行系统评价，专业学会也在分析现有证据并提出与治疗相关的建议和（或）指南。

与 CRS 研究进展相一致的是对 CRS 疾病病理生理学的更好理解。CRS 根据临床表现分为伴有鼻息肉的 CRS（CRSwNP）和不伴鼻息肉的 CRS（CRSsNP），这两者在分子水平和治疗效果方面有所不同[10]。这个简单的分类也过于宽泛，有些疾病无法归于其中任何一类，如过敏性真菌性鼻窦炎（AFRS）和阿司匹林加重呼吸系统疾病（AERD）。当然，CRS 的亚型分型还处于起步阶段，许多过去和现在的研究都未能通过息肉状态区分患者。在审查研究结果时，须牢记这些固有的局限性。

本章通过总结随机对照试验、系统的循证综述以及专业指南等有质量的证据，概述成人 CRS 的药物和手术治疗效果。除了 CRSsNP 和

CRSwNP 两个亚型，还将讨论其他特殊类型的鼻窦炎。

一、药物治疗

（一）抗生素

一直以来，大家都认为病原微生物是 CRS 的病因，在鼻腔鼻窦菌群中发现的高流行性病原菌强化了这种认知[11]。虽然现在开始强调 CRS 是黏膜的慢性炎症，但细菌感染肯定也发挥作用，可能在一定程度上推动了 CRS 的发展[12]。最近对美国鼻科协会成员进行了一项调查，超过 90% 的医师认为抗生素是治疗 CRS 的基本药物，特别是 CRS 的术前治疗[3]。抗生素包括抗细菌和抗真菌抗生素，根据给药途径分为口服给药、静脉注射和局部给药（表 7-1）。

1. 抗细菌抗生素

口服药物：抗细菌抗生素可分为大环内酯类和非大环内酯类。大环内酯类抗生素有抗菌和抗炎作用。在 CRS、哮喘和囊性纤维化患者的上、下呼吸道中都有抗炎作用。非大环内酯类抗生素包括青霉素、头孢菌素和氟喹诺酮类等，医师在临床上通过抗菌谱、抗菌效果等抗菌理论进行选择。

临床医生使用口服抗生素治疗 CRS 的疗程变异性很大，短期疗程为 10 天至 8 周，长期疗程至少 3 个月。疗程长短因药物种类而不同，评估非大环内酯类抗生素的所有 RCT 均小于 3 周，而评估大环内酯类抗生素的 RCT 一般持续 3 个月以上。鉴于此，循证评论将口服抗生素分为持续时间少于 3～4 周的短期方案和持续 3 个月或

Cummings 耳鼻咽喉头颈外科学（原书第6版）

表 7-1 慢性鼻 - 鼻窦炎抗菌药物的随机对照试验

研 究	年 份	研究设计	证据级别	CRS的定义	数 量	研究群体	协 议	临床终点	结 论
口服抗菌药（非大环内酯类）									
Van Zele 等[17]	2010	RCT	1B	双侧鼻息肉	33	• 强力霉素 • 安慰剂	• 强力霉素 200mg 首次，每次 100mg, qd, 连续 20d	• 息肉大小 • 鼻吸气流量峰 • 嗅觉 • 鼻塞 • 流涕 • 鼻涕后流	• 在第12周息肉减小 • 第2周后鼻涕减少
Dellamonica 等[14]	1994	RCT	1B	症状+X线检查结果	171	• 头孢替安 • 头孢克肟	• 头孢替安 200mg, bid, 10d • 头孢克肟 200mg, bid, 10d	临床"治愈"还是"改善"	组间无差异
Legent 等[15]	1994	RCT	1B	3个月症状+CT表现	251	• 阿莫西林/克拉维酸盐 • 环丙沙星	• 阿莫西林/克拉维酸 500mg, tid, 9d • 环丙沙星 500mg, bid, 9d	• 临床"治愈" • 鼻涕	组间无差异
Huck 等[16]	1993	RCT	1B	"非窦性疾病"	15	• 头孢克洛 • 阿莫西林	• 头孢克洛 500mg, bid, 10d • 阿莫西林 500mg, tid, 10d	• "成功/失败" • 影像学结果	组间无差异
口服抗菌药（大环内酯类）									
Videler 等[20]	2011	RCT, blinded	1B	欧洲鼻窦炎和鼻息肉意见书	60	• 阿奇霉素 • 安慰剂	阿奇霉素 500mg qd, 3d, 然后 500mg/周,11周	• 症状评分（SNOT-22） • 患者反应评定量表 • VAS症状 • 鼻内镜检查 • 鼻吸气流量峰 • 嗅觉 • 生活质量评价量表 SF-36 • 鼻腔分泌物	比安慰剂组没有显著的益处

（续表）

研 究	年 份	研究设计	证据级别	CRS 的定义	数 量	研究群体	协 议	临床终点	结 论
Wallwork 等 [19]	2006	RCT, blinded	1B	CRS 诊断, CT 评分	59	• 罗红霉素 • 安慰剂	罗红霉素, 150mg,qd,3 个月	• 症状评分（SNOT-20） • 患者反应量表 • 鼻吸气流量峰 • 糖转速时间 • 鼻内镜检查 • 嗅觉功能 • 鼻灌洗标志物	• 改善患者反应, SNOT-20 和内镜检查, 但其他结果无改善 • 在没有 IgE 升高的患者中有更好的反应
静脉用抗生素 *	—	—	—	—	—	—	—	—	—
局部用抗生素									
Videler 等 [36]	2008	RCT	1B	症状 + 客观发现 + 葡萄球菌培养 3 个月	14	• 杆菌肽/结肠霉素 • 安慰剂	• 杆菌肽/结肠霉素 8ml（830/640μg/ml）,bid,8 周 + 左旋氧氟沙星口服 2 周 • 生理盐水,bid,8 周 + 口服左旋氧氟沙星 2 周	喷雾器	• VAS 症状 • 生活质量评价量表 SF-3 • 疾病特异性症状评分
Desrosiers 和 Salas-Prato [35]	2001	RCT	1B	3 个月症状	20	• 妥布霉素 • 安慰剂	• 妥布霉素 4ml（20 mg/ml）,tid,4 周 • 生理盐水 + 1mg/ml 奎宁	喷雾器	• 过敏性鼻炎生活质量测评量表 • 疼痛 • 黏膜水肿 • 分泌物 • 鼻涕后流 • 鼻塞
Sykes 等 [34]	1986	RCT	2B	无	50	• 地塞米松, 曲马多, 新霉素 • 地塞米松, 曲马多	• 地塞米松 20μg, 曲马林 120μg, 新霉素 100μg/ 鼻孔,qid,2 周 • 地塞米松 20μg, 曲马林 120μg/ 鼻孔,qid,2 周	定量喷雾	• 症状 • 鼻阻力 • 黏液纤毛清除率

* 没有任何未完成的研究

CRS. 慢性鼻窦炎; CT. 计算机断层扫描; IgE. 免疫球蛋白 E; qd. 每日 1 次; bid. 每次 2 次; tid. 每日 3 次; qid. 每日四次; RCT. 随机对照试验; SNOT. 症状评分; VAS. 视觉模拟量表 [引自 Soler ZM, Over SL, Kern RC, etal Antimicrobials and chronic rhinosinusitis with or without polyposis in adults: an evidenced-based review with recommendations. *Int Forum Allergy Rhinol* 2013;3(1):31–47.]

更长的长期方案[4-5]。但仍有一些临床医生主张口服抗生素6到8周。一项研究比较了CRSsNP患者治疗前与抗生素治疗3周和6周后的Lund-Mackay CT评分[13]。治疗后CT评分有所改善，但3周和6周评分之间没有差异（4.38 vs. 4.13；$P = 0.90$）。因此，并不推荐常规使用短期方案的延长疗程（6～8周）[4, 5]。

2. 非大环内酯类口服抗生素

（1）不伴鼻息肉的慢性鼻窦炎（CRSsNP）：没有RCT比较口服非大环内酯类抗生素与安慰剂对CRSsNP的治疗效果。治疗CRSsNP时，口服非大环内酯类抗生素的服用频率很高，但是相关的研究却很少且质量很差，这种反差令人吃惊。有3项RCT比较口服两种不同的非大环内酯类抗生素治疗CRS，但未证实某种抗生素优于另一种[14-16]。非大环内酯类抗生素的口服必须权衡其益处与成本、不良反应（包括简单的皮疹、胃肠道紊乱、梭状芽孢杆菌感染和过敏反应）。EPOS12建议当CRS的分泌物培养出阳性菌且此细菌引起的症状加重时，可短期口服非大环内酯类抗菌药物[4]。同年在美国发表的循证评论也认为CRSsNP在治疗时可以选择口服非大环内酯类抗菌药物，证据等级B[5]。

（2）伴鼻息肉的慢性鼻窦炎（CRSwNP）：仅有一篇RCT评估了口服非大环内酯类抗生素对CRSwNP患者的治疗作用。该实验患者为CRSwNP，分为实验组及安慰剂组，治疗时间为20d。实验组应用甲泼尼龙和强力霉素（第1天200mg，然后100mg/d）[17]。与安慰剂组相比，2周后强力霉素组息肉尺寸更小，分泌物更少，但在鼻甲充血、流鼻涕、嗅觉减退、或鼻吸气峰溢流（NPIF）等方面两者无明显差异。有些文献因为非大环内酯类抗生素可以改善CRSwNP患者的症状，所以支持其具有抗炎作用。也有文献显示非大环内酯类抗菌药物可以显著降低基质金属蛋白酶-9、髓过氧化物酶和嗜酸性阳离子蛋白等的表达水平。另一项研究显示鼻窦术后使用抗葡萄球菌抗生素3周，患者的症状评分或生活质量（QOL）评分无明显改善[18]。考虑到非大环内酯类抗生素的作用、成本及不良反应，循证评论认

为CRSwNP治疗时可选择口服非大环内酯类抗菌药物[4,5]。

3. 大环内酯类口服抗生素

（1）不伴鼻息肉的慢性鼻窦炎（CRSsNP）：很多前瞻观察性研究显示大环内酯类抗生素可以改善CRSsNP患者的影像学检查、黏液细胞因子和症状等[5]。两项随机对照试验评估了大环内酯在这一患者群体中的使用情况，疗程为3个月。Wallwork及其同事提供了支持大环内酯类药物使用的最佳证据[19]。该随机对照试验对64例难治性CRS患者（不包括鼻息肉患者）每日给予罗红霉素150mg或安慰剂，为期3个月。与安慰剂组相比，大环内酯组在治疗结束时在主观症状、疾病特异性生活质量（QOL）、内镜检查结果和糖精转运时间方面均有显著改善($P \leqslant 0.01$)。客观嗅觉功能、NPIF或鼻腔灌洗测量的介质均未见改善。在治疗结束后的12周，生活质量的改善不再显著。基于血清IgE水平的亚组分析显示，研究发现获得大多数益处的为IgE水平低（$< 200\mu g/L$）的患者($P < 0.01$)。在低IgE组中，QOL改善在治疗结束时是显著的，并在治疗结束后的12周有显著趋势($P = 0.06$)。Videler及其同事[20]报道了另一项长达11周的随机对照试验，实验组患者口服阿奇霉素（500mg/d，连续3d，然后每周500mg，共11周），本实验患者群体包括CRSsNP和CRSwNP，而且没有基于IgE水平进行分组。患者的症状、生活质量、NPIF或嗅觉等未见明显改善。

大环内酯类的应用必须权衡长期使用的好处与其高成本、高风险。最近的流行病学报告表明，大环内酯类药物可能会通过延长QT间期而增加猝死的风险[21, 22]。理论上长期口服抗生素也会引起细菌耐药，尽管耐药性尚未得到证实。权衡风险和受益，EPOS12建议低IgE水平且症状持续的患者可以选择长期服用大环内酯类抗生素，且应合并局部类固醇和盐水冲洗。其他评论也建议将大环内酯类抗生素作为治疗的一种选择[4, 5]。

（2）伴鼻息肉的慢性鼻窦炎（CRSwNP）：如上所述，Videler及其同事[20]的研究显示CRSsNP和CRSwNP患者长期服用大环内酯后结

果无显著性差异。几个没有对照的观察研究认为CRSwNP患者服用大环内酯类药物后，患者息肉尺寸缩小，影像学及白介素8（IL-8）的水平改善，但改善不明显[23, 24]。考虑到缺乏有质量的数据，在建议CRSwNP患者是否应用大环内酯类抗生素上，仍然需要进一步的研究[4, 5]。

（3）静脉注射抗生素：在患者口服抗生素失败或其培养的微生物表现出抵抗口服抗生素时，可以考虑静脉注射抗生素。只有两个文献研究静脉注射抗生素对CRS的治疗效果。两项研究均无对照，也未将CRSwNP与CRSsNP区分开来。Anand和他的同事[25]静脉注射一系列抗生素治疗伴有骨炎的CRS患者6周，发现患者CT影像明显改善，但因为样本量太少所以不能统计分析QOL、CT或内镜检查之间的差异。Fowler和他的同事[26]回顾分析了31例在门诊静脉注射抗生素4~8周后CRS患者的治疗效果。其中，26%的受试者因为并发症过早停止治疗，89%受试者在随访期间有症状复发。描述门诊静脉注射抗生素治疗结果的研究报告，显示并发症发生率为16%~26%，并发症包括静脉炎、肝功能异常、静脉注射性感染、急性药物反应和出血等[25-27]。由于缺乏高质量数据加上高费用和高并发症率，建议不要常规使用静脉注射抗生素治疗CRS[4, 5]。

（4）局部抗生素：因为药物可以通过喷雾、雾化器或灌注被直接递送至黏膜表面，所以局部抗生素对CRS患者是个很有吸引力的选择。已证明局部抗生素在眼、耳感染中有效，并且雾化用妥布霉素对囊性纤维化特别是那些有假单胞菌定植的患者的下呼吸道感染是有效的。在鼻腔鼻窦感染中使用局部抗生素似乎是耳、眼应用后的合理延伸，可以避免口服和静脉注射引起的全身并发症。虽然目前美国食品和药物管理局没有批准用于鼻窦的局部抗生素，但是许多药店仍在销售局部抗生素，证明了局部抗生素制剂的广泛性和普及性。一些开放性的、无对照组的试验和病例系列报道分析了局部抗生素对CRSsNP的治疗结果，都显示症状评分、影像或炎症介质水平明显降低[28-33]。有3项RCT评估了局部抗生素对CRSsNP的作用，与安慰剂相比，实验组的治疗效果并未能表现出明显差异[34-36]。Desrosiers和Salas-Prato[35]发现，雾化妥布霉素会造成更严重的鼻塞。没有RCT评估局部抗生素对CRSwNP患者的作用。大多数研究没有报告并发症或只有轻微的并发症，如喉咙痛和咳嗽。局部抗生素的成本可能很高，并且雾化制剂可能需要每次10~20min，每天数次[30, 31]。目前，关于局部抗生素制剂、剂量、给药间隔或递送方法没有标准化，关于短期和长期给药的全身吸收、动力学和总体安全性均缺乏数据支持。因此，循证评论和EPOS12明确建议不要在CRS中常规使用局部抗生素[4-6]。

4. 抗真菌抗生素

真菌在CRS中的作用仍存争议。真菌的存在对于AFRS的诊断至关重要，但是其在病理生理学中的确切作用仍存在争议[12]。高度敏感的真菌培养技术，在大多数CRS患者的鼻腔都可以检到真菌，但是在正常对照者的鼻窦中也有相似的发现[38]，尽管如此，真菌成分的存在还是激发了使用抗真菌药的热情，包括口服和外用制剂[39]。

已有很多关于局部两性霉素B对CRS患者的作用的研究。有9篇已发表的RCT及几项Meta分析评估局部用两性霉素B对CRS的效果[40-51]。第一篇文献为Ponikau及其同事[50]报道，与安慰剂相比，两性霉素B鼻腔灌注后患者的CT和内镜检查得分均有改善。此文献引发了研究两性霉素B对CRS作用的早期热情，但是这个研究本身并没有发现患者症状与正常组比较有明显差异。遗憾的是，其他随后8项RCT也显示与安慰剂相比，实验组的症状改善无统计学意义。实际上Weschta及其同事[49]发现两性霉素B组的预后反倒更差（$P < 0.005$）。同样，有RCT评估两性霉素B治疗CRS，发现QOL结果没有显著差异[44, 45, 49, 50]。最近的每项Meta分析都没能证明局部两性霉素B可改善CRS患者的临床结果，包括症状评分、CT或内镜检查结果[40-42]。考虑到这些证据，EPOS12和最近发表的两篇循证综述都强烈建议不要在CRS患者中使用局部抗真菌药[4-6]。

有几项文献研究口服抗真菌药对CRS的作

用。最高水平的证据来自 Kennedy 和他的同事[52]双盲 RCT 比较了安慰剂与特比萘芬对 53 例 CRS 的作用。根据公认的标准，所有患者均诊断为 CRS，但未区分 CRSsNP 和 CRSwNP。在治疗结束时，QOL、CT 评分、并发症或整体医生 / 患者评估在两个研究组之间没有差异。两项没有对照的回顾性研究评估了口服伊曲康唑 AFRS 患者的影响。Chan 和他的同事[53] 报道治疗 2 个月后症状评分改善 56%，而 Seiberling 和 Wormald[54] 认为 70% 的患者有良好的反应。这两项研究中肝功能升高分别为 19% 和 17%，其中 3%～13% 的患者需要停止治疗。缺乏有力的数据，因此建议不要使用系统性抗真菌药物治疗 CRS（包括 CRSsNP/CRSwNP）和 AFRS 患者[4-6]。没有文献评估过静脉注射抗真菌抗生素对 CRS 的治疗作用。

（二）局部皮质类固醇

CRS 的特征在于黏膜的持续炎症，并且 CRS 患者体内存在炎症细胞、细胞因子、趋化因子的上调。皮质类固醇制剂具有广泛的抗炎作用，是一种合理的治疗选择。皮质类固醇制剂已经被 FDA 批准用于治疗慢性炎症性疾病，包括上呼吸道（过敏性鼻炎和 CRSwNP）和下呼吸道（哮喘和慢性阻塞性肺疾病）的炎症性疾病，且皮质类固醇药代动力学已被充分描述并有较好的安全性。局部应用时全身不良反应可以被最小化，所以将皮质类固醇直接作用于鼻腔鼻窦黏膜表面有明显的优势。许多皮质类固醇有不同的调配方法，递送方法也有很大的不同，包括传统的喷雾剂、滴剂、雾化和灌注设备。理论上影响局部皮质类固醇制剂治疗效果的因素包括基础疾病病理生理学的不同（CRSsNP vs. CRSwNP），窦口是否已经手术开放，喷药方法（压力和体积，高与低），以及不同类别的皮质类固醇制剂。

效果

(1) 慢性鼻窦炎的总体治疗效果：许多 RCT 评估了局部皮质类固醇对 CRS 患者的治疗效果。并不容易得出确定的结论，因为它们的配方、输送装置、结果测量等都不相同。因此，

除了 RCT，还应该考量循证评论、专业指南及 Meta 分析系统评价[6, 55-59]。共有三项基于 RCT 的 Meta 分析总结了皮质类固醇对 CRSwNP 患者的作用，结果均显示症状明显改善，尽管每个分析在纳入 / 排除标准和分析的结果方面略有不同[55, 57, 59]。Joe 及其同事发现有 6 项 RCT 通过内镜检查可以发现息肉减小[55]；Rudmik 及其同事[59] 评估了 12 项 RCT 中患者的症状，证明接受外用皮质类固醇治疗的患者比接受安慰剂的患者报道改善的可能性高 1.72 倍 [95% 置信区间（CI），1.41～2.09]（图 7-1）；Kalish 及其同事[57] 报道了 7 项安慰剂 - 对照试验发现症状评分明显改善 [标准化平均差异（SMD）- 0.46；P < 0.0001]。不同的皮质类固醇制剂没有差异。

两项系统综述采用 Meta 分析研究 CRSsNP 患者外用皮质类固醇的治疗效果。Kalish 及其同事[56] 纳入了 9 项 RCT，尽管研究中存在显著的异质性，但在可控范围内。关于症状，三项试验合并，显示实验组症状评分显著降低（RR=0.63；95%CI 0.16～1.09；P =0.009）。Snidvongs 及其同事[58] 综合了 10 项 RCT 的结果，证明了外用皮质激素类固醇可降低 CRSsNP 患者的总体症状（SMD - 0.37；95%CI -0.60～ -0.13）。不同的皮质类固醇制剂没有差异。

总的来说，很多 1A 级证据支持局部皮质类固醇可以改善 CRS 患者预后，包括伴或不伴鼻息肉的 CRS 亚组。最新循证评论和专业立场文件如 EPOS，强烈建议 CRS 患者使用局部类固醇激素[4]。尽管局部皮质类固醇激素效果较好，但仍存在许多问题，包括效果会因手术与否及不同的使用方法而异。

(2) 手术状态、喷药方法和局部皮质类固醇的效果：局部皮质类固醇的有效性取决于能否充分覆盖受影响的黏膜表面，其药效会受到喷药方法和鼻窦是否手术的影响。喷药方法的不同源于输送药物的装置、喷药体积和头部位置的不同等。这一系列文献庞大而多样，但有人已做了一些概括。如果先前没做过鼻窦手术，无论输送装置、药物体积或头部位置是什么样的，都很难将药物输送到鼻窦黏膜。这个假设是通过 RCT

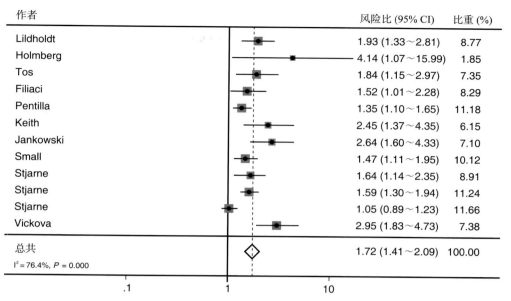

▲ 图 7-1　评估局部类固醇对鼻息肉患者的随机对照试验的森林图

CI. 置信区间 [引自 Rudmik L, Schlosser RJ, Smith TL, Soler ZM. Impact of topical nasal steroid therapy on symptoms of nasal polyposis: a meta-analysis. *Laryngoscope* 2012；122 (7): 1431-1437.]

得出的，其中 CRSwNP 患者应用局部皮质类固醇激素，经过手术治疗的亚组症状改善更加明显 [4, 57]。相关 Meta 分析使临床医生认识到鼻窦手术可以加强外用药物递送至鼻窦黏膜，从而增强药物的治疗效果。喷鼻方法对治疗效果的影响有点难以辨别。系统评价的亚组分析表明，鼻腔给药装置（喷雾剂、滴剂、喷雾器）的效力低于直接鼻窦给药（直接插管，灌洗）。但这些实验比较难设计，因为很难执行一对一的给药方法 [57, 58]。总结所有可用的数据，最近的综述和 EPOS12 表明鼻窦手术后使用传递方法促进局部皮质类固醇沉积到鼻窦黏膜而不仅仅是鼻黏膜时，可能更有效 [4, 6]。未来 10 年优先的研究目标是评估手术技术（大窦口、小窦口）和输送装置 / 方法的临床试验。

（三）口服皮质类固醇

口服皮质类固醇具有广泛的抗炎作用，在广泛的慢性炎症疾病（包括上呼吸道和下呼吸道炎性疾病）中得到充分证实。口服皮质类固醇长期以来被用来治疗 CRS（特别是 CRSwNP）。尽管如此，在使用时仍需考虑它们的短期和长期不良

反应。2011 年更新的 Cochrane 评价回顾了 3 项评估 CRSwNP 患者口服皮质类固醇的 RCT [60]。与安慰剂相比，皮质类固醇组的息肉减小，症状评分和生活质量得到明显改善。然而，这些试验质量只是中等且持续时间不长（2~4 周）。Poetker 及其同事在 2013 年发表了系统评价，补充了几项额外的 RCT，包括 AFRS 患者和 CRSwNP 患者围术期口服类固醇研究（表 7-2）。这些研究提供了 1 级的证据，表明口服糖皮质激素明显改善了 CRSwNP 和 AFRS 患者的短期症状。一项 RCT 还表明，围术期口服类固醇可改善鼻窦手术后 6 个月的内镜评分，术后 2 周时改善最明显 [62]。这些研究均未证实口服皮质类固醇具有超过治疗时间后仍有效的长期治疗效果。大多数临床医生都敏锐地意识到这一现实，因为患者经常报告用药时症状明显改善，而停药后不久症状复发。因为缺乏长期改善作用和严重的不良反应，限制了口服类固醇在 CRSwNP 的使用。Poetker 和 Smith [7] 回顾了皮质类固醇的法学意义，发现类固醇是与纠纷诉讼相关的常见的药物之一，涉及类固醇的诉讼费用往往很高。诉讼通常是医患就风险沟通不畅的结果，风险包括髋部

表 7-2　慢性鼻 - 鼻窦炎患者使用类固醇的建议

慢性鼻窦炎患者	证据级别	利益与损害的平衡	建　议	类固醇方案
CRSsNP	C	利益与损害的平衡	可选择	
CRSwNP	A	在短期的小型随访中，利大于弊	强烈推荐	短期口服泼尼松治疗 CRSwNP
AFS	B	短期利大于弊	推荐	临床口服氢化泼尼松治疗 AFS
AFS 围术期应用	B	利大于弊，特别是在外科清创术后	推荐	临床 AFS 围术期口服泼尼松
CRSwNP 围术期应用	B	利大于弊	推荐	CRSwNP 口服泼尼松围术期护理
CRSsNP 围术期应用	不适用	不适用	不推荐	

AFS. 过敏性真菌性鼻窦炎；CRSsNP. 不伴鼻息肉的慢性鼻窦炎；CRSwNP. 伴鼻息肉的慢性鼻窦炎 [引自 Poetker DM, Jakubowski LA, Lal D, et al: Oral corticosteroids in the management of adult chronic rhinosinusitis with and without nasal polyps: an evidence–based review with recommendations. *Int Forum Allergy Rhinol* 2013;3(2):104–120.]

缺血性坏死、肾上腺抑制、体重增加、葡萄糖失调、高血压、青光眼和白内障等。

关于口服皮质类固醇治疗 CRSsNP 的数据要少得多。Lal 和 Hwang [63] 在 2011 年系统审查了所有已发表的研究，未发现 RCT。已存在的研究是没有对照组的，而且口服皮质类固醇只是全面治疗方案的一个组成部分，这样就不能对口服类固醇 CRSsNP 在围术期间的作用做出明确的结论。总体而言，支持在 CRSsNP 中使用口服皮质类固醇主要基于理论、专家意见和无对照的病例系列，并没有确切结论。基于以上证据，循证指导方针和立场文件建议 CRSwNP 患者可以中短期口服皮质类固醇 [4, 61]。建议在 CRSwNP 患者及 AFRS 亚型患者在围术期短期口服糖皮质激素。特别推荐将它们与局部皮质类固醇联合使用。口服皮质类固醇激素对 CRSsNP 的围术期而言，只是其中一种药物选择，若被明确推荐需要更多的临床试验 [4, 61]。

（四）盐水冲洗

盐水冲洗已成为 CRS（包括 CRSsNP 和 CRSwNP 亚型）长期综合治疗方案的常见组成部分。这种治疗形式如此受欢迎无疑是因为其相对低的成本和出色的安全性。盐水冲洗根据使用的体积、输送方法的压力和使用频率而不同。大量的 RCT 评估了生理盐水冲洗的作用，但可以预料，这些研究在患者群体、研究设计、结果指标上存在显著的异质性。对于盐水疗法，安慰剂对照特别成问题，因为不存在合适的对照。其结果是，研究往往将盐水与无任何治疗比较或者将盐水作为非盲法研究中的辅助治疗。Rudmik 及其同事 [6] 最近进行的一项系统评价确定了 8 项 RCT，评估了 CRS 中盐水的使用情况 [64-72]。8 项 RCT 中，5 项研究的患者未手术，3 项在鼻窦手术后进行盐水冲洗。从这些数据中可以得出结论，无论患者是否曾接受过鼻窦手术，盐水都会对患者产生效果，并改善 CRS 患者的整体症状和生活质量。至少有一个 RCT 表明，输送高容量生理盐水（240ml）的治疗效果优于低容量 [69]。迄今为止，还没有令人信服的证据表明等渗和高渗制剂之间存在临床差异 [6]。因为很多研究并不按照 CRSsNP 和 CRSwNP 亚组的诊断标准选择患者，所以很难明确盐水的分化效应。基于证据的综述强烈推荐盐水冲洗作为 CRS 患者（特别是 CRSsNP）的长期治疗方法，比起低容量输送更推荐使用高容量输送 [6]。同样，EPOS12 也建议 CRSsNP 使用盐水冲洗，但没有足够的证据推荐其在 CRSwNP 中应用 [4]。

（五）抗组胺药

CRS 和过敏性鼻炎之间存在明显的流行病学关联，特别是 CRSwNP 和 CRS 合并哮喘患者 [73]。然而，特应性反应在 CRS 整体病理生理学中的重要性尚不完全清楚，缺乏明确的证据表明合并过敏会加重 CRS[8]。尽管如此，抗组胺药可能会改善 CRS 的预后，特别是那些对吸入性过敏原有过敏反应的患者。不幸的是，没有 RCT 证实抗组胺药（口服或局部用药）对 CRSsNP 有治疗作用。有个 RCT 研究口服西替利嗪与安慰剂对 CRSwNP 的影响，但这项研究的严谨性存疑，结果未见明显差异 [74]。考虑到缺乏数据，口服抗组胺药不建议作为治疗 CRS（包括 CRSsNP 或 CRSwNP）的一线药物 [4]，因为抗组胺剂可以改善合并过敏性鼻炎的 CRS 患者的预后，所以有过敏反应的患者选择抗组胺药是合适的 [75]。

（六）白三烯拮抗药

白三烯拮抗药包括抑制 5- 脂氧合酶途径的药物（齐留通）和那些阻断半胱氨酰白三烯 1 型受体作用的药物（孟鲁司特，扎鲁司特）。已证明这些药物对上呼吸道（过敏性鼻炎）和下呼吸道（哮喘）的慢性炎症有效，因此理论上对 CRS 也有益处。开放性的无对照研究提示此类药物对大多数合并哮喘的 CRSwNP 患者可能存在益处 [76-79]。EPOS12 收集现有的证据，包括 CRS 患者的几个 RCT [80-83]，其中一个关于此类药物的 Meta 分析在 Cochrane 已经注册，但尚未发表。已发表的 RCT 报告结果是阴性的或者研究不规范致试验结果不可靠 [4]。因此，不清楚白三烯拮抗药是否能改善 CRS 的症状，或者只是改善合并的哮喘或过敏相关症状。EPOS12 建议不要使用白三烯拮抗药治疗 CRS。但是，考虑到一些研究报道的积极发现，这种药物（孟鲁司特，扎鲁司特）在 CRSsNP 和 CRSwNP 的作用值得在今后进一步研究。

（七）单克隆抗体

近年来，出现了一些炎性介质的抗体治疗 CRS，如 IgE 和 IL-5 的单克隆抗体。一项小型 RCT 评估抗 IgE（注射用奥马珠单抗）治疗血清总 IgE 升高的 CRSwNP 患者 [84]。遗憾的是，只有 14 名受试者参加了试验，所有结果均为阴性，包括 CT、QOL、嗅觉及内镜检查和 NPIF。两项 RCT 评估了 CRSwNP 患者的抗 IL-5 治疗。第一项双盲 RCT 评估单次输注瑞利珠单抗，与安慰剂相比，实验组 CRS 的结果没有显著差异 [85]。第二项双盲 RCT 评估两次输注美泊利单抗治疗 CRSwNP 患者（$n = 20$）或安慰剂（$n = 20$），8 周后内镜检查可见息肉减小（治疗差异 1.38；$P = 0.028$）及 CT 表现改善，但是症状评分和 NPIF 的减少在统计学上无明显差别，这可能是由于样本量有限。使用抗 IL-5 治疗，必须考虑它的高成本和潜在风险。目前不推荐对 CRS 进行抗 IgE 治疗，但对于难治性息肉病患者，可考虑采用抗 IL-5 进行治疗 [4]。

（八）其他医疗方法

其他治疗方法多是特殊药物针对特定的部分群体使用，且具有一定理论或低水平证据支持其使用。包括免疫疗法（特应性患者和 AFRS）、呋塞米疗法（CRSwNP）、全身免疫抑制药（CRSwNP）、阿司匹林脱敏（AERD）、婴儿洗发水（生物膜）、益生菌、质子泵抑制药和顺势疗法等。虽然这些疗法可能有效，但没有一个可以得到有质量的临床数据的支持，因此对 CRSsNP 或 CRSwNP 患者常规治疗都不建议使用 [4]。表 7-3 中提供了常用的 CRS 药物治疗建议摘要。

二、内镜鼻窦手术

内镜鼻窦手术（ESS）旨在消除息肉（如果存在），开放性阻塞的窦腔，清除分泌物，并减少总的炎症性疾病。根据窦口开口的大小，手术的另外一个目标是增加术后用药效果，包括盐水

表 7-3 慢性鼻 - 鼻窦炎内科治疗的建议综述

药物治疗	2012 年欧洲鼻窦炎和鼻息肉意见书推荐等级 *	建 议 †
口服抗菌药物 • 非大环内酯 • < 3～4 周	CRSsNP: B+ CRSwNP: C+	CRS: 可选择
口服抗菌药物 • 大环内酯 • ≥ 12 周	CRSsNP: C+ CRSwNP: C+	CRS: 可选择
静脉注射抗菌药物	CRSsNP: 没有综述 CRSwNP: 没有综述	CRS: 推荐 反对
局部的 抗菌药物	CRSsNP: A- CRSwNP: 没有数据	CRS: 推荐 反对
口服抗真菌药	CRSsNP: A- CRSwNP: A-	CRS: 推荐 反对
静脉注射抗真菌药	CRSsNP: 无数据 CRSwNP: 无数据	CRS: 推荐 反对
局部抗真菌药	CRSsNP: A- CRSwNP: A-	CRS: 推荐 反对
局部的 皮质类固醇	CRSsNP: A+ CRSwNP: A+	CRSsNP: 推荐 CRSwNP: 推荐
全身（口服）皮质类固醇	CRSsNP: C+ CRSwNP: A+	CRSsNP: 选择 CRSwNP: 推荐
盐水冲洗	CRSsNP: A+ CRSwNP: D+	CRS: 推荐
抗组胺药（变应性患者）	CRSsNP: 无数据 CRSwNP: D+	—
白三烯拮抗药	CRSsNP: 无数据 CRSwNP: A-	—
抗 IgE 单克隆抗体	CRSwNP: A-	—
抗 IL-5 单克隆抗体	CRSwNP: D+	—

*. 参考 2012 年欧洲关于鼻窦炎和鼻息肉的立场文件所述 [4]

†. 根据评论发布基于证据的建议 [5, 6, 61]

+. 推荐；-. 反对；A. 直接基于第 I 类类别的证据；B. 直接基于第 II 类证据或从第 I 类证据中推断；C. 直接基于第 III 类证据或从第 I 类或第 II 类证据推断；D. 直接基于第 IV 类证据或从第 I 、II 或 III 类证据推断

CRSsNP. 不伴鼻息肉的慢性鼻窦炎；CRSwNP. 伴鼻息肉的慢性鼻窦炎；IgE. 免疫球蛋白 E；IL-5. 白细胞介素 5

冲洗和局部皮质类固醇。与上述医学结果的回顾相似，使用相同的严谨性审查手术治疗具有逻辑意义，包括坚持双盲 RCT 的数据。然而，当试图设计理想的手术试验，困难立即显现。遇到的第一个问题是选择用于比较手术的控制干预。如果将手术与不治疗或药物治疗进行比较，则不可能使患者致盲，并且不能排除医疗和手术治疗之间的安慰剂效应差异。临床医生也可能将 ESS 与

假手术进行比较。在这个设计中，患者会被蒙蔽的治疗分配，和安慰剂组相比可能会导致治疗之间的差异最小化。然而，假手术的使用会带来明显的伦理问题，大多数情况下限制了该方法的使用[87]。很少有人愿意服从随机化过程，特别是在美国。最后，手术治疗费用极其昂贵，因此试验的随机参与者可能会因为经济原因放弃。上述问题都影响评估 ESS 的效果，能否解决这些问题决定了在未来能否进行大规模 RCT。

尽管存在上述问题，但也有少数 RCT 将 ESS 作为 CRS 患者的治疗组。2009 年的一项 Cochrane 评价确定了三项将药物治疗与 ESS 进行比较的 RCT[88]。根据已发表的数据，一项研究比较中鼻道开放窦口和下鼻道开放窦口之间的差别，结果并无统计学意义。另外两项研究比较了 ESS 及药物治疗。1997 年，Hartog 及其同事[89]将 89 例上颌窦炎患者随机分为窦性冲洗加 10d 抗生素或相同的治疗方案加 ESS。总体效果没有差异，但是手术组患者的嗅觉和脓涕明显改善。2004 年，Ragab 及其同事[90]将 90 名 CRS 的患者（包括 CRSsNP 和 CRSwNP）随机分配到一组盐水冲洗，鼻腔类固醇和红霉素的综合治疗 3 个月，或一组盐水冲洗、鼻腔类固醇、红霉素治疗 2 周后进行 ESS。治疗组之间的总症状评分没有差异。这些研究的逻辑结论没有证据表明 CRS ESS 比药物治疗更有优越性。然而，这些 RCT 以及总结这些研究的综述并未反映 CRS 患者手术治疗的现状。后两种试验都是药物治疗作为 ESS 前的初始治疗。目前广泛接受的临床范例是首先使用综合医疗方案治疗 CRS 患者，仅为那些具有症状持续的患者施行手术。基于这种范例，正确的 RCT 将仅包括那些未能通过综合医疗方案的患者，然而尚未有这样的研究报告。

关于 ESS 的成果研究在过去几十年中发生了很大变化。与任何新的手术技术一样，初步报告都是小型的单机构回顾性病例系列，随后许多前瞻性系列研究陆续发表。CT 评分、内镜分级、嗅觉功能、个体症状或 QOL 用于确定手术效果。尽管这些指标都具有重要意义，但最新研

究成果以患者 QOL 作为主要措施。生活质量重要性反映了结果研究的整体转变，特别强调以患者为导向。临床有许多有效的 CRS-QOL 存在：包括鼻窦炎残疾指数（RSDI）、慢性鼻窦炎调查（CSS）和鼻窦结果检查 -22（SNOT-22）等（表 7-4）[91-94]。这些 CRS 特有的 QOL 量表主要用于捕捉 CRS 对特定个体的不同影响，通常包括身体、情感和功能领域。研究表明 CRS 特异性 QOL 是驱使患者寻求手术的主要因素，除此之外对患者的检查报告显示，CRS 患者的症状与影像学检查不一致。

现有的几项综述，总结了大量病例系列和队列研究的结果，这些研究探讨了 CRS 患者 ESS 后的表现。一些研究专注于一个特定的 CRS 亚型，另一些研究包括所有的 CRS 患者。Smith 和他的同事[95]分析了 1966—2004 年报道的研究 ESS 后症状和生活质量结果的 45 项文献。研究设计和结果因为显著的异质所以不能进行 Meta 分析，但发现每一个研究都至少有一个临床结果得到显著改善。自 2004 年以来，已发表了一些大型前瞻性队列研究，每项研究都显示 QOL 等有统计学意义上的改善。2004 年，Bhattacharyya[96]评估 100 名患者 ESS 前后平均 19 个月的 Likert 量表（范围 0~5），以明确患者术前和术后的症状变化。手术后，患者的主要症状，如面部压力、鼻塞、鼻漏和嗅觉减退等及其他的轻微症状都出现了有统计学意义的显著改善（所有指标 $P < 0.001$）。主要症状的净变化评分为 1.5%~2.3%。Kountakis 随访 158 例 CRS 患者从术前至手术后 12 个月，报道了术后视觉模拟评分法（VAS）和 SNOT-22 评分均显著改善[97]。2009 年，英国国家审计署报道了鼻息肉和慢性鼻窦炎术后长期的结果[98]。该研究对 3128 名接受 CRS 手术的患者进行了随访，其中包括 CRSsNP 和 CRSwNP 亚型，并报道了 5 年的结果。1459 名患者的 SNOT-22 评分从术前基线值 40.9 显著改善至 28.2。次年，Smith 和同事[99]公布的 302 例多中心一个队列研究从 3 个医疗中心随访 ESS 后时长平均 17.4 个月。平均 RSDI 得分上升了 18.9 分，CSS 上升了 21.2 分，分别变化了 15.8% 和 21.2%（两者 $P < 0.001$）。

表7-4 慢性鼻窦炎常用的疾病特异性生活质量量表的研究

评分量表	调查指标	调查的项目数	内容	有效性		可靠性		对变化的反应性	解释	使用仪器的研究数量（按国家）
				标准	构建	克朗巴赫系数	复检			
鼻炎症状效用指数量表[92]	功能上、情感上、身体上	30	作者的经验	与CT评分无显著相关性	鉴别：与对照组相比，鼻窦炎患者在所有项目上有不同的得分	0.95	每三个主要领域 $r=0.6\sim0.92$	超过24个月的评分变化与症状严重程度、身体健康、情绪和对症状的感知控制的变化相关	简单易懂（5min内完成）	美国：26 英国：1 瑞士：1 土耳其：1 总数：29
慢性鼻窦炎量表[93]	症状、药物	6	文献回顾，作者的经验	与CT评分无相关性	收敛：与3/8 SF-36亚量表相关；CSS和SF-36评分在手术后提高	0.73	$14\sim60d$ $r=0.86$	效应：手术后1.12 SRM：药物/手术后$0.33\sim0.82$	没有评估	美国：32 澳大利亚：2 加拿大：1 新斯科舍：1 中国台湾：1 总数：37
鼻腔鼻窦结局测量20条	鼻的、鼻旁窦、睡眠、社交、情绪	20	来源于RSOM-31	与CT评分无相关性	收敛：SNOT-20和SF-12评分提高了 区分：在鼻-鼻窦炎患者和对照组之间有显著差异	0.9	$r=0.9$	SRM：术后2个月时为0.37；6个月时为0.4；1年后为0.4；手术得分提高38%（95%CI28%~49%）；症状改善的患者与无改善的患者之间的变化得分有显著差异，但在1年时没有显著差异	平均值20项目负荷，10min，容易解释	美国：13 澳大利亚：3 中国：2 德国：2 埃及：2 新西兰：1 英国：1 苏格兰：1 西班牙：1 意大利：1 希腊：1 泰国：1 土耳其：1 越南：1 日本：1 总数：32

（续表）

评分量表	调查指标	调查的项目数	内容	有效性		可靠性		对变化的反应性	解释	使用仪器的研究数量（按国家）
				标准	构建	克朗巴赫系数	复检			
鼻腔鼻窦结局测量22条[94]	与"鼻腔鼻窦结局测量20条"一样，还有关于鼻腔堵塞，味觉和嗅觉丧失的问题	22	来源于SNOT-20	没有评估	区分:CRS患者与健康对照者及CRS患者亚组之间存在显著性差异	0.91	r=0.93	3个月效应:0.81;在3个月时，患者报告的分数在统计上显著下降	受访者的负担比SNOT-20降低（重要性等级敬取消）	英国:5 丹麦:1 捷克共和国:1 比利时:1 总数:8

CI. 置信区间; CRS. 慢性鼻窦炎; CT. 计算机断层扫描; RSOM. 鼻窦炎结局简表; SF. 医疗成果研究简表; SNOT. 鼻窦结局测量; SRM. 标准化检测 [引自 Quintanilla-Dieck L, Litvack JR, Mace JC, Smith TL. Comparison of disease-specific quality-of-life instruments in the assessment of chronic rhinosinusitis. *Int Forum Allergy Rhinol* 2012;2(6):437–443.]

Chester 及其同事还进行了两项系统评价[100, 101]，其中 Meta 分析评估了 CRS 患者 ESS 后疲劳和身体疼痛的改善情况。

上述文献提供了一个令人信服的证据，即对患者来说，经历 ESS 后平均生存质量将得到改善。然而，大多数数据缺乏对照组。可以合理地推测，研究中看到的部分改善可能与安慰剂效应有关。对外科手术过程情绪、身体和经济上高投入的患者并不少见。部分症状改善可能与 CRS 疾病的自然波动有关；这对患者来说也并不罕见：对患者而言，来就诊时他们在疾病的恶化期，他们所期望的可能就是回归基线状态。这些问题研究人员应该将其纳入其中考虑的因素，非治疗因素的影响都通过随机化过程或通过统计方法消除。最近的一些研究试图将 ESS 后的结果与纯粹药物治疗的结果进行比较[102, 103]。在这种设计中，为有持续症状的患者提供手术治疗。然后将那些选择接受手术的患者与选择不进行手术仅继续接受药物治疗的患者进行比较。选择手术治疗的患者（n = 75）报告在 RSDI 和 CSS QOL 比药物治疗（n = 55）的患者有更多改善；此外，手术患者口服抗生素和口服类固醇会更少，误工或误学时间也更短。然后该队列随访至 1 年后，再与药物队列相比，手术队列 QOL 结果更好。事实上，最初选择药物治疗的 17 名患者已经进入了手术队列，这个交叉组的结果与整个手术队列的结果相似。虽然这项研究包括对照，但仍有许多因素在影响患者选择，而这些因素都可能会影响结果。在这一点上，正在进行的研究正试图测量潜在的混杂因子，以便分析结果时排除这些因素的影响。

上述数据有力地表明，患者的平均 QOL 在 ESS 后得到统计学意义上的显著改善。然而，一组平均统计的改善并不能确保改善的程度足够大且有临床相关性，也不一定意味着每个患者都有所改善。关于 CRS 的许多病例，外科"治愈"或"成功"的概念可能过于简单化。相反，治疗后的改善可能是：一些患者恢复到正常基线QOL，一些患者没有任何改善或恶化，虽然大多数患者有一定程度的改善。衡量 ESS 结果的一种方法是确定一个特殊结果阈值表示最小临床重要差异（MCID），这代表单独的个体临床相关的最小变化。MCID 可以直接评估 CRS 相关 QOL 评分，如 SNOT-22（表 7-5）[94]。对于其他人，作者选择应用近似值，如半标准偏差等方法[104]。大多数 ESS 结果研究表明，ESS 后的 QOL 平均改善显著，并且大于测量的 MCID[105] 研究结果表明，患者的个体变化率为 1 ± MCID 或更大。在 Soler 和 Smith[106] 报道的多机构研究中，有 68.5% 和 70.9% 患者在 ESS 后经历了 RSDI 和 CSS 仪器的临床显著改善，但许多患者的 QOL 评分仍高于正常人（图 7-2）[106]。英国审计调查和较小的前瞻性研究报告了类似的推论[98]。在 ESS 后咨询患者的预期时，了解 ESS 结果数据的这些细微差别非常重要。此外，必须始终牢记 CRS 的固有异质性。Smith 和他的同事来自"第三级医疗中心"，他们的做法不能代表所有医生[106]。

上面给出的 ESS 数据大多表示患者为 CRS 全部类型；然而，患有某些亚型的患者，包括 CRSsNP 和 CRSwNP，可能会在手术后出现不同的结果。研究人员还假设许多不同因素可能影响 CRS 疾病的严重程度和结果，包括人口统计学（年龄、性别、种族 / 民族）、医学并发症（哮喘、过敏性鼻炎、吸烟、抑郁、肌肉萎缩）、可识别的疾病表型（CRSwNP、AFRS、AERD）和手术的恢复状态等。这些研究的结果可以在一定的时间内给出，但在设计和分析中都存在一个微妙但重要的区别，即各种因素之间的相互关系，这使得混杂因素难以完全消除。一些因素肯定与 ESS 之前基线 CRS 特异性 QOL 较差相关，如女性、抑郁、肌肉萎缩和 AERD[107-111]。CRSwNP 患者的 QOL 评分通常比 CRSsNP 患者更好[107]。基线 QOL 可能受疾病病理生理学本身的影响，或者它可能是驱使患者寻求医疗护理的因素的反映。许多其他因素相同但 CRS-QOL 更糟糕的患者 ESS 后预测更糟糕。例如，英国审计研究发现 CRSsNP 患者的术后 QOL 与 CRSwNP 患者的术后 QOL 相比更差。但是，一般来说，ESS 后 QOL 的变化似乎在某些方面非常相似。因此，

表 7-5　常用的生活质量测量在慢性鼻窦炎预后研究中的最小临床差异

生活质量调查仪器阈值	分数区间	已发表近似的 MCID
RSDI 总分	0～120	≥ 10.35
身体的	0～44	≥ 3.80
功能上	0～36	≥ 3.45
情感上	0～40	≥ 4.20
CSS 总分：	0～100	≥ 9.75
症状	0～100	≥ 13.25
药物	0～100	≥ 12.60
SNOT-20	0～100	≥ 16.0（20×0.80）
SNOT-22	0～100	≥ 8.90
RQLQ	0～6	≥ 0.62

CSS. 慢性鼻窦炎调查；MCID. 临床上最小的差异；RQLQ. 鼻结膜炎生活质量问卷；RSDI. 鼻窦炎残疾指数；SNOT. 鼻窦结果测试 [引自 Soler ZM, Smith TL. Quality of life outcomes after functional endoscopic sinus surgery. *Otolaryngol Clin North Am* 2010;43(3): 605–612.]

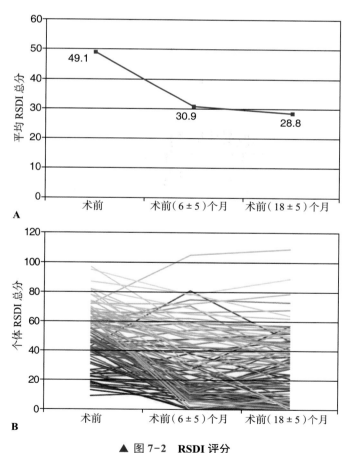

▲ 图 7-2　RSDI 评分

A. 慢性鼻 - 鼻窦炎患者内镜鼻窦手术前后的平均鼻 - 鼻窦炎残疾指数（RSDI）评分；B. 同一队列患者在内镜鼻窦手术前后的个体 RSDI 评分

在任何一个时间点，一个 CRSsNP 患者比 CRSwNP 患者可能倾向于具有更差的生活质量，但 ESS 后生活质量的变化往往是没有统计学差异。在可以显示出显著统计学意义的情况下，这种差别也不太可能有临床相关性。因此手术的影响不太明显。Smith 及其同事[99] 报道的多机构研究发现，先前有鼻窦手术史的患者 ESS 后 QOL 的改善更少。在该研究中，接受原发性 ESS 的患者改善的可能性是接受再次手术的患者的 2.1 倍（95% CI 1.2～3.4；$P < 0.006$）。没有其他的因素通过多元回归分析得出相似预测。这一结果与英国审计调查相矛盾，后者认为反复手术状态似乎不会影响结果[98]。当前的现实是，不能轻易根据容易确定的临床因素对长期预后的微妙影响得出结论。但是，这些因素没有一个预示着 ESS 后的不良结果，并且没有一个该用来将患者排除 ESS 治疗。

三、未来慢性鼻窦炎的效果研究

随着我们对 CRS 病理生理学的深入理解，可能会进一步将 CRS 分类为其他亚型。

分型可以像当前一样基于临床原因，或者通过分子机制和基因型进一步区分。未来的医学和外科结果研究，将需要确定这些亚型的治疗是否有效，以及确定特定的标志物来预测反应。目前的客观测量通常是非特异性的，例如黏膜纤毛清除，未来的客观测量可能包括局部的炎症细胞因子水平或特定特征的其他分子标志物。对于医疗结果，将继续强调从正确执行的 RCT 获得的数据。关于鼻窦手术，未来的研究应具有前瞻性，必须使用经过验证的指标，并应充分考虑纳入继续接受药物治疗的患者的对照组。

推荐阅读

Benninger MS, Senior BA: The development of the Rhinosinusitis Disability Index. *Arch Otolaryngol Head Neck Surg* 123: 1175–1179, 1997.

Fokkens WJ, Lund VJ, Mullol J, et al: EPOS 2012: European position paper on rhinosinusitis and nasal polyps 2012: a summary for otorhinolaryngologists. *Rhinology* 50: 1–12, 2012.

Gliklich RE, Metson R: Techniques for outcomes research in chronic sinusitis. *Laryngoscope* 105: 387–390, 1995.

Hopkins C, Gillett S, Slack R, et al: Psychometric validity of the 22–item Sinonasal Outcome Test. *Clin Otolaryngol* 34: 447–454, 2009.

Hopkins C, Slack R, Lund V, et al: Long–term outcomes from the English national comparative audit of surgery for nasal polyposis and chronic rhinosinusitis. *Laryngoscope* 119: 2459–2465, 2009.

Kalish LH, Arendts G, Sacks R, et al: Topical steroids in chronic rhinosinusitis without polyps: a systematic review and meta-analysis. *Otolaryngol Head Neck Surg* 141: 674–683, 2009.

Kalish L, Snidvongs K, Sivasubramaniam R, et al: Topical steroids for nasal polyps. *Cochrane Database Syst Rev* 12: CD006549, 2012.

Poetker DM, Jakubowski LA, Lal D, et al: Oral corticosteroids in the management of adult chronic rhinosinusitis with and without nasal polyps: an evidence–based review with recommendations. *Int Forum Allergy Rhinol* 3: 104–120, 2013.

Rudmik L, Hoy M, Schlosser RJ, et al: Topical therapies in the management of chronic rhinosinusitis: an evidence–based review with recommendations. *Int Forum Allergy Rhinol* 3: 281–298, 2012.

Rudmik L, Schlosser RJ, Smith TL, et al: Impact of topical nasal steroid therapy on symptoms of nasal polyposis: a meta-analysis. *Laryngoscope* 122: 1431–1437, 2012.

Sacks PL, Harvey RJ, Rimmer J, et al: Topical and systemic antifungal therapy for the symptomatic treatment of chronic rhinosinusitis. *Cochrane Database Syst Rev* 8: CD008263, 2011.

Smith TL, Batra PS, Seiden AM, et al: Evidence supporting endoscopic sinus surgery in the management of adult chronic rhinosinusitis: a systematic review. *Am J Rhinol* 19: 537–543, 2005.

Smith TL, Kern R, Palmer JN, et al: Medical therapy vs. surgery for chronic rhinosinusitis: a prospective, multi–institutional study with 1–year follow–up. *Int Forum Allergy Rhinol* 3: 4–9, 2013.

Smith TL, Litvack JR, Hwang PH, et al: Determinants of outcomes of sinus surgery: a multi–institutional prospective cohort study. *Otolaryngol Head Neck Surg* 142: 55–63, 2010.

Soler ZM, Oyer SL, Kern RC, et al: Antimicrobials and chronic rhinosinusitis with or without polyposis in adults: an evidenced–based review with recommendations. *Int Forum Allergy Rhinol* 3: 31–47, 2013.

Soler ZM, Smith TL: Quality–of–life outcomes after endoscopic sinus surgery: how long is long enough? *Otolaryngol Head Neck Surg* 143: 621–625, 2010.

Soler ZM, Smith TL: Quality of life outcomes after functional endoscopic sinus surgery. *Otolaryngol Clin North Am* 43: 605–612, 2010.

Van Zele T, Gevaert P, Holtappels G, et al: Oral steroids and doxycycline: two different approaches to treat nasal polyps. *J Allergy Clin Immunol* 125: 1069–1076, 2010.

Videler WJ, Badia L, Harvey RJ, et al: Lack of efficacy of long–term, low–dose azithromycin in chronic rhinosinusitis: a randomized controlled trial. *Allergy* 66: 1457–1468, 2011.

Wallwork B, Coman W, Mackay–Sim A, et al: A double–blind, randomized, placebo–controlled trial of macrolide in the treatment of chronic rhinosinusitis. *Laryngoscope* 116: 189–193, 2006.

慢性鼻－鼻窦炎的发病机制
Pathogenesis of Chronic Rhinosinusitis

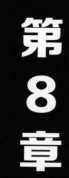

Robert C. Kern　Whitney Liddy　著

孙淑娟　万玉柱　译

要点

1. 急性鼻窦炎的病因和发病机制常常与感染有关，慢性鼻窦炎（CRS）则是一系列外源性因素引发的过程复杂的炎症性疾病。

2. 大部分 CRS 是特发性的；少数患者与免疫缺陷或遗传疾病有关联。特发性 CRS 是宿主免疫系统和鼻腔黏膜表面的常驻微生物之间相互作用的结果。关于 CRS 的病因和发病机制的很多理论中，特别强调微生物因素及宿主缺陷的作用。

3. CRS 包含了一系列症状，它是一种由病毒、真菌、细菌、过敏原和其他微生物与鼻腔鼻窦上皮相互作用导致的鼻窦黏膜持续炎症。最常见的微生物是金黄色葡萄球菌。

4. 葡萄球菌超抗原假说是 CRS 发病机制中最广泛的微生物假说。中心原则为，在上皮细胞内或以生物膜形式存在的金黄色葡萄球菌分泌外毒素，以促进嗜酸性息肉形成及其他炎症反应。

5. 宿主对外源性刺激的反应始于上皮细胞活化，接下来是细胞因子和趋化因子的分泌增多。这些细胞因子和趋化因子不仅在先天免疫反应中起重要作用，而且在适应性免疫反应中也很重要。细胞因子和趋化因子会引发一系列的复杂信号传导途径应对外源性刺激。这些途径的任何缺陷都可能导致 CRS。

6. 单一、特异性的遗传变异与特发性 CRS 之间的关系并不明确。对大多数 CRS 患者而言，可能是多个遗传基因组的变异逐渐改变了宿主对环境的易感性。

7. 免疫屏障假说是最容易被接受的以宿主为中心的假设。机械屏障和先天免疫屏障中的局部缺陷会导致微生物定植增加和鼻腔鼻窦黏膜的炎症刺激，然后启动补偿性适应性免疫应答。

一、概述

急性鼻窦炎（ARS）和慢性鼻窦炎（CRS）的主要区别在于炎症的持续时间[1, 2]。大家普遍认为 ARS 是一种传染性疾病，但病因和发病机制仍不明确。另一方面，虽然 CRS 被描述为炎症性疾病，但微生物在 CRS 发病过程中的重要性仍存在争议。

提出的机制

病因学通常指疾病的原因，发病机制则是描述疾病的机制。ARS 的潜在病因包括病毒、细菌及真菌。ARS 的发病机制之一是组织侵入性感染。CRS 病因和发病机制还不清楚，大多数病例是特发性的，一小部分 CRS 与遗传性疾病 [Kartagener 综合征，囊性纤维化（CF）][3]、自身免疫性疾病（结节病、韦格纳肉芽肿病、系统性红斑狼疮）[2] 或全身性免疫缺陷（HIV）有关[4, 5]。CRS 常常是这些系统性疾病中的局部表现，并且有更特异的组织病理学和临床过程。在伴随系统性疾病[如囊性纤维化(CF)] 的情况下，外源性成分（如金黄色葡萄球菌和铜绿假单胞菌）更容易触发或加剧鼻腔鼻窦炎症。特发性 CRS，其包括上面提到的绝大多数的 CRS，是一种因为鼻腔鼻窦黏膜炎症形成的临床综合征；炎症的病因和发病机制是复杂的[2, 6, 7]。最广泛的分类是根据内镜表现分为不伴鼻息肉的 CRS（CRSsNP）和伴鼻息肉的 CRS（CRSwNP）。从历史上看，大家普遍认为 CRSsNP 是一种急性感染性鼻窦炎的不完全消退导致的。另一方面，也有专家认为 CRSwNP 是一种病因不明的非传染性疾病，可能与特应性有关[6]。虽然目前的研究表明其病因和发病机制比任何形式的 CRS 的病因和发病机制要复杂得多，但基于两种表现分离为两种表型。许多临床体检仍然在延续这种很有用的分类设置。基于致病机制（亚型）差异进行更详细的 CRS 分类系统是一个目标，但是这需要更详细地了解炎症性疾病过程以及这些亚型与临床过程、治疗反应的相关性[8]。CRS 的病因和发病机制的相关因素包括真菌、耐药细菌、超抗原、生物膜、特应性体质、黏膜纤毛功能障碍、环境刺激物、获得性鼻窦阻塞、骨炎、遗传和宿主表观遗传等[2, 6, 7]。这个清单包括了宿主因素和环境因素，虽然每个因素的重要性仍存争议，但有两点共识：①特定因素在个体患者中的重要性可能不同；②CRS 是一种顺行性过程，黏膜炎症通常由通过鼻腔吸入的外源性物质引发。总的来说，CRS 发病机制为宿主和环境之间发生互相作用引起的鼻腔鼻窦黏膜功能失调（图 8-1）[9]。换句话说，免疫功能失调是外源性因素的作用下鼻腔鼻窦黏膜炎症的重要原因，可以引起影像学改变及临床表现[7, 9]。流行病学研究表明特发性 CRS 与哮喘有很强的相关性，与其他慢性炎症性疾病相关性很弱（如果有的话）[10, 11]。这表明与 CRS 相关的关键宿主因子可能是呼吸道黏膜免疫而非全身免疫。本章描述了与 CRS 广泛相关的最重要的环境因素和宿主因素，以试图弄清楚 CRS 病因和发病机制。

二、环境因素

（一）真菌

真菌在 CRS 病因中的作用仍存在争议。随着敏感技术在临床的使用，在几乎所有患者的鼻腔中都检测到了真菌，但是比起对照组，CRS 患者的真菌生物量没有明显增加。然而，CRS 患者中真菌和嗜酸性粒细胞黏蛋白的存在证明了 CRS 的真菌假说。该理论提出常见的经空气传播的链格孢属真菌会引起炎症反应，并认为这种炎症反应是 CRSsNP 和 CRSwNP 的根本原因，CRS 的分类是因为真菌强度变化引起的不同形式的同一疾病[6, 12-15]。接下来的体外研究支持这一假设：超生理水平的链格孢属真菌会引起 CRS 患者（Th_1/Th_2）细胞因子混合反应，而对照组患者则不然[7]。这些细胞因子由外周血单个核细胞分泌；正常对照组没有出现这种细胞因子混合反应[16]，链格孢属真菌的第二重作用是 CRS 患者的鼻黏液或组织中嗜酸性粒细胞浸润[17]。其他研究人员尝试在实验中复制真菌诱导外周血单核细胞分泌细胞因子并引发相关反应的过程，但实验并不成功，这表明 CRS 患者对真菌抗原并没有普遍的高反应性[18, 19]。更为重要的是，2009 年

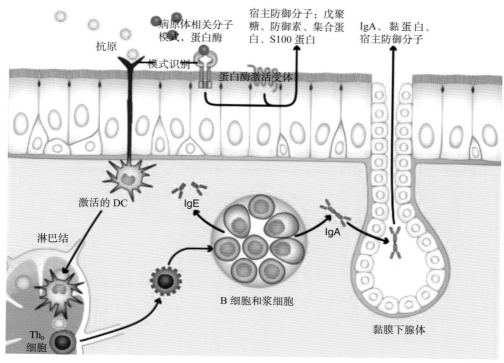

▲ 图 8-1　鼻黏膜免疫学

蛋白酶激活受体（PARs）、模式识别受体（PRRs）和其他受体响应外来物质并触发先天和适应性反应，这导致先天性抗菌蛋白和分泌性免疫球蛋白（Igs）的分泌。在强刺激的情况下，自适应响应将被调用和保持。这些反应已被提出，遗传和表观遗传变异的途径可以改变易感性，从而发展为慢性鼻 - 鼻窦炎。DC. 树突状细胞；Th0 细胞 . 幼稚 T 细胞

发表了一项鼻内两性霉素 B 灌洗治疗 CRS 的多中心随机对照试验，结果显示两性霉素 B 并没有显著的抗炎作用 [20]。总体而言，目前的文献不支持常规使用局部抗真菌药治疗 CRS [21]，之所以支持真菌假设，因为最开始提出的关于 CRS 的发病机制的理论很少。

真菌在 CRS 中普遍存在而且是主要抗原的观点已基本被淘汰 [22]，但这并不能否认真菌是 CRS 的病因，至少有三个原因：第一，真菌可能在过敏性真菌性鼻窦炎（AFRS）中发挥作用，AFRS 是通过对真菌和特征性嗜酸性粒细胞黏蛋白的 1 型超敏反应，是 CRS 的一个种类 [23-26]。即使在 AFRS 中也仍然不清楚真菌是否是该炎症反应的真正起因。第二，真菌表现出固有的蛋白酶活性，而且真菌还可以与鼻腔鼻窦上皮细胞蛋白酶激活受体（PAR）结合并促使其上调，这大概是真菌在 CRS 中的致病机制 [27-29]。第三，真

菌的细胞壁含有多糖聚合物几丁质。在一些对小鼠和人类研究中，几丁质是嗜酸性粒细胞反应的病原学驱动因素 [30, 31]，虽然这种临床趋势的重要性仍然不确定。

总之，除了 AFRS 外，缺乏体外或体内的证据证明真菌抗原是 CRS 中黏膜免疫应答的主要靶标。虽然真菌能够引发上皮免疫反应，这在某些 CRS 亚型中可能是次要的致病因素。

（二）细菌

细菌在 ARS 的作用是公认的，但在 CRS 中的作用不太清楚。不需培养的分子技术不需要分段，已经证明 CRS 及正常人的鼻子和鼻窦都可以检测到细菌，但是微生物分布在 CRS 患者和正常人中有所不同，这表明细菌应该是在病因和发病机制中起一定作用 [33-35]。然而，这些新技术尚未广泛应用，绝大多数研究都采用了常规鼻腔

第8章　慢性鼻-鼻窦炎的发病机制

培养。这样看来，金黄色葡萄球菌是 CRS 特别是 CRSwNP 中最常见的细菌[36]。金黄色葡萄球菌可以在鼻上皮细胞内单独存在或形成表面生物膜，这两者都会引起慢性炎症[36]。

生物膜是一种有高度组织性的结构，细菌隐藏在细胞外基质（ECM）中，可以抵抗宿主自身防御和抗生素的杀伤作用[37, 38]。CRS 体内还有其他细菌参与产生的生物膜，包括流感嗜血杆菌、肺炎链球菌、铜绿假单胞菌和卡他莫拉菌[38-40]。其中铜绿假单胞菌和金黄色葡萄球菌形成的生物膜临床表现更严重。除了抗药性外，生物膜间歇性释放细菌可能才是 CRS 症状加重的关键机制[43, 44]。在文献中，CRS 鼻腔鼻窦黏膜中生物膜的占比差异很大，目前尚不清楚生物膜是否是 CRS 的病因[45]。存有大量细菌的生物膜在 CRS 中可能不是主要病因或者驱动病因，可能只反映宿主易感性或是次要的致病因素。

除了形成生物膜的能力，金黄色葡萄球菌还能分泌超抗原毒素，后者直接改变了宿主免疫应答。由此引出了 CRS 的超抗原假说：金黄色葡萄球菌释放的外毒素导致了嗜酸性粒细胞的募集、局部多克隆免疫球蛋白 E（IgE）的产生和息肉形成及其过程中表现出的 Th$_2$ 炎症等，最终引起 CRS[46-49]。欧洲 CRSwNP 在超抗原暴露时持续存在的 B 细胞和 T 细胞反应支持这一假设[46, 50-54]。在 CRSwNP 患者形成息肉的过程中，金黄色葡萄球菌超抗原的免疫"足迹"为超抗原假说提供了强有力的证据[7]。没有证据直接表明超抗原促使组织嗜酸性粒细胞募集或息肉形成。大约 50% 的嗜酸性息肉没有超抗原反应的证据。同样，亚洲 CRSwNP 患者的息肉虽然有金黄色葡萄球菌定植，但是几乎没有超抗原作用的证据[55, 56]。最后，鉴于产毒性葡萄球菌在正常个体中普遍存在，金黄色葡萄球菌外毒素被描述为嗜酸性粒细胞息肉的致病因素，而不是直接原因。在 CRSsNP 患者中没有报道过超抗原反应的证据，这表明超抗原反应也不是该表型的发病机制[36, 57]。

（三）病毒

有证据表明潜伏性或慢性病毒感染很少会导致 CRS 炎症[58, 59]。然而，病毒感染可能会导致 CRS 的后续发展。这个假说尚未在上气道炎症中被证实，但有证据表明哮喘的发展与儿童病毒感染有关[60, 61]。病毒感染也会使 CRS 症状加重，它们在哮喘和慢性阻塞性肺病有同样作用[62-66]。总之，病毒感染与 CRS 之间的潜在关系未经研究。然而，病毒在上呼吸道感染时破坏上呼吸道上皮屏障的能力证明病毒可能是 CRS 的病因和在发病机制中发挥作用[67]。

（四）毒素和过敏症

环境毒素与 CRS 有关，但尚无明确的因果关系。发现某些工艺品的工厂工人、相关贸易工作者的 CRS 患病率增加[5]。与 CRS 相关性最大的环境毒素是烟草烟雾，有证据表明 CRS 与卷烟烟雾之间存在明确关联[68]，卷烟烟雾也与鼻窦手术结果恶化有关[69]。卷烟烟雾产生的毒素通过产生活性氧和氮来破坏鼻腔鼻窦上皮屏障，并且与黏液纤毛功能障碍、生物膜产生、促炎细胞因子升高相关[70-73]。数据表明烟草烟雾有助于 CRS 患者产生炎症，但无直接致病证据。特别是最近的一项研究表明，与下呼吸道相比，上呼吸道的烟草烟雾的促炎作用似乎随着时间的推移而下降[74]。结果研究也未能显示出吸烟的强烈负面影响[75]。这些因素反驳了烟草烟雾在 CRS 病因学和发病机制中的重要作用。

过敏原也与 CRS 的发展有关。特应性疾病和 CRS 的患病率伴随增加，多项研究表明特应性 CRS 患者的过敏性鼻炎（AR）发生率较高。临床上，AR 与 CRS 的症状在很大程度上是重叠的[76]，合并出现的 CRS 通常比其他形式的 CRS 症状更严重。未能治疗 AR 的 CRS 的手术效果较差[77]，未治疗的 AR 也可能通过增加鼻窦口周围黏膜水肿加剧 CRS 症状，导致通气不良和引流受阻[78]。总体而言，尽管没有达成共识，但是过敏原和 AR 可能在 CRS 的病因病理机制中发挥广泛作用。

AR 因宿主对外源性抗原蛋白致敏而发生，树突细胞和 CD4 阳性淋巴细胞越过黏膜屏障进行抗原提呈，刺激产生 Th$_2$ 淋巴细胞并使浆细胞分泌 IgE。随后 IgE 与攻击黏膜的抗原结合并与肥大细胞表面结合的 IgE 受体交联，引起肥大细胞脱颗粒和 Th_2 细胞因子释放，这些细胞因子会进一步募集嗜酸性粒细胞等炎性细胞。CRS 的发病机制尚不清楚，但在许多严重的情况下与 AR 机制部分重合。最近的研究表明，过敏原攻击鼻腔鼻窦会导致黏膜炎症，CT 扫描会发现黏膜炎性改变 [79, 80]。因此，严重的常年性 AR 可以覆盖慢性鼻窦炎的定义：鼻腔炎症超过 12 周，CT 扫描可以发现鼻窦黏膜炎症 [2]。从这个角度来看，AR 在 CRS 中的作用由混淆变得清晰。AR 可被视为鼻腔鼻窦黏膜炎症中的一种机制，从分子角度相对较好地理解，它们共享许多相同的效应细胞、细胞因子和炎症介质。但是 AR 不能代表 CRS 的炎症表现 [81-83]。此外，即使通过避免过敏原和免疫疗法对 AR 进行特异性治疗可缓解一些鼻窦炎症状，但不能整体逆转鼻窦疾病 [84]。

综上所述，AR 一般应该被认为是一个超级问题，在大多数 CRS 患者中以异常但相对温和的方式对鼻窦炎作用。值得注意的潜在例外可能是严重 CRSwNP 相关的患者：①如前所述，多次皮肤试验阳性提示全身性上皮屏障衰竭；②前文描述的过敏性真菌性鼻-鼻窦炎 [25]；③没有系统性特应性的局部多克隆性 IgE [46, 47]。有人提出，后一组患者除了对不同的弥漫性环境因子出现超抗原驱动的局部多克隆 IgE 反应，还伴随大量慢性肥大细胞刺激性反应 [86]。

三、宿主因素

CRS 的存在时，各种免疫应答因素有关的病因和发病机制观点相互牵连。在组织中看到的炎症类型是高度可变的，这是最终区分 CRS 类型的依据。目前 CRS 基于鼻息肉的存在或不存在分为两组，基于细胞浸润、细胞因子表达或组织重塑模式等也考虑了其他分类系统。欧洲人群中发现的息肉绝大多数是高水平的嗜酸性粒细胞和肥大细胞组织浸润，Th_2 偏向的细胞因子谱，以及由胶原减少和组织水肿增加组成的重塑模式。亚洲 CRSwNP 表现了更多的中性粒细胞组织浸润和 Th_2 偏向的细胞因子表达模式，但重塑格局

类似。欧洲人和亚洲人的 CRSsNP 各自没有明显的特征，但两者通常都表现出胶原蛋白增加（综述见 EPOS 2012）。尽管可能存在多种 CRS 亚型，每种亚型具有不同的发病机制并且可能具有独特的病因，但目前还不能区分这些亚型。因此，接下来将广泛讨论涉及 CRS 的各种宿主因素。

（一）解剖学

从较宏观的解剖学水平，可很容易想象鼻窦阻塞如何引起 CRS。典型例子是医源性改变鼻窦窦口以及随后的黏液囊肿的形成。通过创伤或感染导致窦口鼻道复合体的阻塞是 CRS 尤其是 CRSsNP 公认的原因。此外，内镜鼻窦手术通过开放窦口改善了许多患者的生活质量。然而，与对照组相比，研究人员未能证明 CRS 患者的解剖变异（如泡状中鼻甲、Haller 气房）的患病率增加，这也表明解剖变异在 CRS 病因中的作用很小（如果有的话）[88, 89]。

除了窦口鼻道复合体阻塞之外，其他因素也会影响鼻窦炎，CRSwNP 的术后复发证明了这一点。内镜鼻窦手术不仅可以使窦腔通气，还可以清除窦内炎性组织（这些炎性组织可能是鼻息肉形成的初始机制）[2, 92, 93]。然而，这种清创术的效果可能只是暂时的，黏膜炎症过程会重新开始；这可能是顽固性 CRS 患者症状持续或复发的原因 [7]，了解宿主黏膜免疫系统的成分，包括各种先天性和适应性成分，是目前关于 CRS 病因和发病机制的主要研究重点。

（二）机械障碍

黏膜纤毛清除和上皮细胞之间连接复合体形成了宿主和环境之间的机械屏障，其提供了宿主鼻和鼻窦黏膜组织的第一道防御。呼吸道黏液捕获异物并将其从鼻窦和鼻腔移向鼻咽。黏膜纤毛性流动的遗传缺陷与 CRS 的高发病率相关 [94, 95]。获得性黏膜纤毛缺陷和黏液黏度增加也被认为是特发性 CRS 的基础 [96, 97]。位于黏液层下方的鼻腔上皮细胞通过以下方式连接：紧密连接和黏附连接。这些连接形成了相对不可渗透的屏障，其会受到外源蛋白酶（例如发现的那些过敏原、细菌和真菌）的降解。在 CRSwNP 中，

可以观察到黏附复合物（蛋白质）的显著性下降及抗蛋白酶活性的降低[98, 99]。也有功能性的研究提出"上皮屏障"在鼻息肉中被损害的更加严重[100, 101]。综上所述，这些研究提示黏液纤毛功能障碍可能在整个 CRS 的发病机制中起着重要的作用，而多孔屏障则与 CRSwNP 密切相关。

（三）先天性免疫

1. 上皮细胞

先天免疫环境是由鼻腔鼻窦上皮细胞（EC）和其他细胞类型启动的"免疫反应"，由外部刺激穿越"机械屏障"后与表达模式识别受体（PRRs，其识别微生物和其他外来物质上存在的病原体相关分子）结合后触发[102, 103]。细胞损伤是通过损伤相关的分子模式来检测的，外来物质及细胞损伤的组合信号可以支配防御分子、细胞因子及趋化因子的释放[104]。Toll 样受体是研究最多的 PRR，它的潜在紊乱有助于 CRS 的发展[56, 103, 105-107]。最近的证据表明，经典的味觉受体作为 PRR 也存在于 EC 上，它可以通过检测微生物产物来触发和增强防御素的清除和释放[108]，这些味觉受体的遗传变异可能在 CRS 疾病易感性中发挥作用[109]。

鼻腔 ECs 在基线（正常状态）时向鼻黏液分泌大量宿主防御分子，并且在 PRR 受刺激后分泌水平增加[3, 110, 111]。CRS 与一些宿主防御分子的表达降低相关[112-116]。与对照组相比，CRS 中 S100 蛋白显著降低[98, 117]。除了作为宿主抗菌的防御分子作用外，S100 家族成员还与上皮屏障功能、伤口愈合、中性粒细胞和淋巴细胞募集以及细胞分化有关[6, 98, 117]。LUNC 蛋白是典型上气道抗菌分子，可以抵抗生物膜，在 CRSwNP 中明显减少[116]。总体而言，这些屏障和宿主防御反应受 STAT3 的广泛调节。STAT3 是一种转录因子，由白细胞介素 22（IL-22）与其受体 IL-22R 在气道上皮表面结合而激活[118-121]。在鼻息肉中已经显示出 IL-22R 和 STAT3 表达的显著降低，这表明 IL-22 降低可能导致先天免疫的下游缺陷，与 CRSwNP 中的慢性黏膜炎症发展相关[123]。该机制得到来自其他组织的研究的支持，包括肺和

肠，其中 IL-22 似乎在很多上皮界面都起着关键的调节作用[118, 119, 124]。无论如何，CRS 中宿主防御分子减少提示了一种原发性鼻窦先天免疫缺陷的假说，缺陷可能有助于局部微生物增殖，促进 CRS 的发展[117]。

2. 效应细胞

EC 除了分泌宿主防御分子外，还分泌细胞因子和趋化因子，它们与 PRR 结合会导致炎症反应，吸引和激活先天效应细胞，包括嗜酸性粒细胞、中性粒细胞、肥大细胞和巨噬细胞[110, 125, 130]。这些细胞也可以被适应性免疫应答产生的细胞因子和趋化因子吸引和激活（参见下文的自适应免疫）。无论如何，这些效应细胞，特别是嗜酸性粒细胞和肥大细胞，与 CRS 中观察到的组织损伤和修复过程有关。除经典效应细胞外，树突状细胞、先天性淋巴细胞对上皮细胞因子和环境刺激也有反应，这种反应弥合了先天性和适应性反应之间的裂隙。

（1）嗜酸性粒细胞在 ARS 和 CRS 中都是重要的细胞类型，并且曾经很多人认为 CRS 是纯粹的嗜酸粒细胞性疾病。鼻窦黏膜的嗜酸性粒细胞浸润被认为是 CRS 的中枢病理生理机制和紊乱标志[131, 132]。CRS 中组织嗜酸性粒细胞增多的程度与客观疾病的严重程度、是否合并哮喘相关[46, 133-136]。但是一些 CRS 的病例则显示出非嗜酸性细胞的炎性细胞存在并占优势，嗜酸性粒细胞比例较少。将 CRS 组织标本分为 CRSsNP 和欧洲人 CRSwNP，发现欧洲人 CRSwNP 中组织嗜酸性粒细胞更多[137-141]。这也更表明了嗜酸性粒细胞可能对息肉形成至关重要。这种紧密联系与特应性体质无关，亚洲 CRSwNP 和极少的欧洲人 CRSwNP 中，息肉与嗜酸粒细胞的相关性不够紧密[24]，与欧洲人 CRSwNP 相比，全世界大多数 CRSsNP 是相对非嗜酸性的。总之，对 CRS 而言，嗜酸性粒细胞不是必需及必要条件，这个结论降低了嗜酸性粒细胞在 CRS 中的重要性。最近的研究表明，组织嗜酸性粒细胞增多与息肉的存在与否无关[145, 146]。与其相对较差的预后有关。因此，尽管嗜酸性粒细胞不是 CRS 存在的必需条件，但是在严重、顽固的 CRS 及欧

洲人 CRS 中，嗜酸性粒细胞是生物标志物，还与相对较差的预后有关 [147]。

CRS 中嗜酸性粒细胞的募集、活化和存活的整个过程主要由 Th₂ 细胞因子及上皮细胞因子驱动。CRS 中 Th₂ 细胞因子的关键上游细胞来源尚不清楚，但据推测包括 Th₂ 细胞。在 CRSwNP 中，大量证据表明主要机制是葡萄球菌超抗原通过对 T 细胞的作用导致局部 Th₂ 细胞因子释放来促进黏膜嗜酸性粒细胞增多 [46, 148]。尽管其他机制也可能参与其中。正因此提出了所谓的真菌假说即链格孢属真菌通过致敏 T 细胞增强 Th₂ 细胞因子释放，然后促进组织嗜酸性粒细胞增多 [12, 149]。这些证据级别较低不能支持真菌在大多数形式的 CRS 的发病中起主要作用 [6, 7, 20, 150]。两项随访研究不支持真菌假说 [18, 19]，认为包括 IL-25、IL-33、胸腺基质淋巴细胞生成素、PARs、补体蛋白、类二十烷酸和干细胞因子在内的其他因素可能在 CRS 组织嗜酸性粒细胞增多中起到更积极作用 [27, 126, 151-156]。

一旦激活，嗜酸性粒细胞通过脱颗粒和释放毒性介质损伤黏膜，导致上皮脱落和组织水肿 [131, 157, 158]。CRS 中嗜酸性粒细胞脱颗粒的机制尚不清楚，但其他组织的数据表明 IgA 受体的交联是一个重要的扳机点 [159, 160]。在鼻腔息肉中已发现 IgA 的水平较高，这表明该免疫球蛋白可能通过引导脱颗粒在 CRS 患者体内发挥关键作用 [128, 161]。除了上面提到的病理性机制，在下气道疾病中，上皮下组织与细胞外纤维蛋白质的培育也会改变嗜酸性粒细胞的激活 [162, 163]。嗜酸性粒细胞增多与难治性 CRS 的关系使其成为一个潜在的治疗靶点。嗜酸性粒细胞对类固醇有反应 [164]，这可能解释了 CRS 应用糖皮质激素有治疗效果的原因。口服皮质类固醇的双盲试验显示它的临床效果与鼻腔分泌物中的 IL-5 和嗜酸性粒细胞阳离子蛋白减少密切相关 [166]。有证据表明嗜酸性粒细胞增多的鼻息肉患者使用抗 IL-5 抗体临床效果尚可 [166, 167]。

(2) 中性粒细胞：中性粒细胞是循环免疫的效应细胞，在早期可以吞噬细胞外的微生物。黏膜部位的中性粒细胞募集在很大程度上是由微生物刺激上皮细胞的 PRR 和上皮释放的 IL-8 引起的 [168]。中性粒细胞在 CRS 中的作用仍不清楚，但 CRS 患者的鼻窦组织内中性粒细胞水平最高 [169]。不同形式的 CRS 体内中性粒细胞的差异似乎取决于种族不同以及鼻息肉的存在与否。在欧洲人中，可以在 CRS 中证实中性粒细胞浸润，在 CRSsNP 中观察到的水平略低于 CRSwNP [139-141]。中性粒细胞似乎不能代替 CRS 黏膜中的嗜酸性粒细胞；相反，它们与嗜酸性粒细胞在疾病过程起到叠加作用。因此，中性粒细胞性鼻窦炎这一术语并不完全适用于 CRSsNP [140]。对中性粒细胞而言，CRSsNP 和 CRSwNP 两者浸润程度相当，而嗜酸性细胞浸润则不一样，CRSsNP 明显较少。由此推断，基于组织的相对浸润程度，已提出 CRSsNP 以嗜中性粒细胞浸润为主，而 CRSwNP 以嗜酸性粒细胞浸润为主 [170]。此外，亚洲 CRSwNP 患者具有相对较低的嗜酸性浸润，中性粒细胞可能是该疾病的主要病理驱动因素，类似于"中性粒细胞"哮喘 [171]。与欧洲人息肉相比，中国患者的息肉中中性粒细胞和嗜酸性粒细胞浸润均较少，但嗜酸粒细胞的减少程度更明显，这表明这些息肉仍然是相对嗜中性的 [142, 172]。

(3) 肥大细胞：肥大细胞是鼻腔鼻窦黏膜的驻留细胞，在先天免疫和伤口愈合中起作用 [173]。鼻腔鼻窦处于疾病状态时，通过抗原驱动的 IgE 交联以及其他机制触发肥大细胞脱颗粒，预先形成的颗粒中包括组胺、血清素、蛋白聚糖、丝氨酸蛋白酶；此外还促进各种类二十烷酸、趋化因子及细胞因子的合成和分泌。该过程的下游效应包括组织水肿、ECM 的降解，以及屏障完整性被破坏。在 CRS 中，重点主要集中在肥大细胞在鼻息肉中的作用，原因在于它可以通过 IgE 依赖性和非 IgE 依赖性途径诱导、增强和维持嗜酸性粒细胞的潜力 [174, 175]。上皮细胞分泌的干细胞因子能募集肥大细胞，所以它在鼻息肉中可能很重要 [126]。鼻息肉中可见高水平的肥大细胞，与特应性无关，但有改变腺体分泌的能力 [176]。功能研究表明，鼻息肉中的肥大细胞对体内的外部刺激特别是蛋白 A（一种葡萄球菌表面蛋白）的敏感性增加[178]。抑制上游肥大细胞功能的药物是靶向药物，正在进行的关于靶向药物的研究有助于阐明肥大细胞的重要性。近年来，一些抗-IgE 治疗 CRSwNP 的临床试验发现不同类型的 CRS 的治疗效果不同，这提示了肥大细胞在至少一个 CRSwNP 亚型中起到非常重要的作用[180]。但总的来说，肥大细胞在 CRSwNP 发病机制中的重要性尚不清楚[181]。

(4) 巨噬细胞：巨噬细胞是先天免疫细胞，具有多种作用，包括脱颗粒、对病原体的初级反应、组织稳态、适应性免疫反应的协调、炎症和组织修复。经典的巨噬细胞活化途径（M1）是由 Th1 细胞因子驱动的，即触发促炎性反应对杀死细胞内病原体是有必要的。另一个途径是由 Th2 细胞因子驱动的"局部环境"，即导致 M2 巨噬细胞活化的过程；这个过程对防御蠕虫，在体液免疫中起重要作用，在组织修复中也很重要。与对照组和 CRS 患者相比，CF 患者鼻腔鼻窦黏膜中的巨噬细胞（可能大部分为 M1）均升高[169]。M2 巨噬细胞甘露糖受体在正常对照组水平不高，在 CRwNP 患者中呈表达加强，与对照组（均为 CRSsNP、CF）有显著性差异。CCL23，可能是嗜酸性粒细胞在 CRSwNP 中募集巨噬细胞的关键因子，巨噬细胞募集后在 Th2 环境中变为 M2 型[185]。这些因息肉衍生的巨噬细胞吞噬金黄色葡萄球菌会导致能力受损，这可能有助于解释 CRSwNP 发病机制[184]。此外，源自鼻息肉的 M2 巨噬细胞分泌高水平的 CCL18，一种已知对树突细胞，幼稚 T 细胞和 Th2 细胞具有趋化性的细胞因子，所有这些都可能有助于推动 CRSwNP 的疾病发展[186]。M2 巨噬细胞也是欧洲人 CRSwNP 患者体内 XIII 因子-A 因子的重要来源，这些因子在鼻息肉中导致过多的纤维素沉积和继发性组织水肿[187, 188]。

(5) 树突状细胞：树突状细胞（DC）通过捕获抗原向未成熟 T 细胞呈递以及分泌可溶性炎症介质来起到先天性和适应性免疫。上皮细胞和 DC 之间的串联（参见下文的适应性免疫）对于确定后续何种 T 细胞对抗原起反应至关重要，并且这些细胞可以充当先天性和适应性反应之

间的桥梁[152]。针对鼻腔免疫反应中 DC 的研究相对较少[189-191]，DC 也在 CRSwNP 中起免疫作用[192, 193]。DC 在黏膜免疫反应中的关键作用使其成为治疗慢性气道炎症的有吸引力的靶点；调节上皮-DC 串联具有治疗价值[152]。

(6) 循环固有淋巴细胞（ILC）：循环固有淋巴细胞（ILC）是一种新的"淋巴细胞"种类，它被转移到刺激部位，有助于形成跨越黏膜屏障的先天性和适应性反应[194]。先天性和适应性反应不同，前者的细胞包括自然杀伤细胞、淋巴组织诱导细胞、核细胞、先天性 T 细胞、天然辅助细胞和 CD34 阳性造血祖细胞[153, 194-197]。这些 ILC 能对包括 EC 在内的常驻黏膜细胞发出的趋化因子归巢信号做出反应，因为它们通过 PPR 而不是通过 T 细胞受体或免疫球蛋白识别外来物质，因此被称为先天性免疫细胞。因为具有快速响应的能力，即 ILC 在过渡型效应细胞中的作用，可以桥接先天性和适应性免疫性。DC 细胞极化后会刺激 ILC 释放。虽然已报道了 Th1 和 Th17 型 ILC，但在 CRSwNP 中的 ILC 尚未发现向 Th2 偏斜，因为在对 IL-4、IL-5 和 IL-13 有反应的同时也对上皮细胞因子 IL-25、IL-33、胸腺基质淋巴生成素等有应答[152, 198]。这些细胞在 CRSsNP 中的作用还不清楚，但早期的研究结果表明他们可能在 CRSwNP 发病中起到突出的作用，因为在鼻息肉中 ILC 数量非常高[153, 197]。虽然没有研究亚洲 CRSwNP 或 CF 息肉，但是 ILC 在其中的作用可能比较容易确定。

（四）适应性免疫

人为简单地将免疫过程分为先天性和适应性免疫应答。在体内，免疫反应的这两个过程是相互支持的，并且区别很模糊[199]。尽管如此，这种区分对于机械的跨黏膜屏障的免疫防御和免疫时间解释是有用的。具体地说，如果机械和固有防御系统的裂口是非常强的，则适应免疫反应将被启动并保持；总体反应将专门用于解决侵入性的力量。综上所述，细胞因子参与的 ECS、ILCS 和 DCS 之间的串联对外源性刺激的适应性免疫

起到非常关键的作用。在健康方面，这维持了：①变应原和受体的相容性；②无论慢性炎症怎么发展都对病原体有防御作用。适应性免疫通常分为T细胞反应和B细胞反应，这些将在与CRS相关时进行讨论。

DC受到EC和迁移ILC的集体细胞因子反应而发挥作用，这被认为是T细胞分化的关键。在DC呈递抗原后，幼稚淋巴细胞将分化成几种T细胞谱系，这决定了适应性免疫应答的性质。子集包括Th_1、Th_2、Th_{17}和诱导型T调节细胞（Tregs）；各自具有不同的分子、细胞和功能特性[201, 202]。最近也提出了其他子集，包括Th_9和Th_{22}，并且可能会有更多子集。体外研究表明，对于子集Th_1，关键转录因子是T-bet，经典细胞因子是干扰素γ，经典的细胞浸润富含巨噬细胞。Th_1应答对病毒和胞内细菌，包括分枝杆菌特别有效。对于子集Th_2，所述转录因子是GATA-3；相关的细胞因子是IL-4、IL-5和IL-13；细胞应答是嗜酸性粒细胞。Th_2保护性反应针对寄生虫，特别是那些太大而不能进行吞噬作用的寄生虫有效。对于Th_{17}，编码转录因子的基因是RAR相关的孤儿受体c，相关的细胞因子是IL-17A，典型的细胞反应是中性粒细胞反应。细胞外细菌是主要靶标，特别是金黄色葡萄球菌[203]。DC受到EC和迁移ILC的集体细胞因子反应而发挥作用，这被认为是T细胞分化的关键。在DC呈递抗原后，幼稚淋巴细胞将分化成几种T细胞谱系，这决定了适应性免疫应答的性质。子集包括Th_1、Th_2、Th_{17}和诱导型T调节细胞（Tregs）；各自具有不同的分子、细胞和功能特性。Tregs的特征在于转录因子FOXP3，并且可以限制其他谱系亚群的过度反应。由巨噬细胞和作为抗原呈递细胞的DC细胞提呈并刺激分化后，这些分化的效应T细胞迁移到黏膜中，在那里它们重新结合相同的抗原。抗原与T细胞受体的结合激活细胞并导致每种Th亚型的细胞因子释放，介导适当的效应子反应。

在生理条件下，对无害抗原的典型适应性反应是免疫耐受，产生Tregs和基线水平的Th_2反应。净效应是非炎症反应，主要由IgA分泌组成，限制了微生物对上皮的黏附[204]。当黏膜屏障被破坏时，就会产生一个适当的由ECS和ILCS引导的保护性免疫反应，并产生一定程度的免疫效果。Th_1反应主要针对细胞内微生物，Th_1反应包括分泌大量干扰素$-\gamma$和肿瘤坏死因子$-\alpha$和β，这些因子的关键作用包括：①巨噬细胞活化，增强吞噬特性；②帮助B细胞类别转换，促进具有调理和补体结合能力的IgG亚类B细胞的产生；③增强巨噬细胞的抗原呈递；④局部组织中性粒细胞活化。Th_2应答包括分泌大量Th_2细胞因子IL-4、IL-5和IL-13，它们具有重要的保护作用，包括：①募集，激活和增强嗜酸性粒细胞，特别是通过IL-5；②通过IL-4和IL-13将免疫球蛋白转换为IgE和IgG4；③通过IL-13增加黏液产生；④ IL-4和IL-13激活另一种巨噬细胞。IgE和IgA能够结合寄生虫并在空间上抑制它们侵入的能力，但这些免疫球蛋白不会引发吞噬作用或补体反应。IgE与肥大细胞表面的IgE受体结合后触发脱颗粒将炎性介质和有毒物质放到寄生虫体内。类似地，嗜酸性粒细胞也可以结合IgA并释放对寄生虫有毒的颗粒。肥大细胞和嗜酸性粒细胞脱粒引发炎症和一定程度的组织损伤，这既是不可避免的，也是必要的，但可能具有长期的消极后果。最后，巨噬细胞活化将触发巨噬细胞甘露糖受体的表达，刺激胶原合成和纤维化的细胞因子的分泌，形成肉芽肿。虽然这些肉芽肿的形成在某些情况下可能具有保护作用，但它们可能对终末器官的功能产生显著的负面影响。针对细胞外细菌和真菌，Th_{17}优先产生大量的IL-17A、IL-17F和IL-22，并产生若干保护效应，包括引发气道上皮细胞的增殖和先天抗菌保护作用。这些因子具有募集、激活中性粒细胞的作用[206]。CRS的产生与这些保护性反应出错有关。

慢性鼻－鼻窦炎与过度和长期的适应性反应相关，并且已经表明免疫反应的性质可以帮助细分并预测CRS的临床过程。与对照组织相比，T淋巴细胞在两个CRSwNP和CRSsNP均升高，但是升高模式略微不同[140, 141, 207]。CRSsNP与成熟的Th_1通路有关，可见嗜中性粒细胞浸润，而

第8章 慢性鼻-鼻窦炎的发病机制

欧洲人 CRSwNP 则与 Th$_2$ 通路和嗜酸性粒细胞增多有关。与 CRSsNP 相比，CRSwNP 患者的组织 Treg 细胞功能中 Foxp3 转录因子的表达降低，以及 Treg 细胞分泌的主要细胞因子转化生长因子 TGF-β 减少[144, 172, 207-209]。Th$_2$ 偏移似乎在大多数西方息肉中起主导作用。与西方 CRSwNP 患者相比，亚洲 CRSwNP 患者的特征是 Th$_1$/Th$_{17}$ 显著反应，中性粒细胞增多，IL-5 较少，嗜酸性粒细胞较少，伴随哮喘的发生率较低[142, 144, 148, 172, 209, 210]。CF 患者和少数西方患者的 CRSwNP 患者的鼻息肉特征在于 Th$_1$ 细胞、中性粒细胞的炎症性浸润[211]。然而，应该记住，尽管 T 细胞反应是极化的，但它们仍然在体内混合存在。总体而言，虽然增加活化的 T 细胞通常在 CRS 中起作用，但是需要额外的研究来区分临床行为和基于分化模式的治疗反应。此外，在 CRS 的病因学中，适应性反应不可能发挥"关键"作用，因为缺乏系统性适应缺陷的流行病学证据[2]。CRS 中观察到的上游变化致全身自适应缺陷的流行病学证据，其中的特征仅仅是组织中过多和缺乏特征性 T 细胞浸润。

来自 B 细胞和浆细胞的免疫球蛋白的产生是适应性免疫系统的另一个重要分支，但它与 T 细胞和先天免疫应答一起起作用。在鼻黏膜，B 细胞经历增殖、分化，以及免疫球蛋白类别转换变成能够分泌很多抗体的成熟浆细胞。在基线条件下，分泌的 IgA 与其他先天性保护因子和黏膜纤毛一起发挥作用，限制细菌定植而不会发生组织损伤[204]。通常，这种 IgA 具有相对较低的亲和力，通过 T 细胞独立产生，也可以由滤泡外 B 细胞分泌。在破坏呼吸道黏膜的情况下，IgA 分泌增加，并且与 IgG 相结合，随后产生强烈的炎症反应。后者是高亲和力的免疫球蛋白，通常是 T 细胞依赖性的滤泡 B 细胞和浆细胞产生。IgE 与 AR 的病理生理的关系最为密切，但它也扮演着几个重要的生理作用，其中包括抗原呈递，增加肥大细胞存活，平衡黏膜的动态，以及防御病毒、细菌、真菌和寄生虫。然而，应该记住，尽管 T 细胞反应是极化的，但它们仍然在体内混合存在。总体而言，虽然活化的 T 细胞增加通常在 CRS 中起作用，但是仍然需要额外的研究来区分基于分化模式的临床行为和治疗反应。此外，在 CRS 的病因学中，适应性反应不可能发挥"关键"作用，因为系统性适应缺陷的流行病学证据缺乏。

在呼吸道疾病中，B 细胞与哮喘和 AR 有关[213]，但也可能在 CRS 中起重要作用。鼻息肉组织已被发现含有高浓度的浆细胞，类似于生发中心滤泡，以及高水平 IgA、IgE 和 IgG，表明局部可以产生免疫球蛋白[2, 6, 214]。鼻息肉中 IgE 水平升高与全身特应性无关，但与葡萄球菌超抗原毒素 IgE 存在相关[46]。大约 50% 的欧洲人 CRSwNP 患者和 20% 的中国 CRSwNP 患者会表现出对葡萄球菌超抗原毒素或其他多种环境抗原发生局部 IgE 反应[46, 148]。针对这些毒素的 IgE 反应不仅与多克隆 IgE 的高水平相关，而且与组织中嗜酸性粒细胞阳离子蛋白的高水平和哮喘密切相关[148]。关于机制的研究，即对暴露于葡萄球菌超抗原的息肉外植体的研究，发现了多克隆 T 细胞活化与 Th$_2$ 细胞因子的极化。在增加嗜酸性细胞的同时，这一细胞因子的环境也有利于 IgE 的产生，间接地通过触发 B 细胞种类交换来增加 IgE 的产生[178, 215]。已证实鼻息肉中的多克隆 IgE 具有功能性并可引发肥大细胞脱颗粒，这表明 IgE 在 CRSwNP 患者病理生理学中具有重要作用[21]。最近也有研究证实了抗 IgE 对鼻息肉的治疗潜力[180]。与 CRSsNP 和对照组织比较，鼻腔息肉组织中肿瘤坏死因子、B 细胞活化因子 β 的水平升高，证明了肿瘤坏死因子、B 细胞活化因子 β 在息肉的发生过程中发挥作用[128]。B 细胞活化因子与 B 细胞增殖有关，B 细胞将免疫球蛋白 I 类转化为其他亚型，包括 IgA[128]。IgA 可以引起嗜酸性粒细胞脱颗粒并且导致黏膜损伤和炎症反应，特别是在鼻息肉组织中。IgA 和 IgG 抗体鼻息肉中明显增加，特别是在顽固性疾病患者中，这表明至少在难治性的 CRSwNP 患者中自身免疫缺陷可能起作用[217]。总之，存在各种类别的转换免疫球蛋白和现有抗原可能通过抗体介导的机制在促炎症反应中发挥重要作用[218]。

组织重塑

组织重塑是指慢性炎症的刺激后组织的正常组成和结构组织的改变。在 CRS 中，这些变化包括纤维化，上皮改变，基底膜增厚，杯状细胞增生，上皮下水肿和炎症细胞浸润等 [219, 220]。已经研究了 CRS 患者固有层 ECM 的重塑，发现不同的重塑模式与疾病亚群相关。ECM 是胶原和非胶原结构的网络，围绕气道中的细胞并影响细胞行为的许多方面，包括迁移、分化、存活和增殖 [221]。然而，在 CRS 中，ECM 的特征是水肿和纤维化，后者在 CRSsNP 中占优势，前者在 CRSwNP 中占主导地位 [222]。介导这种差异重塑模式的确切分子因素尚不完全清楚，但目前的证据表明多效细胞因子 TGF-β 可能起关键作用；TGF-β 在 CRSwNP 中低水平表达，在 CRSsNP 高水平表达 [207]。特别是，高水平 TGF-β 通过金属蛋白酶的基质与金属蛋白酶的组织抑制剂的作用失衡引起 CRSsNP 中胶原增加 [96, 208, 223-227]。较低水平的 TGF-β 和增加的组织水肿似乎是欧洲和亚洲人息肉的特征。这种水肿的机制尚不完全清楚，但已在欧洲人息肉中证实了过多的纤维素沉积，其交联促进了流体的保留 [189, 190]。亚洲人息肉的研究有类似进展 [176, 188]。

在 CRS 中也观察到基底骨的重塑，已经提出重塑骨质的存在作为持续性疾病的解释 [229, 230]。这一过程的机制尚不清楚，但炎症细胞因子可能会导致各种疾病中的骨骼和组织重塑。细胞因子骨桥蛋白（OPN）和骨膜素是与 CRS 相关的组织重塑蛋白家族的成员 [231]。OPN 与人类两种骨重建 [232] 和 Th$_2$ 气道炎症 [233] 有关，并在 CRSwNP 表现出特别高的水平 [129]。这一结果表明，OPN 可能在 TGF-β 的影响下调节 CRSwNP 中 ECM 的沉积 [234]。骨桥蛋白，也称为成骨细胞特异因子 2，在骨形成中起着重要的作用，而且在 CRSwNP 中也有上调 [234, 235]。综上所述，虽然这些细胞因子可能是介导骨质重塑的分子，但其在 CRS 发病机制中的作用尚不清楚 [236]。

四、病因和发病机制

在过去的 15 年中，已经提出了几种理论来试图解释 CRS 的病因和发病机制。其中第一个是真菌假说，它将所有 CRS 病例归因于过敏宿主对链格孢菌真菌的反应 [13, 149]。尽管大多数研究者已经拒绝了最初提出的基本假设，但如上所述，真菌仍然可能在至少某些形式的 CRS 中发挥作用。

白三烯假说提出了"类花生酸途径"的缺陷，最密切相关的是阿司匹林不耐受性，同时也是 CRS 其他嗜酸性细胞亚型的发病机制中的关键成分 [26, 237]。具体地说，白三烯的合成增加和抗前列腺素（PGE2）的合成减少，不只是阿司匹林过敏性的鼻息肉，也是阿司匹林耐受性的 CRSwNP 发病机制，至少是欧洲人 CRSwNP 的机制。虽然一些理论证据支持这种思路，但有限的白三烯抑制剂的临床效率使研究热情受到抑制。与真菌假说相反，白三烯假设只是为了解决 CRS 的一个类型。

葡萄球菌超抗原假说提出金黄色葡萄球菌细菌释放的外毒素通过对多种细胞类型的影响促进鼻息肉 [46, 47]。净效应是 Th$_2$ 偏斜，Treg 抑制，加重嗜酸性粒细胞和肥大细胞活动，增加组织损伤和重塑。目前还不清楚为什么超抗原效果只能在大约一半 CRSwNP 患者中出现；因此，超抗原葡萄球菌在介导的病理生理学过程中是致病因素，而不是直接的病原体 [26]。这一假设主要针对欧洲人的鼻息肉，因为在 CRSsNP 患者中没有出现超抗原作用，在亚洲 CRSwNP 患者中也不常见。

免疫屏障假说提出因为机械屏障的缺陷和（或）鼻腔鼻窦上皮的先天免疫反应缺陷导致出现 CRS [7]。增加的微生物定植和突出的屏障损伤导致免疫系统的增强刺激与补偿性适应性免疫反应（图 8-2）。该假说的一个潜在的分子机制包括 STAT3 途径中的局域性缺陷，在一些类型的 CRS 发现这种发病机制 [123]。STAT3 的系统性缺陷在 Job 疾病中有一定的识别性，它的功能障碍与某些 CRS 相似 [238]。一个有缺陷的免疫屏障实际上

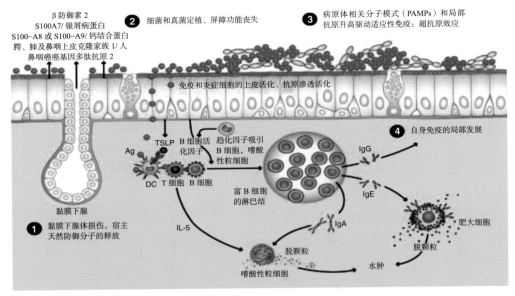

β 防御素 2
S100A7/ 银屑病蛋白
S100-A8 或 S100-A9/ 钙结合蛋白
腭、肺及鼻咽上皮克隆家族 1/ 人
鼻咽癌癌基因多肽抗原 2

2 细菌和真菌定植、屏障功能丧失

3 病原体相关分子模式（PAMPs）和局部
抗原升高驱动适应性免疫：超抗原效应

免疫和炎症细胞的上皮活化、抗原渗透活化

TSLP　B 细胞活化因子　趋化因子吸引 B 细胞，嗜酸性粒细胞

Ag

DC　T 细胞　B 细胞

4 自身免疫的局部发展

IgG

IgE

黏膜下腺

1 黏膜下腺体损伤，宿主天然防御分子的释放

富 B 细胞的淋巴结

IL-5

IgA

肥大细胞

脱颗粒

脱颗粒

水肿

嗜酸性粒细胞

▲ 图 8-2　免疫屏障假说的例证

先天免疫分子（1）的分泌减少导致微生物定植增加（2），加上机械屏障减少，这导致过度的先天性和适应性免疫反应（3）。上皮细胞因子胸腺基质淋巴细胞生成素（TSLP）和 B 细胞激活因子（BAFF）已被认为是调节和促进从先天性转变为适应性反应的关键。过度或不适当的适应性反应与某些形式的慢性鼻 - 鼻窦炎（CRS）有关，包括严重的复发性 CRS 伴鼻息肉（4）。该假设容易适应超抗原假设，因为外毒素作用可以叠加在该途径上。Ag. 抗原；DC. 树突状细胞；Ig. 免疫球蛋白；IL. 白细胞介素

更易发生"CRS"。应该牢记的是，这种假设并没有特别说明区分 CRS 亚型的 Th 偏向，其中包括西方 CRSwNP 患者中观察到的 Th$_2$ 模式和 B 细胞浸润。这意味着适应性免疫机制的缺陷不仅仅是一个原因，局部适应性免疫偏移也是其中一个原因。最近的研究提出了可能介导自适应偏移的一些候选基因和细胞[128, 152, 239]。

生物膜假说表明生物膜，特别是葡萄球菌生物膜，可能是引起 CRS 的起因[240]。可以推测，免疫屏障中的缺陷可能促进生物膜的形成，这表明生物膜在 CRS 的发病机制而不是病因学中起作用。生物膜假说的确切机制尚未完全阐明，特别是如何培养 Th 倾向和鼻息肉，但其机制和介导牙周病机制一样，都还不清楚[241]。此外，有人提出生物膜隔离葡萄球菌，允许分泌超抗原，导致 Th$_2$ 倾斜和嗜酸性粒细胞息肉。

五、结论

CRS 的病因和发病机制正在研究中，目前的假说重点，范围和证据支持点有所不同。每一个都可以很好地描述了这种复杂的综合征的一部分。这些假说之间的冲突并不明显。先天免疫和屏障缺陷导致真菌和细菌易建立生物膜。真菌和细菌都具有显著的内在蛋白酶活性，这可能会降低紧密连接并加重宿主屏障的破坏[7, 117]。CRSwNP 上皮细胞中存在金黄色葡萄球菌，CRSsNP 和正常对照组没有，支持局部免疫和（或）屏障功能缺陷的概念。此外，细胞内的位置和（或）生物膜保护可能有助于超抗原暴露，这已被证明不仅促进 Th$_2$ 反应，而且可以调节类花生酸发病机制[242, 245]。

没有假设或明确描述的分子途径可以解释从刺激到免疫反应，到组织损伤的全过程。但是已经达成共识，即 CRS 的持续性是由于外源因子和宿主反应相互作用导致宿主 - 环境功能失调引起的。最常见的外源性因素是金黄色葡萄球菌，但该生物体的致病性可能取决于不存在抑制性的共生生物[33-35]。在全球范围内观察到了鼻细菌定植方式的变异，即可能是由于多个因素，包括气候、饮食和宿主因素共同影响[55]。决定易感性的宿主因素取决于基因表达的变异，关键是鼻腔黏膜的局部免疫生物学[7]。CF 是"遗传"性

CRS 的原型病例，尽管 CFTR 基因具有相同的突变，但仍观察到鼻窦疾病有广泛的临床变异 [3]。因此，在 CF 中，甚至在最简单的遗传 CRS 病例中，多个基因共同参与确定个体患者的临床表型 [246]。对影响 CRS 的重要基因点签定处于早期尝试阶段，仍需要进一步研究 [247, 248]。在病因学和发病机制方面，研究表明多个基因位点的参与和环境共同决定了遗传表观的变化 [249-252]。因此，宿主对复杂疾病的易感性，如 CRS，可能反映了 DNA 碱基序列的变异，以及过去环境暴露引起的 DNA 甲基化和组蛋白修饰模式的变化的综合影响。持续不断的环境压力影响中的宿主，也可能导致机体长期处于易感性，被称为 CRS 的流行状态。CRS 的模型，其中在多个宿主因子和环境压力因素之间相互作用，使得炎症组织浸润物的变异性和临床表型易于解释。需要进一步的研究来明确关键的外源性刺激剂，以及推动 CRS 发展的关键宿主途径。

推 荐 阅 读

Aujla SJ, Kolls JK: IL-22: a critical mediator in mucosal host defense. *J Mol Med (Berl)* 87 (5): 451-454, 2009.

Cao PP, Li HB, Wang BF, et al: Distinct immunopathologic characteristics of various types of chronic rhinosinusitis in adult Chinese. *J Allergy Clin Immunol* 124 (3): 478-484, 484.e1-484.e2, 2009.

Claeys S, Van Hoecke H, Holtappels G, et al: Nasal polyps in patients with and without cystic fi brosis: a differentiation by innate markers and inflammatory mediators. *Clin Exp Allergy* 35 (4): 467-472, 2005.

Ebbens FA, Georgalas C, Luiten S, et al: The effect of topical amphotericin B on inflammatory markers in patients with chronic rhinosinusitis: a multicenter randomized controlled study. *Laryngoscope* 119 (2): 401-408, 2009.

Fokkens WJ, Lund VJ, Mullol J, et al: European Position Paper on Rhinosinusitis and Nasal Polyps 2012. *Rhinol Suppl* (23): 3 p preceding table of contents, 1-298, 2012.

Hammad H, Lambrecht BN: Dendritic cells and airway epithelial cells at the interface between innate and adaptive immune responses. *Allergy* 66 (5): 579-587, 2011.

Hershenson MB: Proteases and protease-activated receptors signalling: at the crossroads of acquired and innate immunity. *Clin Exp Allergy* 37 (7): 963-966, 2007.

Kato A, Peters A, Suh L, et al: Evidence of a role for B cell-activating factor of the TNF family in the pathogenesis of chronic rhinosinusitis with nasal polyps. *J Allergy Clin Immunol* 121 (6): 1385-1392, 1392.e1-1392.e2, 2008.

Kato A, Schleimer RP: Beyond inflammation: airway epithelial cells are at the interface of innate and adaptive immunity. *Curr Opin Immunol* 19 (6): 711-720, 2007.

Kern RC, Conley DB, Walsh W, et al: Perspectives on the etiology of chronic rhinosinusitis: an immune barrier hypothesis. *Am J Rhinol* 22 (6): 549-559, 2008.

Littman DR, Pamer EG: Role of the commensal microbiota in normal and pathogenic host immune responses. *Cell Host Microbe* 10 (4): 311-323, 2011.

Liu YJ: TSLP in epithelial cell and dendritic cell cross talk. *Adv Immunol* 101: 1-25, 2009.

Ooi EH, Psaltis AJ, Witterick IJ, et al: Innate immunity. *Otolaryngol Clin North Am* 43 (3): 473-487, vii, 2010.

Payne SC, Borish L, Steinke JW: Genetics and phenotyping in chronic sinusitis. *J Allergy Clin Immunol* 128 (4): 710-720, 2011.

Richer SL, Truong-Tran AQ, Conley DB, et al: Epithelial genes in chronic rhinosinusitis with and without nasal polyps. *Am J Rhinol* 22 (3): 228-234, 2008.

Suh JD, Ramakrishnan V, Palmer JN: Biofilms. *Otolaryngol Clin North Am* 43 (3): 521-530, viii, 2010.

Tan BK, Schleimer RP, Kern RC: Perspectives on the etiology of chronic rhinosinusitis. *Curr Opin Otolaryngol Head Neck Surg* 18 (1): 21-26, 2010.

Tieu DD, Kern RC, Schleimer RP: Alterations in epithelial barrier function and host defense responses in chronic rhinosinusitis. *J Allergy Clin Immunol* 124 (1): 37-42, 2009.

Van Bruaene N, Bachert C: Tissue remodeling in chronic rhinosinusitis. *Curr Opin Allergy Clin Immunol* 11 (1): 8-11, 2011.

Van Zele T, Gevaert P, Watelet JB, et al: *Staphylococcus aureus* colonization and IgE antibody formation to enterotoxins is increased in nasal polyposis. *J Allergy Clin Immunol* 114 (4): 981-983, 2004.

Vroling AB, Fokkens WJ, van Drunen CM: How epithelial cells detect danger: aiding the immune response. *Allergy* 63 (9): 1110-1123, 2008.

Zhang N, Van Zele T, Perez-Novo C, et al: Different types of T-effector cells orchestrate mucosal inflammation in chronic sinus disease. *J Allergy Clin Immunol* 122 (5): 961-968, 2008.

第9章

急性鼻窦炎：发病机制、治疗和并发症
Acute Rhinosinusitis: Pathogenesis, Treatment, and Complications

Michael S. Benninger   Janalee K. Stokken   著

孙淑娟   万玉柱   译

要点

1. 鼻窦炎的发病机制根据其分类而异。

2. 急性细菌性鼻窦炎（ABRS）、慢性鼻窦炎（CRS）和慢性鼻窦炎急性发作（AECRS）是 3 个不同的类型。

3. 许多环境因素和宿主因素也会导致鼻窦炎的发生，如过敏、感染和环境暴露等。

4. 急性鼻窦炎通常是病毒感染的结果，而 ABRS 主要病因是细菌包括肺炎链球菌、流感嗜血杆菌、卡他莫拉菌和金黄色葡萄球菌等。

5. 耐药性病原体的出现以及常规肺炎链球菌、流感嗜血杆菌的免疫接种，使得急性鼻窦炎的细菌谱和治疗都发生了变化。

6. 回顾文献，多项指南都提出阿莫西林 – 克拉维酸钾作为首选药物：这是由于对 β– 内酰胺酶敏感的细菌越来越多，尤其是流感嗜血杆菌对含有 β– 内酰胺酶的抗生素敏感性增高。当患者体内的肺炎链球菌耐药水平较高或处于耐药性高的环境，则推荐用大剂量阿莫西林 – 克拉维酸盐。

7. AECRS 是 CRS 的突然恶化。它通常与 CRS 中细菌的突然增加和感染有关。常见的 AECRS 的病原体包括肺炎链球菌、流感嗜血杆菌、黏膜炎莫拉菌和金黄色葡萄球菌及厌痒菌等。

一、急性和慢性鼻窦炎的定义

鼻窦炎的发病机制和病理生理学根据鼻窦炎的类型而异，并且诱发机制也可能不同。之前鼻 – 鼻窦炎常被当作鼻窦炎或鼻窦感染的术语，现在基本已被鼻窦炎取代，因为鼻腔感染几乎总是与鼻窦炎症伴随发生[1]。许多潜在因素可以导致鼻窦炎，所以关于鼻窦炎的定义一直有些争论，最被广泛接受的定义是"一组以鼻窦黏膜炎症为特征的疾病"[2]。1997 年，Lanza 和 Kennedy 报道，美国耳鼻咽喉头颈外科学院的鼻窦炎工作组[3] 提出一个诊断标准，该标准以症状来区分，症状分为主要标准和次要标准，主要标准分为脓涕、鼻塞、面部压力或疼痛、嗅觉减退[1]。当患者符合两个主要标准或一个主要、两个次要标准时，可诊断为鼻窦炎（表9-1）。鼻窦炎的分类主要基于症状发作的时间长短。最近，基于内镜的发现对慢性鼻窦炎进行了更严格的划分，即伴鼻息肉的CRS（CRSwNP）和不伴鼻息肉的CRS（CRSsNP）。2012年关于鼻窦炎和鼻息肉的EPOS 2012[4]进一步明确了成人和儿童CRS的诊断标准（框9-1）。

炎症反应是细菌感染过程的预期反应。导致窦口阻塞的因素会使患者更容易感染鼻窦炎。许多因素会导致急性细菌性鼻窦炎（ABRS）[1, 4-6]。

表9-1　鼻窦炎的症状

主要症状	次要症状
面部疼痛/压力	头痛
面部充血/肿胀	发热（非急性）
鼻塞	口臭
脓涕	疲劳
鼻涕	牙痛
嗅觉减退/嗅觉缺失	咳嗽
鼻腔脓肿，发热（仅急性鼻-鼻窦炎）	耳朵疼痛，压力和（或）耳闷

鼻窦炎的诊断需要两个主要或者一个主要症状及两个次要症状

框9-1　成人鼻-鼻窦炎的临床定义

鼻和鼻窦的炎症，表现为两种或两种以上症状
- 鼻塞，下鼻甲肿胀，前、后鼻孔脓性分泌物
  ± 面部胀痛
  ± 嗅觉减退或丧失（儿童咳嗽）；
内镜征象
- 鼻息肉，和（或）
- 主要来自中鼻道的黏液脓性分泌物和（或）
- 主要位于中耳道的黏膜水肿或阻塞
CT改变包括
- 窦口鼻道复合体和（或）窦内的黏膜水肿

CT.计算机断层扫描（引自 Fokkens W, Lund V, Meullo J, et al: The European Position Paper on rhinosinusitis and nasal polyps. *Rhinology* 2012;23:1–299.）

与鼻窦炎有关的宿主因素如下：①遗传因素（如不动纤毛综合征或囊性纤维化）；②使个体更易感染鼻窦炎的全身性疾病、药物治疗、肿瘤、过敏性体质及免疫紊乱等；③解剖因素：鼻中隔偏曲和中鼻甲反张等解剖异常。与鼻窦炎有关的环境因素如下：①包括细菌、病毒、真菌感染或继发于真菌性或细菌性的炎症[2, 7]；②外伤、初级或二手烟草烟雾暴露等[8]；③慢性、急性刺激物或有毒化学物质；④医源性因素，如手术、药物、鼻腔填塞或鼻胃管放置[9]。证据表明，过敏性鼻炎患者发生急性和慢性鼻窦炎的概率较高，并且也有人认为ABRS与哮喘相关，尽管这也可能与过敏性鼻炎的存在有关[6-8]。

急性鼻窦炎（ARS）、复发性急性鼻窦炎（RARS）、亚急性鼻窦炎（SARS）、CRS以及CRS急性加重（AECRS）是鼻窦炎的几种常见分类，它们的区别主要是症状持续时间及具体的临床表现不同。每一种类型都有不同的病理生理过程，其发展倾向也不相同。接下来分别描述不同类型鼻窦炎的发病机理。

二、急性鼻窦炎

急性鼻窦炎（ARS）是一种非常常见的疾病。急性鼻窦炎一般在4周内好转[1]，主要病因是易感性疾病（如过敏性鼻炎）、体内免疫缺陷、病毒感染等引起的炎症反应。炎症会导致鼻窦窦口水肿和阻塞，从而影响鼻窦通气和引流，继而产生细菌感染（图9-1）。

大多数的ARS病例是病毒感染，包括鼻病毒、冠状病毒、流感病毒、呼吸道合胞病毒（RSV）和副流感病毒等。儿童上呼吸道感染（URTIs）比成人高6%～8%[9]。如果90%的上呼吸道感染患者患有鼻窦炎（细菌或病毒），对ARS的流行率进行估算，可以预计在美国每年会有超过10亿例的病毒性和细菌性鼻窦炎发生（每人4次×2.6亿人）[10]。

急性细菌性鼻窦炎（ABRS）大多持续时间大于4周[1]。临床表现分为两种。第一，ABRS基本都在症状持续7～10d后才被明确诊断；第二，病毒性URTI 5到7d后仍然有症状[1, 4, 10]。

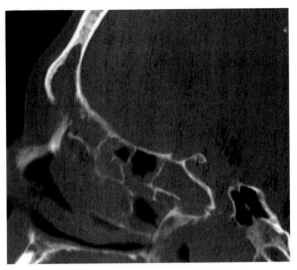

▲ 图 9-1 急性细菌性鼻窦炎患者的 CT 扫描，矢状位：额窦、蝶窦和筛窦内软组织影

仅 0.5%～2% 的 ARS 会发展为细菌感染。儿童的 ABRS 诊断更难，因为他们往往不会描述自己的症状。

ABRS 的主要病原体是肺炎链球菌（20%～45%）、流感嗜血杆菌（20%～43%）和卡他莫拉菌（14%～28%）等 [4, 11, 12]。其中卡他莫拉菌是自限性病原体。以前认为金黄色葡萄球菌是污染菌，但现在认为它是 ABRS 的真正病原体，占鼻腔菌群的 8%～11% [13]。金黄色葡萄球菌还包括耐甲氧西林金黄色葡萄球菌（MRSA）[14, 15]。而 MRSA 正成为一个更大的医疗保健问题，因此金黄色葡萄球菌的治疗可能更重要，这点也在 CRS 和 AECRS 的菌群调查和治疗中得到了很好的认可 [10, 11, 16]。

ABRS 在许多情况下是自限性疾病。对照研究显示该病自愈率很高 [4, 10, 17]。莫拉菌导致 ABRS 可能不需要或偶尔使用抗生素治疗，肺炎链球菌引起的 ABRS 则需要抗生素治疗才能消退。因此，明确病原菌对治疗很重要。最可靠的明确病原菌的方法是获得鼻窦分泌物送培养加药敏。上颌窦穿刺是获得鼻窦分泌物的传统方法，但是这项操作有创伤。内镜下提取中鼻道分泌物并进行培养的技术进展迅速，现在临床应用很多 [16, 18]。循证综述表明，内镜下中鼻道分泌物培养与上颌窦穿刺分泌物培养一样灵敏和特异 [18]。然而，在临床实践中，通常仅在药物治疗失败时才会想到获得培养物并送培养。肺炎链球菌比流感嗜血杆菌引起的 ABRS 症状和影像学表现都更严重 [11]。

随着肺炎球菌 7 价疫苗的广泛接种，ABRS 中病原体的总体分布发生了明显的变化。在最近的一项研究中评估 ABRS 发病机制，通过内镜获取急性上颌窦炎患者分泌物并进培养，比较各种病原体的比例。应用疫苗前的 4 年和引入肺炎球菌结合疫苗（PCV）后的 5 年，流感嗜血杆菌从 36% 增加至 43%，成为 ABRS 最常见的病原体。同时，发现肺炎链球菌减少，不再是最常见的病原体，由 46% 降至 35%。但是，由黏膜炎莫拉菌和金黄色葡萄球菌引起的病例也有所增加 [14]。在一项类似的研究中，广泛使用 PCV 之前和之后，儿童急性上颌窦炎的病原体中肺炎链球菌从 43% 降至 25%，而流感嗜血杆菌中从 35% 增加至 41%；莫拉菌稳定保持在 13%～14%，化脓性链球菌从 7% 增加到 12%，金黄色葡萄球菌从 4% 增加到 8% [12]。

肺炎球菌疫苗的血清型是固定的，但体内肺炎链球菌的血清型会随着疫苗的注射发生变化，这种情况对 ABRS 及急性中耳炎（AOM）都有影响 [15, 19, 20]。有人推测这种血清型改变可能会降低肺炎球菌疫苗的长期效果 [21-25]。Whitney 及其同事 [22] 表明，肺炎链球菌对青霉素的高水平耐药性也有所下降，已从 15% 降至 5% [24]，对青霉素不敏感的菌株减少了 35%，对 β- 内酰胺酶敏感的菌株增加 [25]。ABRS 中病原体的变化不如 AOM，这种变化在两组之间是平行的。这并不意外，因为 ABRS 和 AOM 病原微生物谱基本相似 [26]。

许多文献认为病毒性 URTI 炎症会导致 ABRS 的发生 [5, 27]。如上所述，ARS 常与急性病毒性 URTI 一起发展。病毒性 URTI 更常见于易感个体。病毒感染导致鼻黏膜或鼻窦黏膜肿胀，导致窦口闭塞或阻塞。阻塞后鼻窦氧含量降低，减少了黏液纤毛的运输，阻碍液体向鼻窦口引流 [6]。炎症也会导致黏液的变化，使其变得更黏稠，并且经常发生纤毛摆动频率的改变。鼻窦环境中的这些变化导致鼻窦清除率降低、黏液停滞和细菌定植。如果鼻窦窦口仍然受阻，或者黏膜纤毛运输系统没有恢复正常，就会发生继发性细菌感染。身体对病毒攻击做出反应及减少炎症的能力，会影响继发性细菌感染的发生。

过敏反应在鼻窦炎发展中起一定作用的理论尚未得到证实[6-8]。过敏反应即过敏原-受体结合后引起的一系列反应，主要包括三种类型：①免疫球蛋白 E（IgE）与肥大细胞结合；②引发肥大细胞脱颗粒和释放组胺等炎性介质；③这些介质引起血管通透性的改变、溶酶体膜的不稳定、黏膜肿胀和窦腔阻塞[6]。感染可能是急性鼻窦炎的主要原因，感染的类型和轻重取决于宿主的反应及疾病的过程和进展。应用鼻腔局部类固醇、避免过敏原接触、免疫疗法等对预防 ABRS 的复发有很大帮助。

复发性急性鼻窦炎（RARS）是指每年发作 4 次或更多次 ABRS，每次持续时间超过 7~10d，没有干预会变为持续的或慢性鼻窦炎表现[1]。虽然复发性病毒性呼吸道感染很常见，一般来说，很少有人发展为符合诊断标准复发性 ABRS。复发性病毒性呼吸道感染的细菌学和病理生理学也与 ABRS 单次发病表现类似。

ABRS 是一种常见疾病，诊断的标准也很成熟，并且治疗相对简单，而 CRS 的定义和后续治疗由于各种各样的潜在因素难以确定。虽然细菌的致病性和抗生素的有效性在 ABRS 中得到了很好的证实，但细菌在 CRS 中的作用没有得到很好的支持，而且仅凭症状确定 CRS 并不像确定 ABRS 一样简单有效[2, 28]。

（一）诊断

ABRS 的诊断基于临床表现，不易与病毒 URTI 或病毒鼻窦炎区分。可用的诊断测试方法非常繁琐，临床很少使用。ABRS 的临床表现大多为病毒性 URTI 的症状持续超过 10d 或者在 5~7d 后恶化[29]。ABRS 的常见体征和症状包括脓涕、鼻塞、面部胀痛、嗅觉减退或嗅觉丧失、发热、咳嗽、疲劳、上颌牙痛、耳压和耳闷等。

美国传染病学会（IDSA）最新指南认为可以根据临床表现和体格检查诊断 ABRS。X 线片、计算机断层扫描（CT）和磁共振成像（MRI）等影像学检查，几乎没有提供临床表现外的额外信息，因此不主张在 ABRS 中常规进行影像学检查，除非怀疑有并发症[30]。这与美国儿科学会（AAP）的观察和建议相同[31]，该学会公布了 2001 年儿科鼻窦炎管理指南。

ABRS 诊断的金标准是鼻窦穿刺和培养，这是一种有侵入性的比较痛苦的操作，耗时长且需要有专业知识的耳鼻喉专家才能操作。因此，它并不适用于初级保健机构，而大多数 ABRS 患者都在这样的机构接受治疗。它更适合用于那些虽然有抗生素治疗，但 ABRS 症状仍持续存在并寻求专科医生治疗的患者[29, 31]。最近的数据强烈支持使用鼻内镜中鼻道分泌物培养替代上颌窦穿刺。这样可以降低患者的并发症，更容易进行筛查和监测[18]。

（二）治疗

由于大多数 ARS 病例是由病毒引起的，因此是自限性的，大多数 ABRS 病例也是自限性的。URTI 在发病后 7~14d 内通常不会发展成为细菌感染，这一认知导致抗生素治疗的保守性大大增加。最近的 IDSA 指南对 ABRS 的诊断标准做了较明确的规定：①持续 10d 或更长时间的急性鼻窦炎表现，没有任何临床改善；②症状加重或出现发热，39℃以上；③脓性鼻涕或面部疼痛持续至少 3~4d；④典型的病毒性症状持续 5~6d 并且正在改善，后有"恶化"表现如发热、头痛或者脓涕等[30]。IDSA 表明一旦满足上述标准就应该开始使用抗生素[30]。

病原学的变化（包括致病细菌菌种比例和抗生素耐药模式）、过度使用抗生素以及 2000 年以来 PCV 的使用都改变了 ABRS 中传统抗生素的使用方法。还有几个额外的因素对 ABRS 的发病及合适抗生素的选择也有显著影响。药动学和药效学是重要指标，主要表现在两个方面：①用来评价抗生素治疗呼吸道感染的适宜性；②治疗呼吸道感染中联合用药的机制。

选择适当的抗生素治疗 ABRS 要考虑许多因素，包括四个方面：①感染的严重程度；②最可能的病原体；③病原体对抗生素的抗药性；④抗生素的抗菌谱等。ABRS 不易诊断，上述因素对 ABRS 的临床治疗提出了非常现实的挑战。治疗的四个目标是：①根除鼻窦的致病病原体；②消除症状或减少症状的持续时间；③预防并发症和阻断疾病恶化为 CRS；④使鼻窦黏膜恢复正常[29]。想要达到此目标，需要使用适当的抗生素并持续适当的时间，治疗过程需要防止耐药性抗生素的传播。已经有多个鼻窦炎的治疗指南出版，也有很多针对这些指南的评论，来帮助临床医生选择合适的抗生素。随着时间的推移，抗生素耐药性导致抗生素的选择发生了变化。以前推荐阿莫西林、头孢菌素类、大环内酯类抗生素治疗 ABRS，新指南推荐的抗菌药物有所变动。

IDSA 最近建议使用阿莫西林 - 克拉维酸，而不是单独使用阿莫西林对成人和儿童 ABRS 进行经验性抗菌治疗。对于儿童和成人 ABRS，以下情况建议使用"高剂量"阿莫西林 - 克拉维酸盐：①患者来自耐青霉素的肺炎链球菌高流行地区；②感染严重；③最近住院或在过去一个月内使用过抗生素；④伴随免疫缺陷[30]。不建议用大环内酯类抗生素（克拉霉素和阿奇霉素）和甲氧苄氨嘧啶 - 磺胺甲噁唑进行经验治疗，因为肺炎链球菌对它们耐药率都很高（30%～40%）。阿莫西林 - 克拉维酸盐对呼吸道病原体保持高度活性，也有良好的药代动力学和药效学特性[30]，所以它是 ABRS 初始经验性抗菌治疗的良好选择。因为肺炎链球菌的耐药率不同，所以目前不推荐单独使用第三代口服头孢菌素经验性治疗 ABRS；位于对青霉素不敏感的肺炎链球菌流行地区的患者，建议使用克林霉素和第三代头孢菌素（头孢噻肟或头孢泊肟）联合治疗[30]。

对青霉素疑似过敏的患者，推荐使用强力霉素或氟喹诺酮（左旋氧氟沙星或者莫西沙星）作为成人 ABRS 初始经验性治疗的替代药物。对于儿童 ABRS，当青霉素过敏时，建议使用左旋氧氟沙星进行经验性治疗。越来越多的证据表明青霉素与第三代头孢菌素之间不存在交叉致敏[32]，因此对青霉素过敏的 ABRS 儿童患者，可使用第三代头孢菌素（头孢噻肟或头孢泊肟）和克林霉素的联合用药进行经验性治疗[30]。虽然金黄色葡萄球菌包括 MRSA 是 ABRS 的病因之一，但是根据目前的数据，并不建议在 ABRS 的初始经验治疗期间常规治疗金黄色葡萄球菌或 MRSA，成人应治疗 10～14d，儿童应治疗 5～7d[30]。

鼻用激素可以减少患者症状的维持时间和症状强度[18]。根据这些信息，ABRS，特别是在症状较重的患者联合使用 INS 是合理的[30, 33]。盐水冲洗或鼻腔减充血药也会改善症状，尽管它们只起到次要作用。考虑到使用效果不佳和不良反应较大，不建议口服减充血药[30]。抗组胺药对合并过敏的患者有效，对非过敏的 ABRS 患者，它们几乎没有效果。镇静性抗组胺药甚至有可能在疾病发展中适得其反。

经验性抗菌治疗 72h 后症状恶化，或者治疗 3～5d 后症状仍未改善，那么考虑改变药物是合理的。如果患者已服用高剂量阿莫西林 - 克拉维酸盐或氟喹诺酮，72h 后症状未改善，那 ABRS 的诊断存疑，医生必须考虑其他病因，如过敏性鼻炎、CRS 或面部疼痛症等。如果症状加重，需由耳鼻喉科医师重新评估。

（三）并发症

鼻窦的解剖对理解 ABRS 的并发症非常重要。ABRS 的并发症主要涉及眼眶和颅前窝，因为它们与筛窦和额窦的距离很近[36-39]。他们出现下面两种机制之一：解剖屏障或血液传播的任何缺陷。纸样板是筛窦与额隐窝的横向边界，纸样板可以出现先天性缺损，也可以引起骨质破坏。纸样板缺损通常可以通过影像学检查发现。血液传播通过没有瓣膜的眼科静脉系统发生，该面部静脉连接到海绵窦。传播也可以通过横向骨边界血管的血栓性静脉炎发生。

鼻窦炎的发病年龄也是 ABRS 发生并发症的一个重要原因。眼眶并发症患者往往年龄小于 7 岁，而青少年和青年患者更常见颅内并发症[40]。筛窦和上颌窦在胚胎时开始发育。上颌窦从 4 岁起进入增长快速阶段，不断扩大直到十几岁。筛窦是出生时发育的最好的鼻窦，导致年幼儿童容易产生眼眶并发症。在青少年时期，筛窦的体积逐渐增加。额窦大约在5岁开始发育，青春期继续增大，因此青少年颅内并发症的发生率更高。最后发育的是蝶窦，大约6岁才开始，位置孤立，很少引起急性鼻窦炎的并发症。

对于鼻窦炎眼眶并发症而言，眶筋膜是个重要的解剖结构。它从眶缘分别到上、下眼睑的提肌腱膜。眶筋膜是眶周和眶内感染之间的边界。

Chandler及其同事在20世纪70年代首次对鼻窦炎的眼眶并发症进行了分类[41]。我们今天仍在参考这种分类来描述眼眶并发症。眼眶并发症分为五组。Ⅰ组：眼眶炎症性水肿；Ⅱ组：眼眶或筋膜后蜂窝织炎，其中眼眶内容物水肿而没有离散的脓肿；Ⅲ组：在纸样板内和内侧眼眶骨膜下有骨膜下脓肿；Ⅳ组：环形脓肿或眶组织内有离散小脓肿；最后，Ⅴ组：海绵窦血栓性静脉炎。

颅内并发症没有国际分类系统，但主要是中枢神经系统尤其是颅前窝感染。包括硬膜外、硬膜下脓肿，脑膜炎，脑脓肿，以及海绵窦、矢状窦血栓[42-45]。

Potts脓肿是患者前额相邻的骨膜下脓肿的集合，是急性、慢性鼻窦炎或额窦创伤的前奏并发症，与其他颅内并发症相关。

有ABRS并发症的患者一般没用过鼻用激素或伴有季节性过敏，也往往没有反复感染的病史。男性的发病率高于女性，并且在儿科患者中更常见。

这类患者常常有上呼吸道感染的病史，临床常见的症状包括咳嗽、鼻塞、流鼻涕、面部胀痛、咽喉痛、脓涕增加、嗅觉丧失、发热、耳痛及疲劳等。已经诊断为ABRS，并开始口服抗生素治疗的患者更易发生眶内并发症。眶内并发症患者出现眶周水肿或红斑、眼眶疼痛和视力下降等。颅内并发症的典型表现为上呼吸道感染后出现发热、头痛、精神状态改变、癫痫等，脑膜炎和局灶性神经表现也是涉及颅内外并发症的迹象。症状和体检在表9-2中详述。

ABS中最常见的生物体主要包括肺炎链球菌、流感嗜血杆菌、莫拉菌[14, 47-49]。复杂的鼻窦炎分离株可包括这三种主要菌种。许多复杂的ABS感染是多微生物的[36, 50, 51]。Goytia及其同事[52]报道了75%的ABS的培养物是多微生

表9-2 急性鼻-鼻窦炎并发症的症状和体征

并发症	临床表现
眶隔	眼睑水肿、红斑、压痛，眼球运动及视力正常
骨膜下脓肿	眼球突出与眼球运动减弱
眼眶蜂窝织炎	眼睑水肿、红斑、眼球突出、球结膜水肿，无眼球运动障碍，视力正常
眼眶脓肿	显著突眼、球结膜水肿、眼肌麻痹和视力损害
海绵窦血栓形成	双侧眼眶疼痛、球结膜水肿、眼球突出和眼肌麻痹
脑膜炎	头痛、颈项强直和高热
硬膜外脓肿	头痛、发热、精神状态改变和局部压痛，CT平扫显示硬膜外腔有低密度新月形阴影
硬脑膜下脓肿	头痛、发热、假性脑膜炎局灶性神经功能障碍，以及迅速恶化的嗜睡；CT显示半球或镰形内突旁低密度阴影；MRI显示T_1低信号和T_2高信号，边缘强化
脑脓肿	发热、头痛、呕吐、嗜睡、癫痫发作和局灶性神经功能缺陷；额叶缺损可包括情绪和行为改变；MRI显示囊性病变，明显低信号，在T_2图像上有明显的囊性增强
额骨骨髓炎（Pott肿胀）	额部起伏、肿胀

CT. 计算机断层扫描；MRI. 磁共振成像

物的。Olwoch[51] 回顾了 163 例复杂性鼻窦炎患者的菌群，发现最常见的微生物包括肺炎链球菌（18.5%），金黄色葡萄球菌（12.4%），β-溶血性链球菌（10.3%），凝固酶阴性葡萄球菌（8.6%）及流感病毒（8.6%）[51]。MRSA 也是一种潜在的病原体。Liao 及其同事[53] 发现眼部并发症发生率 5.9%。最常见的厌氧菌为消化链球菌（6.4%）和普氏菌（4.7%）[51]。

良好的临床检查对于获得适当的诊断和后续治疗至关重要。每位患者都应进行前鼻镜检查或鼻内镜检查，以评估中鼻道的脓性引流及有无解剖异常。眼科检查评估视力、眼球运动和眼球突出程度。当怀疑眶内感染时，应立即眼科就诊。以下症状表明颅内压增高，包括额眶或眼眶后头痛、恶心和呕吐、精神状态改变、颈项强直和视乳头水肿。

实验室测试应检查血液中的白细胞。有颅内并发症和严重眼眶并发症的患者应该进行血液培养。当症状表明颅内受累时，应考虑腰椎穿刺。抽血送血培养应在腰椎穿刺前完成，防止局灶性神经功能缺损、脑疝和神经损伤出现。怀疑眶内感染或颅内并发症时应该进行强化 CT 检查。在 24～48h 内进行抗生素治疗。怀疑颅内并发症时，基于体格检查或 CT，应进行对比增强 MRI 并请神经外科会诊。

儿科 ABRS 的并发症很少见，所以可能因误诊而导致需要多次手术和更长的住院时间。早期治疗应该会减少并发症发病率。药物治疗应基于治疗医院的抗生素耐药模式而启动经验性治疗。眼眶并发症根据发病时的严重程度进行管理。Chandler Ⅰ组的感染可以通过口服抗生素并密切监测治疗成功。在 Chandler Ⅱ～Ⅴ组的患者入院时，静脉注射覆盖最可能的病原体的广谱抗生素。然后可以根据随后的微生物学结果修改抗菌方案。

临床上还可以联用鼻用减充血药、盐水冲洗，和鼻用和（或）口服类固醇激素。在静脉血栓形成的情况下是否使用抗凝血药是有争议的。任何患有视力下降、对光反射异常或在抗菌治疗 48h 后未能改善眼部症状的患者都需要进行外科手术。如果有神经外科手术适应证，也应该同时做单侧鼻窦引流术。脓肿的手术引流是在大多数脓肿形成时的操作。然而，如果患者视力正常，小的骨膜下脓肿也可以先药物治疗 48h[54]。在治疗海绵窦血栓形成时，必须保证所有相关的鼻窦，包括蝶窦引流通畅。

三、结论

不同类别的鼻窦炎的发病机制略有不同。某些环境因素，如过敏、烟雾、慢性刺激等更易引起疾病发生。尽管一段时间以来出现了病原菌耐药性增加和病原体分布变化，病毒和需氧细菌仍是 ABRS 的主要原因。ABRS 的并发症是罕见的，怀疑潜在或即将发生并发症，应该保证彻底的检查和及早干预。

推荐阅读

Benninger MS, Brook I, Farrell DJ: Disease severity in acute bacterial rhinosinusitis is greater in patients infected with *Streptococcus pneumoniae* than in those infected with *Haemophilus influenzae, Otolaryngol Head Neck Surg* 135: 523–528, 2006,

Benninger MS, Payne SC, Ferguson BJ, et al: Endoscopically directed middle meatal cultures versus maxillary sinus taps in acute bacterial maxillary rhinosinusitis: a meta–analysis, *Otolaryngol Head Neck Surg* 134: 3–9, 2006,

Black S, Shinefield H, Baxter R, et al: Impact of the use of heptavalent pneumococcal conjugate vaccine on disease epidemiology in childeren and adults, *Vaccine* S2, 2006,

Black S, Shinefield H, Baxter R, et al: Postlicensure surveillance for pneumococcal invasive disease after use of heptavalent pneumococcal conjugate vaccine in northern California Kaiser Permanente, *Pediatr Infect Dis* 23: 485–489, 2004,

Brook I, Foote PA, Hausfeld JN: Frequency of recovery of pathogens causing acute maxillary sinusitis in adults before and after introduction of vaccination of children with the 7–valent vaccine, *J Med Microbiol* 55: 943–946, 2006,

Brook I, Gober AE: Frequency of recovery of pathogens from the nasopharynx of children with acute maxillary sinusitis before and after the introduction of vaccination with the 7–valent pneumococcal vaccine, *Int J Pediatr Otorhinolaryngol* 71: 575–579, 2007,

Casey JR, Pichichero ME: Changes in frequency and pathogens causing acute otitis media in 1995–2003, *Pedatr Infect Dis* 23: 824–828, 2004,

Chow AW, Benninger MS, Brook I, et al: IDSA clinical practice guideline for acute bacterial rhinosinusitis in children and adults, *Clin Infect Dis* 54: e72–e112, 2012,

DePestel DD, Benninger MS, Danziger L, et al: Cephalosporin use in treatment of patients with penicillin allergies, *J Am Pharm Assoc* 48: 530−540, 2003,

Fokkens W, Lund V, Mullol J, et al: European Position Paper on Rhinosinusitis and Nasal Polyps 2012, *Rhinology* (Suppl 23): 1−298, 2012,

Hanage WP, Auranen K, Syrjanen R, et al: Ability of pneumococcal serotypes and clones to cause acute otitis media: implications for the prevention of otitis media by conjugate vaccines, *Infect Immune* 72: 76−81, 2004,

Meltzer EO, Bachert C, Staudinger H: Treating acute rhinosinusitis: comparing efficacy and safety of mometasone furoate nasal spray, amoxicillin, and placebo, *J Allergy Clin Immunol* 116: 1285−1295, 2005,

Meltzer EO, Hamilos DL, Hadley JA, et al: Rhinosinusitis: establishing defi nitions for clinical research and patient care, *Otolaryngol Head Neck Surg* 131: S1−S62, 2004,

Payne SC, Benninger MS: *Staphylococcus aureus* is a major pathogen in acute bacterial rhinosinusitis: a meta−analysis, *Clin Infect Dis* 45: e121−e127, 2007,

Pichichero ME: Pathogen shifts and changing cure rates for otitis media and tonsillopharyngitis, *Clin Pediatr* 45: 493−502, 2006,

Pichichero ME, Brixner DI: A review of recommended antibiotic therpay with impact on outcomes in acute otitis media and acute bacterial sinusitis, *Am J Managed Care* 12: S292−S302, 2006,

Sinus and Allergy Health Partnership: Antimicrobial treatment guidelines for acute bacterial rhinosinusitis, *Otolaryngol Head Neck Surg* 130 (1 Suppl): 1−45, 2004,

第10章

真菌性鼻窦炎
Fungal Rhinosinusitis

Berrylin J. Ferguson　Stella Lee　著

孙淑娟　万玉柱　译

要点

1. 将真菌性鼻窦炎（FRS）分类为急性侵袭性、慢性侵袭性和真菌球型鼻窦炎。另外还有嗜酸性真菌性鼻窦炎，包括过敏性真菌性鼻窦炎（AFRS）和非过敏性嗜酸性粒细胞性真菌性鼻窦炎（NAEFRS），NAEFRS 具有重要的预后和管理意义。此外，各类真菌疾病在临床上表现的可以共存。

2. 在鼻腔吸入阿片类药物或镇痛药时，发现鼻窦黏膜有真菌定植。

3. 急性侵袭性 FRS 的 CT 表现是非特异性的，与非真菌性鼻窦炎表现相似。

4. 侵袭性毛霉菌病在糖尿病酮症酸中毒患者中最常见，早期症状通常是鼻子麻木，随后缺血性黑色黏膜快速发展。

5. 伴有免疫功能低下的侵袭性 FRS 可以使用即时真菌染色快速诊断，组织活检对于快速实施治疗至关重要。

6. 侵袭性 FRS 的治疗包括逆转免疫功能低下、适当的抗真菌治疗和及时清创手术。

7. 鼻窦真菌球有时在 CT 上显示钙化斑，治疗方法是内镜下手术切除。

8. AFRS 组织病理学特点是嗜酸性黏蛋白，其中含有真菌菌丝，患者体内真菌相关的免疫球蛋白 E（IgE）升高。

9. AFRS 的治疗是内镜手术清除过敏性黏蛋白和息肉，然后是口服全身性类固醇。全身或局部抗真菌药可能有作用，但证据不足。在手术除去所有过敏性黏蛋白后，可以考虑免疫疗法。

10. NAEFRS 实际上可能是 AFRS 的一种变体，其中缺乏真菌特异性 IgE 的系统性升高，但存在 IgE 的局部升高。

　　根据组织病理学，真菌性鼻窦炎（FRS）分为侵袭性或非侵袭性。其分类取决于宿主的健康状况。急性侵袭性 FRS 常常发生在免疫系统缺陷的患者身上，具有完整免疫系统的患者更易患有慢性侵袭性和非侵袭性 FRS。非侵袭性 FRS包括真菌球和嗜酸性真菌性鼻窦炎，前者免疫系统既不过度反应也不反应不足，后者对真菌产生过敏反应或非过敏反应。嗜酸性黏蛋白鼻窦炎（EMRS）组织病理学中不存在真菌，患者不同比例地患有哮喘、阿司匹林超敏反应和食物过敏。在某些情况下，同一患者体内同时有多个表现形式的 FRS。自本文最后一次出版时，非过敏性嗜酸性粒细胞 FRS（NAEFRS）几乎包括所有的由真菌性免疫球蛋白 E（IgE）介导的慢性鼻窦炎

（CRS）。这个概念已马上要消失了，因为最近的研究显示，抗真菌药对这种分类没有治疗效果。在 20 世纪 90 年代后期，Ponikau 及其同事报道，93% 接受鼻窦手术的 CRS 患者，鼻腔灌洗液中同时存在嗜酸性黏蛋白和真菌，认为 NAEFRS 实体无处不在。真菌参与的证据是灌洗液中真菌培养物阳性。然而，几乎 100% 的 CRS 和对照组都发现了真菌[1]。几乎所有患有增生性鼻窦炎的患者都有嗜酸性粒细胞增多症的证据，即主要碱性蛋白存在[2]。

目前对 FRS 的定义更严格，只有发现嗜酸性粒细胞黏蛋白中真菌菌丝才能考虑 AFRS 或 NAEFRS 的诊断，而不仅仅是真菌培养物阳性和嗜酸性粒细胞的副产物（如主要碱性蛋白）存在。

在描述 FRS 时，通常按分类描述其临床表现，因为每种疾病的表现预后和治疗都不同（表 10-1）。该类疾病中真菌种类的重要性低于宿主对真菌有无应答。通过真菌培养确定真菌物种确实有助于抗真菌药选择，因此针对真菌病的治疗很重要。

一、侵袭性真菌性鼻窦炎

（一）快速侵袭性真菌性鼻窦炎

快速侵袭性 FRS，也称为暴发性侵袭性 FRS，几乎总是局限于宿主防御减退的患者，例如接受移植的患者、酮症酸中毒的糖尿病患者或患有白血病的患者。顾名思义，疾病进展很快，在组织病理学检查中，可以看到真菌侵入组织（图 10-1）。当免疫功能低下的患者出现发热并有鼻腔或鼻窦区域的症状时，例如眼眶肿胀，面部疼痛或鼻塞，则怀疑是侵袭性 FRS。几乎一半的侵袭性 FRS 患者是因眼眶症状发现，如眼肌麻痹

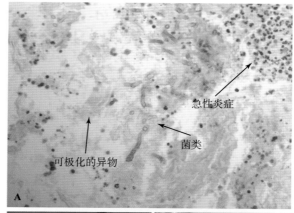

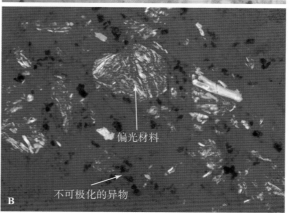

▲ 图 10-1　真菌侵入组织
A. 病理组织学切片显示真菌与坏死性组织，缺乏侵袭性的与可极化异物相关的炎症；B. 坏死鼻黏膜中可见的极化异物

或眼球突出和视力丧失等[3]。鼻内镜检查显示有鼻黏膜坏死的话，表明是毛霉菌病在极少数情况下可以看见真菌孢子。更常见的仅是黏膜水肿，无法与非真菌的鼻窦炎区分。

FRS 的急性或慢性侵袭性病例中最常见的真菌物种在地理上不同，但通常是曲霉属种属，包括烟曲霉或黄曲霉。然而，其他的许多物种可能也在免疫妥协的环境中变得具有侵袭性，包括尖

表 10-1　真菌性鼻 - 鼻窦炎的表现取决于宿主免疫状态

宿主防御	免疫缺陷	正常免疫	变应性或细胞介导的高反应性
真菌的表现	急、慢性侵袭性鼻窦炎	肉芽肿性侵袭性鼻窦炎、鼻窦真菌球	非过敏性嗜酸性粒细胞性鼻窦炎、变应性真菌性鼻窦炎

孢子菌、阿利什霉菌、镰刀菌种、接合菌，甚至很少担子菌（蘑菇）[4]。对于毛霉菌病，在鼻腔缺血性变黑坏死发作之前就常见鼻黏膜或面颊的麻木。应检查真菌是否从鼻子的底部沿硬腭入侵口腔。如果怀疑 FRS，应该进行鼻窦计算机断层扫描（CT）。早期鼻窦 CT 或 X 线片上的变化通常与其他鼻窦炎无法区分，晚期 CT 可能表现为骨侵蚀或软组织侵犯，异常的 CT 表现在 FRS 人群中比较常见。42% 的白血病患者的鼻窦 X 线片有异常[5]。磁共振成像显示比 CT 更敏感，可用于检测鼻窦组织的特征性侵犯，并且有助于明确诊断[6, 7]。

通过使用高效微粒空气过滤系统消除真菌并通过消除诸如盆栽植物的真菌来源，可以降低严重中性粒细胞减少患者（例如进行骨髓移植的患者）等高危人群中的真菌感染。

曲霉菌病。在美国，最常引起侵袭性疾病的真菌菌种是曲霉菌。此外，黄曲霉通常与较为惰性的慢性侵袭性真菌病有关，多见于苏丹和印度。但它也可能会导致暴发性侵袭性疾病[8, 9]。不同的曲霉菌种治疗和预后没有不同，曲霉菌有时表现为血管侵袭性，但它不会引起像毛霉菌病所致的闭塞性血管浸润。如果有脑部受累，也可见出血管栓塞[10]。

毛霉菌病。毛霉菌病是一种由接合菌纲中的毛霉菌属中的任何真菌物种引起的疾病的总称，其中毒性最强和最常见是米根霉菌。毛霉菌病已成为人类已知的最致命的真菌感染。真菌生长迅速，并且在 24h 内，毛霉物种的培养物就可以生长到培养板的顶部。重要的是，如果可疑，立刻就要治疗。毛霉菌病具有侵袭和闭塞血管的倾向，导致局部缺血坏死。家庭中有些不寻常的物种可能会影响机体免疫活性，例如线粒体鳞质霉属线虫，但通常是可治愈的。毛霉菌病的易感性与糖尿病患者体内和转铁蛋白结合的铁变多有关[15, 16]。即使接受肾透析和铁螯合剂去铁胺治疗，患者毛霉菌病的风险也比较高[17]。铁在侵袭性毛霉菌病生理学中的重要性在患者体内和体外研究中得到证实。曲霉菌和念珠菌受铁的影响程度较小[18]，其他免疫功能低下也会导致毛霉菌

病，包括中性粒细胞缺陷或减少以及类固醇引起的免疫抑制。与白血病或骨髓衰竭不同，糖尿病酮症酸中毒很容易逆转。侵袭性毛霉菌病患者的存活率反映了潜在病因逆转能力的差异。肺部感染、恶性肿瘤、中性粒细胞减少症以及较高的基线血清铁和铁蛋白浓度均可能降低生存率[16]。高达 80% 的糖尿病毛霉菌病患者存活，而非糖尿病毛霉菌病患者的存活率低于 50%[19]。最近系统评价表明，接受手术或接受脂质体两性霉素 B 治疗的糖尿病毛霉菌病总体存活率明显提高[3]。

（二）惰性侵袭性真菌性鼻窦炎

慢性 FRS，也称为惰性侵袭性 FRS，可能发生在没有或轻度免疫功能低下的患者中。与急性侵袭性 FRS 的快速致命病程相比，症状在数周至数月内缓慢进展。对于任何免疫功能低下并出现鼻窦炎并发症（如脑神经病或眼眶扩张）的患者，应怀疑有慢性侵袭性 FRS。慢性侵袭性 FRS 很少见。在苏丹比较常见，其病原生物几乎都是黄曲霉菌。组织学表现为肉芽肿，其中含有巨细胞及菌丝。免疫功能正常的患者可以表现为无痛性突眼[20]。其他真菌物种也可导致惰性侵袭性 FRS，侵犯眼眶或上腭；这些菌属包括烟曲霉菌[21]、链格孢属种[22]、P 鲍痢疾杆菌、申克孢子丝菌[23]和双极霉属种[23]。疾病过程因宿主的免疫活性而变化。在一些患者中，手术切除是有效的；在其他情况下，即使应用全身性抗真菌药物和手术联合治疗，但最终仍可能导致失明、脑扩张或死亡[24]。生活在非洲或印度的患者不成比例地患有肉芽肿性侵袭性 FRS。慢性肉芽肿性侵袭性 FRS 和过敏性 FRS 会同时发生，这表明患者可同时存在不同形式的真菌性疾病[25]。无论如何，对于肉芽肿和非肉芽肿形式的慢性侵袭性 FRS 治疗都是相同的，通常包括手术和抗真菌治疗，预后也基本相同。口服类固醇可能对并发 AFRS 的患者有帮助，详见本章后面部分，但在有侵袭性 FRS 患者中应小心使用。

很少有研究机构将真菌培养物进行抗真菌药物敏感性实验。大型相关实验室如位于圣安东尼奥的得克萨斯大学健康科学中心的得克萨斯大学

真菌测试实验室，可以将各种抗真菌药进行灵敏度测试。美国食品和药物管理局已批准了几项商业测试以检测抗真菌药物的菌群易感性，但这些测试目前仅限于念珠菌。新的抗原检测和聚合酶链反应有助于提高 AFRS 诊断的准确性，以及在未来可以提供侵袭性真菌疾病的早期诊断。在美国，非肉芽肿性慢性侵袭性鼻窦炎比肉芽肿形式更常见，但仍然很少见。通常患者没有免疫缺陷[22, 26]。

鼻内使用阿片类药物慢性真菌性鼻窦炎。在鼻内阿片类药物滥用的患者群体中可以看到频繁的非侵袭性真菌定植。在鼻子中放置破碎的阿片类药物和对乙酰氨基酚会导致真菌定植和组织坏死，定植的真菌常常是念珠菌属或曲霉属物种。真菌定植的根本原因不是真菌，而是使用鼻腔药物，这可能导致长期不适当的抗真菌治疗。关于这一新出现的问题，文献中的 3 个案例系列表明了抗真菌治疗的作用欠佳[27-29]。患者常常因鼻痛、纤维蛋白碎片和组织坏死以及鼻中隔穿孔而就医。病理学特征是极化物质（图 10-2）。停止鼻内吸入药物并反复清创可以表现出很大的改善。治疗包括连续清创和停止鼻内阿片类药

物、对乙酰氨基酚滥用，根据需要行抗真菌药物治疗。

急性侵袭性真菌性鼻窦炎的诊断。急性侵袭性 FRS 的诊断源于组织活检，显示组织内存在菌丝来确定诊断，并通过对真菌进行特殊染色来辨别菌种。应该在全身性抗真菌治疗之前获得真菌培养物，抗真菌药降低了真菌在培养物上生长的可能性。一旦怀疑急性侵袭性真菌性鼻窦炎，尽快诊断至关重要。因此，应尽快提供病理标本的冷冻切片或通过即时真菌染色（例如荧光染色，图 10-3）进行评估；如果其中任何一种对真菌呈阳性，可以立即启动适当的抗真菌治疗和手术清创等治疗[30]。

组织的冰冻切片或真菌的特殊染色不能明确区分真菌种类，但如果看到的真菌菌丝是宽带状（10~15μm），不规则且很少分离，则可怀疑为毛霉菌病（图 10-4）。冷冻切片的伪影可能会导致曲霉菌菌丝元素肿胀而误诊为毛霉菌病。通常，在永久性组织病理学切片上，可以更好地区分毛霉菌病和曲霉菌病。曲霉属物种在组织病理学上表现出更为狭窄的菌丝，有规则的分隔和45°分枝（图 10-5）。培养物对于区分曲霉属物

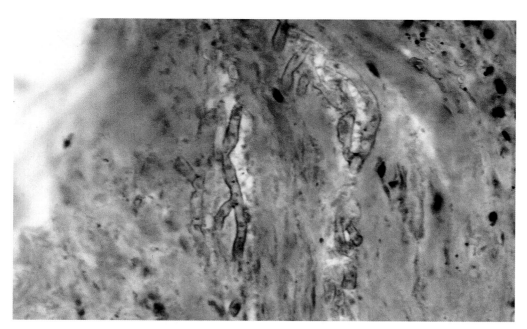

▲ 图 10-2　组织病理学切片：白血病侵袭性真菌性鼻窦炎患者的冰冻切片
随后的培养物生长出曲霉属真菌。注意，一些菌丝出现肿胀，表示可能为毛霉菌；这是冰冻切片的优点。切片中还有典型曲霉菌的分枝菌丝，呈 45° 分叉并存在分隔

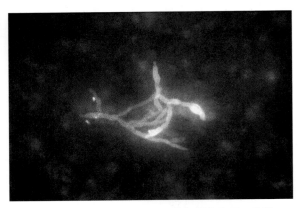

▲ 图 10-3　Calcofluor 荧光增白剂着色显示菌丝
这种免疫荧光染色可用于迅速鉴定真菌成分

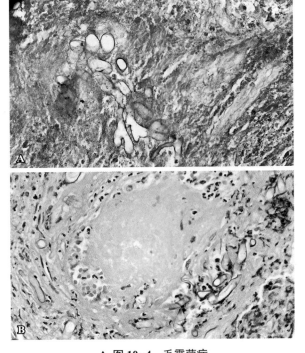

▲ 图 10-4　毛霉菌病
A. 组织病理学切片上的毛霉菌病表现出广泛的菌丝（过碘酸 - 希夫染色）；B. 可以看到毛霉菌菌丝进入血管壁。血管形成了血栓（苏木精溶胶染色）

种与不太常见的病原真菌物种很重要，后者包括镰刀菌和链格孢属物种，假霉样真菌属鲍痢疾杆菌等[31]。

念珠菌感染的假菌丝与真菌物种的真菌丝不同，由于念珠菌普遍存在，所以在培养物发现大量念珠菌才能诊断，区分腐生念珠菌生长与侵袭性念珠菌真菌需查看是否侵入组织。寡核苷酸

探针和基因测序的分子技术正在开发中，可以更快速和准确地诊断念珠菌感染，以加快抗真菌治疗[32, 33]。

侵袭性真菌性鼻窦炎的治疗。侵袭性 FRS 的治疗包括逆转潜在的易感性，适当的全身性抗真菌治疗和外科清创术。其中，最重要的是逆转免疫缺陷[34]。如果免疫减弱的来源是不可逆转的，那么治疗就不会成功。应避免使用令人痛苦的辅助治疗。输注粒细胞试图逆转免疫功能低下可以使一些患者从中获益，可以在手术和抗真菌治疗失败时作为辅助手段。但是，文献中只报道了少数案例有效[35]。

免疫功能正常的侵袭性 FRS 是罕见的，并且通常是慢性的，尽管仍然可能致命。与急性侵袭性 FRS 一样，慢性侵袭性 FRS，包括肉芽肿性和非肉芽肿性亚型，除了纠正免疫缺陷外，还需要其他类似的治疗[23, 36]。侵袭性 FRS 的治疗包括内镜清创术，通常连续多次，同时结合全身和局部抗真菌药治疗。这种方法在很大程度上取代了开放性手术方法，如果出血导致内镜模糊，则无法进行内镜清创，但眼眶切除术后可能需要进行开放清创[37]。

对于大多数侵袭性 FRS 患者，特别是毛霉菌病患者，全身静脉注射（IV）两性霉素 B，0.25mg/（kg·d）仍然是最佳选择，最高可达 1.5mg/（kg·d）。肾毒性是主要的剂量限制性毒性，可以通过钠负荷降低肾毒性。前几次服用常伴有发热、发冷、恶心和低血压等。两性霉素 B 脂质复合物可以减少或消除这些毒性，两性霉素 B 脂质复合物是通过脂质体递送两性霉素 B。这些脂质体对网状内皮系统具有亲和力，因此可以绕过两性霉素 B 赋予其他组织的毒性。某些真菌也对其他抗真菌药有反应，偶尔其他抗真菌药也是首选药物。三唑（氟康唑、伊曲康唑、伏立康唑和泊沙康唑）、棘白菌素（卡泊芬净、米卡芬净和安多拉芬净）和氟胞嘧啶也可用于治疗侵袭性真菌病[38]。沃里卡诺唑适用于继发性的曲霉菌侵袭性 FRS 的治疗[39]。并且大约一半的侵袭性曲霉菌感染病例可以用伊曲康唑补救[40]。表 10-2 列出了各种真菌和治疗它们的抗真菌药物。

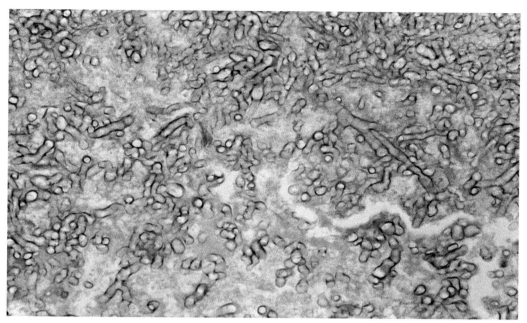

▲ 图 10-5 曲霉菌菌丝的真菌球

整个标本由缠结的菌丝组成，未看到组织侵入

泊沙康唑作为 FRS 的补救疗法已显示出疗效 [41, 42]。但是泊沙康唑可以导致肾病患者发生肾衰竭的风险增大，糖尿病患者的血糖更难控制。

（三）鼻窦的真菌性

鼻窦真菌球是常见的生长在具有正常免疫状态的宿主鼻窦中的真菌。免疫功能低下的患者也可以产生真菌球，菌种可能是曲霉属物种，可以进行手术治疗 [43]。全身性类固醇或外科手术组织损伤可能使先前所含的真菌易于侵入。事实上，Rupa 和 Thomas[25] 最近报道了印度南部 6 名同时携带真菌球和侵袭性肉芽肿性 FRS 的患者。副鼻窦真菌球引起的症状与 CRS 无法区分，也可能无症状偶然被发现。图 10-5 显示了组织学上真菌球的缠结菌丝特征。在手术中，真菌球大致是黑的，通常是易碎的物质，偶尔会有可见的孢子形成。这种特征性的外观对于真菌球的组织学具有 100% 的阳性预测值，并且具有非常高的阴性预测值（表 10-3）[44]。

用术语足分支菌病形容鼻旁窦真菌球是不正确的，因为足分支菌病是指足分支真菌性皮肤感染。各种真菌种类都会引起真菌球，包括黄曲霉、烟曲霉、链格孢属 [8] 和毛霉菌种 [45]。

CT 扫描发现在不透明的窦腔内有金属或钙化密度，这种发现对于真菌球具有约 60% 的阳性预测值和很高的阴性预测能力。因此，真菌检查和组织学研究仍然对于确诊至关重要（表 10-3）[44]。

即使在组织病理学中存在菌丝，超过 30% 的样本也可能在真菌培养时不生长。在几乎 75% 的真菌球中，真菌都与凝固酶阴性葡萄球菌、金黄色葡萄球菌、厌氧菌和假单胞菌属等多种细菌共定植 [46, 47]。因此，真菌球可以作为复合型感染的病灶。Boase 及其同事 [48] 发现在绵羊模型中，真菌生物膜如果无细菌接种就无法形成。

自本文最后一版以来，已出版了几个关于真菌球管理的大型系列报道；症状与先前的研究相似，新增加术后生活质量（QOL）调查观察到改善。迄今为止最大的报道来自法国中部的 170 多名患有鼻窦真菌球的患者，大多数在上颌窦中，通常真菌生物是曲霉属物种。173 例患者中有 172 例成功进行了内镜下手术切除治疗 [49]。然而，Ferreiro 及其同事 [50] 报道，一些蝶窦真菌球感染

表 10-2　各种真菌药物和抗真菌药物的选择

抗真菌药	剂量	活性	注释
肌内注射两性霉素 B 脂质和非脂质	在 5% 葡萄糖中，0.25~1.0mg/kg，qd，IV，剂量随脂质制剂而变化	该疗法对大多数致病性真菌具有活性，但对一些曲霉属物种和接合菌有所不同	使用更昂贵的脂质制剂可降低肾毒性
局部两性霉素 B	100μg/ml，20ml bid	如上	不通过口服途径吸收；非侵袭性真菌性鼻 - 鼻窦炎的疗效尚未得到证实
酮康唑	400mg，PO，qd	假丝酵母和假丝酵母	肝毒性；监测肝功能
伊曲康唑	100mg，bid，随餐口服	暗色真菌和对曲霉属物种的可变活性，对接合菌不起作用	最好在酸性胃中吸收；与可乐或蔓越莓汁可有助吸收；如果长期使用，监测肝功能
泊沙康唑	口服悬浮液 40mg/ml；剂量为 400mg，bid	适用于治疗广泛的侵袭性真菌感染，包括接合菌和镰刀菌和曲霉菌。患者难以治疗或不耐受其他抗真菌治疗	在 13 岁以下儿童中的安全性未经评估；谨慎使用通过 CYP3A4 系统代谢的其他药物
特比萘芬	250mg，PO，qd	可变的体内抗真菌活性；主要用于皮肤癣菌病	在非侵袭性 CRS 的随机对照试验中无效
伏立康唑	在餐前或餐后 1h 口服 200mg，bid；IV 配方作为负荷剂量，随后为 4mg/kg，bid	适用于多种真菌病原体的治疗	监测肝脏功能；视觉障碍是一种不寻常的不良反应

bid. 每天 2 次；CRS. 慢性鼻窦炎；IV. 静脉注射；PO. 口服；qd. 每日 1 次

表 10-3　真菌球的 CT、病理学、发病率和大体研究结果的相关性

	CT 对高密度、钙、铁蛋白的阳性表达	CT 阴性
真菌球阳性	32	20
真菌球阴性	9 或者与真菌球相比，大体研究是阳性	1129 或者与真菌球相比，大体研究是阳性
阳性	52	0
阴性	11	1127

数据引自 Dhong HJ, Jung JY, Park JH: Diagnostic accuracy in sinus fungus balls: CT scan and operative findings. *Am J Rhinol* 2000；14:227. CT. 计算机断层扫描

的患者，因手术并发症而死亡。

（四）腐生真菌感染

腐生真菌感染是普遍存在的真菌孢子落在黏膜上并发芽。这在鼻窦手术后常见。处理是去除真菌孢子生长的基质外壳。通常通过鼻腔清洁或吸鼻，可以去除这些孢子结壳的硬化黏液分泌物，并且不需要进一步的治疗。

（五）过敏性真菌性鼻窦炎

过敏性 FRS（AFRS）由 Millar 及其同事[51]在 1981 年首先描述，随后由 Katzenstein 等[52]于 1983 年详细描述了独特的组织病理学表现。两组都认识到 AFRS 与先前描述的过敏性支气管肺曲霉菌病（ABPA）的组织学十分相似，并且 AFRS 被认为是 ABPA 的鼻窦形式。组织病理学

上的过敏性黏蛋白是以炎症细胞、嗜酸性粒细胞和 Charcot-Leyden 晶体（嗜酸性粒细胞脱粒的副产物）为特征的。这种过敏性黏蛋白中菌丝的元素在真菌染色时很好识别[53]。过敏性黏蛋白的培养发现了各种真菌物种。相关的真菌病原体在地理上有所不同。在北美洲，大多数 AFRS 病例是由暗色或色素生成物种引起的，如双极霉属和链格孢属真菌，突脐蠕孢属 robatum 和弯孢属新月弯孢菌。在印度北部，大多数 AFRS 病例是由曲霉菌（黄曲霉）引起的，在波斯湾国家，曲霉属物种也占优势。

AFRS 诊断的最严格标准是含有真菌性嗜酸性黏蛋白培养物中发现真菌相关的 IgE 升高，而且必须没有真菌入侵组织的证据时。具有 AFRS 组织病理学证据且没有 IgE 升高的患者被归类为 NAEFRS[54]。Levin 及其同事[55]最近表明，NAEFRS 可能在没有全身性真菌 IgE 升高的情况下显示局部 IgE 升高。AFRS 患者的治疗和预后与培养的真菌种类无关。临床上，AFRS 患者常常同时合并特应性鼻炎及鼻息肉。高达 40% 的 AFRS 患者患有哮喘，通常是轻微的哮喘。这些患者中有许多患者有很多次鼻息肉切除术。在鼻窦 CT 上，骨质侵蚀很常见[56]，而且浓缩的黏液导致不均匀的软组织密度（图 10-6 和图 10-7）[57]。

流行病学。AFRS 的发病率因地理位置而异[58]。在地方性流域包括密西西比河沿岸和南部的美国高湿度地区较为常见。在接受内镜鼻窦手术的患者中，印度北部有 51% 被诊断为 AFRS[82]。澳大利亚阿德莱德为 8.6%[83]，沙特阿拉伯为 12%[83a]。1998 年，美国报道发生率最高的是田纳西州孟菲斯，其中 20% 的内镜鼻窦手术病例是 AFRS。最有说服力的是某些地区没有 AFRS，例如美国西北部，气候较凉爽。由此可见霉菌孢子的存在对于 AFRS 是必要的，并且室外霉菌孢子数量在地理和季节上变化很大。

病理生理学。AFRS 的发生要求易患真菌过敏的个体通过吸入霉菌孢子达到个体暴露。孢子必须通过打喷嚏或咳嗽达到黏膜，避过纤毛清除的时间，以便定植。

据估计，普通人在 24h 内吸入 5.7×10^8 个不

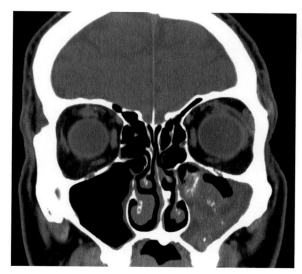

▲ 图 10-6　冠状窦的计算机断层扫描显示部分浑浊的左上颌窦内的钙化与上颌窦真菌球一致

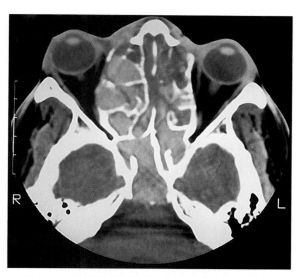

▲ 图 10-7　过敏性真菌性鼻－鼻窦炎患者的轴位计算机断层扫描。注意右侧纸样板和蝶窦后壁的筛骨和骨侵蚀的密度异质性

同物种的孢子[60]。偶尔，由于黏膜纤毛运输中断、干燥或大量接种，霉菌孢子可能无法清除。孢子定植增加了真菌的抗原性，导致过敏性黏蛋白的产生增加，其中真菌继续生长。这形成了"正反馈回路"，即真菌的生长诱导更多过敏性黏蛋白的产生，过敏性黏蛋白则导致真菌的生长加快。过敏性黏蛋白通过正常的黏膜纤毛作用难以清除，并且这种炎性细胞因子环境会促进鼻息肉

的生长。如果孢子随机地落入鼻子的一侧，则会形成单侧 AFRS。AFRS 的免疫学包括对特定真菌的 IgE 和 IgG 增加。除曲霉属物种外，其他真菌物种的特异性 IgG 无法获得。通常总血清 IgE 明显升高，并且随着疾病的控制而降低。Pant 及其同事[62, 63]在 AFRS 和 EMRS 患者的体外研究中提出可能存在与 CD8 阳性细胞增加相关的非过敏性真菌免疫反应，并且 CRS 患者的真菌过敏与 AFRS 患者相似。这意味着单独存在真菌过敏不足以发展成 AFRS。

ABPA 和 AFRS 都与主要组织相容性复合物的 Ⅱ 类基因相关 [人类白细胞抗原（HLA）DR2 和 DR5]。当然，并非所有 AFRS 患者都具有这种基因型，也不是所有具有该基因型的患者都会产生 ABPA 或 AFRS。Schubert 及其同事[64]报道，AFRS 患者的 HLA–DQB1*03 发现率明显高于没有真菌的 CRS 患者，尽管两者均较正常对照组都升高。这一发现与遗传易感患者中细菌超抗原暴露的作用相似，T 细胞的非特异性上调和激活，是 Th$_2$ 介导的真菌过敏反应（表 10-4）[65]。

（六）治疗

手术和类固醇。AFRS 的治疗包括保守治疗、保留黏膜的切除鼻息肉和浓缩过敏性黏蛋白的手术治疗，通常可以通过内镜技术完成。黏蛋白是坚韧的，微清创器可以帮助清除；然而，在邻近眼眶或颅骨老化区域使用微清创器是危险的。即使手术切除不完全，辅助性全身类固醇，通常在围术期开始使用强的松 60mg，持续几天，并在 2～4 周内逐渐减少，也可以使病情缓解。术前全身类固醇可溶解鼻窦中的嗜酸性成分，并导致误诊为真菌球。当类固醇被撤回时，真菌的嗜酸性粒细胞载体通常会反复，并且重新产生 AFRS 的

表 10-4　变态反应性真菌性鼻 - 鼻窦炎的发病机制

当前需要的元素	可能或可能需要
非侵袭性真菌生长	细菌超抗原
嗜酸性黏蛋白	超抗原刺激易感的人白细胞抗原亚型
对真菌培养的 Ⅰ 型过敏反应	

组织病理学表现[66]。术后口服类固醇治疗也显示出益处。泼尼松 50mg，每日一次，持续 6 周，然后在 6 周后逐渐减少，症状和鼻内镜检查均有改善。所有 12 名接受治疗的患者都有不良反应，从体重增加到类固醇诱导的糖尿病。然而，在 18 个月时停止治疗的所有患者（包括局部类固醇激素）中都发现疾病复发[67]。不幸的是，过敏反应的易感性也会导致复发感染。在手术中形成大的鼻腔开口后，复发往往可以在住院部或门诊部通过内镜清创治疗，并辅助服用局部类固醇及抗真菌治疗。

免疫治疗。最初，免疫疗法被认为是 AFRS 的禁忌证，因为该疾病是通过免疫复合物的形成而导致的。Mabry 和他的同事[69]初步表明，鼻内镜手术（ESS）治疗 AFRS 后应用真菌特异性免疫治疗不会造成损害，并可在术后最初几年内导致症状改善。Greenhaw 和他的同事[68]最近的一项研究也证明了大剂量免疫制剂治疗 AFRS 的安全性。随着时间的推移，临床病情是否会持续改善尚不清楚；研究报告说，4～10 年后，无论是否进行免疫治疗，病情缓解率都是相等的[69, 70]。

人源性单克隆抗体奥马珠单抗目前已被批准用于严重过敏性哮喘患者。尽管尚未发表，但有一位专家（B. J. F.）发现在开始使用奥马珠单抗后一周内患者就有了反应。最近的几项研究报告了用奥马珠单抗治疗后，ABPA 患者的病情改善及类固醇治疗需求减少[71-73]。

其他方式。有报道说抗生素可以改善 AFRS，但没有试验支持这种药物的使用。Ferguson 和 Wood[74]显示，在 22 个 AFRS 和 33 个非真菌性 EMRS 患者中，77% 的 AFRS 患者和 55% 的非真菌 EMRS 患者中存在细菌。如果 AFRS 确实需要细菌超抗原的存在，抗菌治疗也许有作用，但是这个作用还有待阐明。如果 AFRS 中超抗原刺激是重要的，那么钙调神经磷酸酶抑制药可能会有作用，如在特应性皮炎治疗中，皮克莫司和他克莫司已被证明有效。尚未有钙调神经磷酸酶抑制剂对此适应证进行研究。也没有研究证实生理盐水灌洗对 AFRS 的作用，但其在大多数医生的治疗选择中占有重要地位，往往在局部应用类固

醇之前就会应用生理盐水用来冲洗黏液，这样局部的鼻类固醇更有可能接触底层黏膜。抗真菌治疗在过敏性真菌性鼻窦炎或非过敏性真菌性鼻窦炎的治疗中较为局限。在一项随机安慰剂对照多中心研究中，抗真菌的吲哚康唑（200mg/d，2 次/天，持续 16 周）可显著改善该病[75]。在最近的一项研究中，将 50 名埃及 AFRS 患者随机分为 5 组，加上"随机的药物治疗：在随机使用不同治疗药物的患者中，报道了不同比例的患者出现症状复发，包括口服伊曲康唑（66%）、抗真菌鼻腔喷雾剂（氟康唑；10%）、抗真菌鼻腔喷雾剂（14%）、抗真菌鼻腔冲洗（28%）和安慰剂（75%）。该文献研究方法中的许多细节都没有显示，而且研究分组也很小。然而，这提示了在局限于真菌性疾病患者中，局部抗真菌治疗的优越性很大，口服伊曲康唑没有明显的益处[76]。相反，在一项对 23 例顽固性 AFRS 或 NAEFRS 患者进行的非随机回顾性观察研究中，伊曲康唑（100 mg，每日 2 次，共 6 个月）后客观的内镜反应和症状改

善 19 例（82%）。3 名患者因肝功能升高不得不停止服用伊曲康唑，其余 16 名患者口服类固醇减少；在超过 1 年的随访中，16 名患者中有 11 名（69%）没有出现疾病复发[77]。

一些研究已经评估了抗真菌治疗在 CRS 中的作用，而不局限于 AFRS 或 NAEFRS。最近的一项包含 6 项随机安慰剂对照试验的 Cochran 综述显示，抗真菌治疗对于包括症状、内镜检查和放射学评分在内的综合结果都有显著的益处[78]，其中 5 项研究评估了局部抗真菌治疗，一项研究调查了全身治疗。也有一些研究评估鼻内抗真菌药物的疗效（表 10-5）。在迄今为止最大的 116 名患者的研究中，Ebbens 及其同事报道，无论是客观还是主观上，使用两性霉素冲洗都没有益处。他们明确表示了与安慰剂相比，口服特比萘芬在 CRS 患者的多中心对照研究中没有显示出任何益处，事实上，在本研究同样包括了那些 CRS 患者[80]。明确有益、可能有益或无益的治疗方法总结在表 10-6 中。

表 10-5　局部性两性霉素 B 在慢性鼻－鼻窦炎中的研究

研究	入组标准	研究设计	两性霉素 B 剂量	结果
Ponikau 等[86] (2002)	CRS	NR, NB (n=51)	20ml bid 100μg/ml × > 3 个月 (8mg/d)	改善 75%
Ricchetti 等[87] (2002)	鼻息肉	NR, NB (n=74)	20ml bid 1 : 1000 × 4 wk (8 mg/d)	去除了 42%～62% 的中度和轻度 NP 的息肉，不可去除严重 NP, 0
Weschta 等[88] (2004)	无 AFRS 的 NP	R, DB, PC (n=74)	200μl 喷雾 qid × 8 wk (4.8mg/d)	没有明显改善
Ponikau 等[89] (2005)	CRS	R, DB, PC (n=24)	20 ml bid 250 μg/ml × 6 mo (20 mg/d)	8.8 % 的 CT 有改善
Ebbens 等[79] (2006)	CRS, 先前 ESS, 无 AFRS	R, DB, PC, MC (n=116)	25ml 两性霉素 B bid 100μg/ml × 13wk (10mg/d)	主观及客观及生活质量评分均没有明显区别
Liang 等[91] (2008)	无 NP 的 CRS, 先前未进行 ESS	R, DB, PC (n=64)	500ml 生理盐水中 20mg 两性霉素 B, 每日 1 次 × 4 wk (20mg/d)	生活质量评分及鼻内镜检查没有明显区别
Gerlinger 等[90] (2009)	ESS 后的 NP	R, DB, PC (n=33)	5mg/ml 喷雾，每鼻孔两喷 bid×12mo (4 mg/d)	生活质量评分没有明显区别

AFRS. 过敏性真菌性鼻－鼻窦炎；bid. 每天两次；CRS. 慢性鼻窦炎；CT. 计算机断层扫描；DB. 双盲；ESS. 内镜鼻窦手术；MC. 多中心；NB. 非盲；NP. 鼻息肉；NR. 非随机；PC. 安慰剂对照；R. 随机化；mo. 月；wk. 星期

表 10-6　过敏性真菌性鼻窦炎的治疗

确定有益	可能有益	无益或不确定
系统或局部使用的糖皮质激素	免疫治疗	局部两性霉素 B
手术	口服抗真菌药*	白三烯受体拮抗药
鼻腔冲洗	抗 IgE 免疫球蛋白*	钙调神经磷酸酶抑制药
		抗生素

* 对过敏性肺支气管曲霉菌病有疗效

二、嗜酸性非过敏性鼻窦炎真菌

我们将 NAEFRS 的分类局限于有组织病理学证据的患者，而不仅仅是真菌培养证据，如菌丝嗜酸性黏蛋白栓。如果这些患者真菌相关性 IgE 系统性升高，他们被归类为 AFRS；如果他们缺乏真菌相关性 IgE 系统性升高，则被称为 NAEFRS。如前所述，NAEFRS 中局部 IgE 存在的初步证据表明，这两种疾病的机制可能类似。大量的研究比较了嗜酸细胞性鼻窦疾病患者体内与真菌存在与否，结果有些矛盾。2000 年，Ferguson[81] 报道了无真菌嗜酸性黏蛋白鼻窦炎的临床特征与 AFRS 有显著差异，尽管存在重叠。该数据库是对美国东北部的 AFRS 和非真菌性嗜酸性黏蛋白性鼻窦炎（NF-EMRS）的综合文献进行回顾。回顾性研究比较了 69 例 NF-EMRS 患者和 431 例 AFRS 患者，发现 AFRS 患者发病年龄更小（30.7 岁），哮喘的可能性较低（41% vs. 93%），阿司匹林敏感的可能性更小（13% vs. 54%），他们的总 IgE 水平（平均 1941mg/dl，范围在 12～13 084mg/dl）明显更高，与 EMRS 患者（平均 267mg/dl，14～1162 mg/dl）相比；此外，他们双侧患病的可能性也更小（55% vs. 100%），整个数据库的 90% 以上来自北美[81]。2006 年，Saravanan 及其同事[82] 前瞻性地对印度北部 70 名接受鼻窦手术的患者进行分类，发现 70 名患者中 36 名（51%）患有 AFRS，12 名（17%）患有 NF-EMRS，4 名（6%）患有真菌球，其余 18 例（26%）有其他非嗜酸性粒细胞性鼻窦炎。与 Ferguson 的

报道类似，81 例 AFRS 患者的平均年龄比 NF-EMRS 患者发病年龄更小 [（28±13）岁 vs.（41±10）岁]，AFRS 组双侧病变的可能性较小（75% vs. 100%），但这些结果没有达到统计学意义。与 NF-EMRS 组相比，AFRS 组的骨质侵蚀（100% vs. 40%）和密度不均一性（97% vs. 67%）明显更常见[82]。在澳大利亚阿德莱德，一项对 188 例 EMRS 患者的前瞻性评估发现，典型 AFRS 患者比 EMRS 患者发病年龄小得多；然而，亚组分析在其他检查指标中没有发现差异，包括阿司匹林敏感性、疾病的双侧性、免疫球蛋白水平或哮喘。在澳大利亚南部，几乎 100% 的 AFRS 患者患有双侧疾病[83]。

这 3 个大系列之间差异的可能能解释包括气候、遗传易感性和社会经济等因素的差异性影响。在 Ferguson[81] 研究和回顾性文献中，93% 的患者来自北美，而另外两个大的前瞻性系列来自同一地点。Saravanan 的研究[82] 分析了来自印度中北部的患者，Pant[62, 63] 则主要研究了澳大利亚阿德莱德的患者。在印度北部和澳大利亚南部，更高的霉菌定植量和更适合霉菌定植双侧鼻腔条件。最近，由于肉芽肿性 FRS 和分枝杆菌感染的 AFRS 患者的黏膜组织被菌丝侵袭的报道，关于 AFRS 定义的争议进一步加剧[84, 85]。

三、结论

在每一分类中都存在模糊区域。我们对 FRS 的原因和最佳治疗方法的理解，尤其是对无效分类的患者，是不完整和不断变化的。根

据从侵袭性疾病到过敏性疾病的免疫谱对 FRS 进行分类，可以在临床指导适当治疗和预测患者临床结果。

推 荐 阅 读

Chakrabarti A, Denning DW, Ferguson BJ, et al: Fungal rhinosinusitis: a categorization and definitional schema addressing current controversies. *Laryngoscope* 119 (9): 1809–1818, 2009.

Ferguson BJ: Definitions of fungal rhinosinusitis. *Otolaryngol Clin North Am* 33: 227–235, 2000.

Katzenstein AL, Sale SR, Greenberger PA: Allergic *Aspergillus* sinusitis: a newly recognized form of sinusitis. *J Allergy Clin Immunol* 72: 89, 1983.

Manning SC, Holman M: Further evidence for allergic pathophysiology in allergic fungal sinusitis. *Laryngoscope* 108 (10): 1485–1496, 1998.

第11章

鼻腔鼻窦良性肿瘤
Benign Tumors of the Sinonasal Tract

Piero Nicolai　Paolo Castelnuovo　著

于　鹏　万玉柱　译

要点

1. 单侧鼻塞是鼻腔鼻窦良性或恶性肿瘤患者的最常见症状。因此，任何有此主诉的患者都应该行鼻内镜检查、影像学检查，必要时行组织学检查以明确诊断。

2. 骨瘤和内翻性乳头状瘤分别居鼻腔鼻窦良性肿瘤的首位和次位。但是，骨瘤常常并不需要手术，所以内翻性乳头状瘤是鼻腔鼻窦良性肿瘤最常见的手术指征。

3. 成功切除内翻性乳头状瘤的关键是沿着骨膜下切除，并磨除病变黏膜下的骨质。

4. 大多数内翻性乳头状瘤可以经鼻内镜切除，可根据病变的部位和大小进行调整切除范围。

5. 对于额窦的内翻性乳头状瘤，由于其术前评估鼻窦病变黏膜的范围较困难，因此应该提前告知患者术中可能需要外部切口或者联合入路来切除。

6. 侵犯至鼻咽、鼻腔、蝶窦、上颌窦、筛窦、翼腭窝 / 颞下窝、眼眶和海绵窦区域的鼻咽纤维血管瘤可以通过鼻内镜手术切除。

7. 鼻咽纤维血管瘤若广泛侵及颅中窝底、包绕颈内动脉或经治疗后再次累及关键部位，最好采用外入路 / 鼻内镜联合入路。

8. 由于大多数顽固性鼻咽纤维血管瘤位于蝶骨并且在黏膜下生长，因此术后定期随访时，鼻内镜检查和影像学检查是十分必要的。

9. 骨瘤最常累及额窦。随着弯钻头的引入和 Draf Ⅲ 手术的广泛应用，即使那些向额窦外侧扩展的骨瘤也可以在鼻内镜下切除。但是，那些位于额窦上部或外侧的大的骨瘤，应该术前告知患者需要行外部切口的可能性。

10. 通过有限的手术空间切除大骨瘤的关键在于肿瘤的分块切除，可以通过对骨瘤中心部分钻孔的方法来实现分块切除，最后残余的骨壳也更容易从周围结构上分离出来。

　　由于影像技术的显著改进和内镜手术的广泛应用，人们对鼻内镜下治疗鼻腔鼻窦良性肿瘤再次产生了兴趣。鼻窦良性肿瘤可能会涉及不同的病理类型，根据世界卫生组织的分类，其包括上皮性肿瘤（乳头状瘤和唾液腺瘤）、软组织肿瘤（黏液瘤、平滑肌瘤、血管瘤、神经鞘瘤、神经纤维瘤和脑膜瘤）和骨瘤、软骨瘤（巨细胞修复性肉芽肿、骨巨细胞瘤、软骨瘤、骨瘤、软骨母细胞瘤、软骨黏液纤维瘤、骨软骨瘤、骨样骨瘤、成骨细胞瘤、造釉细胞瘤、鼻软骨间质错构瘤）[1]。尽管鼻咽纤维血管瘤来源于翼腭窝，但由于其通常表现为鼻或鼻咽肿块，所以传统上认为其为鼻腔鼻窦的良性肿瘤。

除了骨瘤单纯表现为前额部头痛或行头颅或眼眶 CT 时偶然发现外，大多良性肿瘤的症状为单侧鼻塞，目前对鼻腔良性肿瘤的初步检查是经过鼻腔减充血药收敛后的鼻内镜检查。检查通常可见鼻腔内软质肿物阻塞鼻腔。对于一些病变，内镜检查可以初步判断肿物的性质，如内翻性乳头状瘤和纤维血管瘤。在这一点上，我们通常的策略是进行影像学检查，以确定肿物的血供及其与邻近结构的关系，并排除脑膜脑膨出。一般而言，对于鼻腔鼻窦良性肿瘤，首选影像学检查为 MRI，能鉴别肿瘤和鼻腔鼻窦内潴留的分泌物，且具有较高的分辨率，甚至可能对软组织肿瘤的性质提供参考，增强 CT 可以作为替代选择。当影像学检查不能确定诊断时，则需要进行活检，但如果怀疑肿物为纤维血管瘤，则应避免活检。

尽管现在可以通过鼻内镜切除大多数鼻腔鼻窦良性肿瘤，但某些情况下仍需要外部切口或联合手术。多数情况下影像学检查能够评估是否需要外部切口或联合手术，但某些情况下只能在术中确定。因此，在术前必须与患者说明内镜手术转开放性手术的可能性。

本章详细介绍内翻性乳头状瘤、骨瘤和鼻咽纤维血管瘤，这是我们 20 多年来在两所大学附属医院收治的 931 例鼻腔良性肿瘤中最常见的组织学类型（表 11-1）。我们还提供了其他不太常见良性肿瘤的资料。

一、内翻性乳头状瘤

内翻性乳头状瘤，与嗜酸细胞性乳头状瘤和外生性乳头状瘤都属于鼻腔鼻窦乳头状瘤，它是除骨瘤外最常见的鼻腔鼻窦良性肿瘤，同时也是鼻腔鼻窦良性肿瘤最常见的手术指征。据估计，内翻性乳头状瘤占所有需要手术的鼻腔鼻窦肿瘤的 0.4%~4.7%；年发病率为 0.6/10 万 ~ 1.5/10 万 [2, 3]。发病率男性高于女性，好发年龄为 50—60 岁。

就组织学表现而言，内翻性乳头状瘤完全或几乎完全由基底膜包裹的增生性带状上皮细胞组

表 11-1　鼻腔鼻窦良性肿瘤病理和手术方式

肿瘤组织学	手术方式			
	内镜	联合	外部	总
内翻性乳头状瘤	403	41	12	456
骨瘤	109	39	11	159
鼻咽纤维血管瘤	120	1	34	155
分叶毛细血管瘤	50	1	–	51
骨纤维异常增殖瘤	26	3	1	30
海绵状血管瘤	11	1	–	12
神经鞘瘤	7	3	1	11
骨化纤维瘤	8		1	9
错构瘤	9			9
神经胶质瘤	5	1	1	7
多形性腺瘤	5			5
其他	20	7		27
总	773	97	61	931

数据来自于 1994—2013 年在布雷西亚和瓦雷泽大学医院治疗的 931 位患者

成，这些上皮细胞向基质内增生，由鳞状或纤毛柱状细胞与黏液细胞混合而成 [4]。

内翻性乳头状瘤最常发生在鼻腔外侧壁。其次是上颌窦和筛窦，而额窦和蝶窦很少受累。内翻性乳头状瘤病变范围广泛，常累及一个以上的鼻窦，因此不容易判断肿瘤起源。

过去过分强调内翻性乳头状瘤与鳞状细胞癌的关系，报道的发生率高达 56%[5]。最近的数据清楚地表明，患病率在 3.4%[6] ~ 9.7%[7]，同步发生比恶变更常见。

大量研究证实人乳头瘤病毒（HPV）存在于内翻性乳头状瘤之中；然而乳头状瘤病毒是单纯定植还是致病因素，目前仍然存在争议 [8]。通过原位杂交或聚合酶链反应，发现 HPV 在三种类型的乳头状瘤中存在广泛流行病学差异。最近的一项 Meta 分析试图阐明这种变异与 HPV 检测方法、肿物起源或者乳头状瘤类型有关。在分层

Meta 分析中，乳头状瘤的类型具有统计学意义，但所有因素无明显统计学差异[9]。血清型 16 和 18 已被明确发现与内翻性乳头状瘤有关[12]。

患者常因单侧鼻塞伴水样鼻漏就诊于耳鼻咽喉科，而眼球突出、复视和头痛可能是晚期肿瘤累及眼眶或颅底而导致的。鼻内镜检查典型表现为中鼻道荔枝样新生物，呈乳头状改变（图 11-1）；这可以提示诊断，合并炎症性息肉时则使诊断变得困难。在鼻内镜下活检可确定组织学诊断。

内翻性乳头状瘤需要影像学检查来评估病变的范围，并提示其与周围结构（眼眶、颅底、视神经、颈内动脉）的关系。建议首选增强 MRI，这比 CT 更有优势，可以更好地区分炎症性黏膜与肿瘤，并显示脑回征（图 11-2）。内翻性乳头状瘤的组织学特征是上皮组织高度增生，向基质内深入，导致基质细胞堆积覆盖上皮细胞，从而形成特征性的外观形态，对内翻性乳头状瘤的诊断具有重要意义[13]。然而，MRI 也有局限性，尤其是在肿瘤组织完全充满上颌窦、蝶窦或额窦，或者鼻窦中广泛黏膜水肿而肿瘤范围较小的病变。许多研究表明，CT 上可见的局灶性骨质增生[14] 和骨样改变[15] 被认为可能是肿瘤的根源。这些发现也可以通过 MRI 来确定（图 11-3）。

2006 年的 Meta 分析[16] 和我们 400 多例内翻性乳头状瘤的经验表明，对于绝大多数病变，鼻内镜手术是可靠的，可以代替传统的开放性手术。以下几种情况不适合鼻内镜手术：①额窦和（或）眶上气房的黏膜大部受累；②病变侵入眼眶，这是一种非常罕见的情况，通常见于一次或多次手术后肿瘤复发的患者；③同时合并有累及关键区域的恶性肿瘤；④前期手术导致明显的瘢痕和解剖结构紊乱。

鼻内镜手术的局限之一是鼻内镜下不能做到连续整块切除。然而，整块切除本身并不是实现完全切除的必要条件，而是必须遵循彻底清除病灶原则。手术的关键是沿着骨膜下切除受累黏膜，并切除黏膜下增生骨质[17]。手术的范围取决于病变部位和范围。病变非常局限的病例，可通过非常保守的方法进行治疗[18]。根据我们的经验，内镜手术分为三种基本类型[19]。其中，Ⅰ型手术（图 11-4A）适用于内翻性乳头状瘤累及中鼻道、筛窦、上鼻道、蝶窦，或者肿物进入上颌窦而没有累及上颌窦黏膜也可以采用此种办法。Ⅱ型手术（图 11-4B）也就是鼻内镜下上颌骨内侧切除，适用于起源于鼻道窦口复合体并延伸至上颌窦的肿瘤，或没有累及上颌窦前壁和外壁的上颌窦内病变。可以同时切除鼻泪管，以充

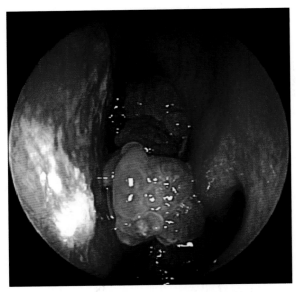

▲ 图 11-1　内翻性乳头状瘤的典型鼻内镜表现
苍白乳头状的息肉样病变从中鼻道突出并且阻塞左侧鼻腔

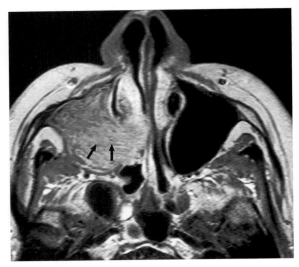

▲ 图 11-2　典型内翻性乳头状瘤（箭所示）磁共振轴位
T_1 增强扫描显示右侧上颌窦实性占位，呈脑回征改变

分暴露上颌窦前部。Ⅲ型手术（图 11-4C），也称为 Sturman-Canfield 手术或 endonasal Denker 手术[20]，需要切除上颌窦前壁的内侧部分，使其能够到达上颌窦各个壁。因此该手术方式也被推荐应用于广泛累及上颌窦前壁的内翻性乳头状瘤。

很多情况下病变会累及额窦，从额隐窝到部分或全部额窦黏膜受累（图 11-5）。因为手术成功的关键是切除病变的黏膜及增生的骨质，手术方式可能是鼻内镜下 Draf Ⅱ B、Draf Ⅲ 手术或鼻内镜联合外部切开入路打开额窦，具体要视额窦黏膜受累程度而定，而这通常只能在术中才能确定。甚至大的眶上气房也是一个挑战。通过电凝并切断筛前动脉，磨除眶纸板上份，可以使眶

向外侧移位，以拓宽手术视野。然而，当病变侵及眶后或眶外侧的气房，而且不能经鼻完全切除时，需要行额窦骨瓣成形手术。

无论选择何种入路，手术结束时应创造一个

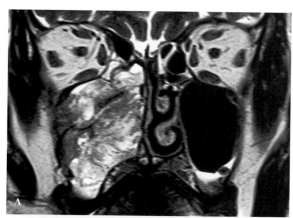

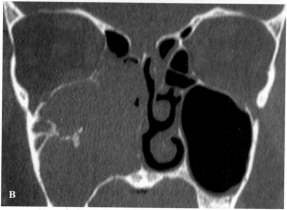

▲ 图 11-3　内翻性乳头状瘤冠状位 MRI、CT 可见病变呈膨胀性生长，占据整个上颌窦，破坏内侧壁，侵犯右鼻腔

A. 强化 MRI T_2 显示病变呈脑回征，并可见上颌窦侧壁骨质增生，考虑为肿瘤根源；B. CT 软组织分辨率差，但能看到明显的骨质增生

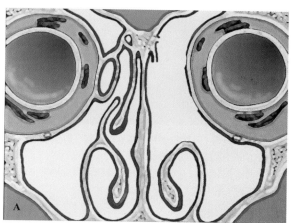

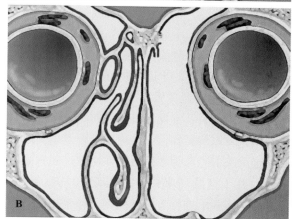

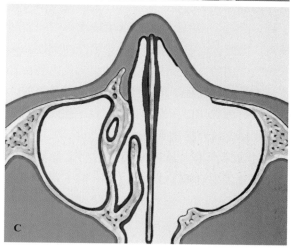

▲ 图 11-4　图片总结了筛窦 – 上颌窦内翻性乳头状瘤不同的内镜切除方法

A. Ⅰ型切除术；B. Ⅱ型切除术；C. Ⅲ型切除术

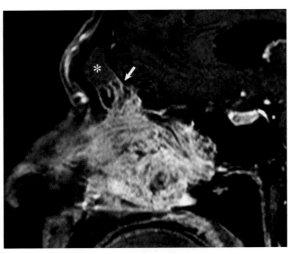

▲ 图 11-5　矢状位增强 MRI 的内翻性乳头状瘤

矢状位的优点是能够对肿瘤侵入额窦的情况进行评估。额窦上部充满炎性分泌物（星号）；矢状位还可以准确评估肿瘤与前颅底的关系（箭）

口袋形状的腔道，以便术后内镜复查，及时发现病变残留或复发。术后，只有当病变鼻窦因瘢痕闭锁而无法行鼻内镜检查，患者有症状，或发现病灶残留或复发时，才行 MRI 或 CT 检查。

在无内镜或显微镜时代，经鼻切除是最常用的手术方式，其复发率高达 40%[21]～78%[22]。病变多数是原位复发，更准确地讲应该是病灶残留。这反映了经鼻手术在根治性切除病变方面的不足。鉴于这些局限性，20 世纪 70—80 年代，通过侧鼻切开术进行上颌骨内侧切除术被确立为治疗内翻性乳头状瘤的金标准。虽然复发率明显下降（0%[23]～29%[24]），但这项技术影响颌面部美观。因此，面中部掀翻术成为治疗内翻性乳头状瘤最常用的方法。内镜技术的引入使内翻性乳头状瘤的治疗发生了革命性的变化。其显著的优点是没有面部切口，面部肿胀较轻，住院时间较短，术后疼痛和感觉不适减少[25]。

就效果而言，最近发表的系列文章清楚地表明，复发率远低于 10%[17, 26, 27]。除不完全切除和高分期疾病外，发现近期复发风险与吸烟有关[28]，同时也与恶变倾向相关[29]。分期系统将有助于不同个体间结果的比较，但遗憾的是，针对内翻性乳头状瘤的分期还没有一个被广泛接受的标准。

二、鼻咽纤维血管瘤

鼻咽纤维血管瘤是一种良性病变，其组织学特征是在胶原纤维和成纤维细胞组成的网状基质中分布大量管壁薄且无弹性的血管。男性青少年多见。免疫组织学和电镜研究表明，病变可以被认为是血管畸形，而不是肿瘤[35]。Schick 团队[36] 推测，鼻咽纤维血管瘤可能是由鳃动脉的不完全退化发展而来的，鳃动脉在胚胎发生的第 22～24 天出现，并在腹主动脉和背主动脉之间形成一个暂时的连接。这条动脉通常退化并形成血管丛，未退化或退化不全可能是鼻咽纤维血管瘤的发生机制（图 11-6）。鼻咽纤维血管瘤血管表达层粘连蛋白 α_2 的发现为该理论提供支持，同时这也被认为是早期血管生成的标记[37]。

鼻咽纤维血管瘤的特征是有一根蒂，位于翼腭窝的水平，随后通过不同的途径生长，标志性特点是沿着颅底的孔和裂隙生长。骨受累主要有两种机制：肿瘤骨膜下生长致压迫性吸收和肿瘤侵入骨松质的间隙。最初侵蚀翼突根部，随后扩展至蝶骨大翼并侵蚀颅中窝底。在早期，鼻咽纤维血管瘤通过蝶腭孔进入鼻咽和鼻腔，沿着翼管神经进入蝶窦底。经翼腭裂向外侧侵犯颞下窝，在晚期病变可完全充满颞下窝。当病变向前扩展时，上颌窦后壁逐渐被向前推挤。鼻咽纤维血管瘤虽然是良性的，但也可通过眶上、下裂或沿上颌神经延伸至颅内到达鞍旁。肿瘤较少侵犯前颅底，但无论肿瘤侵犯颅底的方式和部位，肿瘤突破硬脑膜进入颅内的情况非常罕见[38]。

单侧鼻塞和鼻出血是中早期鼻咽纤维血管瘤最常见的症状。在晚期病变中，可出现面颊肿胀、眼球突出或头痛，这表明病变累及颞下窝、眼眶或颅底。十几岁男孩鼻内镜下发现起源于中鼻甲后面的表面光滑、带蒂的血管瘤性病变，中鼻甲通常被推向外侧（图 11-7），强烈提示诊断为鼻咽纤维血管瘤，可通过 CT 和 MRI 证实。因为出血风险较高，故除非特殊情况，不建议采用活检来确诊。

通过 CT 和 MRI 诊断鼻咽纤维血管瘤基于以下三个特点：①起源部位始终位于翼腭窝水平；

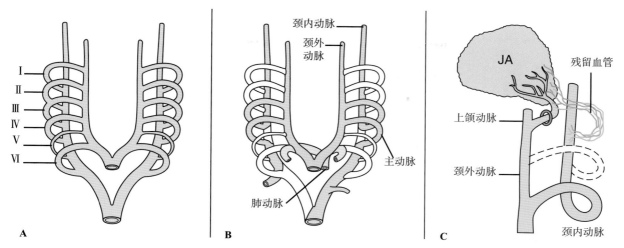

▲ 图 11-6　上图总结了 Schick 团队 [29] 提出的关于青春期鼻咽纤维血管瘤（JA）起源于分支动脉的理论
A. 在胚胎发育过程中，第六支鳃弓动脉暂时连接腹主动脉和背主动脉。B. 随后发生几种血管结构（白色血管）的生理退化，并最终确定血管系统构型；C. 第一鳃弓动脉伴随着血管丛的形成而逐渐退化，这一过程通常在出生时就已经完成。该结构的不完全退化可以解释来自上颌动脉和蝶腭动脉的鼻咽纤维血管瘤的典型血液供应，其具有到颈内动脉途径的持续血液供应。Ⅰ～Ⅵ. 6 条鳃弓动脉

②强化后的富血管性表现；③生长模式 [39]。在 MRI 检查中，T_1 和 T_2 加权序列上均可见病变内的数个信号空洞，提示病灶内血管丰富，进一步为诊断鼻咽纤维血管瘤提供证据。考虑到类似的增强特点，有时与分叶状毛细血管瘤、血管周细胞瘤和神经鞘瘤很难鉴别。然而，这些其他病变通常不涉及翼腭窝，并发生在不同的年龄阶段。

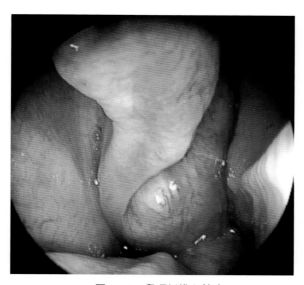

▲ 图 11-7　鼻咽纤维血管瘤
在鼻内镜下病变典型表现为息肉样带蒂血管团样肿物，从中鼻甲后方的侧壁隆起，中鼻甲侧面受压。后鼻孔被完全堵塞

文献中有几种鼻咽纤维血管瘤的分期 [48-52]。较为合理的方式应根据病变的范围对病例进行分期，便于不同分期病例的比较。

术中出血在过去一直被认为是鼻咽纤维血管瘤手术中最具挑战性的问题之一，这也是该病较高病灶残存率和复发率的原因。20 世纪 70 年代早期，术前栓塞术 [40]（通常在手术前 48h 进行）的引入，显著减少了术中出血，使肿瘤边界的评估更加准确，彻底改变了对该病的治疗。如今，动脉内数字减影血管造影术、微导管和诸如聚乙烯醇颗粒等栓塞药的应用使得对供血血管的超选择性栓塞变得更加容易 [41]。此外，血管造影明确肿瘤的供血血管，显示了与颈内动脉、椎动脉和对侧颈动脉系统分支的连接。虽然目前可用的栓塞方法对来自颌内动脉及其分支的供血血管以及来自咽升动脉的供血血管做了有效的阻断，但对来自颈内动脉的主要供血血管的控制也是迫切需要解决的。在过去，通过直接肿瘤穿刺和栓塞来阻断血供，但这容易导致不可预期的并发症 [42]。最近，因为与一种栓塞药缟玛瑙（一种乙烯乙烯醇共聚物）（Covidien, Dublin, Ireland）[43-45] 联合使用，成功地用于治疗颅内和脊柱动静脉畸形，人们对这项技术的兴趣又被重

新唤起。虽然颈内动脉被肿物包绕的情况非常罕见，但是如遇这种情况，可以通过球囊闭塞或断扎颈内动脉，或者相对微创的颈内动脉支架的方式来解决。

并不是所有的权威机构都同意常规进行术前栓塞。事实上，术前栓塞在肿瘤周围引起的改变已经被证明增加了留下残余组织的可能性[47]。

外科手术被认为是治疗鼻咽纤维血管瘤的主要方法。目前有几种方法是有效的——显微内镜手术、面中部掀翻术和颞下窝入路切除。根据肿瘤的范围和位置选择不同的手术方式，减少出血及肿瘤彻底切除的关键在于骨膜层面下的双极电凝切除及蝶窦的扩大开放。Howard 团队[53]强调了蝶窦扩大开放的重要性，他们观察到切除病变所累及的蝶窦骨松质，复发率显著降低。

对于小的、中等的、甚至部分大的鼻咽纤维血管瘤，鼻内镜手术也已成为传统外部手术方法的可行替代方案[54-56]。肿瘤涉及颞下窝、眼眶和鞍旁区域不能被认为是鼻内镜手术的禁忌证（图11-8），但累及海绵窦或颈内动脉的晚期病变（图11-9）最好通过鼻内外联合入路治疗。面中部掀翻术和颞下窝入路切除可根据颅内肿物的位置和外科医师的倾向选择。对于侵及颅内较大的肿物，可以选择分两期切除颅外和颅内肿瘤。对于

涉及重要部位的残留病灶或术区瘢痕使鼻内镜入路解剖结构辨认不清的情况，应术前告知患者联合手术的可能性，外科医师还应注意，低剂量放射治疗（30～36Gy）已被证明对不能完全切除的晚期或复发病变有效[57]。可行的新技术，如伽马刀放射外科[58]和射波刀系统[59]，在用于有限大小的病变时，可能是降低复发率的替代方法。

术后定期复查，以鼻内镜检查和影像学检查为主，随访至少 3 年[25]。由于大多数残留病灶呈黏膜下生长，增强 CT 或 MRI 在早期诊断中起着关键作用。由于没有任何炎症变化，术后立即进行的影像学检查将更容易识别残留的肿瘤组织[60]。鼻咽纤维血管瘤手术残留概率评估困难，在 6%～39%[58]。尽管不同的研究者在术后复查时间及影像学检查方法有差异，但大多数残留病灶在术后 1 年内就能诊断出来。排除手术入路影响（外部入路与内镜入路），晚期病变侵及蝶窦或翼突、颞下窝、破裂孔和（或）海绵窦时，容易残留病灶[61]。在合理的手术计划下，鼻内镜手术病灶残留概率较低，据报道，在 0%[62]～17%[61]。

由于对残留病灶的生物学行为了解还很有限，我们通常用 MRI 对残留病灶进行监测，以评估其生长模式。当发现残留病灶明显增大时，考虑手术或放疗。

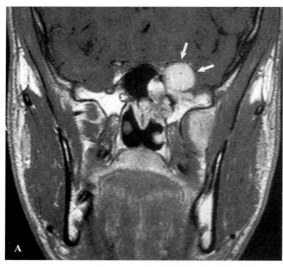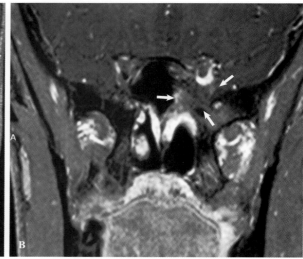

▲ 图 11-8　鼻咽纤维血管瘤鼻内镜手术切除前后在强化磁共振（MRIs）冠状位的表现

A. 术前 MRI 显示左侧蝶窦和颞下窝的底壁和侧壁均有侵犯。在眶上裂附近可见颅内侵犯（箭）。B. 手术切除后 MRI 示蝶窦外侧壁实性组织（箭）；强化不明显提示瘢痕组织残留

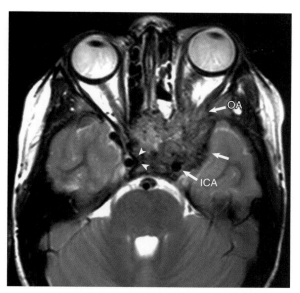

▲ 图 11-9 鼻咽纤维血管瘤 MRI T_2 加权轴位图像

病变侵犯左侧眶尖（OA），左侧蝶窦侧壁（箭）完全破坏，颈内动脉（ICA）被包裹。在右侧，一个骨屏障（箭头）将病变与颈内动脉分开

三、骨瘤

骨瘤是一种良性、生长缓慢的成骨细胞病变，是鼻腔鼻窦最常见的良性肿瘤。行普通鼻窦 X 线片检查和行鼻窦 CT 检查的患者中，有 1% 和 3% 的患者被发现患有骨瘤[63]。骨瘤常见发病年龄为 20—50 岁，有文献报道男性略多于女性。额窦是最常累及的部位（约 80%），其次是筛窦、上颌窦，最少见的是蝶窦。发现骨瘤要考虑到 Gardner 综合征的可能性，Gardner 综合征是一种遗传性疾病，其特征是结肠多发息肉与颅骨骨瘤和多个软组织肿瘤。

从宏观上看，大多数骨瘤表现为多分叶的白色质硬肿块。小的骨瘤很容易辨认出原发部位，而大的骨瘤，其识别可能有些困难。

根据 Fu 和 Perzin[64] 的分类，骨瘤在组织学上分为三类：密质型（或象牙型、硬型）、松质型（成熟型）和混合型。密质型骨瘤（或象牙型、硬型）是分叶状的，由致密的骨组成，含有少量的纤维组织，没有哈弗管。松质型（成熟型），由海绵状的成熟骨组成，其中骨小梁被大量的纤维组织分隔；病变中含有不同成熟阶段的

成纤维细胞和大量胶原纤维，结缔组织常含有膨胀的薄壁血管。密质型和松质型均含有的为混合型骨瘤。

目前骨瘤产生的机制并没有达成共识，有三种理论：①胚胎学理论认为骨瘤发生在胚胎软骨筛骨和膜性额骨的交界处，但它不能解释骨瘤发生在远离额骨和筛骨交界处的地方；②创伤理论将骨瘤的发生与以前的创伤联系起来；③感染性理论的基础是局部炎症可能通过激活成骨作用改变骨代谢所致的[39]。还有部分人认为是发生在儿童时期生长缓慢的骨错构瘤[65]。

大多数骨瘤是无症状的，多是在影像学检查中偶然发现。典型症状为骨瘤位于额窦或额筛交界处，阻塞鼻窦引流引起鼻窦炎，甚至黏液囊肿并伴有持续的额部头痛。如果病变累及额骨外表，患者可能因额部畸形前来就诊，而肿瘤向眼眶方向生长可引起眼眶或泪道症状（即眼球突出、复视、眼眶疼痛、视力下降，甚至一过性失明）。延伸至颅前窝的骨瘤有脑脊液漏、脑膨出、脑膜炎和脑脓肿的风险。上颌骨骨瘤如阻塞窦腔引流，可引起上颌区疼痛等症状；如压迫眶下神经，引起神经痛，如外生则可能影响外观。

因为病变位于鼻窦，鼻内镜检查通常是正常的。少数情况下，骨瘤向鼻腔生长，可以见到鼻腔肿物，或者表现为黏膜萎缩或菲薄[39]。

目前骨瘤主要依靠 CT 检查来诊断。根据骨瘤内矿化骨数量的多寡，骨瘤可以表现出非常高的密度，类似骨皮质（图 11-10），也可以表现出逐渐降低的密度，呈毛玻璃状（图 11-11 和图 11-12）。为明确诊断行增强造影通常是不必要的[39]。多平面重建有助于确定病变来自于哪个窦壁，为选择最佳手术入路提供依据。当病变侵蚀前颅底或眶壁骨质时，MRI 可较好地判断骨瘤与邻近软组织之间的关系（即硬脑膜、大脑、眶内容）。

因为骨瘤生长缓慢，对于无症状病变，不侵犯视神经等关键结构（无颅内并发症的风险），并且不广泛侵犯颅底或眼眶（无眶内并发症的风险）者，目前主张观察治疗。在这种情况下，建议通过定期的影像学检查来监测病变，最好包括

MRI。在其他情况下，建议进行手术。

根据骨瘤的部位和大小，不同的外部手术入路，如 Lynch-Howarth 切口额筛窦切除术、面中部掀翻术、侧鼻切开术、Caldwell-Luc 术、冠状切口骨瓣额窦切开术在过去都被广泛应用。内镜技术的引入和随后的改进导致这些病变的外科治疗发生了巨大的变化，现在大多数都是通过经鼻入路治疗的。自骨瘤中心部位钻孔是一种手术技巧，通过该方法可以经鼻切除较大的骨瘤；病灶的中心部分用切割钻或磨钻去除大部分骨质，留下非常薄的骨壳，使其可以很容易地从邻近组织剥离[66]。还提出了使用一种超声骨刀[67, 68]的可

能性。如果病变与硬脑膜粘连，在手术过程中可能出现脑脊液鼻漏，因此应术前告知患者相关手术风险，并需要用多层修补技术修复缺损[69]。

累及筛窦、蝶窦和（或）上颌窦内侧壁的病变，甚至部分累及眶下壁和内侧壁的病变也可以经鼻切除（图 11-13）。20 世纪早期随着弯钻的引入、导航系统的广泛使用以及 Draf Ⅲ 手术的广泛开展，使得鼻内镜切除额窦骨瘤的范围不断拓宽[70]。即使肿瘤在矢状面上位于纸样板的外侧，只要额隐窝足够宽，也可以很容易地通过

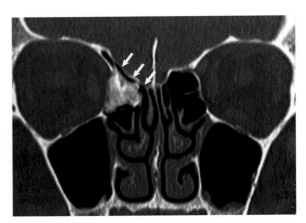

▲ 图 11-12　冠状位 CT 显示右侧筛窦骨瘤
显示毛玻璃样改变，通常见于海绵状骨瘤。病变毗邻额隐窝，额隐窝通畅（箭所指）

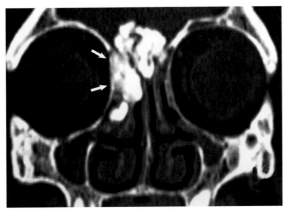

▲ 图 11-10　冠状位 CT 显示骨瘤
右侧筛骨显示一个巨大的象牙骨瘤，侵犯鸡冠和筛板，侵犯颅前窝。但未累及眼眶，眶纸板仍可识别（箭）

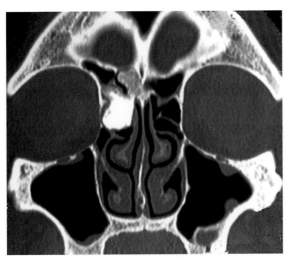

▲ 图 11-11　冠状位 CT 显示额筛骨瘤
混合密度，在前筛呈象牙状，在额窦呈海绵状

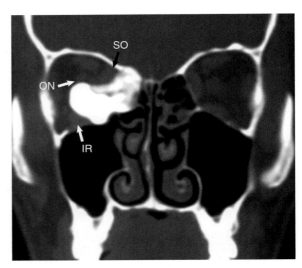

▲ 图 11-13　在冠状计算机断层扫描中，可以看到大的筛骨骨瘤侵入眼眶并移位视神经（ON），上斜肌（SO）和下直肌（IR）。高且非常均匀的密度是象牙变体的特征。通过内镜方法切除病变

Draf Ⅲ额窦手术（图 11-14），用弯钻头将肿瘤切除[71, 72]。然而，对于那些额隐窝狭窄而且向外延伸的病变，很难通过单纯的鼻内镜手术彻底切除（图 11-15）。这样的病变可以用更广泛的额窦开放联合影像导航下的额窦环钻手术切除[73]。对于更广泛的病变，可以联合额窦骨瓣手术，这样可以使病变显露更充分，切除更彻底。我们的经验是较大的额窦都能维持通畅引流，一般不要行额窦充填。另一方面，当额窦骨瘤位于外侧且不累及额隐窝时，最好采用额窦骨瓣成形术，这样就不必影响额窦引流。如果病变严重累及额窦前壁，则需要重建以维持额部外形。可以取顶骨骨瓣用微钛板固定于额部。

由于骨瘤复发非常罕见，术后常规 CT 复查不是必要的。我们更倾向于术后 1 年进行 CT 检查，根据检查结果决定是否需要进一步的影像学随访。有症状的额窦狭窄的患者或者开放上颌窦的患者是需要 CT 复查的。

四、分叶状毛细血管瘤

分叶状毛细血管瘤是一种生长迅速的病变，由排列在小叶中的毛细血管增生引起，并由疏松的结缔组织间质分隔，常有炎症细胞浸润[74]。在文献中，该肿瘤常被报道为化脓性肉芽肿，但由于该病灶既不是细菌感染的结果，也不是真正的肉芽肿，因此目前认为这一报道证据并不充分。

头颈部黏膜性分叶状毛细血管瘤多发生在口腔，较少发生在鼻腔。在 Puxeddu 团队报道的 40 例患者中[75]，年龄从 10 月龄至 72 岁，平均年龄为 42 岁，50 岁发病率最高。未见性别优势。

分叶状毛细血管瘤的病因尚不清楚。创伤、激素影响、病毒致癌基因、潜在的微动静脉畸形以及血管生成生长因子的产生都被认为是潜在的病因。创伤（如习惯性挖鼻和鼻腔填塞）的相关性是有一定的事实依据的，即大多数病变位黎氏区或在下鼻甲和中鼻甲的头端。

分叶状毛细血管瘤在鼻内镜下的典型表现是与鼻出血相关的一个红色 - 紫色的肿块，不大于 1cm[75]。然而，在更罕见的情况下，病变相当大并完全填满鼻腔，这导致患者因单侧鼻塞前来就诊。在这种情况下，与纤维血管瘤、血管瘤息肉、血管周细胞瘤、副神经节瘤、血管肉瘤和高血管蒂肿瘤（如肾癌或甲状腺癌）转移的其他富血管带蒂病变可能难以鉴别，继而需要影像学检查。CT 表现为软组织密度的单侧肿块，MRI 表现为 T_2 高信号和 T_1 低信号；注射对比剂后肿物

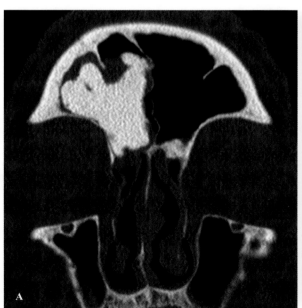
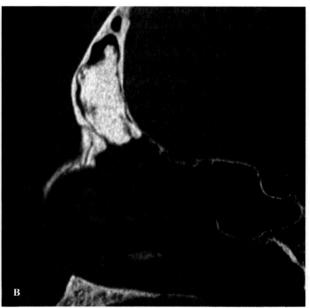

▲ 图 11-14　冠状位（A）和矢状位（B）CT 显示右侧额窦骨瘤。

由于病变前后径较大，且病变与周围骨壁之间残留空间狭小，需要通过 Draf Ⅲ 手术完全切除

强化明显[39]。鼻咽纤维血管瘤由于其特殊的位置和流行病学特点容易被排除，最终的确诊需要病理学检查。

手术是分叶状毛细血管瘤的首选治疗方法，即使是大的病变也可以通过鼻内镜进行根治性切除[39]。在我们的经验中，只有在病变广泛累及眼眶和前颅底，并伴有血管内乳头状内皮增生的情况下才需要行开放性手术（图 11-16）[76]。

五、骨化纤维瘤和骨纤维异常增殖症

在过去，骨化纤维瘤和骨纤维异常增殖症由于组织学上的相似性而被归为一类。然而，1963年，Reed[77] 建议将它们视为两种不同的疾病。骨化纤维瘤是一种真正的良性肿瘤，而骨纤维异常增殖症是基因上的发育异常，成骨细胞分化和成熟过程中存在缺陷，导致正常骨组织被具有可变细胞和未成熟编织骨的纤维组织替代。这两种病变的主要组织学差异是骨纤维异常增殖症中没有包膜和存在较不成熟的骨，没有成骨细胞活性[78]。结节样骨化纤维瘤是骨化纤维瘤的一种变体，其特征是基质中存在大量小骨块，类似于颅外脑膜瘤中发现的砂样体，无细胞结构，上皮膜抗原检测为阳性[79]。

鼻腔鼻窦骨化性纤维瘤常见发病年龄为30—40 岁，主要发生在黑人女性身上，而结节样骨化纤维瘤更常见于年轻男性，并侵及周围组织。骨纤维异常增生通常在 20 岁之前就被诊断出来，并可表现为三种形式：单胎型、多胎型或播散型；播散型也被称为多发性骨纤维营养不良。

骨化性纤维瘤和骨纤维异常增殖症都没有特定症状，骨化纤维瘤经常表现为一种占位性病变，在鼻内镜检查中表现明显，可引起鼻腔阻塞。晚期骨纤维异常增生可影响额窦或上颌窦引流，导致相应部位受压或疼痛，还可压迫视神经或眼眶，引起视力损害或复视，或者会导致面部畸形。鼻内镜下通常难以发现。

骨纤维异常增殖症的 CT 表现与组织钙化程度密切相关。在早期，由于纤维组织密度高，病变表现为低密度，很难与单纯性骨囊肿鉴别。随着骨组织数量的增加，可见毛玻璃（图 11-17）或钙化的表现。在 MRI 上，T_2 加权序列上的信号是不定的，而 T_1 信号通常表现为低信号。增

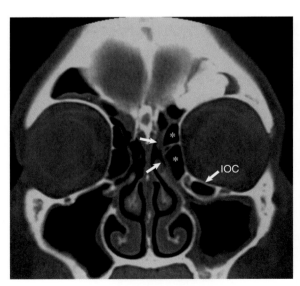

▲ 图 11-15　CT 显示左侧额窦最外侧有一个象牙骨瘤
病变距离额隐窝较远（箭），额隐窝被大的鼻丘气房（星号）挤压。手术应采用内镜联合外部切口入路。IOC. 眶下气房

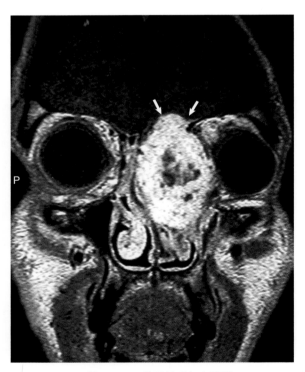

▲ 图 11-16　分叶状毛细血管瘤
在磁共振成像冠状位上表现为筛窦巨大占位，毗邻眼眶，侵犯颅前窝底。病变的颅内部分边界清晰，硬膜增强较弱，提示硬膜外侵犯（箭）

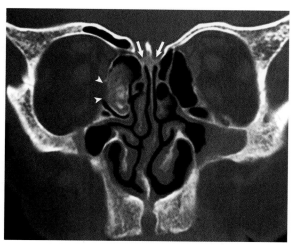

▲ 图 11-17　CT 提示骨纤维异常增殖症

右侧筛骨可见膨胀性病变，呈混合密度，包括钙化、毛玻璃样外观和低密度区。这种密度反映了取代正常骨骼的纤维组织钙化程度的不同。眶纸板被破坏（箭头），但眼眶没有被侵犯。筛板增厚，呈毛玻璃状（箭），提示骨纤维异常增殖症

强扫描呈非均匀强化[39]。

虽然骨纤维异常增殖症和骨化纤维瘤在影像学上的鉴别可能存在问题，但后者在 CT 上更常见的表现为界限明确的多房性病变，周围有蛋壳样致密边缘[80]。在 MRI 上，骨化纤维瘤在 T_2 加权序列上表现为高信号，而在 T_1 加权序列上，病变中心呈等至高信号，外层呈低信号[39]。

两种病变的手术治疗目的不同。因为骨化纤维瘤复发率高（筛窦病变的复发率达 44%[81]），复发性肿瘤的侵袭性行为，局部破坏以及邻近重要结构的潜在侵犯[82]，所以需要根治性切除。在文献中，鼻内镜下成功切除骨化性纤维瘤已有报道[83-85]。对于骨纤维异常增殖症，外科手术的目的是减轻症状，如由于压迫视神经而造成的视力损害，或纠正头面部的畸形。切除的类型，无论是部分切除还是根治性切除，都应根据病灶的位置以及可能出现的并发症来调整[86]。尽管大多数病例可以通过鼻内镜手术来处理[83, 87-90]，但在过去，视神经减压是通过外部切口经神经外科或联合手术来实现的。最近的一项 Meta 分析评估了视神经减压对无症状的视神经管狭窄患者的疗效和结果，结论是在这个特定的患者群体中，不需要手术[91]。放疗对年轻人来说是禁忌的，因为有诱发恶变的

风险和可能对面部骨骼生长产生不良反应。

药物治疗骨纤维异常增殖症通常使用双膦酸盐（即帕米膦酸盐）。抑制破骨细胞活性的帕米膦酸盐（pamidronate），已成功地用于伴有明显面部畸形和疼痛的广泛病变患者[92, 93]。

六、神经鞘瘤

神经鞘瘤是一种神经源性肿瘤，起源于髓鞘的 Schwann 细胞。这是一种罕见的肿瘤，可以在身体的任何部位发生；头部和颈部占 25%～45%，其中只有 4% 的病变累及鼻腔鼻窦，最常累及部位为筛窦，其次为上颌窦、鼻腔和蝶窦。回顾 160 例病例[94]，年龄分布在 6—78 岁，大部分患者年龄在 25～55 岁；没有明显的性别差异。该病与神经纤维瘤病病极少有相关性。

鼻窦神经鞘瘤多发生于三叉神经的眼支与上颌支，也可起源于颈动脉丛的交感神经纤维或翼腭神经节的副交感神经纤维。但大的神经鞘瘤，在手术中辨认神经的起源是极其困难的。

从宏观上看，肿瘤表现为一个轮廓清晰，有完整包膜，呈圆形或结节形，质韧的黄褐色肿块[95]。组织学上，神经鞘瘤由细胞安东尼 A 区、维罗凯体和低细胞黏液样安东尼 B 区组成，肿瘤细胞对 S100 蛋白具有强而广泛的免疫反应。病理学家应将神经鞘瘤与神经纤维瘤、孤立性纤维肿瘤、雷氏肌瘤、纤维组织细胞瘤和纤维肉瘤区分开来。

在鼻内镜下，鼻窦神经鞘瘤的表现是非特异性的；表面毛细血管网的存在有时可以提示对富血管性病变的诊断（图 11-18）。CT 通常不能诊断，但 MRI 能反映病变的组织学特征（图 11-19）。具体地说，由安东尼 A 构成的病变在 T_1 和 T_2 加权像上都有中间信号，而安东尼 B 构成的病变与疏松的黏液样基质有关，在 T_2 加权像上可观察到高信号[96, 97]。

鼻窦神经鞘瘤的治疗选择根治性手术。在鼻内镜手术出现之前，根据病变的部位和大小，采用了各种各样的外部入路。在 Klossek 团队[98] 首次报道鼻内镜治疗鼻窦神经鞘瘤后，其他成功的病例也陆续在文献中报道[99-102]，对鼻内镜手术

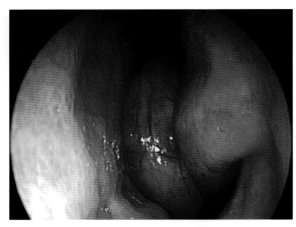

▲ 图 11-18　良性神经鞘瘤

在内镜下表现为一个巨大的息肉样肿块，完全填满左鼻腔。病变表面毛细血管网可能提示诊断为血供丰富的肿瘤

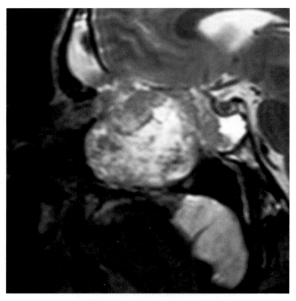

▲ 图 11-19　矢状位 T_2 加权磁共振图像上的良性神经鞘瘤

一个巨大的高信号肿物阻塞鼻腔，突入到蝶窦和额窦。筛顶被侵及，鸡冠无法辨认。同时可见软腭血管瘤

替代传统技术提供支持。

有关完整的参考文献列表，请参考 expertconsult.com。

推荐阅读

Barnes L, Eveson JW, Reichart P, et al: *Pathology and genetics of head and neck tumours (World Health Organization Classification of Tumours),* Lyon, 2005, IARC Press.

Brors D, Draf W: The treatment of inverted papilloma. *Curr Opin Otolaryngol Head Neck Surg* 7: 33–38, 1999.

Busquets JM, Hwang PH: Endoscopic resection of sinonasal inverted papilloma: a Meta-analysis. *Otolaryngol Head Neck Surg* 134: 476–482, 2006.

Coutinho-Camillo CM, Brentani MM, Nagai MA: Genetic alterations in juvenile nasopharyngeal angiofibromas. *Head Neck* 30: 390–400, 2008.

Danesi G, Panciera DT, Harvey RJ, et al: Juvenile nasopharyngeal angiofibroma: evaluation and management of advanced disease. *Otolaryngol Head Neck Surg* 138: 581–586, 2008.

Hofmann T, Bernal-Sprekelsen M, Koele W, et al: Endoscopic resection of juvenile angiofibromas: long-term results. *Rhinology* 43: 282–289, 2005.

Howard DJ, Lloyd G, Lund V: Recurrence and its avoidance in juvenile angiofibroma. *Laryngoscope* 111: 1509–1511, 2001.

Hyams VJ: Papillomas of the nasal cavity and paranasal sinuses: a clinicopathological study of 315 cases. *Ann Otol Rhinol Laryngol* 80: 192–206, 1971.

Kamel RH: Transnasal endoscopic medial maxillectomy in inverted papilloma. *Laryngoscope* 105: 847–853, 1995.

Kamel R, Kbaled A, Kandil T: Inverted papilloma: new classification and guidelines for endoscopic surgery. *Am J Rhinol* 19: 358–364, 2005.

Kania RE, Sauvaget E, Guichard JP, et al: Early postoperative CT scanning for juvenile nasopharyngeal angiofibroma: detection of residual disease. *AJNR Am J Neuroradiol* 26: 82–88, 2005.

Krouse JH: Development of a staging system for inverted papilloma. *Laryngoscope* 110: 965–968, 2000.

Lee DK, Chung SK, Dhong HJ, et al: Focal hyperostosis on CT of sinonasal inverted papilloma as a predictor of tumor origin. *AJNR Am J Neuroradiol* 28: 618–621, 2007.

Maroldi R, Farina D, Palvarini L, et al: Magnetic resonance imaging findings of inverted papilloma: differential diagnosis with malignant sinonasal tumors. *Am J Rhinol* 18: 305–310, 2004.

Marshall AH, Bradley PJ: Management dilemmas in the treatment and follow-up of advanced juvenile nasopharyngeal angiofibroma. *ORL J Otorhinolaryngol Relat Spec* 68: 273–278, 2005.

McCary WS, Gross CW, Reibel JF, et al: Preliminary report: endoscopic versus external surgery in the management of inverting papilloma. *Laryngoscope* 104: 415–419, 1994.

Nicolai P, Berlucchi M, Tomenzoli D, et al: Endoscopic surgery for juvenile angiofibroma: when and how. *Laryngoscope* 113: 775–782, 2003.

Onerci M, Ogretmenoglu O, Yücel T: Juvenile nasopharyngeal angiofibroma: a revised staging system. *Rhinology* 44: 39–45, 2006.

Puxeddu R, Berlucchi M, Ledda GP, et al: Lobular capillary hemangioma of the nasal cavity: a retrospective study on 40 patients. *Am J Rhinol* 20: 480–484, 2006.

Rokade A, Sama A: Update on management of frontal sinus osteomas. *Curr Opin Otolaryngol Head Neck Surg* 20: 40–44,

2012.

Starlinger V, Wendler O, Gramann M, et al: Laminin expression in juvenile angiofibroma indicates vessel ' s early developmental stage. *Acta Otolaryngol* 127: 1310–1315, 2007.

Tanna N, Edwards JD, Aghdam H, et al: Transnasal endoscopic medial maxillectomy as the initial oncologic approach to sinonasal neoplasms: the anatomic basis. *Arch Otolaryngol Head Neck Surg* 133: 1139–1142, 2007.

Woodworth BA, Bhargave GA, Palmer JN, et al: Clinical outcomes of endoscopic and endoscopic–assisted resection of inverted papillomas: a 15–year experience. *Am J Rhinol* 21: 591–600, 2007.

Wormald PJ, van Hesselt A: Endoscopic removal of juvenile angiofi–broma. *Otolaryngol Head Neck Surg* 129: 684–691, 2003.

初次鼻窦手术
Primary Sinus Surgery

Devyani Lal James A. Stankiewicz 著

刘升阳 史 丽 译

要点

1. 慢性鼻 – 鼻窦炎的初次手术现在几乎完全在内镜下进行。

2. 功能性鼻内镜鼻窦手术（FESS）旨在通过重建生理性鼻窦通气和引流来恢复黏液纤毛功能。

3. 识别解剖标志和变异有助于减少并发症。

4. 眼眶或颅底损伤更容易发生在纸样板内侧超出上颌窦口处或眶纸版有缺损，当上颌窦发育不全，低垂或倾斜的中心筛凹，当蝶窦分隔附着在颈动脉管道时，以及颈动脉管或视神经管缺如时。

5. 前颅底在前方最高，逐渐向后下倾斜。

6. 蝶窦的前壁凸出；颅底是凹的、倾斜的。

7. 压迫眼球时眶内脂肪向鼻腔内突出提示纸样板和眶壁的破坏。

8. 内镜鼻窦手术（ESS）的主要并发症是脑脊液漏、失明、复视和颈内动脉损伤。

9. FESS 能显著改善某些疾病患者的生活质量。

10. ESS 失败的常见原因是中鼻甲外移、找不到窦口、上颌窦口狭窄、额窦口瘢痕形成、筛窦气房残留和鼻腔粘连。

Molinetti 早在 1675 年就描述了一种通过前壁到达上颌窦的方法[1]。19 世纪 90 年代，Caldwell、Spicer 和 Luc[1, 2] 在鼻腔上增加了一个对应开口。Caldwell–Luc 手术一直到 20 世纪初仍然很流行，为慢性鼻 – 鼻窦炎（CRS）的主要治疗方法。尽管 Hirschmann[3] 于 1901 年用改良的膀胱镜进行了第一次鼻内镜检查，但随着 Hopkins 杆在 20 世纪 50 年代的发展，鼻内镜鼻窦手术（ESS）在现代逐渐发展。Messerklinger[4] 开创了鼻窦鼻内镜解剖学和病理生理学研究的先河，并于 1978 年发表了他的经验[4-6]。他强调了鼻窦窦口复合体（OMC）在鼻 – 鼻窦炎病理生理学中的作用并引起了人们在手术中的关注。虽然 Kennedy[7] 在 1985 年将 ESS 引入美国，但 Stammberger[5, 6, 8-10] 在德国和奥地利以外的地区在推广这项技术方面发挥了很大作用[3]。随着鼻内镜和相应设备广泛应用，并在内镜技术方面进行重点培训，CRS 的主要手术现在几乎完全在鼻内镜下进行。传统的外部切口行鼻窦手术已经很少应用，内镜技术现在通常用于许多非炎症性鼻窦疾病的治疗。手术的范围和程度取决于个体患者疾病的病理生理过程，必须仔细计划。一旦存在解剖和病理生理学异常，以及在足够的药物治疗失败后，就必须着手进行手术治疗。

一、解剖学

识别解剖标志和解剖变异是患者获得最大益处和减少 ESS 并发症的必要条件[11]。本章简要回顾了相关的内镜手术解剖结构[12-24]，外科医生还必须熟悉外部标志和三维空间定位。本章将使用的是基于鼻窦疾病国际会议上解剖学术语组建议的标准化术语[12]。

（一）鼻窦窦口复合体

鼻窦窦口复合体（图 12-1）是一种功能性概念，而不是具有确定边界的解剖结构。它代表筛窦、上颌窦和额窦的引流和通气的最终共同通道。命名该区域的目的是强调 OMC 中的炎症可能导致前组鼻窦的解剖和功能障碍。药物和手术策略旨在消除 OMC 阻塞并恢复鼻窦功能。尽管 OMC 的确切边界没有明确界定，但它包含了眶内侧和中鼻甲之间的结构。OMC 包括钩突、筛漏斗、半月裂、筛泡及前组筛窦、上颌窦和额窦的开口（图 12-1）。

钩突是中鼻甲内移后，在中鼻道中遇到的第一个结构。它是一种由前上向后下走行的镰刀形骨片，沿着鼻侧壁具有纤维性和骨性附着。它位于矢状面并形成筛漏斗的内侧壁。筛漏斗是在钩突外侧和纸样板之间的漏斗形三维空间，前组鼻窦流入其中。上颌窦以 45° 通向筛窦漏斗的下方，额窦可能会流入其上部。中间半月裂形裂隙，通常被称为半月裂孔，是一个二维狭缝，位于钩突的边缘和筛泡之间。它是一条裂缝，将中鼻道横向连接到漏斗部。通过穿过半裂隙的探针进入漏斗部。

钩突的上端附着处影响额窦的引流。钩突可以附着在纸样板、颅底或中鼻甲上（图 12-2）。当钩突附着于颅底或中鼻甲时，额窦引流至筛漏斗上方。然而，更常见的是，钩突横向附着在纸

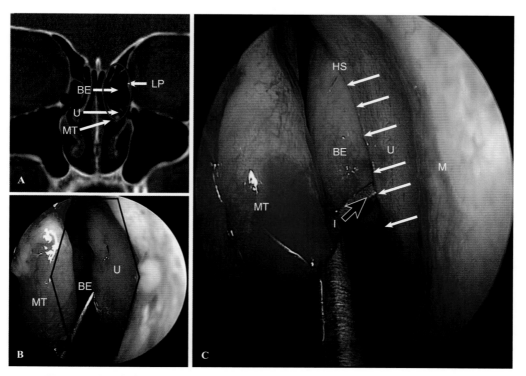

▲ 图 12-1 左侧鼻窦复合体（由蓝线包围）由位于纸样板（LP）内侧、中鼻甲（MT）外侧

BE. 筛泡；U. 钩突。A. 冠状位 CT 概述了鼻窦复合体的界限。B. 左鼻腔的鼻内镜图，中鼻甲位于正中；C. 左中鼻道的特写图。钩突向前延伸至上颌窦口（M）。其后缘游离缘与筛泡相平行。半月裂（HS，白色箭）是钩突的后部游离边缘和筛泡之间的二维裂隙。这是鼻腔与筛窦漏斗（I）相通的间隙。漏斗状物（黑箭）是钩突和纸样板之间的三维空间。该鼻内镜图显示上颌窦探针通过线性裂隙半月裂进入漏斗部

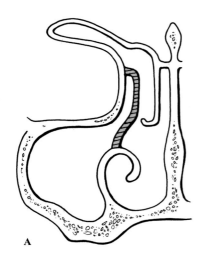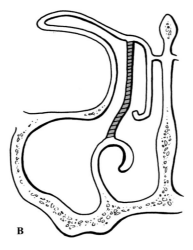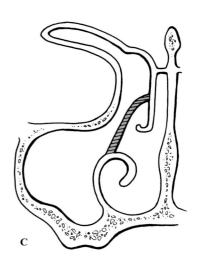

A　　　　　　　　　　　B　　　　　　　　　　　C

▲ 图 12-2　复合体的冠状位图像

图显示钩突附着于纸样板（A）、颅底（B）和中鼻甲（C）。如果钩突附着于颅底或中鼻甲，则额窦会流入筛漏斗。如果钩突附着在纸样板上，则额窦引流在中鼻道

样板上。在这种情况下，额窦引流于中鼻道，而不是进入漏斗。钩突实际上具有中鼻甲和颅底的多个附着点；以上陈述旨在简化对额窦引流如何受钩状附着处影响的理解。必须切除钩突，才能进入前组筛窦、上颌窦和额隐窝。其下面的部分覆盖上颌窦口，必须去除以识别天然的上颌窦口。

（二）中鼻甲

中鼻甲（MT）是回旋镖状结构（图 12-3）。中鼻甲基板是整个 MT 附着到鼻侧壁和颅底。中鼻甲从前面到后面可以分为三部分。在鼻内镜检查过程中首先遇到的部分是垂直部分，该部分在前方附着到鼻腔上区域，然后在上方附着到筛板。这部分为矢状面。第二部分在冠状面上有一个倾斜部分，并附着在眶内壁上。第三个也是最后面的部分是它的后支撑，为水平部分，位于水平面并附着在外侧的纸样板、上颌骨和腭骨的垂直部分。中鼻甲基板的倾斜部分是 MT 中唯一可以切除而不影响鼻甲完整性的部分。如果垂直或水平部受伤，中鼻甲外移导致在中鼻道易形成瘢痕组织和后筛炎症。

（三）筛窦复合体

筛窦复合体被中鼻甲基板分成前和后组筛窦（图 12-4）。引流到中鼻道的筛泡被认为是前组筛泡，而通向上鼻道的筛泡是后组筛泡。没有中

组筛泡。有时，筛泡向邻近鼻窦气化并影响其引流，延伸到上颌窦（眶下或 Haller 气房），至额窦（额隐窝、筛泡上气房、额隐窝和眶上气房）和蝶窦（蝶上筛房或 Onodi 气房）。

筛泡是一种筛前气房，它是筛窦复合体中最大和最突出的气房。它是进入筛窦复合体期间在钩突后遇到的第一个气房。筛泡通常与颅底、泡板有骨性附着，它的外侧壁是眶壁的内侧壁，并延伸到泡上隐窝或侧窦（窦外侧）。

鼻丘是位于中鼻甲与鼻腔外侧壁之间的骨质。当鼻丘被气化时，它形成鼻丘气房（ANC；图 12-5A）。98.5% 的计算机断层扫描（CT）扫描发现鼻丘气房是所有筛泡中最靠前的气房，也是最稳定的气房之一 [20]。在鼻内镜检查中，气房位于鼻外侧壁向前，在额窦手术中位于中鼻甲附着处，鼻丘气房至关重要 [20, 24]，当行鼻内镜检查时，它可能会气化至远端，从而被误以为是额窦本身。一个常见的错误是去除它的底壁和后壁，使气房的顶或圆顶残留在额隐窝处。同样，部分切除的筛泡也可能会使额窦口出现瘢痕，导致医源性额窦阻塞。

眶下筛窦气房（IOC），以前称为 Haller 气房，是一种前组筛泡，气化至上颌窦口上方的眶底（图 12-5B）并可能影响其引流。当这个气房与上颌窦口的共同腔壁未被充分切除时，可能会

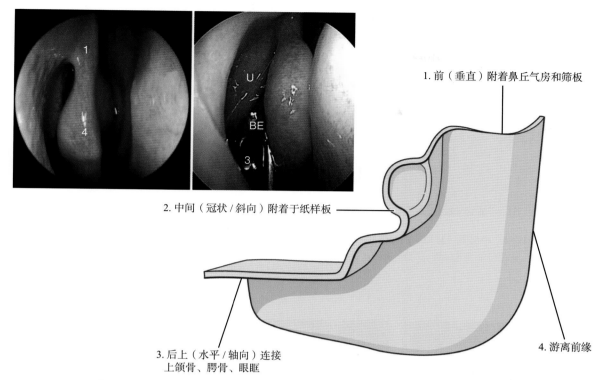

1. 前（垂直）附着鼻丘气房和筛板

2. 中间（冠状／斜向）附着于纸样板

3. 后上（水平／轴向）连接
上颌骨、腭骨、眼眶

4. 游离前缘

▲ 图 12-3　从侧面观察右中鼻甲的示意图，说明前纵（1），中横（2）和后横（3）附件
插图中，右中鼻甲的内镜视图显示自由前缘（4）和前（1）和后（3）附着处。U. 钩突；BE. 筛泡

形成水肿，阻塞上颌窦口。IOC 的侧壁可以连接到眶下神经管，因此必须小心地去除。前组筛窦气房和额隐窝关系会影响其引流，这在额窦解剖结构中被详细讨论。

后组筛窦由 1～5 个气房组成，引流至上鼻道（图 12-6 和图 12-7）。当高度气化时，这个窦可能延伸到蝶窦的前壁。蝶上筛房（Onodi 细胞）是一种后组筛窦气房，向外上方延伸至蝶窦。颈内动脉（ICA）和视神经均可显露于其内。蝶窦位于蝶上筛房后内侧 [图 12-5C；蝶筛气房（SEC）]。

（四）上颌窦

上颌窦的自然开口（图 12-5B）以 45° 位于漏斗部的下方角度，它位于上颌窦内侧壁的眶底下方。位于窦前壁和后壁中间[13]，在 10% 的病例中，它位于漏斗部上部的 1/3，在 25% 的病例中，它位于中部 1/3，在 65% 的病例中，它位于下部 1/3。自然口是椭圆形的；上颌窦副口是圆形的，并且存在于至少 10% 的患者的囟门中[13]。

鼻侧壁有两个区域，在黏膜之间没有骨骼，称为囟门。一个囟门位于钩突骨前面（前囟门），另一个位于后面（后囟门）。不要将上颌窦副口混淆为自然口，因为上颌窦黏液流总是流向自然上颌窦口。

（五）蝶窦

蝶窦（图 12-8）位于鼻窦的最后方。它的自然开口位于蝶筛隐窝。该凹陷位于上鼻甲的内侧和后方，在蝶骨的前壁前面，以及在鼻中隔的外侧。蝶窦口大约位于窦前壁 2/3 处。在 83% 的病例中位于上鼻甲后端的内侧[15]，该口与前鼻孔的距离为 6.2～8.0cm（平均 7.1cm），角度为 30°～34°（图 12-8）[15-18]。外科医师必须确定自然开口以安全进入窦内。蝶窦被几个关键结构包围，如 ICA、视神经和颅底。蝶窦中的外侧壁常常有 ICA 的附着。

（六）额窦

额窦起源于筛前气房。额窦和前筛之间的连

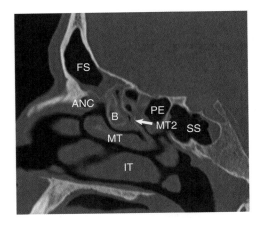
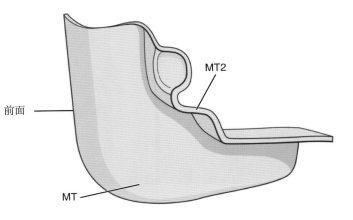

▲ 图 12-4 中鼻甲（**MT2**）的倾斜的第二部分通过中鼻甲基板，分为前组筛窦（**B**）和后组筛窦（**PE**）

这部分位于冠状面/正面平面上，最好在矢状面计算机断层扫描中查看。ANC. 鼻丘；SS. 蝶窦

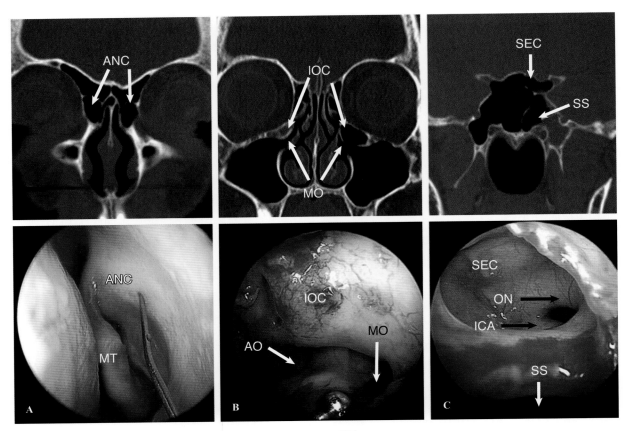

▲ 图 12-5 筛泡

最上一行显示下面的相应内镜视图的计算机断层扫描（CT）。A. 鼻丘气房（ANC）是在冠状面 CT 扫描上看到的最前面的气房，位于中鼻甲（MT）的前面，从鼻内镜看，它被认为是中鼻甲外侧的凸起，并可能缩小上方筛漏斗。B. 冠状面 CT 显示双侧眶下气房（IOC，Haller 气房）气房向外连接眶下、内侧占据部分晒漏斗，上颌窦以 45° 通入漏斗部的下部，开放后显示眶下气房占据下方漏斗部，可能阻塞自然上颌窦口（MO）的引流，天然的上颌窦口是椭圆形的，并且以 45° 的角度通向漏斗的底部，而不是直接进入外侧壁。上颌窦副口（AO）通常是圆形的，并存在于后图中。C. 蝶上筛房（SEC）或 Onodi 气房是一种后筛气房；蝶窦（SS）通常较小，将蝶窦推向内侧和下方。鼻内镜显示了 SEC 及 SS 相关的视神经（ON）和颈内动脉（ICA）的关系

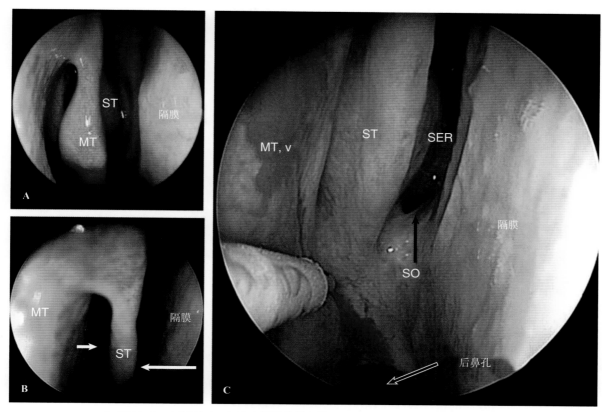

▲ 图 12-6　上鼻甲（ST）和上鼻道的鼻内镜图显示从 A 到 C 逐渐放大的后鼻孔

在前方，上鼻甲与中鼻甲（MT）共同附着于颅底，并像中鼻甲一样呈矢状。因此，上鼻道（B 中的小箭）位于上鼻甲与鼻腔外侧壁之间。后筛气房引流到上鼻道。上鼻甲形成蝶筛隐窝（SER，B 中的大箭）的侧壁，其位于鼻中隔内侧和上鼻甲之间。由蝶筛隐窝进入蝶窦。MT, v. 中鼻甲，垂直部分

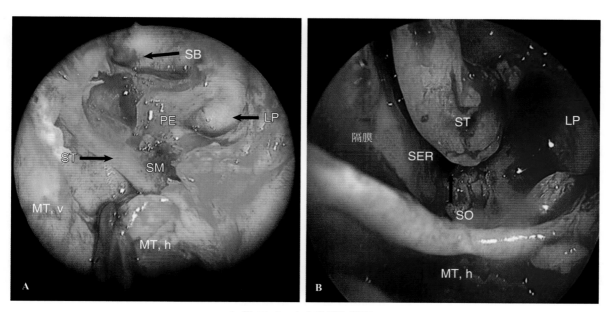

▲ 图 12-7　左上鼻道和蝶窦口

A. 左上鼻道（SM）通过解剖中鼻甲基板后显露，后组筛窦的界限是上鼻甲（ST），纸样板（LP），颅底（SB），以及中鼻甲（MT, h）下方水平附着；B. 蝶窦口（SO）引流至上鼻甲下 1/3 内侧的蝶筛隐窝（SER），蝶窦口通常位于蝶窦前壁上 1/3 和下 2/3 的交界处，约距后鼻孔 1.5cm。LP. 纸样板；MT, v. 中鼻甲，垂直部分；MT, h. 中鼻甲，水平部分；PE. 后组筛窦

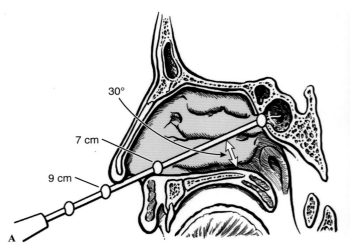
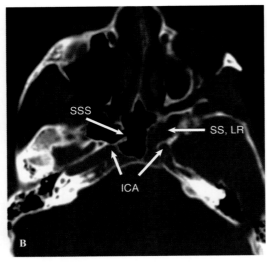

▲ 图 12-8　蝶窦口

A. 蝶窦口与鼻梁距离为 6.2～8.0cm（平均 7.1cm），与地面呈 30°～34°；B. 蝶窦（SS）的气化和分隔（SSS）具有可变性。广泛的侧面气化产生了蝶窦外侧隐窝（LR）。蝶窦间隔（SSS）不对称地分离蝶窦并且通常附着于颈内动脉（ICA）的骨管

接是一个沙漏形空间或凹陷，其最狭窄部分是额窦内口（图 12-9）[24]。额窦通常经额隐窝引流入中鼻道，引流至晒漏斗的情况较少（图 12-2）。Messerklinger[4] 在 1955 年描述了额窦黏液纤毛摆动：黏液从额窦顶部向外流过间隔，沿着底壁到达额窦口，然后向下进入额隐窝。估计这种黏液的 40%～60% 会流回至额隐窝内侧壁至间隔，然后从间隔再循环至顶。因此，在额窦间隔上钻一个孔或将其下部去除并不是总有意义。

额隐窝的内侧壁由中鼻甲的最前部构成，其外侧壁是纸样板。在最简单的气化模式中，额窦口的前界是鼻丘的后壁，后界是筛泡（图 12-9）。额窦的开口可以在钩突前方引流，或者更常见在其后方引流[19]，额窦口周围常常充满各种前组筛房，称为额隐窝气房，因此可以导致额窦的引流通路缩窄。

Kuhn[20] 确定了在额隐窝周围气化的筛泡气房（框 12-1，图 12-9 和图 12-10）。额窦气房位于额隐窝的前方，眶上气房和额眶气房位于额隐窝的后方（图 12-9）。从额窦出来的狭窄复杂的引流通道很容易因肿胀而受到阻塞。额隐窝气房的复杂模式如下：可能会引起额窦引流的其他问题[20, 24]，而大多数这些气房可以在内镜下达到，但有些可能需要额窦前壁切口进入。

额隐窝的解剖结构必须在轴位、冠状和矢状位中进行研究，以构建额窦引流通路的三维图像并解释这些气房。

额隐窝气房的重要性

尽管 Kuhn[20] 将 4 型气房描述为额窦内单个孤立气房，与额隐窝没有明显的连接，但现代成像技术提供了矢状位图像，发现大多数 4 型气房进入额隐窝区。Wormald[24] 因此建议对 Kuhn 分类进行修改，将 4 型气房定义为延伸至额窦的额窦高度的 50% 以上，并将 3 型气房定位为小于

框 12-1　额隐窝气房

- 额隐窝气房：位于鼻丘上方，在额窦和隐窝前方气房（图 12-10）
- 类型 1：鼻丘上方的单个气房
- 类型 2：鼻丘上方 2 个或 2 个以上气房
- 类型 3：来自鼻丘气房突入额窦内单个巨大气房，在额窦底部的上方但小于额窦高度的 50%
- 类型 4：额窦内的孤立气房（Kuhn）或延伸至额窦的超过额窦高度 50% 的单个气房（Wormald）
- 眶上筛房（图 12-10）：额窦后面的气房，气化到眶顶
- 额窦间隔气房（图 12-10）：额窦间隔气化形成，在额窦内侧
- 筛泡上气房（图 12-9B）：高于筛泡的气房
- 额泡气房（图 12-9B）：气房位于筛泡前的额窦气房（图 12-9B）：气房气化至额窦后（前颅底）

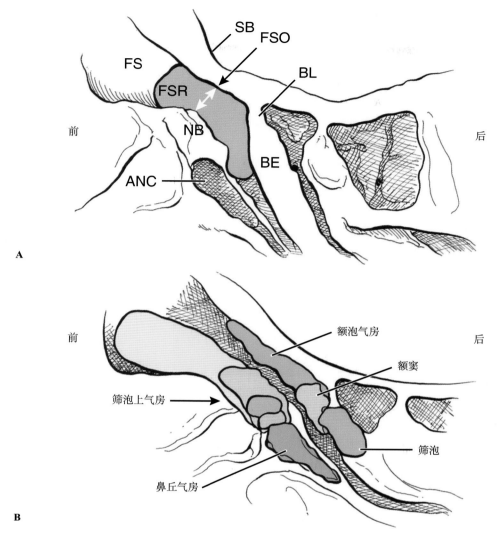

▲ 图 12-9　额窦和额隐窝气房

A. 额窦（FSR）是一个沙漏形的空间（阴影部分），额窦口（FSO）最窄；额隐窝的边界包括前面的鼻丘气房（ANC）和额骨鼻突（NB）、后组筛泡（BE）和中鼻甲基板（BL）、上方前颅底（SB）、内侧筛板和中鼻甲、外侧纸样板；FS. 额窦。B. 额隐窝气房：额窦位于额隐窝的前方；筛上气房、额泡气房位于额隐窝后方

高度的 50%。在冠状位 CT 上，当存在眶上筛房（SOE）时，额窦似乎被分隔。在轴位冠状位和矢状位 CT 重建中 CT 扫描的研究将显示外侧 "额泡气房" 实际位于额窦后方，在真正额窦口的后侧和外侧，并通过单独的开口排入额隐窝内。在 SOE 气房开口前面的垂直平面内可能经常出现额窦口。额窦间隔将这两个开口分开，并且必须移除到颅底以识别 SOE 开口。SOE 气房必须被识别，以避免完全错过气房或将其误认为真正的额窦。因为没有去除将 SOE 与额窦间隔的高度足

以形成大的共同引流通道，可能阻碍 SOE 和额窦的引流。手术时一定要小心谨慎，因为筛前动脉通常位于筛前动脉管的颅底附着处。

（七）前颅底

前颅底由内侧的筛板和筛凹构成。筛板具有内侧部分和侧面薄片。筛凹向外延伸形成筛顶，其从中鼻甲附着处延伸形成筛泡内侧壁。这个内侧壁顶的厚度可能只有 0.1～0.2mm，并且可能比筛凹更低。Keros[21] 根据筛凹深度（浅、

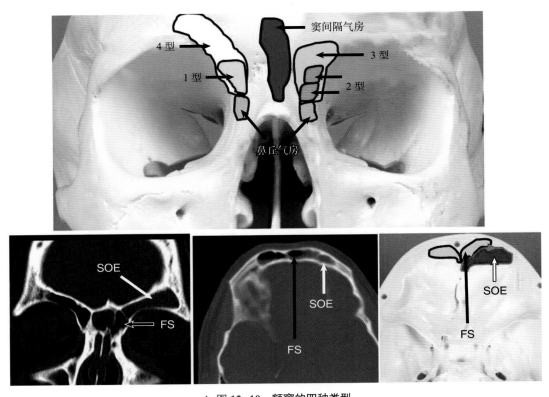

▲ 图 12-10　额窦的四种类型

额窦有四种类型，这里描述的是一个颅骨模型（框 12-1）。眶上筛房（SOE）气化至眶顶和额窦（FS）后壁及侧壁

中、深）将颅底分为三种类型：1 型为 1～3mm；2 型为 4～7mm；3 型为 8～16mm。由于非常薄的骨片形成了 3 型构造中大部分陡峭倾斜的筛骨顶部，因此这种构型的患者在 ESS 期间特别容易穿透前颅底（图 12-11A）。筛泡在鼻子两侧也可具有不对称的高度。最近的研究利用后组筛泡高度与上颌窦高度之比来评估后筛颅底的高度[16, 17]。如果上颌窦高，后筛较低提示颅底位置较低。前颅底位于前方最高处，向后向下倾斜[22]，在筛泡和蝶窦切除术中非常重要。外科医师应该熟练掌握后组筛窦解剖，直到确定了颅底。然后将筛泡间隔从前颅底水平后至前移除，从颅底向前切除，而不是向后切除。筛前动脉位于额隐窝的后方，通常位于最上方的前筛泡气房后面。在大多数情况下，这些血管被封闭在颅底并且不可见，但有时它可以在筛窦内被黏膜包绕。术前冠状位 CT 扫描可以确定筛前动脉。筛后动脉可以在蝶窦前方的颅底中确定。如果受到创伤，应使用双极电凝烧灼这些血管，以避免颅

底损伤。尽量避免切断血管，以防止它们进入眼眶，这可能导致形成急性眼眶血肿并导致失明（图 12-11B），但是幸运的是，这种伤害很少见。

（八）解剖变异

解剖变异包括诸如泡状鼻甲、鼻丘气房、眶下气房（Haller）、蝶上气房（Onodi）和反张中鼻甲等结构。泡状鼻甲是用于气化鼻甲或在鼻甲内发现的气房的术语。这些结构表现为鼻甲的扩大区域，并可能阻碍 OMC。在没有鼻窦炎病史的情况下，偶然发现在鼻内镜下扩大的鼻甲或在 CT 上泡状鼻甲并不需要进一步检查[23]。大多数有此类变异的患者无症状。在对 172 个冠状窦 CT 扫描的回顾中，28% 的鼻窦炎患者和 26% 的患者没有发现泡状鼻甲[3]。鼻甲气化仅存在于垂直部分，这很难切除。气化钩状很少见，但能导致 OMC 阻塞。气化下鼻甲和上鼻甲也很少见，临床意义不明。然而，在手术切除过程中识别这些罕见的变异非常重要，以避免混淆（图 12-12）。

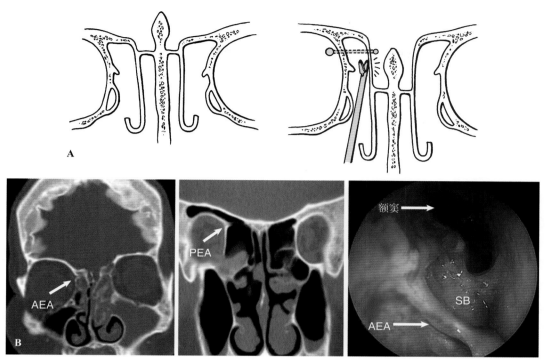

▲ 图 12-11 前颅底

A. 应该沿中鼻甲的内侧进行解剖，因为筛顶可能高于筛板；左 . 浅筛凹筛窦复合体；右 . 低的筛板与高侧壁；脑脊液鼻漏最常发生的部位。B. 筛前动脉的位置必须在颅底（SB）解剖前确定；在 CT 中，这些动脉显示为连续的圆锥形轨道，有时可能位于筛窦内，有蒂（SB 外）。筛前动脉（AEA）位于额窦后壁的颅底。筛后动脉（PEA）位于较大的后组筛窦及蝶骨前面

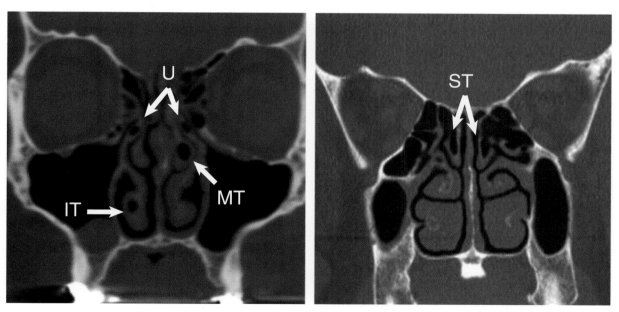

▲ 图 12-12 气化可能涉及中鼻甲（MT），在极少数情况下，涉及下鼻甲（IT）、上鼻甲（ST）和钩突（U）

二、鼻窦手术适应证

鼻内镜方法现在已成为常规检查，任何鼻腔鼻窦疾病都可以行鼻内镜检查。对于任何炎症性、无并发症的鼻腔疾病，ESS 没有绝对的指征。相反，在某些鼻窦疾病，如引起眼眶或颅内

第12章 初次鼻窦手术

并发症、侵袭性真菌性鼻-鼻窦炎、脑脊液鼻漏（CSF）、鼻窦肿瘤以及导致眼眶或颅底侵蚀的扩张性黏液囊肿和息肉方面，手术是必要的。鼻内镜手术没有绝对的禁忌证，但是使用外部切口入路还是鼻内镜手术取决于所需的显露程度以及外科医师的手术能力和经验。框12-2列出了鼻内镜下鼻窦开放手术的指征[25]。

（一）慢性鼻窦炎

慢性鼻-鼻窦炎（CRS），经药物治疗效果不佳是手术最常见的指征。手术适用于经药物治疗失败，仍有症状的患者。手术是药物治疗的辅助手段，手术后仍需长期维持药物治疗。CRS的手术旨在缓解OMC的阻塞，从而改善鼻窦引流和通气，目的是恢复黏膜纤毛功能。外科手术也有助于在窦腔内进行局部药物治疗，这样可以促进ESS术后创面的恢复。当下，鼻窦炎手术几乎完全是在鼻内镜下进行的，很少使用外部切口或前照灯引导手术。

（二）急性复发性鼻窦炎

手术可适用于急性复发性鼻-鼻窦炎患者，其定义为每年发作4次或更多[25]。在进行任何外科手术之前，应在患者有症状的情况下进行内镜或CT扫描以明确病变。这是因为鼻窦炎症状经常出现在非炎症性疾病如偏头痛和其他头痛病症中。

（三）鼻窦炎的急性并发症

对药物治疗无效的眼眶和颅内急性并发症，都需要立即进行手术干预。因为鼻腔黏膜水肿和炎症会影响鼻内镜下手术视野显露，因此过去曾应用外部切开手术。然而，根据经验，ESS治疗这些疾病是安全有效的[26]。

（四）与鼻息肉相关的慢性鼻窦炎

手术的相对适应证是引起鼻塞的鼻息肉并且对药物治疗无效。但是，息肉不能彻底根除，而手术的目的是为了改善鼻腔通气，利于鼻窦引流以及进行局部药物治疗。手术是药物治疗的辅助手段。与哮喘、变应性真菌性鼻-鼻窦炎（AFRS）和阿司匹林耐受不良（或Samter三联症：鼻息肉、哮喘和阿司匹林不耐受）相关的息肉难以治愈的。

（五）黏液囊肿

黏液囊肿的囊壁为鼻窦黏膜，含黏液，可完全填满鼻窦。它们膨胀并引起骨质压迫吸收，因此必须将其切除以防止颅内和眼眶并发症。尽管已报道有孤立性蝶窦黏液囊肿，但黏液囊肿在额窦和筛窦中更常见[27, 28]。因为黏液囊可以侵蚀颅底或破坏纸样板。因此，彻底切除囊壁的开放手术风险较大。鼻内镜下手术更好且更安全，因为不需要完全去除囊壁。虽然在技术上更具挑战性，但这种方法非常有效，且复发率低[29]。治疗黏液囊肿的手术目标是将其广泛开放，以充分引流（marsupialization）。然而，手术必须以安全的方式进行，黏液囊肿常常引起颅底或眼眶并发症，但往往不需要完全切除囊壁。所以必须小心预防形成瘢痕，以避免复发。术中使用导航系统有助于识别和安全开放黏液囊肿。

（六）顽固性鼻出血

通过鼻内镜来识别出血血管[30]，可以治疗鼻腔后端出血。这个问题在第5章中有详细描述。

（七）脑脊液鼻漏和脑膜脑膨出

鼻内镜下颅底修复是治疗脑脊液鼻漏和脑膜

框12-2 初次鼻窦手术指征

炎症性鼻窦炎
- 慢性鼻-鼻窦炎（伴或不伴鼻息肉）
- 复发性急性鼻-鼻窦炎
- 鼻-鼻窦炎的并发症
- 鼻息肉
- 真菌球和嗜酸性真菌性鼻-鼻窦炎
- 侵袭性真菌性鼻-鼻窦炎
- 黏液囊肿

其他
- 难以治愈性鼻出血
- 脑脊液鼻漏和前颅底脑膜脑膨出
- 鼻窦异物
- 后鼻孔闭锁修复
- 头痛和面部疼痛
- 静音窦综合征
- Sinonssal肿瘤
- 扩大经鼻入路到颅底的通道

脑膨出患者的标准方法，成功率高于90%[31, 32]。脑脊液鼻漏和脑膜脑膨出在第15章中有详细描述。

（八）非侵袭性真菌性鼻－鼻窦炎

AFRS和非侵袭性真菌性鼻－鼻窦炎通常在鼻内镜下进行治疗。术中扩大窦口，彻底清理真菌团块。用ESS和积极的药物治疗来治疗嗜酸性真菌性鼻－鼻窦炎。详细描述请参阅第10章。

（九）侵袭性真菌性鼻窦炎

侵袭性真菌性鼻窦炎完全是免疫功能严重低下导致的疾病。所有缺血和坏死组织必须清除，直到出现正常组织。需要每2～3d进行一次清创，并通过连续鼻内镜检查和影像来严密观察疾病的变化。手术需广泛清除病变，包括黏膜、黏膜下组织及骨组织。尽管有最佳的清创方法，但预后依然不良，因为患者有多系统的并发症。[33]详细描述请参阅第10章。

（十）鼻腔鼻窦异物取出术

鼻内镜有助于将异物在可视条件下无创伤取出。

（十一）后鼻孔闭锁开放术

在合适的情况下，可以使用鼻内镜方法进行单侧和双侧后鼻孔闭锁开放术[34-36]。详细描述请参阅第六分册第10章。

（十二）头痛和面部疼痛

手术治疗头痛的作用非常有争议。ESS非常有限地为患有头痛和面部疼痛的患者提供帮助，并且必须在进行彻底的神经学评估后对这些患者进行手术。Levine及其同事[37]描述了一种多学科会诊后协商一致的方法，用于诊断和治疗"鼻源性头痛"。他们表示，出现规律性复发性头痛很可能是偏头痛。与鼻窦炎症状相关的复发性自限性头痛也很可能是偏头痛。对于耳鼻咽喉科医生，应评估出现头痛时的鼻部症状[37]。Moretz和Kountakis[38]研究了ESS对诊断为CRS患者的主观头痛评分的影响。结果发现，头痛伴有发热和脓性鼻腔分泌物，可能是慢性鼻窦炎，最好通过

鼻内镜和鼻窦CT来评估。在201例患者的回顾性分析中，他们比较术前和术后2年的头痛评分。随访2年，平均头痛评分下降。对于CT检查结果正常但无头痛的鼻源性病因的患者，鼻窦手术的治疗存在争议。Parsons和Batra[39]以及Clerico和其同事[40]认为CT和（或）鼻内镜检查的结果是手术的前提条件。他们还强调，CT和（或）内镜检查的结果证明鼻窦炎患者并不是都伴有头痛。Clerico及其同事[40]指出，通过关注对药物治疗的反应来"证明"鼻窦炎与头痛的相关性非常重要。只有当患者给予鼻内减充血药和鼻腔喷雾剂治疗后的头痛反应明显减轻，同时鼻内镜、CT检查有异常时，才应手术。在一项回顾性系列研究中，34名患者中，Parsons和Batra[39]报道，接受ESS治疗后CT检查明显好转，同时头痛强度和频率分别下降91%和85%。但是，其他研究者不那么乐观。Stankiewicz[41]指出，只有在充分的神经系统和影像学检查评估以及药物治疗失败之后，才能使用手术治疗。只有在明确解剖学异常，或者发现相关检查有问题时，才能给与有针对性的鼻腔手术。即使有了这些先决条件，手术也会有不同的结果，可能会失败，并且可能会头痛恶化。长期预后不佳，至少需要1年的随访才能确定手术是否成功[41]。

（十三）无症状的鼻窦炎

无症状鼻窦炎（SSS）的病因尚不清楚。SSS与OMC的阻塞有关。由此产生的负压会导致上颌窦腔的逐渐内陷，上颌窦变小。钩突朝向上颌窦内侧，并贴在内侧眶壁上。上颌窦的顶部，即眶底，也可能会被"吸"到上颌窦内，并可能导致医源性鼻窦炎。黏液和分泌物潴留在上颌窦内，单纯的钩突切除术和上颌窦口开放术对于治疗这种疾病和预防进一步的眶内病变是有效的[42]。

（十四）鼻内镜手术治疗肿瘤及扩大鼻窦入路的应用

鼻腔和鼻窦的良性和恶性肿瘤可以通过内镜或内镜辅助的方法进行切除[43-48]。详细描述见第11章和第17章。鼻腔和鼻窦被用作通向前颅底和中颅窝、颅内和颅骨其他区域的通

道[49]。已经描述了扩展的颞下窝，斜坡，颅前窝、中颅窝、岩尖和眼眶的重建方法[50-60]。

三、鼻内镜手术治疗鼻窦炎

（一）慢性鼻窦炎

CRS 病理生理学的详细描述超出了本章的范围。但是，彻底了解病理生理学是治疗 CRS 的关键[61, 62]。因为存在副口，上颌窦和额窦的纤毛只能以特定的方式将黏液转移到自然口内[62]。宿主复杂病因的相互作用（局部和全身性因素）与环境诱发黏膜纤毛功能的变化，最终导致对窦内黏膜的不可逆损伤。病毒性上呼吸道感染降低黏液纤毛清除作用，导致自然口堵塞之后进而形成鼻窦炎。这种开口堵塞可能由黏膜水肿、黏液异常或过多、纤毛功能下降或这些因素的组合引起。随后使细菌进一步增殖以及产生持续性鼻腔炎症[61]。过敏、囊性纤维化、纤毛运动障碍和免疫缺陷都易于发生 CRS。目前正在研究生物膜、细菌和真菌的作用。

（二）功能性鼻内镜鼻窦手术原则

功能性内镜鼻窦手术（FESS）的主要目标是通过重建通气和黏膜纤毛清除的生理模式来恢复鼻窦功能。目标是去除不可恢复的病变黏膜和骨质，保存正常组织，并扩大鼻窦的自然窦口。OMC 通常是 ESS 的主要目标，因为该区域微小的炎症可导致上颌窦、前组筛窦和额窦的疾病。手术应该去除骨性分隔，切除炎性黏膜是不恰当和不必要的，这会导致手术后的愈合问题。颅底表面、纸样板和窦腔的黏膜应保留，并且应该保护无病变的鼻窦。尽管进行了充分的手术治疗，黏膜疾病仍可能持续，需要进一步的药物治疗。复杂的急性鼻-鼻窦炎或广泛的真菌性或息肉病需要更广泛的手术。每位患者均需别评估以确定病理和梗阻的部位，并对手术进行量身定制以解决这些问题。微创鼻窦技术[63]是 1994 年推出的一种有针对性的内镜介入治疗。其目标与 FESS 相似，但有些差异旨在使手术标准化。新引入的技术涉及通过气囊充气装置扩张自然窦口。球囊鼻窦扩张术可以独立进行或与传统的鼻窦手术联合进行，即所谓的联合手术。

（三）限制外科手术范围

Kuehnemund 及其同事[64]研究了慢性鼻-鼻窦炎患者的保守的手术方式和更广泛的 ESS 的术后结果[64]。该研究中的 65 例患者在术前进行了检查，并在 3 个月、6 个月以及长期术后随访。通过鼻内镜检查、糖精输送时间和症状评估，这些研究人员发现两组的手术结果和症状相似，这表明保守的手术范围即可。

（四）外科术前评估

1. 病史

尽管对药物治疗的详细描述超出了本章的范围，但药物治疗的详细病史对于确定患者是否需要手术至关重要[61, 65]。患者必须经过规律药物治疗且症状控制失败，才考虑手术治疗。必须在手术前评估，可能导致手术结果较差的相关因素，包括吸烟、哮喘、阿司匹林不耐受、过敏、免疫缺陷和抑郁症（详见第 8 章）[66]。除了任何先前存在的并发症之外，患者对药物治疗和既往手术的效果决定是否需要手术治疗。

2. 检查

检查包括完整的头颈部检查、基本的眼部检查、前鼻镜检查和鼻内镜检查。前鼻镜检查可发现所有明显的鼻中隔偏曲。更系统全面的检查需在鼻内镜下进行，通过鼻内镜检查可发现[67]：黏膜的特征、鼻窦引流通道的外观及解剖结构的变异、结构异常、脓性分泌物和息肉。

3. 影像学评估

进行 CT 扫描来评估鼻窦解剖和病变情况，以指导手术[68-80]。如果存在骨性缺损，且怀疑颅内病变时需要磁共振成像。这种成像方式也有助于鉴别肿瘤和评估颅底缺损区域的其他可能病变，如脑膨出。为了诊断，行非增强 CT 扫描[68]对术前方案很有用。任何鼻窦引流通道的阻塞通常可以通过窦内潴留液体的存在来确定。堵塞的原因通常是增厚的黏膜、息肉或存在解剖异常。钙化或高信号证明存在真菌或肿瘤[69-72]。在鼻窦 CT 扫描中可发现多达 27% 的鼻窦存在炎症[70]。CRS 行鼻内镜检查呈阳性的患者应接受治疗[73]，如果 CT 扫描显示存在持续炎症，则可能需要进行手术治疗。

　　冠状位显示鼻窦以及与大脑和眼眶的关系。轴位 CT 能对冠状位进行补充，尤其后筛及蝶窦严重病变时，能帮助制定手术计划。矢状位在评估额隐窝解剖结构和颅底斜度时特别有用。必须仔细研究所有三个平面，以构建对相关解剖结构的三维评估。冠状位有限厚度的扫描对鼻窦炎的诊断有用，但需要小于 5mm 切片的冠状 CT 以避免重要解剖结构的遗漏影响手术计划的制订[74]。现代 CT 扫描可以执行 0.5mm 切片，而不会延长扫描时间。

　　在手术前仔细评估 CT，必须在手术过程中阅读 CT 影像，以评估疾病的程度并协助进行手术计划。视觉量表或客观检查对术前准备均有用（表 12–1）。Meyers 和 Valvassori[22] 回顾了 400 例术前 CT 扫描，注意到了其中的解剖变异。他们发现了 6 种特定的变异，可能会使外科医师无意中损伤眼眶或前颅底。这些变异包括六个方面：①位于上颌窦口内侧的纸样板；②上颌窦发育不全；③筛凹异常，如低或倾斜的筛凹；④纸样板缺失；⑤蝶窦壁变异，如附着在颈动脉上的隔膜或颈动脉或视神经的缺失；⑥蝶上筛房。额窦的过度气化或额气房的存在可能与筛凹相关[75]。

（五）术中和围术期注意事项

　　ESS 仪器包括一系列鼻内镜（0°、30°、45° 和 70°）。现在可以使用反向角镜，其中标杆位于镜头的同一侧。这在鼻内镜下创造了更多空间来通过器械，尤其在两位外科医师同时操作的内镜颅底手术中特别有用。并且应配备一套与之相适应的手术器械。动力仪器，如切割器（微型清创器）对息肉患者非常有用，并且它们也有助于保护黏膜。连接到显微吸引器的抽吸捕集器可以用于收集组织以用于组织病理学。使用 Endo–Scrub 冲洗系统（Medtronic，Minneapolis，MN）有助于预防出血。适用于各种角度鼻内镜的永久性护套和一次性护套现已上市。特定部位的手术可选择使用导航系统。

　　麻醉方式的选择、围术期的药物治疗、术后护理须在手术前制订计划。外科手术区域的出血使得清晰的手术视野难以保证，并且还可能延长手术时间，增加并发症的风险，导致难以完成手术计划。目前已经提出许多干预措施来用于止血。包括头高位，局部血管收缩药的使用，喉罩气道的使用以及有利的麻醉技术[76-97]。

（六）术前药物治疗

　　手术前 7～10d 开始使用抗生素和口服类固醇激素，以减少化脓性 CRS 或鼻息肉和反应性下呼吸道疾病引起的炎症，从而改善手术视野，减少出血并预防呼吸系统并发症。一项全国性调查发现美国 88.2% 的鼻科医师在术前使用口服类固醇激素，特别在鼻息肉中[81]，中等剂量泼尼松（30～40mg/d）持续 4～7d 是最常用的类固醇激素使用方案，其次是小剂量泼尼松（10～20mg/d）和高剂量泼尼松（＞40mg/d）。除了降低疾病复发率、改善症状、改善术后结果、降低再次手术外，还包括减轻黏膜炎症、改善手术视野、缩短手术时间、减少手术出血。

　　需要进行研究以评估 CRS 不伴鼻息肉（CRSsNP）患者在围术期的系统性类固醇激素治疗是否有效。通过两项随机临床试验（RCT）和一项前瞻性试验发现围术期类固醇激素治疗的疗效仅支持伴有鼻息肉的 CRS 患者（CRSwNP）。Wright 和 Agrawal[82] 开展了一项双盲安慰剂对照随机对照试验，其中 26 名患者随机在术前 5d 和术后 9d 接受安慰剂或泼尼松治疗（每日 30mg）。据报道，在接受类固醇激素治疗的患者中，黏膜炎症减轻且术中手术难度降低，但手术时间或失血量没有显著差异。激素治疗组术后 2 周嗅觉显著优于对照组。Sieskiewicz 及其同事[83] 对接受 ESS 的 36 位 CRSwNP 患者进行了 RCT，他们在术前均随机接受泼尼松治疗（每日 30mg，持续 5d）或不进行治疗。他们发现类固醇激素组手术视野显著改善且手术时间缩短，但在手术失血量方面没有显著差异。Giordano 及其同事[84] 前瞻性评估了 40 例接受术前口服类固醇激素治疗（$n=21$）的 ESS 患者与未接受术前治疗（$n=19$）的 CRSwNP 患者。治疗组在手术前 7d 接受 1mg/kg

表 12-1 鼻内镜手术前计算机断层扫描的关键影响因素

因 素	细 节
疾病	• 病种及病变范围 • 临床症状
骨完整性（侵蚀、扩张、缺失）	• 颅底 • 纸样板 • 视神经管 • 颈动脉管
颅底	• 高度 • 对称性 • 筛板与筛顶 • 上颌 / 后筛骨高度比
上颌窦	• 位置与钩突附着于眼眶 • 气化和高度（发育不良的上颌窦的眶底低） • 眶下气房的存在
筛窦	• 前、后筛动脉的位置 • 后组筛窦的高度（决定颅底的斜率） • 蝶上筛房（Onodi）及其与视神经的关系
蝶窦	• 蝶窦口的位置 • 蝶窦分隔及与颈动脉管的关系
额窦	• 气化的程度 [在额窦附近注意到更深的筛凹和（或）额窦高度气化] • 额窦口 • 存在鼻丘 / 额泡 / 筛泡上气房 • 矢状位额隐窝的前后径
其他	• 鼻中隔偏曲及其临床相关性 • 泡状鼻甲 • 眼眶异常

泼尼松龙，并注意到手术时间明显缩短，但预估失血量没有显著差异。

（七）术中注意事项

1. 图像导航系统

鼻内镜手术的一个固有问题是使用单透镜提供的二维视图。开发导航系统有助于降低 ESS 的风险。这些系统使用在各种平面重建的薄层 CT 扫描来创建三维图像。然后在计算机的帮助下，将这种三维视图与实际的患者解剖结构相关联（图 12-13）。外科医师可以在任何结构上放置探针，以获得探头位置的实时三维视图。这些计算机辅助导航系统，对于疑难病例和再次手术非常有用，在临床中正在流行起来。Metson[76] 显示，

使用图像引导的手术数量增加了 70.6%，并且在该技术出现的 2 年内使用该手术的外科医师人数增加了 92.8%。

导航系统是鼻内镜鼻窦外科医生的助手；但它们不能彻底取代对手术解剖的认识。即使在理想情况下，它们也存在一定程度的不准确性或错误 [76, 77]。图像导航系统对于 2～3mm 的误差是可接受的，这使得它们在确认大体位置方面有用（后组筛窦与蝶窦）而不是区分毫米变化，如在颅底位置。潜在的误差因素包括 CT 扫描期间的变量、基准（参考设备）或定位移位、表面匹配期间的软组织效应以及配准期间与操作员有关的误差。此外，不是每个 ESS 病例都需要导航系统，而且它们的运行使治疗时间和成本都

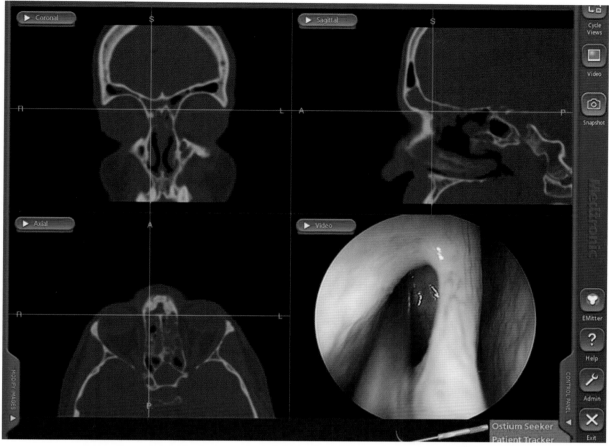

▲ 图 12-13 图像导航系统使用冠状位（左上）、矢状位（右上）和轴位、（左下）重建的薄层计算机断层扫描创建一个三维视图，该视图与术中通过内镜看到的实际患者解剖结构相关（右下）

会相应增加。根据使用的系统和医疗机构的收费情况，使用导航系统时，手术时间和住院费用可能会更高[76, 77]。随着图像导航系统的使用变得越来越流行，问题也随之而来。在[78]美国，耳鼻咽喉头颈外科学会[79]认可使用这些系统适用于以下情况：①再次鼻窦手术；②鼻窦解剖发育畸形、术后或创伤后；③广泛的鼻窦息肉病变；④涉及额窦、后组筛窦和蝶窦的病变；⑤与颅底、眼眶、视神经或 ICA 相邻的疾病；⑥脑脊液鼻漏或存在颅底缺损的情况；⑦良性和恶性鼻腔鼻窦肿瘤。Tabaee 及其同事[80]比较了 60 名接受影像引导手术（IGS）和 179 名无图像引导的 ESS 患者，发现主要术中并发症或术后并发症的发生率、术后 SNOT-20 症状评分无统计学差异[80]。然而，未使用导航系统的手术组发生术中脑脊液鼻漏的概率较高，为 2.2%，而 IGS 组为 0%。对 355 例

手术的 Meta 分析表明，术中图像引导的使用并不能降低并发症风险，但可能有助于减少再次手术[85]。

2. 术中计算机断层扫描

IGS 的主要缺点是其 CT 扫描是在手术前获得的，不能反映术中疾病情况。已经尝试多种方法克服这个缺点。Batra 及其同事[86]最近报道了一项前瞻性试验，该试验在 49 名接受 ESS 和颅底手术的患者中使用术中影像引导下的鼻窦手术。24 例（49.0%）CT 质量优秀，15 例（30.6%）良好，5 例（10.2%）一般，5 例（10.2%）无法应用。44 例中有 8 例（18.2%）根据术中 CT 数据进行了额外干预。额外干预的预测因素分析（包括存在息肉或肿瘤、既往手术史、图像引导的使用和 CT 质量）未达到统计学差异。图像引导系统目前仅限于有限的临床应用。

3. 麻醉方式的选择

麻醉方式的选择取决于手术范围、患者年龄和健康状况，以及麻醉医师的经验[87-90]。

（1）局部麻醉：使用局部麻醉可以进行ESS，但是局部麻醉的最大缺点是镇静效果差。经验不多的麻醉医师，应该使用全身麻醉。局部麻醉联合静脉镇静剂可使患者镇静，稳定血压并最大程度地减少出血。理论上，局部麻醉可以提高安全性，因为清醒的患者可以反馈与眼眶相关的操作。局部麻醉可应用于年轻患者且手术过程小于2h的初次ESS。如果患者在手术期间变得不镇静，应迅速控制出血，停止静脉（IV）镇静，停止手术，并应给予全身麻醉。在一项较早的对177名患者进行的回顾性研究中，Fedok和同事[90]比较了在局部麻醉联合静脉镇静剂下接受鼻中隔成形术或ESS以及在全身麻醉下接受相同手术的患者的并发症发生率和恢复时间。发现接受局部麻醉联合静脉镇静剂使用的患者总手术时间和恢复时间较短。局部麻醉组呕吐、鼻出血和恶心的发生率较低，3名接受全身麻醉的患者却出现非预期的住院治疗。一项对232例患者的回顾性研究显示，局部麻醉联合静脉镇静剂并发症的发生率略高于全身麻醉。另一项研究发现局麻联合静脉镇静剂和全身麻醉在术后疼痛、恶心、呕吐和整体耐受方面有明显差异[88]。

（2）全身麻醉：全身麻醉不受患者合作和患者气道因素的影响。它适用于儿童、精神紧张及手术时间长的患者[88]。如果使用计算机辅助导航系统，也需要全身麻醉，因为患者的任何移动都可能会中断设备连接。局部应用鼻腔减充血药和局部浸润麻醉仍然有助于血管收缩和术后镇痛。所施用的全身麻醉药类型可改变患者的血流动力学并可影响鼻内镜手术的视野。最近对文献进行的系统综述比较了全静脉麻醉（TIVA）和吸入麻醉对手术视野的影响[89]。该研究纳入7例符合标准的手术患者。与吸入麻醉相比，7例患者中有4例采用TIVA，在ESS期间手术视野显著改善。与气管插管相比，喉罩可以减少气管插管造成的血流动力学反应，减少呼气末正压，并改善静脉回流。虽然降压药物已用于降低ESS期间的平均动脉压以降低血流量，单纯血管扩张药如硝普钠可导致反射性心动过速并增加心排血量，从而加重血管扩张和局部出血。另一方面，β受体拮抗药已被证明是有帮助的，因为它们通过降低心排血量而不是降低全身血管阻力来降低血压。TIVA是ESS中首选的麻醉药，因为TIVA可降低心排血量而不会显著降低全身血管阻力[89]。FESS期间为减少出血最好采取术前口服类固醇激素、TIVA和术中局部血管收缩药的联合应用[89, 91]。

（3）局部麻醉药：1%利多卡因与1∶100 000肾上腺素的溶液可以在手术前通过鼻镜和头灯进行注射，注射进入鼻中隔、下鼻甲和中鼻甲前端。经口腔腭大孔注射有助于减少鼻窦后部的出血。当使用局部麻醉时，可以经鼻背、眶下和腭大孔注射。注射后，将丁卡因–麻黄碱或浓缩肾上腺素溶液（本章稍后讨论）浸泡的脱脂棉放入鼻腔以进行额外的局部麻醉和血管收缩。

所有外用药物容器应贴上标签或染色以防止被误用。Higgins和同事[91]对ESS中的局部血管收缩药进行了有效性和安全性的系统评价。他们提出五项建议：①尽可能避免局部使用去甲肾上腺素，因为存在严重心脏并发症的风险；②谨慎使用外用可卡因；③局部使用血管收缩药后避免术中同时使用的β受体拮抗药；④局部使用血管收缩药时避免使用卤代烃麻醉药；⑤避免在有心血管病史的患者中局部使用浓缩的可卡因或肾上腺素。对体重不超过40kg或12岁的儿童，他们建议首先考虑使用0.05%羟基氧化锌。如果没有达到良好的视野或止血效果，则可考虑局部使用1∶2000肾上腺素。对于85磅（≈38.56kg）或12—17岁的患者，推荐使用氧合美金刚胺或1∶2000肾上腺素。对于那些18岁或以上的人，适合使用1∶2000或1∶1000肾上腺素。

4. 术前准备

术前局部应用鼻腔减充血喷雾药，喷雾引起鼻腔减容和血管收缩，并阻止局部可卡因或盐酸丁卡因的全身作用。如果选择围术期给予类固醇激素，则患者可以术前接受选择剂量的地塞米松静推。这有助于减少术后鼻塞、恶心和呕吐以及减少气道并发症。

5. 术中患者的体位和准备

患者进入手术室，于手术台上取仰卧位。给予全身麻醉或静脉镇静后给予局部麻醉，在患者手术之前收敛鼻腔，这个过程应给予足够的时间，以便麻醉和收敛。手术台应位于远离麻醉机 90° 或 180° 的位置，为放置内镜监视器和图像引导机器提供所需的空间。当使用局部麻醉时，将可膨胀海绵或 8 号儿科 Foley 导管置于鼻咽部，并用 10～15ml 水充起水囊。如果患者处于全身麻醉状态下，应对眼睛进行润滑并以垂直方式粘贴，保持眼睛的内侧部分清晰以供观察。可以使用透明胶带覆盖整个眼睑。术前应考虑使用覆盖常见鼻窦病原体的抗生素，特别是在存在活动性感染的情况下。患者保持轻微的头高位并向外科医师倾斜，以帮助减少失血并为外科医师提供更舒适的位置。对于准备好的患者，在手术开始前仔细检查 CT 也是一种好的做法。如果使用术中导航需对系统进行定位及适当校准。外科医师刷手和穿着手术衣。眼睛显露在手术区域内。外科医师可以坐着或站立，取决于直接通过鼻内镜或监视器观看术野。器械护士和外科医师处于同一侧或相对的位置，Mayo 支架可将常用器械固定在患者身上。常规消毒铺巾并且所有吸引器和动力仪器已连接并可正常工作，手术就可以进行。

（八）基本技巧：Messerklinger 和 Wigand

FESS 技术从 Messerklinger[4, 62] 和 Wigand[91] 描述的方法发展而来，Messerklinger 技术包括前后入路[4]。该方法从零度内镜视野下开始，切除钩突显示漏斗，然后按此顺序继续向后进行解剖，取出筛泡、显露额窦口、确定筛窦顶部。一但确定了颅底，继续向后开放剩余的前组筛窦及后组筛窦，最后打开蝶窦。然后使用 30° 内镜确定上颌窦的窦口并在必要时扩大。Wigand 与 Messerklinger 技术的不同是筛窦的开放是由后向前进行的[91]。该技术从部分切除中鼻甲，打开后组筛窦和去除蝶窦前壁开始。一旦在蝶窦确定了颅底，进而向前继续开放后筛和前筛。这种技术的主要优点是较早地确定颅底。实际上，在实际

的手术中通常是这些技术的联合应用。接下来描述的技术基于上述原则，并概述了我们在 ESS 中遵循的一般步骤。

（九）内镜鼻窦手术

鼻内镜鼻窦手术的基本步骤概述于框 12-3。

1. 鼻内镜检查

首先进行彻底的鼻内镜检查（图 12-14）。需注意标志、结构异常、黏膜状况、任何息肉或脓液的存在，以及与术前检查的任何显著差异。此时，1ml 含肾上腺素 1∶100 000 的利多卡因可局部注入中鼻甲腋部及上方的鼻侧壁（图 12-14）。如果存在明显鼻中隔偏曲，应尽可能首先处理较宽的一侧，因为在矫正鼻中隔前有更多的空间进行操作。

2. 中鼻甲内移

用剥离子轻柔地内移中鼻甲，可以更好地观察中鼻道（图 12-15）。应避免对中鼻甲的过度操作，因为能导致鼻甲骨不稳定和颅底骨折。最近描述了一种简单中鼻甲基板的切口，它可以避免造成中鼻甲不稳定且能增大手术操作空间（图 12-15）[93]。

3. 钩突切除

我们进行反向钩突切除术（图 12-16A 至 C）。

框 12-3 内镜鼻窦手术的基本步骤

1. 患者体位
2. 诊断性鼻内镜检查
3. 局部麻醉注射
4. 中鼻甲内移以显露 OMC
5. 用 0° 内镜进行钩突切除术
6. 上颌窦开放术：使用 30° 或 45° 内镜确定上颌窦口，识别漏斗底部，然后追踪至眶内壁（纸样板）
7. 去除筛泡；在其外侧壁上识别纸样板
8. 水平部和倾斜部中鼻甲的鉴别
9. 去除中鼻甲基板的下内侧部分以进入后组筛窦
10. 筛窦切除术；保持低位切除，在上鼻甲和纸样板之间
11. 识别蝶骨面
12. 识别后颅底，在后筛中正确识别颅底
13. 在前颅底水平，去除筛骨间隔
14. 蝶窦切除术后筛的内侧下三角或在蝶筛隐窝中识别
15. 可选：额隐窝，开放额窦
16. 可选：通过在中鼻甲内侧和鼻中隔之间产生粘连使中鼻甲内侧化

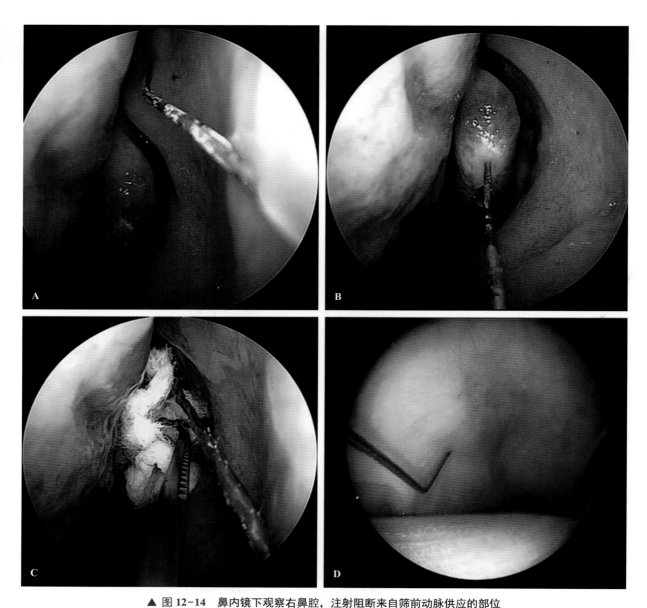

▲ 图 12-14　鼻内镜下观察右鼻腔，注射阻断来自筛前动脉供应的部位

A. 在中鼻甲腋部和鼻侧壁上方；B. 中鼻甲局部注射，特别是在切除泡状鼻甲时；C. 浸泡在肾上腺素 1 : 1000 中的拭子置于中鼻道；该溶液用荧光素染料染成黄色以防止误用；D. 经口行右侧腭大孔注射

钩突在 0° 鼻内镜下为具有后部游离边缘的镰状结构。前面边界在与上颌骨前缘交界处（上颌骨线）。当存在息肉时，钩突最好从其后部游离端辨认，后端通常有外翻的边缘。钩突切除时，将球状探针滑入其后游离缘后面的漏斗向前剥离，使钩突从中鼻道、纸样板上去除。这种操作特别适用于钩突附着处高于眼眶时，如无症状的鼻窦炎。儿科 backbiter 仪器用于在钩突的下 1/3 与上 2/3 之间的轴向平面中逆行切开钩突。这个较低

的位置避免了无意中的眼眶损伤，也可能对应于上颌窦口的位置。切口继续向前，直至遇到较硬的泪骨，在鼻内镜视野下为上颌线，穿透这块骨头则会损伤泪道。一旦这个钩突切口完成，钩突的中间 1/3 即被切除。在这个时候上 1/3 可以保留，以防止额隐窝形成瘢痕或协助稍后进行的额隐窝解剖。钩突下方是用 Lusk 探针在中间旋转，并且通过一个向下的器械和切割器来切除。或者，也可以用钩突刀进行切除。也可以使用垂直

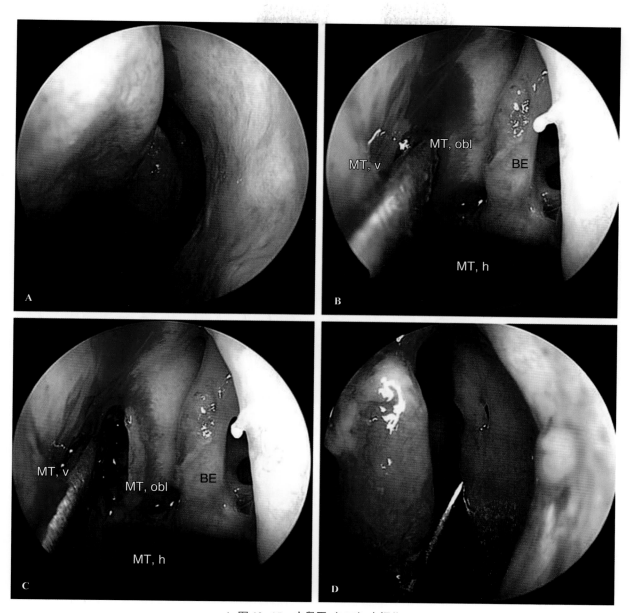

▲ 图 12-15　中鼻甲（MT）中间化

A. 左鼻腔中鼻甲的原始位置；B. 通过 Freer 剥离器可使中鼻甲轻度中间化；C. 此外，中鼻甲基板位于中鼻甲倾斜部与水平部交界处，通过这三层结构进入筛泡，须小心保护中鼻道水平部（MT，h）附着处以防止其不稳定和出血；D. 在中间化之后，中鼻道内会有更多空间

切口切除钩突，该垂直切口从其前部开始，并且沿前缘向下向后部延续。

4. 上颌窦开窗术

切除钩突显露筛漏斗（图 12-16C 至 E）。上颌窦口是椭圆形的，通常位于钩突下侧 1/3 漏斗底部，以 45° 角开口，所以在角度为 30° 或 45° 的鼻内镜下可以最好地观察上颌窦和进行操作[14]。上颌窦副口呈圆形并且通常在后囟处。如果没有

切除钩突，上颌窦的自然开口就很难显露。上颌窦的引流通过自然口进行；仅开放上颌窦副口并未与自然口融合导致黏液再循环和持续感染。如果黏膜水肿明显，上颌窦口不容易识别，可以使用 Lusk 探针轻轻地进入漏斗部，以帮助识别自然口。为避免进入眼眶，探针绝不能穿透骨壁。如果自然口径是正常的，则不应该被破坏。如果有水肿和阻塞，可以使用 Lusk 探头使其向后扩

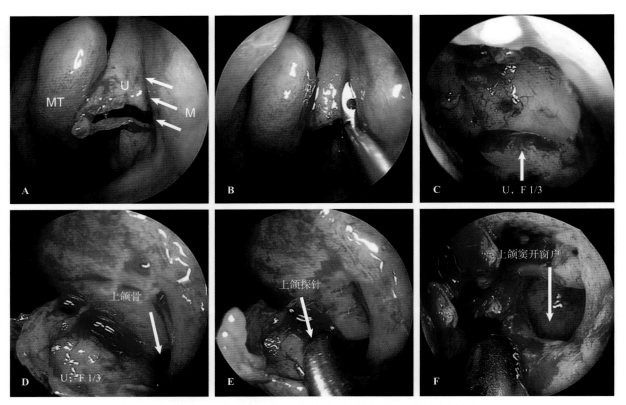

▲ 图 12-16　左侧鼻腔逆行钩突切除术和上颌窦开窗术中的步骤

步骤 A、B 和 C 在 0° 鼻内镜镜下完成；对于步骤 D、E 和 F 使用 30° 的鼻内镜。A. 在上 2/3 和下 1/3 的交界处用反张钳行钩突切除术，向前延伸至上颌骨前缘（M，箭）；B. 钩突（U）的上部被去除；C. 钩突下 1/3 处：上颌窦的自然口在它的侧面；D. 使用 30° 鼻内镜将下椭圆形上颌窦自然口向下推至最佳视野；E. 用上颌窦探针向后扩大上颌窦口；F. 钩突的下 1/3 被移除，并且因此形成梨状的上颌窦开口。MT. 中鼻甲

大。必要时，可以使用 Lusk 探针进一步向后和向下打开。上颌窦副口必须在 CT 上和内镜上与上颌窦自然口相区别（图 12-17）。由于上颌窦黏液流向总是朝向上颌窦自然口，因此上颌窦副口不起作用。如果自然开口通畅，黏液就会流出来并且可能通过开窗口流入上颌窦中，产生再循环。上颌窦开窗口为扩大的上颌窦自然口，有梨形的外观[6,7]。

鼻息肉患者更需行较大的上颌窦开窗，而上颌窦开口可向下鼻甲方向扩大，向后可至上颌窦后壁。用咬骨钳小心去除残留的钩突向下开放上颌窦口。在自然开口处向前切除通常不必要，并且可能损伤鼻泪管，也不要剥去黏膜，以防止形成瘢痕和引起黏膜纤毛功能障碍。

一旦完成上颌窦开窗，使用 30°、45° 或 70° 鼻内镜仔细检查窦腔。窦腔内的病变可以用弯曲

的鼻内镜器械、动力系统或冲洗来清除。脓性分泌物或取出的组织应该进行细菌培养或病例检查。仔细确定包括眶内壁和眶下壁在内的标志。有时眶下气房会阻塞窦口引流，这时可以安全地进行开放。

5. 前组筛窦开放

筛泡是 OMC 的最大气房，通常是最突出的气房，在中鼻道内凸起。如果有筛泡后间隙的话，可以由此进入，向前切除筛泡（图 12-18A 至 C）。如果不存在筛泡后间隙，则可以使用刮匙、切割器或筛窦钳沿其下内侧进入筛泡。接下来，去除前壁和内侧壁以显露后壁。一些外科医生将下壁保留以支撑中鼻甲。纸样板形成筛泡的外侧壁。黏膜应保留在纸样板上，在确定了前颅底后才能打开鼻丘气房和筛上气房，完成前组筛窦切除术开放。绝不能在中鼻甲的上垂直内侧进

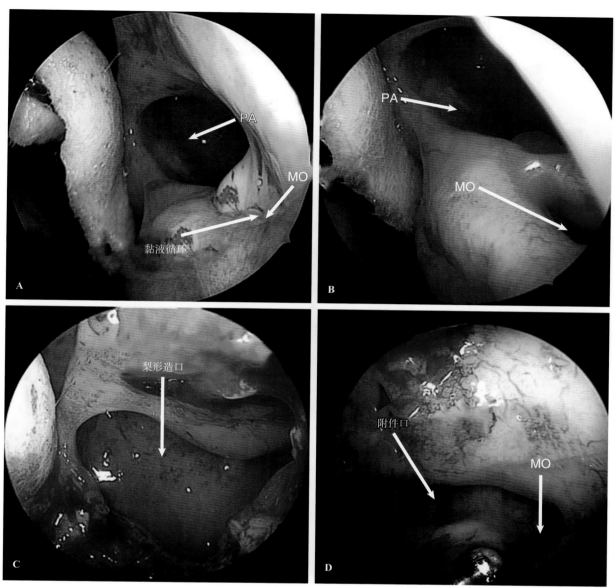

▲ 图 12-17　由于上颌窦黏膜纤毛的清除作用一直持续到自然口（MO），所以在后囟（PA）进行造口没有帮助
A. 黏液通过后部放置的手术造口再循环回左侧上颌窦；B. 两个开口之间存在瘢痕和组织；C. 一旦取出该组织，用 30° 内镜验证所需的上颌窦造口的形状；D. 后囟中的副口也必须同样纳入上颌窦造口

行解剖，因为这样有穿透筛板和筛凹风险。解剖应该继续向后，直到中鼻甲基板被确定，这是前组筛窦的后界。当沿着纸样板工作时，切割器应始终朝上以防止眼眶损伤。

6. 后组筛窦切除术

后筛气房引流至上鼻道（位于上鼻甲和中鼻甲基板）。因此，一旦确定了上鼻甲和上鼻道，由此向外向后切除后组筛房直至纸样板，由低向

高位逐步切除，直至显露颅底（图 12-18C 至 E）。为了打开后组筛窦，必须用微型切割器或刮匙去除中鼻甲基板的下面和内侧面（图 12-18D）。如果先前已在基底层进行了松弛切口以移除中鼻甲，则该切口也可用于后组筛窦开放术。要不就用刮匙、打孔器或切割器小心去除中鼻甲的下内侧部分。后组筛窦的边界为外侧的纸样板和内侧的上鼻甲。后筛气房可以很大，特别是在没有息

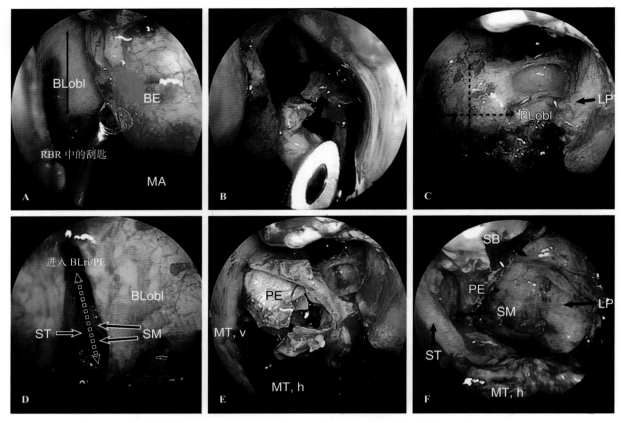

▲ 图 12-18　左钩突切除术

A 至 C 为前组筛窦切除术；D 至 F 为后组筛窦切除术。A. 通过进入钩突（RBR）并将其向前压（如图所示）或用微型清创器或刮匙进入筛泡（BE）的下内侧部分来移除筛泡；B. 用微型清创器或其他器械去除筛泡；C. 这显露了在其侧壁和中鼻甲基板（BLobl）的斜向部分的纸样板（LP）；该路径是通过上颌窦造口确定的；D. 中鼻甲的下内侧面用微型清创器或 Freer 剥离器去除以打开后筛；或者，如果已经进行了中鼻甲基板（BLri）（这对应于下内侧垂直基板）切除术，则这也可以用于后筛切除术（PE）；E. 后筛气房通过上刮槽或微刮器（SM）移除，保持低位和侧位，介于纸样板和上鼻甲（ST）之间，SM 位于中鼻甲的后面，并位于 ST 的侧面，MT，v. 中鼻甲垂直部；MT，h. 中鼻甲水平部；F. 颅底（SB）可以在大的非多形后筛气房中鉴别。小心保护中鼻甲前方垂直（MT，v）和下方水平（MT，h）附着。MA. 上颌窦口

肉和第二层筛房的情况下颅底很容易识别。注意不要水平切开中鼻甲基板，因为这样做不仅会使中鼻甲不稳定，而且可能会损伤蝶腭动脉，引起即时或延迟的出血。校准的探头或计算机化的导航系统在此处可用于识别蝶窦的前壁。在普通成年人身上，这个结构距离鼻梁约 7cm 呈 30°（图 12-8），可以识别颅底前方和上面的蝶骨面。后组筛窦位于蝶窦的上方。有时，大的蝶上筛房可能被误认为蝶窦。如果这个气房的底部可以通过 0° 鼻内镜观察到，通常是后筛气房而不是蝶窦[94]。另外，蝶窦自然口几乎总是在上鼻道的中间（图 12-6 和图 12-7）。在初此开放后组筛房时，除非明确识别出颅底，否则不应该探查上方

和较小的气房。由于颅底是由后到前的方向连续上移，所以在明确颅底后可以将多余的筛窦气房切除。

7. 蝶窦切开术

蝶窦的前壁凸起，朝向外科医生；而颅底凹陷，远离外科医生。蝶窦口可以从中鼻甲外侧进入，通过去除最后筛房进入蝶窦，或者显露上鼻甲及上鼻道从蝶筛隐窝开放蝶窦（图 12-7，图 12-19A 和 B）。上鼻甲骨的下 1/3 到 1/2 需要去除，以便清晰观察蝶窦前壁中的蝶筛隐窝和蝶窦口（图 12-19C）。如果没有鼻中隔阻挡，也可以经鼻腔、中鼻甲辨认该窦口（图 12-6）。无论采用哪种方法，上鼻甲的下 1/3～1/2 部分都需要切

除，并且在大多数情况下，这种操作直接显露突口。避免过度切除以保持嗅觉；Say 和他的同事[95]发现，去除上鼻甲下 1/3 不会对嗅觉产生影响。该口大约位于前壁的中间部分。探针沿前壁轻轻滑动直至其易于通过（图 12-19A 和 B），即可定位自然口。不强迫探头进入，以免损伤颅底、视神经和 ICA。

一旦确定了蝶窦的窦口，应该扩大开口（图 12-19C 到 E）。外科医生通过插入一个小刮匙或直钳来扩大开口，开口首先向内侧和下方扩大。然后可以根据需要使用蝶窦咬骨钳或切割器来安全地扩大开口。应避免损伤周围组织以防止术后狭窄。随着蝶窦口扩大，外科医生应该意识到来自蝶腭动脉的小动脉分支可能存在于内侧或外侧，能导致出血。简单进行烧灼就能很好地控制这种流血。带蒂的鼻中隔黏膜瓣的血供来自蝶腭

动脉的鼻后中隔动脉分支[54]，去除蝶骨时，尽量保留黏膜，以备后来所用。任何脓肿、真菌、息肉或碎屑都应该被清理，并且应该小心保护黏膜。除非经过校准好的计算机导航系统的指导，能避免对 ICA、视神经和颅底的损伤，否则应避免使用仪器切除蝶窦后部、后外侧或上方的病变。没必要切除蝶窦中隔，因为它的后端可能附着在骨质缺失或菲薄的动脉壁上。

8. 前后组筛窦轮廓化和颅底解剖

在蝶窦开口内或上方或后组筛窦内轻松看到的颅底成为前后组筛窦轮廓化的主要标志。一旦确定了眼眶和颅底，就可以将从后到前的残余筛房切除，将前后组筛窦轮廓化（图 12-20A 至 E）。这种操作是安全的，因为当颅底高时，开放后筛由后向前，器械要始终在要被切除的筛房后面，否则，外科医师可能会损伤颅底。这种解剖可以

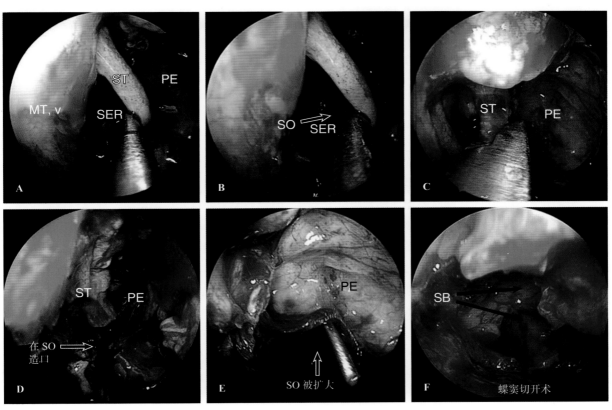

▲ 图 12-19　左侧蝶窦切开术

A. 使用经过校准的探头或吸引器来识别蝶窦的前壁，距离鼻梁约 7cm；探头沿着前壁轻轻地滑动直到其容易通过而定位蝶窦口（SO）。B. SO 位于蝶骨前壁大约 1/2 处，位于鼻中隔和上鼻甲（ST）之间的蝶筛隐窝（SER）处。C. 一旦确定了 SO 的位置，将 ST 的下 1/3 至 1/2 切除以辨认。D. 扩大 SO，用刮匙在内侧操作。E. 根据需要，可以将 SO 扩大至颅底（SB）；纸样板、鼻中隔和蝶骨平面。F. SB 在蝶窦内和后组筛窦（PE）的前面被识别。MT，v. 中鼻甲，基板

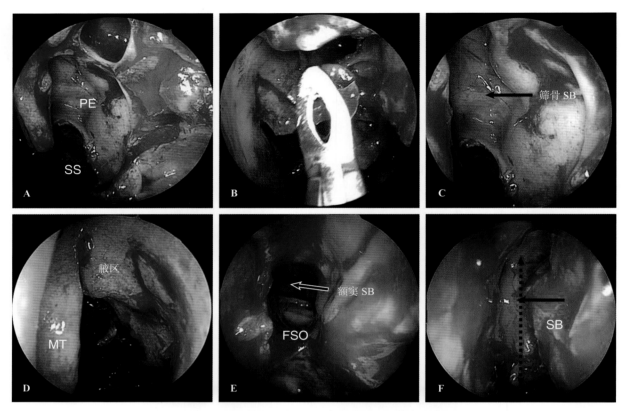

▲ 图 12-20　借助颅底（SB）解剖完成左侧筛窦切除术

A. 在蝶窦（SS）和后组筛窦（PE）中确定颅底位置；B. 剩余的后筛和前筛气房从后向前移除；C. SB 在筛上气房区域显露；D 和 E. 额窦切开术（FSO）以识别额窦后壁的 SB；F. 然后在额窦后壁区（实线箭）中去除筛窦以创建从额窦后壁到筛窦 SB（虚箭）的平滑过渡。MT. 中鼻甲

通过 45° 切割钳或钝器，如刮匙或弯曲吸引管进行。如果解剖看起来与结构齐平，不能向上开放，只需进行横向切除。同时要记住随着眼眶变窄，筛窦范围越宽，外科医师应该更加小心避免穿透纸样板。使用鼻内镜时，轻微按压眼球，可以识别眼眶的任何薄弱区域（图 12-21）。鼻内镜手术中眶周脂肪疝应引起对眼眶创伤的关注。

当筛窦切除接近最前方时，将筛上气房打开（图 12-20）。额隐窝和鼻丘在筛窦切除中最后打开，因为上方出血会影响鼻内镜的可视化，并可能妨碍下方气房的切除。这个区域最易形成瘢痕和医源性损伤，因此需要熟练掌握其解剖。鼻丘的重要性在于其位于颅底附近，侧面或前面与泪囊和眼眶毗邻。在确定了颅底后，它可以从下方、中间或后方安全地切除筛房。

9. 额窦切开术

许多外科医师对是否开放额隐窝犹豫不决。一般而言，如果额窦未发病，应暂不处置。如果因额窦炎需要打开额隐窝时，注意尽量减少黏膜损伤并防止中鼻甲漂移（图 12-22A 至 E）。在无症状鼻息肉的手术中有必要开放额窦，因为息肉通常在额窦和额隐窝处复发。额窦开放术有引起无症状患者出现额窦症状的风险。第 14 章详细讨论了额窦手术；在这里我们仅提供关键概念的简要概述。

影像学引导对于进行额窦解剖非常有帮助，特别是在复杂的气化情况下。三维重建可以了解额隐窝的解剖结构及判断额窦的位置。与 ESS 一样，应始终注意图像引导系统的局限性，以避免过度依赖。手术开始时可用 0° 鼻内镜，但根据气化模式的不同，额隐窝气化过高时，可能需要30°、45° 和 70° 鼻内镜。如果要行额窦解剖，则

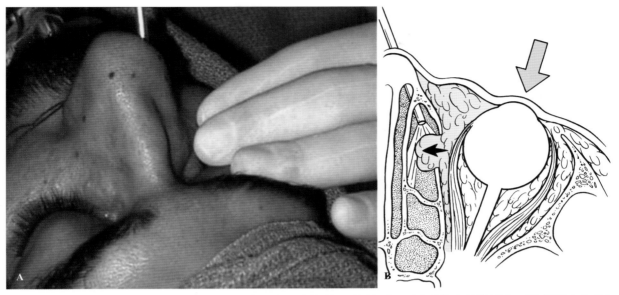

▲ 图 12-21 通过向眼球轻轻施加压力，同时观察纸样板（橙色箭），外科医师可以识别任何缺损区域。眼眶脂肪突出（黑色箭）表示侵犯了眼眶骨膜，眼眶损伤的风险大

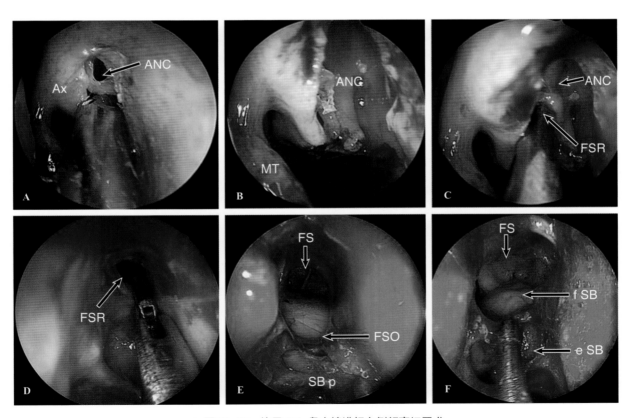

▲ 图 12-22 使用 45° 鼻内镜进行左侧额窦切开术

在进行任何额窦手术之前，必须对额隐窝解剖进行全面的评估。A. 打开中鼻甲的腋区（Ax）以识别鼻丘气房（ANC）；B. 移除 ANC 前壁以识别其内侧壁、后壁和顶部；C. 探针在 ANC 后壁后面插入额隐窝（FSR）；D. 移除 ANC 的后壁和顶部进入额窦；E. 去除 ANC 后，使用 70° 鼻内镜将额窦口（FSO）确定为额窦（FS）的最窄部分；F. 在 70° 的鼻内镜中，去除了额窦后壁周围的筛窦骨质，从而形成了从前颅底（SB）到筛骨（e）SB 的平滑过渡。MT. 中鼻甲

必须提供额窦开放器械和一系列必要器械进行解剖。

如果钩突存在残留，应谨慎切除。钩突的高位附着处应通过术前 CT 扫描和内镜检查来确定，以帮助确定额隐窝的具体位置。如果存在额泡气房及筛上气房，很难找到钩突的高位附着点。如果钩突附着于中鼻甲或筛凹，额隐窝引流至筛漏斗。完全去除钩突后更易进入额隐窝。当钩突附着于纸样板时，在中鼻甲和钩突的上方之间可发现额隐窝。一旦确定了额隐窝的解剖结构，就可以将一个弯曲的额窦探头插入窦内。使用额窦器械和弯曲刮匙进行细致的黏膜保留解剖，以去除额隐窝周围的气房从而扩大额窦口。

Wormald[24] 描述了鼻丘气房是额窦解剖的关键，他还提出了一个 "构建模块"，类比于通过研究冠状位轴位和矢状位 CT 断面来重建三维图像。必须注意到鼻丘、额窦 / 眶上气房和筛泡上气房的存在来确定额窦的引流路径。解剖时首先打开鼻丘气房，然后顺序扩大额窦气房。注意大的鼻丘气房、额泡或眶上气房很容易与额隐窝混淆。因此，术前评估相应的解剖位置是必不可少的。一旦确定了额隐窝，应清除所有剩余的息肉和病变，以提供足够的引流通道。应检查中鼻甲的位置和稳定性，以确保其不会形成瘢痕而阻塞额隐窝。如有必要，应采取措施防止中鼻甲漂移。

10. 中鼻甲的处理

中鼻甲的垂直部和水平部应小心保护，以防止其不稳定和漂移[96, 97]。中鼻甲漂移引起中、上鼻道术后阻塞，影响鼻窦引流，导致持续炎症和感染，需要进行再次手术。中鼻甲在大多数情况下应该保留。但是，在某些情况下，有必要进行部分或完全切除，例如，在疾病导致中鼻甲严重不稳定时应将其切除。可以用一个直的器械从中鼻甲前部附着处向后切除。中鼻甲的后残端经常出血，需要使用电凝止血。或者，切除部分中鼻甲但保留前上端附着处的部分。术后随访必不可少，因为如果鼻甲部分切除，漂移仍然会发生。另一种选择是切除鼻甲内侧面一个小区域黏膜和鼻中隔上的相应区域黏膜促进形成粘连。这可以用镰刀或微型清创刀完成。术后使用缝合或填充

材料填充 4～7d，将鼻甲推到鼻中隔面并形成粘连。缝合法在图 12-23 中示出。

11. 手术结束

在手术结束之前，移除所有的骨片，并彻底止血。浸有肾上腺素溶液中的棉片可放置在出血部位。仔细检查蝶腭动脉、鼻后中隔动脉、筛前和筛后动脉有无受损。如果这些血管受伤，应对其进行电凝止血，但应减少周围组织损伤以减少瘢痕形成。如果持续渗血，可以使用抗凝凝胶和填塞物，仍有瘢痕形成的可能。特别是如果行粘连分解术，一小部分填塞物可放入中鼻道以保持中鼻甲内移，或者可以将中鼻甲与鼻中隔缝合固定。各种材料（可溶解和不可溶解的）都可作为填塞材料。ESS 充分止血后通常不需要鼻腔填塞。如果行鼻中隔矫正术，缝合可以替代鼻腔填塞。在中鼻道填塞不可溶解材料 3～7d，通常在患者出院前或在 24～72h 内移除鼻腔中的填塞材料，这大大提高了患者的舒适度。尽管鼻腔填塞材料种类很多，但各有各的好处[96, 97]。如果手术前在咽喉或鼻咽处放置填塞材料，术后必须立即撤出，并且应该清理干净胃内容物。

（十）特殊情况

1. 鼻中隔偏曲

显著的鼻中隔偏曲会导致中鼻甲横向移位，从而阻塞 OMC 并使 ESS 操作困难。如果患者出现因鼻中隔偏曲引起的症状，可以在鼻内镜手术中行鼻中隔矫正术（图 12-24）。解决无症状的鼻中隔偏曲往往具有争议。如果行鼻中隔偏曲矫正术后鼻窦开放更易操作，更利于术后内镜下检查及换药，则术中应行鼻中隔偏曲矫正。在鼻窦充分显露的情况下行 ESS 会更容易，先行较宽一侧鼻窦开放，后行鼻中隔偏曲矫正，再行另一侧鼻窦开放。

鼻内镜下鼻中隔偏曲矫正术现已很好地替代了传统方法。首先，在鼻中隔前方切开黏膜。其次，在通过鼻中隔黏膜切口后，分离黏膜，并去除偏曲的骨或软骨。如同正式的鼻中隔偏曲矫正手术一样，尽量不要在鼻中隔两侧产生黏膜撕裂。内镜鼻中隔矫正快速、方便地为鼻内镜手术

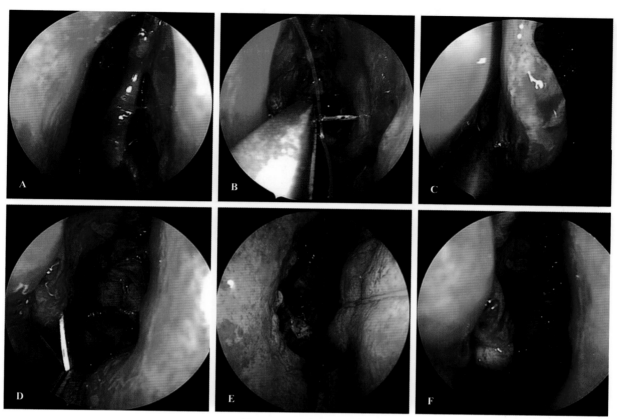

▲ 图 12-23　中鼻甲的处理策略

A. 中鼻甲的前下端和鼻中隔上的相应区域在两侧都有磨损（右图所示）；B. 在 Keith 针穿过右侧中鼻甲和鼻中隔进行缝合；C. 针头被夹在中间左鼻甲的内侧；D. 然后针穿过左中鼻甲返回到鼻中隔中以形成 8 字形缝合线；E. 缝线然后系在鼻中隔上；F. 注意手术结束时右侧（E）和左侧中鼻甲的内侧位置。可以不用填塞

创造空间。切口不需要缝合。或者在传统切口的情况下行鼻内镜下鼻中隔矫正术。黏骨膜分离约 1cm 时，可以插入 0° 内镜。与传统的鼻中隔偏曲矫正术一样，吸引剥离器特别有用。内镜的使用更利于鼻中隔后部结构的可视化，有助于教学和观察。

2. 泡状鼻甲

对于接受手术的鼻窦炎患者，应该解决泡状鼻甲问题，主要是因为处理后可以改善中鼻道的视野。用镰刀切开泡状鼻甲的前壁以分离泡状鼻甲（图 12-25）。也可以使用切割器，只要保留周围结构的正常黏膜即可。必须注意要保持中鼻甲的稳定，或者如果存在中鼻甲漂移的风险，则可以考虑完全切除鼻甲。

3. 慢性鼻 - 鼻窦炎伴鼻息肉

在初次手术中，息肉很容易在鼻内镜下切除，因为它们是凝胶状的，血液供应极少。对息肉再次手术在技术上更加困难。因为息肉会影响视野并常常导致大量出血。切割器可以帮助减少失血并通过快速切除鼻息肉来改善可视视野[98, 99]。在所有多发息肉病例中，建议从前方和下方清除息肉，直至可以识别出中鼻甲和其他标志。只有在确定了眼眶和颅底时，鼻窦开放手术才能继续进行。初次息肉手术在没有明显失血的情况下进行，此时应该广泛开放鼻窦。额窦开放与否的决定取决于患者病情。大多数患者额隐窝处的病变无症状，故额隐窝不是必须要开放的。在矢状位 CT 扫描中炎症和额隐窝前后径狭窄均是额窦开放的不利条件。如果额窦必须打开，应进行广泛的鼻窦开放术及息肉切除术，因为息肉往往首先在额隐窝复发。如果中鼻甲与鼻息肉相关，还应该切除中鼻甲。

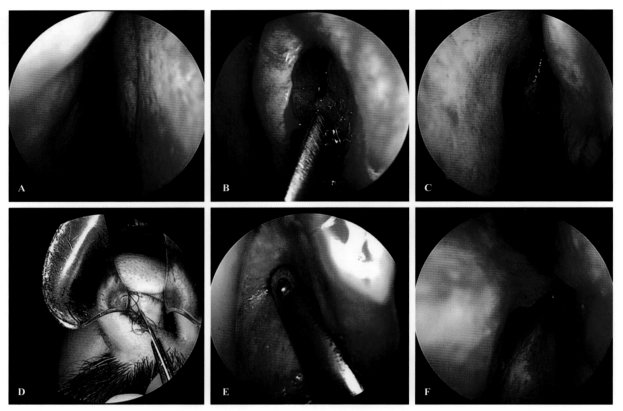

▲ 图 12-24　内镜下"直接"鼻中隔手术

A. 右鼻中隔前段偏曲，黏膜切口位于偏曲前端；B. 游离双侧黏膜下软骨膜和黏膜下骨膜瓣，去除偏曲的骨质；C. 复位黏膜瓣，这时进行内镜鼻窦手术可以清晰地显示中鼻道；D. 传统的前切口在前照灯引导下进行；E. 一旦 1cm 长的黏膜软骨膜皮瓣分开后，可使用内镜和 Freer 剥离器；F. 在内镜下继续进行解剖手术

对于上颌窦后鼻孔息肉，传统上可通过 Caldwell-Luc 方法治疗或通过联合内镜和直视方法进行治疗[100]。新的技术是经鼻内镜下鼻道开窗联合扩大中鼻道开口切除息肉，然而，通过扩大中鼻道开窗将下鼻道开窗延伸至鼻腔底部可能是另一种选择，其具有避免通过下鼻道再循环的优点。这两种操作都可以避免使用 Caldwell-Luc 手术[101]。内镜和弯曲的电动器或抓取器械对于切除上颌窦内鼻息肉非常有帮助，这是避免失败的关键。

4. 球囊鼻窦手术和球囊辅助鼻窦手术

鼻窦球囊扩张术是一种手术方法，通过使用球囊导管完成鼻窦口的扩张。该手术在内镜可视下使用或不使用荧光镜检查或光辅助导丝（图 12-26），在导丝上插入球囊扩张导管，该导丝定位在受累的鼻旁窦内。球囊膨胀导致目标窦口扩

张。该手术可用于所有鼻窦口和筛漏斗。该过程还可以在选定患者中放置药物支架。

（1）技术：鼻窦球囊扩张术的适应证包括原发性急性鼻窦炎，复发和慢性鼻-鼻窦炎。在 CRS 中，其用于严重疾病（如鼻息肉或 AFRS）是有争议的。上颌窦、筛窦或蝶窦的轻至中度炎症可以通过球囊导管扩张手术来进行治疗[102, 103]，颅底和眼眶的病变是相对禁忌证，因为可能伤及硬脑膜，使颅或眼眶损伤。手术应由熟悉鼻窦解剖和球囊扩张技术的外科医师进行。根据传统 ESS 惯用的解剖标志定位窦口。根据目标结构选择直或有角度的扩张器。美国食品药品管理局，Acclarent（Acclarent, a Johnson & Johnson Company, Menlo Park, CA）和 Entellus（Entellus Medical, Plymouth, MN）系统批准了两种球囊系统。手术时首先将刚性或柔性的导丝

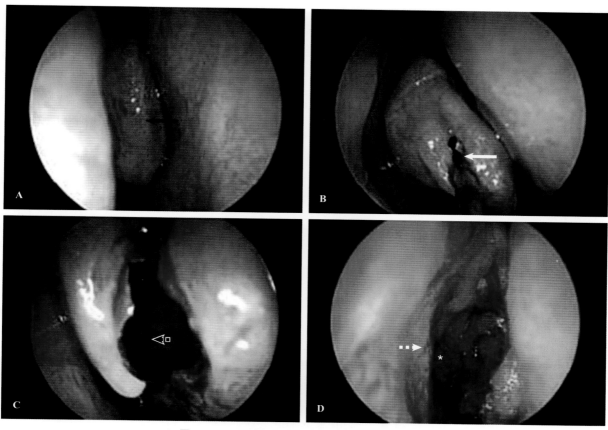

▲ 图 12-25　用镰状刀切开泡状鼻甲的前壁以打开气房

A. 右泡状中鼻甲（箭）；B. 用镰状刀行垂直切口（箭）；C. 泡状中鼻甲内部的黏膜层（箭）；D. 去除泡状中鼻甲的外侧部分，露出钩突（箭）和泡状鼻甲（星号）

递送至鼻窦内，合适的球囊沿导丝定位于鼻窦口。然后外科医师给予加压将球囊充气至期望的压力一段时间。

上颌窦球囊扩张术可以通过顺行或逆行（transantral）的方法通过导丝导管。最终的选择取决于外科医师的偏好和使用的设备。经鼻方法，如果不切除钩突，可能不能在内镜下观察到上颌窦自然开口。弯曲的导丝可以通过自然开口盲插，X线透视可以确认导丝位置。这避免了下列危险情况，如导管可能滑入鼻咽部或者插入上颌窦黏膜下，在窦口扩张时致上颌窦内黏膜剪切。在上颌窦入路中，通过上颌前壁的尖牙窝穿刺进入，类似于老式的上颌窦穿刺[104]。然后通过一个小型灵活的光纤内镜，识别出自然窦口。然后使用集成的导丝球囊系统扩宽窦口。在使用任一种方法之后，使用30°或45°内镜会显示扩张的上颌窦口，球囊扩张会使钩突内移。

蝶窦开口的扩张用0°或30°导管，其首先通过中鼻甲内侧，然后进入鼻中隔和上鼻甲之间的蝶筛隐窝。

额窦口阻塞扩张是球囊用于临床的最常见原因之一。该手术提供了一种相对简单且创伤性较小的方法。但是，正如前面所述，必须在生理上重建额隐窝引流通道的解剖结构才能够可靠地完成手术。该过程在内镜下借助带角度的扩张器（30°、45°或70°扩张器，视需要进行）。探头通常置于中鼻甲腋区，并轻轻从内侧移动至外侧，直至可以插入鼻窦。在许多情况下，额隐窝路径复杂且曲折，有时额隐窝与周围筛窦气房紧密结合，可以利用球囊来辅助解剖（球囊辅助的额窦切开术或联合普通的鼻内镜下颌窦开放术）。图 12-26 示出了球囊辅助的额窦扩张术的示例。

(2) 球囊鼻窦扩张术的结果：经过可行性研究后[102]，Bolger 及其同事[103] 发表了对 115 例患者行多中心评估球囊导管扩张术的安全性和预后的首个前瞻性研究。其中 106 例接受了球囊鼻窦扩张术。在 6 例患者中，导管插入过程必须转换为使用传统仪器的内镜解剖。对 358 例患者进行了鼻窦扩张术尝试，其中 347 例（96.9%）成功插管；11 例患者必须用传统的内镜仪器对鼻窦进行开放，因为球囊不能通过瘢痕组织、解剖限制和息肉样黏膜水肿。在 5 例鼻窦手术中，插管和扩张已完成，但开放不足。使用球囊导管成功完成了 143 例上颌窦口、75 例蝶窦口和 124 例额隐窝阻塞的鼻窦扩张手术。109 例患者中仅有 52 例（47.7%）单独使用气囊导管进行鼻窦开放术进行。没有严重的不良反应，没有患者经历 CSF、眼眶损伤或需要处理的鼻出血。口服抗生素治疗后仍有 9 例细菌性鼻窦炎。每个窦的中位透视时间为 0.81min，每名患者的平均辐射剂量约为 730mRem。在 358 次应用 / 鼻窦中有 12 次出现故障（3.35%）。在 24 周随访结束时，307 例窦腔内镜检查结果显示术后通畅率为 80.5%，非通畅率为 1.6%，不确定通畅率为 17.9%。0.98% 的鼻窦需要再次手术，2.75% 的患者需要再次手术。SNOT-20 问卷中，评估基线、1 周、12 周和 24 周的症状，单独使用球囊导管扩张治疗的患者症状得到了改善，这些患者使用球囊鼻窦开放术与不同窦腔内镜检查结合使用。对于每个组和整个研究组，所有变化均有统计学意义（$P < 0.0001$）。Stankiewicz 及其同事[104] 报道了 59 名患者（107 例上颌窦口），他们接受了上颌

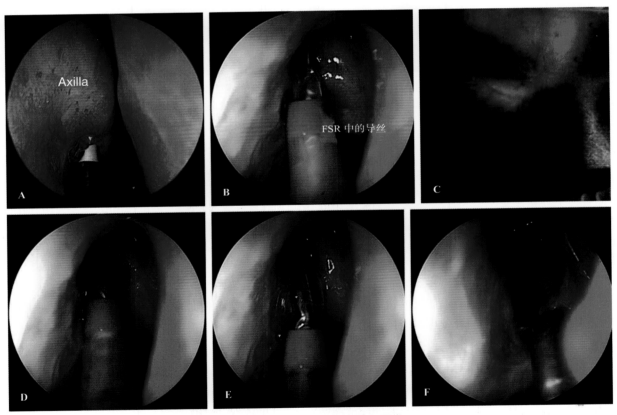

▲ 图 12-26 球囊辅助右额窦切开术

A. 钩突切除已经完成，并且已经打开了鼻丘气房。B. 导丝引导进入额窦（FSR）内的探头。C. 导丝滑入额窦后，通过观察前额确认。应该注意到来自照明导管尖锐而明亮的光点，而不是弥漫性暗淡的光线；这证实探头位于额窦内，而不是在鼻翼或邻近的额隐窝气房中；或者，可以使用荧光检查。D. 一旦探头在额窦内的位置被确认，球囊充气到预定的压力，加压 10～12s。E. 然后将球囊放气，移除设备。F. 使用鼻内镜来检查额窦口的扩张；必要时使用较大的球囊或短的球囊进行逐级扩张。与传统手术一样，此时小心去除残余的碎骨

窦引流口球囊扩张术，并在（27.0±3.6）个月时完成了术后随访评估。SNOT-20评分从基线时的2.65±0.97提高至长期随访时的0.79±0.71（$P < 0.0001$）。在调查分析中，所有患者因鼻窦相关健康问题而导致的工作效率和活动的改善均有统计学意义（$P < 0.0001$至$P < 0.02$）。对上颌窦和前组筛窦鼻窦炎的患者（20名，即34%），结局分析显示症状都有类似的显著改善（SNOT-20下降2.1；$P < 0.0001$）。大约92%的患者对球囊手术满意。4名患者（6.8%）在治疗后（11.1±7.3）个月再次接受了鼻窦手术。

Chandra[105]估计了在放射辅助的球囊扩张过程中，晶状体可以耐受的辐射剂量及辐射时间。他的结论是，在球囊扩张期间，晶状体只能耐受少于30min的透视检查。光学引导系统等技术的进一步发展导致射线减少或消除了放射性检查。现在可以在门诊局部麻醉下行鼻窦球囊扩张术。作者指出，鼻窦球囊扩张术的并发症发生率与ESS相似，但尚无长期数据[106]。

（十一）鼻内镜手术的术后护理

患者全麻后，应该将头抬高。在康复室里，对视力和精神状态进行快速评估。大部分患者术后可以从康复室回家。术后处方为盐水鼻腔喷雾剂和短期鼻腔减充血药，如果不使用鼻腔填塞物，术后第2天可开始盐水鼻腔冲洗。对于化脓性鼻窦炎或鼻腔填塞的患者，可适当用抗生素。对气道高反应、真菌病或广泛息肉的患者常常给予类固醇药物治疗，以减少术后黏膜水肿。建议患者避免剧烈活动、擤鼻涕和应用任何可能增加出血风险的药物。

术后恢复对手术成功很重要，以确保结痂和瘢痕不会阻塞鼻窦口，并且中鼻甲不会漂移。术后第一次就诊应在术后3～7d[107, 108]。术后复查需要去除活动性的痂皮及血凝块以促进黏膜愈合[107, 108]，固定凝结的血凝块暂不处理，这样的处理主要是避免损伤术腔黏膜。术后清理的频率和程度没有统一的标准。接受微创手术的患者只需要每日鼻腔冲洗来清洁鼻窦中的分泌物。对于广泛手术、息肉、AFRS或接受额窦手术的患者，

有必要进行更频繁的清理[107, 108]。术后换药时，常常可以处理其他问题，如内移中鼻甲，从而避免进行再次手术。应根据需要使用抗过敏治疗、抗真菌治疗、类固醇、白三烯抑制药抗生素和鼻腔冲洗。为了取得更好的效果，随访、内镜检查和鼻腔清理对每位患者都很适合。

（十二）并发症

与ESS相关的并发症分为轻微和严重并发症（框12-4）。轻微并发症可以给予简单处理。最常见的轻微并发症是鼻腔粘连，不需要任何特殊处理[109]。然而，严重并发症的很少发生，如果早期发现，可以给予对症治疗。主要并发症包括大出血、失明和颅内损伤。Hapkins及其同事[110]对3128例在England和Wales接受鼻窦手术的患者进行了前瞻性多中心研究。11例（14%）患者发生了严重并发症（眼眶或颅内并发症），需要重回手术室进行动脉结扎止血或眼眶减压。207例（6.6%）患者出现次要并发症（所有其他不良反应）。最常见需要治疗的轻微并发症是围术期出血过多（5.0%）和术后出血（0.8%）。并发症发生率与疾病程度有关，后者可以通过症状严重程度、健康相关生活质量、息肉的严重程度、鼻窦CT的表现以及是否存在并发症的存在来衡量，但与手术指征无关（手术范围、使用内镜或显微切除器、外科医师等级和辅助鼻

框12-4 内镜鼻窦手术的并发症

轻微并发症
- 轻微鼻出血
- 嗅觉减退
- 粘连
- 头痛
- 眶周瘀斑或眶内气肿
- 牙齿或面部疼痛

主要并发症
- 严重鼻出血
- 嗅觉丧失
- 鼻泪管损伤
- 颈动脉损伤、颅内出血、脑卒中
- 眼眶血肿、复视、视力下降、失明
- 脑脊液漏、气颅、脑膜炎

甲手术）。Ramakrishnan 及其同事[111] 最近对美国 ESS 的并发症进行了全国调查，共纳入符合标准的 62 823 例患者。总体主要并发症发生率为 1.00%（脑脊液鼻漏为 0.17%；眼眶损伤为 0.07%；出血需要输血为 0.76%）。儿童人群中 CSF 的可能性较小（$P=0.05$），而眼部并发症发生率较高（$P < 0.001$）。该研究没有对影像引导系统（IGS）的影响进行统计。Stankiewicz 及其同事[112] 最近总结了他们在 25 年中使用 ESS 治疗 3402 例患者（6148 侧）的并发症情况。所有并发症都作为一个整体进行了研究，并没有分为主要或次要类别。总共 105 名患者有全组鼻窦炎，患者总体并发症发生率为 0.031，或每手术侧 0.017。最常见的并发症是出血（$n=41$）、眼部并发症（$n=29$）和脑脊液漏（$n=19$）。观察到以下因素会增加并发症风险：年龄、再次手术、鼻息肉、解剖变异、广泛病变、整体健康状况、药物和潜在因素。动力系统应用使患者面临更大的风险。手术经验和影像引导系统可减少并发症的发生。

避免并发症的第一步是预防。疑难的病例不应该由经验不足的鼻窦外科医师尝试，除非他或她已经通过尸体解剖课程和手术培训掌握了手术操作[110-113]。预防还包括对患者的病史、体征和影像评估。手术医师必须在知情同意过程中讨论并发症发生率。

1. 出血

出血量多少不一，常见轻微的术中或术后出血，通常简单处理即可。用微型清创器等仪器进行细致解剖有助于减少失血。一般情况下，应用浸有肾上腺素的的棉片而不用电凝就可以止血。术后出血的情况下，可以应用减充血药、鼻腔填塞和烧灼止血。术后大量出血是立即返回手术室的指征。蝶窦下方的鼻后中隔动脉常常是这种出血的原因。中鼻甲中颌内动脉的其他分支也可引起明显的出血，在大多数情况下可在内镜下止血；外部切口手术或栓塞几乎不必要[113]。Lippert 及其同事[114] 报道了 2 例 ESS 引起 ICA 大量出血的病例[114]。2 个病例的出血都通过植入动脉支架以彻底止血，能保留动脉的内腔；没有观察到出现神经系统后遗症的情况。

2. 眼科并发症

动力切割器的使用在 ESS 中是一项有用的进步，但也出现了快速、不可逆转的和破坏性的眼部并发症。Bhatti 和 Stankiewicz[115] 回顾了与 ESS 相关的眼科并发症，他们根据解剖部位分类如下：眼眶、视神经、眼部肌肉和泪道引流系统。0.12%ESS 手术术后可发生眼眶并发症[113] 包括眼眶出血、眼内炎、眼眶气肿、脂肪肉芽肿形成和眶内异物反应。眶内出血是 ESS 最常见的眼科并发症，如果不及时诊断和治疗，眶内出血可能会致盲。眼眶并发症的预防从术前检查开始，包括眼眶解剖学检查。术野紧邻眼部各种结构，术前检查有助于术中避免损伤。鼻内镜下检查眼眶内侧壁可以显示纸样板上轻微的损伤，这非常有用。对于任何眼眶并发症，应立即进行眼科咨询，并测量眼内压。术中或术中的眼部并发症一经发现，需立即处理。眼眶出血、眼球突出、瞳孔改变和视力改变是不好的征兆。

动脉或静脉出血都可以致眶内血肿。筛前、后动脉的出血能迅速导致眶内血肿。从而导致眶内压力突然升高，必须积极治疗。应该同时止血和降低眶内压。可能需要外侧切开术和松解术来降低眶内压。如果动脉已经缩回到眼眶内，则可以通过鼻内镜对需要止血的血管给予电凝或结扎。如果这种操作不可行，可行筛窦切除术来阻断血管并减压，其他疗法包括眼眶减压和渗透药的使用。静脉出血，如来自纸样板的静脉出血，导致缓慢进展的眶内血肿，直到患者在恢复室或家中时才能发现这些损伤。治疗与动脉出血引起的眼眶血肿类似。

ESS 导致失明可能有多种原因。眶内压升高导致 60～90min 后失明，如有发生动脉出血所致的失明速度更快[117]。视神经在眼眶、蝶窦或蝶上筛房内受损也可能导致失明。应该立即进行眼科咨询。另外，所有鼻腔填塞物都要被移除。眼眶减压术可能同时需要视神经减压。类固醇给药是有益的。炎症性视神经病变也可能导致鼻窦手术后发生黑矇。Haller 及其同事[118] 报道了 2 名患者鼻窦手术后 2 周发生视力下降，这是炎症性视神经病变导致的。他们接受了眼眶或视神经减压，全身性类固醇和抗生素治疗，一名患者的视力明显改善，另一名患者的视力恢复正常。

复视是眼肌损伤的结果，最常见的是内直肌和上斜肌损伤[119]。复视可能是由于纸样板破坏致眼眶内容物突入筛窦，或者纸样板插入眶内。因此，始终保持手术器械与纸板纸远离很重要。由肌肉损伤引起的复视必须由眼科医师进行治疗，且预后通常较差。

泪囊和鼻导管与上颌窦的自然开口及前组筛窦密切相关。为避免伤害，切除时不应沿中鼻甲前缘向前切除。下鼻甲手术应距中鼻甲前缘至少1cm以避开鼻泪管。下鼻甲及中鼻甲手术不应进行前向手术治疗。前向开放时常常发生，鼻泪管的隐匿性损伤[120]。当患者有症状时，可能需要鼻腔泪囊吻合术，这可以在内镜下进行。

眶内气肿是由于纸样板的骨折造成的。如果患者在拔管后受到大量正压，或患者咳嗽、呕吐或擤鼻子，空气可能会进入皮下和眼眶组织中。应该检查眼睛是否有其他并发症，这通常不需要治疗，一般在 7～10d 内消退。

3. 颅内并发症

前颅底的损伤可以发生在任何位置，但有几个区域更容易受伤。侧颅底的骨质通常很硬，与内侧颅底相比，特别是在筛前动脉后面的区域，它可以很薄。通常筛板比筛顶低，所以在中鼻甲内侧任何操作都可能损伤颅底。如果识别出导致脑脊液鼻漏的颅底缺陷，则可在术中进行治疗。各种如鼻黏膜、颞肌筋膜、脂肪、肌肉和脱细胞真皮移植物可以单独使用或组合使用，以帮助密封漏口[31, 32]。覆盖层和底层移植技术同样适用，纤维蛋白胶在密封和愈合中有用。如果有大的颅底缺损，则使用骨或软骨来修补缺口并防止脑膨出形成。颅底损失可导致脑损伤和血管损伤引起的大量出血。这些并发症很少见，需要立即进行神经外科手术。由于鼻腔填塞，脑脊液漏在手术期间或术后可能不明显。延迟脑脊液鼻漏具有挑战性，因为很难确定漏口。如果内镜检查未能确定漏口，CT 检查或鞘内注射荧光素和内镜检查可能会有所帮助。轻微脑脊液鼻漏常常自发愈

合，但对于任何持续时间超过 2 至 3 周的鼻漏，应考虑手术（详见第 15 章）。

（十三）结果

由于疾病严重程度、手术过程和技术及患者随访的时间长短不同使 ESS 的结果难以比较。最近的前瞻性研究指出，ESS 可改善各种情况下的生活质量，减少误工时间并减少系统性抗生素和类固醇的使用[121-131]（详见第 7 章）。图 12-27 显示手术后 3 个月愈合良好的 ESS 术腔。

（十四）原发性内镜鼻窦手术失败原因分析

精心的手术技术和细致的术后护理相结合可以提供持久的效果并改善患者的恢复状况。外科手术失败最常见的技术原因是中鼻甲的漂移，导致上颌窦口狭窄、筛窦区域残留气房和粘连，以及额隐窝瘢痕[132]。以面部疼痛为主要症状的患者必须排除神经系统原因，否则手术可能会导致症状无法缓解。据报道，再次手术率为 10%，成功率为 78%[133]。

四、切开手术方式

（一）Caldwell-Luc 手术

George Caldwell[2] 和 Henry Luc 分别在 1893 年和 1897 年描述了用鼻内镜技术在尖牙窝中造口的技术[134]。在内镜出现之前，这是用于打开上颌窦的主要方法。术中会制造上颌窦的鼻腔开口，这个开口既方便了上颌窦的黏液引流，又可用于纯龈沟切口闭合后的鼻腔冲洗。现今，Caldwell-Luc 手术在控制复杂的急性或慢性鼻 - 鼻窦炎、翼腭窝手术、外伤、异物和良性肿瘤方面的适应证有限。最近有报道称，尖牙窝入路在 Samter 三联征和 AFRS 中去除碎片和息肉方面很有用[135]。结合内镜方法，该手术也有助于眼眶减压和切除乳头状瘤[136, 137]。

Caldwell-Luc 手术通常需使用全身麻醉进行。用 1% 利多卡因和 1∶100 000 肾上腺素注射唇龈沟，并将用血管收缩药浸泡的棉片置于鼻腔中。切口在尖牙窝上方唇龈沟内（图 12-28）。在牙龈上留下足够的组织，以便在关闭时更容易缝合。

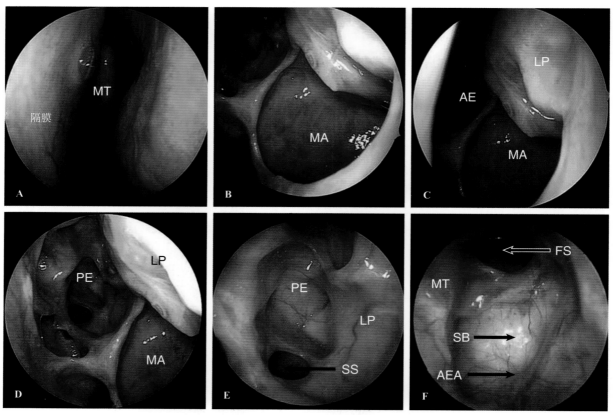

▲ 图 12-27　鼻内镜手术后 3 个月愈合良好的鼻窦腔，用 30° 内镜检查

A. 右中鼻甲（MT）保持在中间位置；B. 愈合良好的上颌窦造口（MA）；C. 广泛开放和愈合的前筛（AE）；E. 窦开放及黏膜愈合良好（SS）；F. 额窦口扩大术后黏膜恢复良好（FS）；D. 广泛扩大并愈合良好的左后筛窦（PE）腔。AEA. 筛前动脉；LP. 鼻中隔；MA. 上颌窦造口术；MT. 中鼻甲；SB. 颅底

在儿童中，切口应放置在未萌出的恒牙牙列之上；普通的 X 线片可以帮助确定切口水平。切口通过上颌骨上的骨膜进行；然后将骨膜向上分离，直到识别出眶下神经。使用 4mm 骨凿或钻头勾画出上颌窦腔的位置。鼻窦的前壁非常薄，可以轻轻敲打骨进入。一旦开口打开，根据需要扩大开口。小心避免损伤未萌出的恒牙牙列和眶下神经。在下鼻甲下方通过弯曲的止血钳进入鼻窦来形成鼻内造口。这个开口应该距离下鼻甲前端至少 1cm 处，以避免损伤鼻泪管。去除部分下鼻甲或在下鼻甲道放置支架有助于防止造口术后闭合。可以从鼻道造口经内镜观察到上颌窦自然口和尖牙窝开口。牙龈切口用可吸收缝线缝合。另外，市场上有销售迷你环钻，现在使用其打开尖牙窝。

在对 670 例 Caldwell-Luc 手术的回顾中最常见的并发症是复发性鼻腔造口阻塞，发生率为

28%[138]，其他并发症包括面部不对称、面部麻木、眼眶瘘、伤口裂开、泪囊炎、失活牙、复发性鼻窦炎和复发性息肉。有助于减少并发症的技术包括保护眶下神经、下鼻道造口适当大小，以及避免窦腔骨壁裂缝[139]。Robinson 和 Wormald[140] 报道，在不损伤眶下神经或前上牙槽神经的情况下进行尖牙窝穿刺的最合适区域位于中瞳线与穿过鼻前庭底部的水平线的交界。后来该小组描述了 67 例患者尖牙窝穿刺术[141] 引起的并发症。使用定位来放置尖牙窝穿刺部位以及内镜指导，在统计学意义上减少了诸如麻木、刺痛和疼痛等并发症。

（二）鼻内筛窦开放术

鼻内筛窦开放术已基本上被鼻内镜方法所取代。使用鼻内镜来代替鼻镜和头灯进行可视化操作。鼻内筛窦开放术的安全性已受到质疑，并发

症发生率为 1.1%～2.8%[142, 143]，现在已很少有外科医师进行这一手术方式。

（三）鼻侧切开术

鼻侧切开手术是一种替代方法，但很少用于 CRS。但是，它能用于治疗急性鼻 – 鼻窦炎的眼眶并发症，如骨膜下脓肿，其中炎症和水肿可能影响内镜的可视化。该过程通常在全身麻醉下进行，并且鼻腔局部用药。同侧缝眼以保护眼球。外科医师从内眦到鼻外侧沿线再到鼻小柱切口标记（图 12-29）。然后该区域用 1% 利多卡因和 1∶1 000 000 肾上腺素注射。切口用 15 号手术刀切开，深达切口，切口可能有助于减少术后瘢痕的挛缩。

从骨膜后部进入眼眶，直到确定筛前动脉。结扎该血管以显露更多组织。如果存在骨膜下脓肿，将会发现脓液，并且应该将其送去培养。如果尚未破损，则使用探针通过泪腺或纸样板进入筛窦复合体。中鼻甲基板的鉴定有助于解剖定位。通常在后组筛窦中可以清楚地识别颅底，这种识别有助于前组筛窦切除术。解剖不应高于标记颅底水平。一旦筛窦切除结束，任何患病的黏

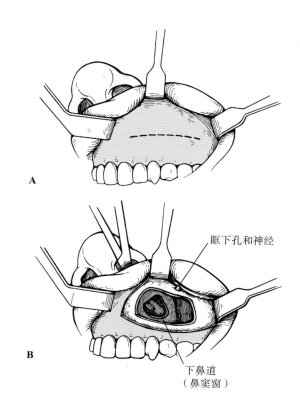

▲ 图 12-28 Caldwell-Luc 手术切口图

A. Caldwell-Luc 手术的切口位于尖牙窝上方的牙龈沟内；B. 使用骨刀或钻头在上颌窦前壁创建一个开口，然后可以进入鼻窦腔

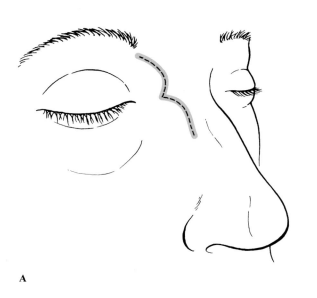

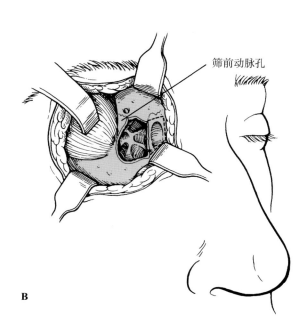

▲ 图 12-29 手术切口的选择

A. 鼻侧切除术的雁形切口位于内眦和鼻中线之间；B. 筛前动脉存在于上，这也是解剖的优势，将骨从泪腺和纸样板去除以提供更多的显露

膜、息肉或肿瘤都可以随着筛窦的切除而被清楚。在手术结束时，考虑到眼球的斜向运动，将骨膜用不可吸收的缝合线重新固定在滑车区域。切口分两层缝合。术后 3～4d 移除鼻腔填塞物，鼻腔冲洗有助于减少术后结痂。手术并发症包括滑车神经或直肌损伤所致的复视、眶内血肿致盲、暴露性角膜炎、角膜擦伤、颅底损伤和脑脊液鼻漏等[144]。

（四）额窦的外部入路手术

额筛窦切除术、额窦钻孔术、额窦切除术可行外部切口入路，详细介绍见第 14 章。

（五）蝶窦的手术方式

可在头灯及显微镜下行鼻中隔入路或切除筛窦进入蝶窦，目前是在鼻内镜下进行。

五、结论

鼻窦炎患者鼻窦开放术后症状明显改善。鼻内镜手术安全有效，但必须熟练掌握鼻窦解剖，特殊病变或多次鼻内镜手术失败可选用外部切口入路行手术治疗。

致谢

我们感谢 Kevin Welch 博士在编辑与本章有关内容时提供的宝贵帮助。

推荐阅读

Ahmed J, Pal S, Hopkins C, et al: Functional endoscopic balloon dilation of sinus ostia for chronic rhinosinusitis. *Cochrane Database Syst Rev* (7): CD008515, 2011.

Batra PS, Ryan MW, Sindwani R, et al: Balloon catheter technology in rhinology: reviewing the evidence. *Laryngoscope* 121 (1): 226-232, 2011.

Bolger W, Bolger WE, Brown CL, et al: Safety and outcomes of balloon catheter sinusotomy: a multi center 24-week analysis in 115 patients. *Otolaryngol Head Neck Surg* 137: 10-20, 2007.

Casiano R: *Endoscopic sinonasal dissection guide,* New York, 2011, Thieme.

Getz AE, Hwang PH: Basal lamella relaxing incision improves endoscopic middle meatal access. *Int Forum Allergy Rhinol* 3 (3): 231-235, 2013.

Gonz´alez-Castro J, Pascual J, Busquets J: National survey on the use of preoperative systemic steroids in endoscopic sinus surgery. *Int Forum Allergy Rhinol* 3 (6): 497-503, 2013.

Higgins TS, Hwang PH, Kingdom TT, et al: Systematic review of topical vasoconstrictors in endoscopic sinus surgery. *Laryngoscope* 121: 422-432, 2011.

Kelly EA, Gollapudy S, Riess ML, et al: Quality of surgical field during endoscopic sinus surgery: a systematic literature review of the effect of total intravenous compared to inhalational anesthesia. *Int Forum Allergy Rhinol* 3 (6): 474-481, 2013.

Kennedy DW: Functional endoscopic sinus surgery: technique. *Arch Otolaryngol* 111 (10): 643-649, 1985.

Kennedy DW, Hwang PH: *Rhinology: diseases of the nose, sinuses, and skull base,* New York, 2012, Thieme.

Khosla AJ, Pernas FG, Maeso PA: Meta-analysis and literature review of techniques to achieve hemostasis in endoscopic sinus surgery. *Int Forum Alergy Rhinol* 3 (6): 482-487, 2013.

Lee JM, Grewal A: Middle meatal spacers for the prevention of synechiae following endoscopic sinus surgery: a systematic review and meta-analysis of randomized controlled trials. *Int Forum Allergy Rhinol* 2: 477-486, 2012.

Messerklinger W: *Endoscopy of the nose,* Baltimore, 1978, Urban & Schwarzenberg.

Metson R: Image-guided surgery; lessons learned from the first 1000 cases. *Otolaryngol Head Neck Surg* 128 (1): 8-13, 2003.

Meyers RM, Valvassori G: Interpretation of anatomic variations of computed tomography scans of the sinuses: a surgeon's perspective. *Laryngoscope* 108: 422-425, 1998.

Orlandi RR, Smith B, Shah L, et al: Endoscopic verification of the sphenoid sinus. *Int Forum Allergy Rhinol* 2: 16-19, 2012.

Ramakrishnan VR, Kingdom TT, Nayak JV, et al: Nationwide incidence of major complications in endoscopic sinus surgery. *Int Forum Allergy Rhinol* 2: 34-39, 2012.

Rudmik L, Soler ZM, Orlandi RR, et al: Early postoperative care following endoscopic sinus surgery: an evidence-based review with recommendations. *Int Forum Allergy Rhinol* 1: 417-430, 2011.

Smith TL, Kern RC, Palmer JN, et al: Medical therapy versus surgery for chronic rhinosinusitis: a prospective multi-institutional study. *Int Forum Allergy Rhinol* 1 (4): 235-241, 2011.

Stammberger H: *Functional endoscopic sinus surgery,* St. Louis, 1991, Mosby.

Stammberger HR, Kennedy DW: Paranasal sinuses: anatomic terminology and nomenclature. The Anatomic Terminology Group. *Ann Otol Rhinol Laryngol Suppl* 167: 7, 1995.

Stankiewicz JA, Lal D, Connor M, et al: Complications in endoscopic sinus surgery for chronic rhinosinusitis: a 25-year experience. *Laryngoscope* 121 (12): 2684-2701, 2011.

Stankiewicz J, Truitt T, Atkins J, et al: Two-year results: transantral balloon dilation of the ethmoid infundibulum. *Int Forum Allergy Rhinol* 2 (3): 199-206, 2012.

Wormald PJ: The axillary flap approach to the frontal recess. *Laryngoscope* 112 (3): 494-499, 2002.

Wormald PJ: *Endoscopic sinus surgery: anatomy, three dimensional reconstruction and surgical technique,* ed 2, Stuttgart, 2008, Thieme.

内镜鼻窦手术失败的原因及并发症的处理

Revision Surgery for Rhinosinusitis, Causes for Failure, and Management of Complications of Endoscopic Sinus Surgery

第13章

Benjamin S. Bleier　David W. Kennedy　著

于　亮　陈爱平　译

要点

1. 功能性内镜鼻窦手术（FESS）是一种有效的技术，用于缓解窦口阻塞，去除骨性骨分区，有助于局部鼻腔用药。初次手术是长期成功的最大保障。

2. 因头痛和面部疼痛而没有伴随鼻部炎症反应而就医的患者应在初次手术前进行非致病因素检查。

3. 对于接受再次手术的原发性头痛和面部疼痛患者，只要有可能建议在第一次外科手术前检查计算机断层扫描（CT）。在进行翻修手术的患者中看到的炎症变化可能是先前手术干预的结果。

4. 先前黏膜炎症水平较高的患者发生疾病复发的风险较高，需要多次手术。

5. 对于鼻腔表现的全身性疾病，医生应该高度怀疑，因为鼻窦手术可能导致不良后果和症状恶化。

6. 手术预后可以通过细致的黏膜保存和去除鼻窦内的所有骨分区来优化。

7. 全面的术后护理、定期换药、鼻腔冲洗和适当的药物治疗、对于在初次手术中取得高成功率至关重要。

　　功能性内镜鼻窦手术（FESS）是治疗慢性鼻-鼻窦炎（CRS）的有效疗法，并且在结合使用适当的药物治疗和术后护理时具有很高的成功率。然而，与所有疗法一样，即使采用适当的药物治疗，一部分患者也将无法避免进行初次手术，并将还需要随后的修复手术。第一次手术是患者获得长期成功的最大保障，因此检查失败原因对于减少术后仍有症状的患者至关重要。成功 FESS 的基础围绕适当的患者选择、全面的医疗管理和良好的手术技术。本章详细介绍了每个问题。

第13章　内镜鼻窦手术失败的原因及并发症的处理

一、未经证实的非遗传病理学

初次 FESS 手术失败的一个重要原因是由于对其他原因引起的具有鼻窦炎的症状进行了手术。患者可能会出现类似 CRS 的一系列症状，包括头痛和面部疼痛。在没有黏膜炎症的临床表现，或仅存在偶然的黏膜炎症的情况下，必须考虑非致病性病因。虽然潜在的诊断可能仅在鼻窦手术初次尝试失败后才会显现，但早期识别对于避免再次手术并允许针对真正的疾病进行定向治疗至关重要。

头痛是一种常见的症状，经常与 CRS 混淆。多项研究表明，大多数在正常计算机断层扫描（CT）中被诊断为鼻窦炎的患者实际上符合国际头痛协会的偏头痛标准[1]。这些患者通常会对包括 5- 羟色胺受体在内的药物治疗产生反应。在这些患者中应该避免手术，因为在三叉神经过敏症的情况下黏膜的损伤刺激可能会导致原发性头痛症状的恶化[2, 3]。

同样，患有牙源性疾病和颞下颌关节功能障碍的患者可在上颌或前额疼痛闷胀的情况下就医，可能被误诊为 CRS。据估计，大约 6% 的慢性鼻 - 鼻窦炎是牙源性的。仔细检查 CT 有助于将该组描述为具有根尖周脓肿，并且通常可以识别颞下颌关节的退行性变化（图 13-1）[4]，即使当牙源性感染与 CRS 共存时[5]，识别牙源性的过程也是至关重要的，因为鼻窦手术后症状可能会复发，除非牙齿疾病得到解决。

鼻后滴漏是另一种常见的症状，可能与 CRS 的症状重叠。在推断病因之前应该询问其他原

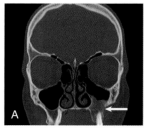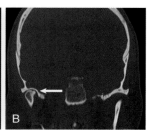

▲ 图 13-1　最初患有非面部疼痛的患者的偶然计算机断层扫描结果
A. 左侧牙源性囊肿（箭）；B. 右颞下颌关节的退行性变（箭）

因。Wise 及其同事[6]发现，鼻后滴漏患者可能在鼻咽部水平有病理性反流，因此应尝试进行药物治疗。即使存在真正的 CRS，也可以独立显示胃酸反流与 FESS 后较差的预后相关，提示它应该同时进行治疗[7, 8]。该机制被认为涉及胃酸和胃蛋白酶的刺激和黏膜纤毛损伤，因为鼻腔鼻黏膜缺乏与胃内容物接触的固有保护机制。一般来说，鼻窦手术后，鼻窦分泌物是需要很长时间才能解决的症状，并且其解决效果不如许多其他症状。

二、与初次外科手术失败相关的医学因素

（一）持续的微生物疾病

细菌的存在与 CRS 的病理生理学之间的确切关系仍然存在争议，因为已经提出了细菌驱动的感染和炎症假说。对于尽管有 FESS 术后仍具有持续性黏性脓性分泌物的患者，内镜下细菌培养以排除抗微生物抗性生物的存在是关键的初始步骤。尽管如此，不断发展的证据表明细菌可能通过几种替代机制促进持续性炎症。革兰阳性金黄色葡萄球菌能够释放肠毒素，肠毒素可以作为超级抗原发挥作用，导致 2 型 T 辅助细胞极化炎症和多克隆免疫球蛋白 E 的产生。还在上皮内发现金黄色葡萄球菌，表明局部超抗原直接释放到邻近组织中的其他途径。尽管超抗原在维持 CRS 中的作用仍在积极研究中，但目前的证据表明，尽管进行了初次手术，它仍可能导致 CRS 伴鼻息肉（CRSwNP）持续发炎[9, 10]。

细菌群落也可能聚集在细胞外聚合物基质中，从而产生生物膜。生物膜形成细菌物种的存在与初次 FESS 后的不良预后相关，表明它们也可能在维持顽固性炎症中发挥作用[11, 12]。生物膜可能对传统的抗菌疗法具有抗性；而正在研究生物膜基质的化学和机械破坏的新方法[13]，这些方法改善初级 FESS 结果的可能性仍不清楚。

骨炎的存在（图 13-2），已经在 CRS 患者的成像和活检标本中得到证实。在兔子模型中，通过哈弗管的炎症扩散已经被证实，甚至在鼻腔的另一侧也是如此[14-16]。至少，骨骼内的炎症反

应似乎会导致骨骼活力下降，哈弗管闭塞。Kim 及其同事[17]证实，CT 扫描有骨炎的患者术后成功率降低。虽然确切的促炎机制尚不清楚，但有人认为单独的骨内细菌包埋甚至骨内炎症可能导致持续的黏膜刺激；因此，在这种情况下，全面去除骨质骨和延长抗生素使用时间可能是有益的[18-20]。

（二）持续的炎症性疾病

先前有较高黏膜炎症水平的患者有较高的疾病复发风险和多次手术的需求[21]。CRSwNP 患者的复发率明显高于单纯 CRS 的患者。然而，基本上所有患者术后都有一些持续的无症状性炎症。如果要避免再次手术，就要对这种持续的、无症状的疾病进行药物治疗[22, 23]。即使有更广泛的初次手术和术后药物治疗措施，鼻息肉患者在客观和主观上都表现出更多残留病的证据。Toros 及其同事[24]报道，这些预后不良的指标持续存在，因为息肉患者继续患有更严重的疾病，CT 和内镜检查证明，1 年时这种疾病更为严重。在一些研究中，伴有哮喘是预后差的独立因素，导致手术后的预后比单纯鼻息肉患者更差[25, 26]。尽管许多研究表明在鼻腔鼻窦疾病的初次治疗后哮喘有所改善[27-29]，这些患者与其他患有息肉病的患者一样，通常需要积极地伴随药物治疗。

在伴发鼻息肉和哮喘的情况下，阿司匹林敏感性的存在是顽固性疾病的独立预测因子，可能进一步降低原发性手术成功的可能性[30]。病理生理学涉及阿司匹林介导的环加氧酶抑制后前列腺素合成减少。这些"Samter 三联征"患者的 Lund-Mackay 评分高于非敏感患者[31]，报道复发率在 36%～96%[31, 32]。因此，在这些患者手术后，需要非常积极的药物治疗，这种情况经常发生。除了积极的局部护理外，还要求长期服用低剂量口服类固醇。除了对环境过敏原脱敏外，阿司匹林脱敏是这些患者长期治疗的另一个考虑因素[33-35]。

（三）系统性并发症

存在与鼻窦炎有关的各种系统性疾病。这些并发症中的一些是 FESS 的相对禁忌证，并且如果未被认识或未经治疗则可能因此显著影响手术结果。

肉芽肿性疾病代表了这样一个类别，并且患者经常接受药物治疗，主要鼻腔疾病包括鼻炎和慢性鼻痂。韦格纳肉芽肿病（WG）或多囊炎肉芽肿是一种复杂的多器官疾病，表现出上呼吸道和下呼吸道的肉芽肿性炎症。它通常最初被发现在 30—50 岁，并且男性发病比女性多 1.5 倍。值得注意的是，高达 95% 的患者是发生在头颈部（图 13-3）[36]。鼻腔表现可能包括化脓性感染、鼻中隔和鼻腔外侧壁受累，以及鼻中隔破坏。而

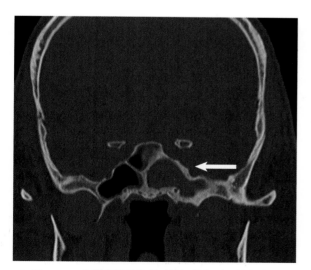

▲ 图 13-2　左蝶窦严重骨炎（箭）伴有顽固性鼻窦炎

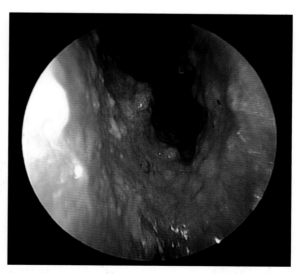

▲ 图 13-3　韦格纳肉芽肿病患者左鼻腔的内镜外观。注意鼻中隔和鼻侧壁的黏膜鹅卵石样变

抗中性粒细胞质抗体（ANCA）试验中细胞质呈阳性（C）和红细胞沉降率升高是高度提示，可通过组织学检查进行诊断。然而，并非所有患有该疾病的患者都会进行 ANCA 阳性检测。患者在初次和再次手术时的结果都表现不佳，而鼻腔的手术实际上可能会加剧鼻部疾病。因此，主要使用细胞抑制药和类固醇治疗全身性疾病[37, 38]。

结节病是另一种主要影响下呼吸道的肉芽肿性疾病，尽管它也可能影响鼻腔。在一项对 2319 例结节病患者的研究中，9% 的患者出现头颈部症状[39]，鼻腔鼻窦受累的发生率为 0.7%～6%[40]。与 WG 一样，患者最初可见伴有结痂和黏膜水肿，可发展为明显的鼻中隔穿孔和鞍鼻畸形[40]。如果未被发现，这些患者可能会接受鼻窦手术，导致病情恶化水肿、阻塞和粘连形成。可以通过血管紧张素转换酶（ACE）滴度升高，黏膜的活组织检查受影响和出现肺门淋巴结病的胸部放射学进行诊断。由于结节病患者的预后极差，医师应该对这些疾病保持高度警惕，并且内镜活组织检查证明非干酪性肉芽肿可能对确诊有很大帮助。虽然应该避免再次手术，但有时需要在重度阻塞的情况下进行再次手术；因此，患者应该接受风湿病专家的治疗建议下并行积极地随访。当这些患者需要手术时，他们通常需要比没有结节病的患者更高剂量的口服类固醇。不幸的是，患有鼻窦炎表现的结节病患者往往缓解较少，需要更长期的全身治疗，包括类固醇、甲氨蝶呤和硫唑嘌呤[40, 41]。

Churg-Strauss 综合征（CSS）是一种坏死性肉芽肿，影响中小型血管的血管炎，可能以 69%～75% 的比例累及鼻窦黏膜[9, 42]。出现哮喘和嗜酸性粒细胞增多是 CSS 的诊断标准，前驱期是经常并发鼻息肉和复发性鼻 – 鼻窦炎。它可以区别于 CRSwNP，其基于分别出现在第 2 和第 3 阶段的血管外嗜酸性粒细胞浸润和单发或多发的神经病。由于前驱期和经典 CRSwNP 之间存在显著重叠，因此许多患者将接受鼻窦手术。尽管 CSS 背景下的手术似乎并未出现恶化，但患者通常需要修复性手术。与 WG 和结节病一样，在进行修复手术之前，应始终先咨询临床免疫学家，

以便使用类固醇、硫唑嘌呤、环磷酰胺、免疫球蛋白或干扰素 -α 进行全身治疗[43-45]。

接受鼻窦手术的患者中过敏的发病率在 30%～62%[46-48]。伴随和未经治疗的过敏可能导致持续的有症状鼻塞和流涕，过敏和 CRS 之间的因果关系尚不清楚[49]。尽管如此，术后抗过敏治疗和积极的疾病管理已被证明可以改善 FESS 后的主观结果[50, 51]。在持续性过敏或环境暴露的情况下开放鼻窦也可能促进鼻窦引流及炎症恢复。

黏液纤毛清除是鼻腔抵抗感染的重要先天保护机制。这种功能受损的原发性疾病通常与手术后的难治性疾病有关。囊性纤维化患者由于氯通道功能障碍而导致纤毛动力障碍，导致黏滞和复发感染[52]。纤毛功能障碍也是原发性纤毛运动障碍的标志。当怀疑时，可以使用刷子行活组织检查诊断原发性纤毛运动障碍，并通过电子显微镜检查纤毛。这两种疾病都是常染色体隐性遗传，儿童患者有 CRSwNP 保守治疗效果不好时应该排除该病。对这些患者一直倡导内镜下内侧上颌骨切除术[53]，因为由于缺乏功能性黏膜纤毛清除途径，它们往往不能使用传统的 FESS 方法。

尽管进行了最佳的药物和手术治疗，但复发性或多灶性细菌感染仍然存在时，应怀疑潜在免疫缺陷。这可能是 T 细胞或粒细胞功能受损[54]，选择性免疫球蛋白缺乏或常见的不同的变异免疫缺陷病[55-57]。这些患者往往手术效果不好，除非其潜在的免疫缺陷问题充分解决了。同样，器官或骨髓移植、化疗或艾滋病后获得性免疫缺陷的 CRS 患者不太可能从鼻窦手术中获益[58]。事实上，随着 CD4 阳性计数下降到低于 50/mm^3，CRS 的患病率会增加[3]；因此，对潜在疾病的药物治疗应该仍然是目标，而不是考虑手术[59, 60]。

（四）环境因素

一些环境因素与初次 FESS 的失败有关。术后继续吸烟的患者预后不良的风险增加，因为吸烟会损害黏膜纤毛清除，促进上皮炎症发生，并增加鼻腔阻力[61, 62]。术后吸烟也会导致伤口愈合不良[63]，因此吸烟的患者应该得到适当的干预。

在我们早期的研究中，吸烟是确定患者是否需要随时间进行再次修复性手术的关键因素之一。事实上，持续吸烟患者的长期预后非常差，作者（D. W. K.）选择不再对尚未停止吸烟的患者进行选择性鼻窦手术[35]。重要的是要注意尽管香烟烟雾对黏膜上皮有害的体外证据很强，但是流行病学数据尚不清晰[64-66]。

较低的社会经济地位也与CRS患病率高有关，这表明可能涉及其他未被认识的环境和生活方式因素[64]。尽管术后期间，使用局部类固醇冲洗可大大提高术后抑制局部上皮炎症的能力[67]。但这些疗法可能耗时且昂贵；因此，继发于经济或其他因素导致的不合规的用药可能会导致手术效果不佳。由于手术后早期持续性鼻窦疾病通常无症状，使得药物依从性成为所有社会经济阶层的问题，因此，患者依从性降低。

三、与初次外科手术失败相关的医源性因素

初次手术失败的患者可能表现出各种医源性内镜和影像学表现，这可能导致医师考虑再次进行修复手术。这些问题可归类为初次手术不完全不彻底或疾病复发的原因。

（一）初次手术不彻底术后持续存在阻塞

初次手术失败的常见原因为患病鼻窦未被最大化开放。尽管并不总是指示完整的"全屋"FESS，但是一旦决定治疗特定区域，应该完全解剖患病鼻窦，同时保留相邻骨的黏膜骨膜的

完整。鼻窦外科医师必须应对保护黏膜纤毛清除引流路径，减少黏膜损伤及预防黏膜囊肿及瘢痕形成。未能将特定区域完全清除至其天然解剖学边界可能导致遗留或甚至医源性的术后阻塞。炎症较重和术中黏膜的大量出血等都可能导致初次手术的失败。

Parsons及其同事[68]描述了一个常见的引流口开放不全，其中钩突切除的不完全导致天然上颌窦口的遮挡，导致产生医源性后囟造口术。黏液再循环，然后可能在自然口和后囟门开放口之间发生，可导致引流梗阻和复发性感染。尽管认识到这个问题，上颌窦开放的失败仍然存在问题[69]。几个系列研究了导致需要进行再次手术的其他常见原因。Chu及其同事[70]报道，153例再次修复手术患者中，发现鼻甲漂移导致阻碍中鼻道引流是最常见的。有趣的是，这种结果通常发生在部分中鼻甲的切除术中。这表明如果中鼻甲由于参与疾病过程而需要被切除，则应该几乎完全切除，在颅底只留下短的骨片，以减轻医源性脑脊液（CSF）泄漏的风险。Musy和Kountakis[71]报道了类似的发现，发现78%的患者发生中鼻甲漂移。在超过一半的患者中也发现了保留的筛窦气房。Ramadan等[72]也支持这些发现，报道筛窦区域的瘢痕形成和气房滞留是导致初次手术失败的最常见原因（图13-4）。值得注意的是，在这种情况下应该避免使用球囊扩张进行再次修复性FESS，因为保留在这些残留的筛骨分区内的黏膜理论上可能在球囊展开后被夹在骨间或颅

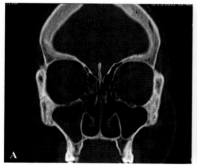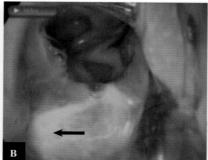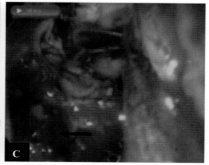

▲ 图 13-4　瘢痕形成和气房滞留是导致初次手术失败的常见原因

A. 冠状位动脉计算机断层扫描图像的患者在 FESS 后顽固性鼻 - 鼻窦炎的残余钩突和筛窦区；B. 同一患者的内镜观察显示从上颌窦发出的黏液性脓（箭）；C. 修复 FESS 后的内镜观察，宽大的上颌窦引流口（箭），以及去除残余筛窦后的术腔

底上。随着手术技术的改善，以及鼻甲创伤被最小化，鼻甲瘢痕形成成为不太常见的问题。

额隐窝是在手术期间要解决的技术上最具挑战性的区域，因为它的位置处于眼眶和颅底的狭窄管腔。因为这一点，最大切除的原则可能是该领域最关键的原因，因为即使在最有经验的医师手中也可能发生周围狭窄和瘢痕形成。毫无悬念，在他们需要再次修复性手术的一系列患者中，Chiu 及其同事报道在 79.1% 的患者中发现残留的鼻丘气房或筛泡残余，而 38.8% 有残留的钩突（图 13-5）。虽然球囊扩张在原发性额窦切除术中的作用尚不清楚[73]，Chiu 及其同事[74] 的研究结果表明，修复性额隐窝手术的基本初始策略应该是切除所有残留的骨分隔。只有在实现这一主要目标后，才应考虑随后的扩张和钻孔等辅助技术。该研究还指出中鼻甲漂移率为 35.8%，这再次证明了在初次手术中适当固定中鼻甲的重要性。

当自然窦口被解剖变异，如眶下筛窦气房（haller）和蝶筛（onodi）气房阻塞时，可以扩大完全切除所有筛窦分区[75]。在术前成像中识别这些气房的存在是十分必要的，不仅要确保充分解剖窦口，还要避免并发症。

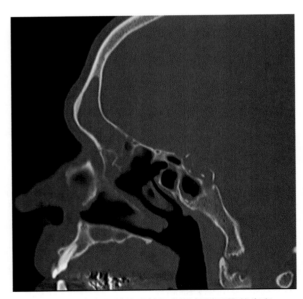

▲ 图 13-5　矢状位计算机断层扫描图像的患者
FESS 鼻窦手术后残余鼻丘气房及筛泡气房所致的持续性额窦炎

（二）术后梗阻复发

即使在完全切除所有鼻窦的情况下实现了初次手术，患者也可能发生继发于不利愈合的阻塞性的症状进而复发。虽然细致的黏膜保护和全面的术后护理，包括积极的药物治疗、冲洗和鼻腔清创术[76] 可以降低这种结果，但并不总能避免。

在初次手术后，天然伤口愈合级联通过炎症、增殖和重塑阶段进展。当募集的成纤维细胞引发胶原沉积和再上皮化时，黏膜切口边缘[77] 有发生桥接凝块的风险，随着时间的推移可能会形成组织粘连。而完整而细致的手术切除限制了这些瘢痕带形成的机会，术后从手术腔内彻底清除凝块同样重要。即使在没有凝块或黏膜剥离的情况下，经历周围损伤的区域在肌成纤维细胞介导的瘢痕收缩期间也存在瘢痕性狭窄的风险。虽然可以通过溶解或扩张来解决软组织瘢痕形成，但在黏膜剥离或严重慢性炎症后可能会出现骨炎，并且这可能是更具挑战性的后遗症[78]。

术后瘢痕形成和（或）新骨形成可能需要从传统的 FESS 转向扩大窦口自然边界的方法，如额窦内侧钻孔（Draf Ⅲ）或内镜改良 Lothrop 手术，内镜下上颌骨内侧切除术和经中隔蝶窦切开术。经中隔蝶窦开放术是一种用于治疗复发性或慢性蝶窦疾病的有用技术，其导致显著的新生骨形成。由于新的骨形成和黏膜增厚逐渐限制黏膜外流，因此即使在广泛的蝶窦切开术后，窦间隔和蝶骨面的骨质增厚也易于阻塞窦口。鉴于炎症的严重性，传统的再次修复蝶窦切除术仍然存在类似的失败风险，因此可能需要采取更积极的方法。经鼻中隔技术包括明确切除中隔后上端，从颅底到蝶骨底壁全面切除蝶窦前壁，并向下引流，从而形成一个包含蝶窦的大的引流口，减少再阻塞的可能。通过该技术提供了更好的显露，也提高了完全清除蝶窦外侧隐窝内的所有碎屑的能力。虽然所有的非解剖学功能性的处理，特别是 Draf Ⅲ，去除了相当数量的黏膜，但通过使用游离或血管化的黏膜移植物适当地覆盖显露的骨骼，可以进一步改善手术效果[79]。

四、针对并发症或肿瘤的早期修复性手术

在初次手术后需要早期再次手术的情况并不常见。主要是初次手术后未能预见的事件发生。从广义上讲，这些情况可分为手术并发症的处理，或通过内镜检查或病理分析发现的鼻腔肿瘤需要再次手术干预。

FESS的潜在并发症已经被很好地描述，并且源于手术切除区域与眶内和颅内内容物及几个重要动脉。出血是FESS最常见的并发症之一[80]，虽然大多数术后出血可能很容易控制，但蝶腭动脉（SPA）或前筛动脉的近端分支可能导致高流量鼻出血，且鼻腔填塞物难以控制。虽然SPA分布可能适合栓塞，但研究表明，在可能的情况下，内镜下SPA烧灼或结扎是在成本、疗效和并发症等方面综合考虑具有优势的一种治疗方法[81]。筛前动脉来源于眼动脉，因此不适合常规的血管内介入治疗。如果怀疑该区域出血，可以进行经鼻或眶上行筛动脉结扎。如果受伤，前筛动脉也可能缩回到眼眶，导致立即或延迟出现眼眶血肿。眶内压急性上升很快会导致视网膜动脉闭塞，从而导致永久性失明[82]。这种并发症要求通过外眦切开术和（或）眼眶减压立即进行眼眶减压干预。

在手术过程中侵犯了薄层眶纸板是眶内出血的另一个病因。然而，术者还必须推测可能受伤内直肌的形式。典型的损伤模式包括三种：①肌肉内的误伤、挫伤或血肿；②部分或完全横切肌肉腹部；③对支配肌肉外侧的动眼神经分支的损伤。虽然多项研究表明治疗应在3~4周内开始，以防止永久性瘢痕挛缩和纤维化，但怀疑损伤时应立即重新探查。在完整横切的情况下，如果认为肌肉的后部20mm仍保留并且功能正常，则提倡直接再吻合的眼眶探查。不幸的是，尽管进行了最佳手术和医疗干预，但预后相对较差，应告知患者这些干预措施的主要目标是重建单眼、双眼视野[83]。

在初次FESS期间颅底的损伤可能导致CSF泄漏（图13-6）。如果在术中确认，则该缺损应

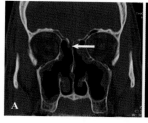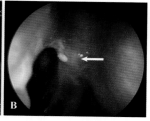

▲ 图 13-6　颅底损伤可能导致 CSF 泄漏
A. 在中鼻甲切除术中右侧筛板（箭）处医源性脑脊液漏的计算机断层扫描图像；B. 同一患者显露的硬脑膜和相关活动性脑脊液引流的内镜图像

立即进行正式修复，除非怀疑出现明显的颅内损伤，在这种情况下，在进一步评估损伤和适当的颅内成像检查后，尽早进行修复。偶尔，CSF泄漏可能不会立即显现；然而，术后持续性明确鼻漏应立即进行内镜检查、重复成像和β_2-转铁蛋白检测。一般来说，这也应该尽早进行，因为可能存在局部脑炎，并且因为患者在缺损闭合前仍然存在逆行脑膜炎的风险[84]。

当对炎性疾病进行内镜鼻腔手术时，偶尔会在手术标本的病理检查中遇到或发现意外的肿瘤。因此，应收集所有手术标本，并且至少应将其分开，以便在遇到病变时，容易定位。虽然关于鼻腔鼻窦肿瘤的管理的讨论超出了本章的范围，但如果原发疾病是可识别的并且易于切除，则应该去除病变的其余部分。如果主刀外科医师不能进行全面切除，转诊给专科医生应该包括对术中发现和潜在的原发部位行详细描述，因为这可能有助于在肿瘤学上以合理的方式完成切除。

五、修复性手术患者的临床方法

在分析先前手术患者的病情、环境和手术因素后，医生来决定是否进行再次手术。内镜检查和术前成像的详细分析对于指导修复和最小化第二次失败的风险至关重要。

在鼻内镜检查期间，应使用0°和成角度硬性内镜仔细检查整个鼻腔。可以识别包括保留的钩突组织、黏液再循环和下鼻道开窗的恶化特征。应注意炎症、粘连、生物膜或黏液脓性的存在和位置，并应获得适当的内镜定向培养物。柔性内镜也有助于检查上颌骨牙槽隐窝和前外

侧壁。

虽然术前 CT 扫描是必不可少的，但与患者在第一次手术前的初始成像相比，通常非常有助于描绘原发性疾病的原发性。应评估包括保留骨分区、新骨质形成区域和相关鼻窦引流通路的特征，以确定是否需要传统与非解剖（功能性）技术。在鼻窦手术之前，总是要求对眼眶和颅底边界进行分析；然而，这在修复手术之前特别重要，以排除医源性损伤的存在。

本章前面介绍了进行再次修复手术的紧急情况。但是，术后护理的重要性不容小觑。粘连的裂解和钻孔的应用可能导致术后鼻腔具有比初次手术更大的瘢痕和骨质显露。这些区域将容易增加结痂，必须定期地清除以防止再狭窄。因此，应对患者进行适当的宣教，以确保他们经常进行术后随访，直到术后鼻腔显示出足够的愈合。

六、结论

功能性内镜鼻窦手术是一种有效的技术，可以减轻鼻腔和鼻窦口阻塞，并为术后鼻腔局部治疗做好准备。虽然细致的手术是优化治疗效果和预防医源性失败的关键，但正确的患者选择同样重要。在初次 FESS 之前未能识别非鼻窦因素或合并的全身性疾病通常会导致不良结果，并可能加剧患者的潜在疾病。与所有外科学科一样，全面的病史和体检及详细的解剖学和手术技术知识将有助于改善初次 FESS 的治疗效果，并最终减少对再次修复手术的需求。

推荐阅读

Bendouah Z, Barbeau J, Hamad WA, et al: Biofilm formation by *Staphylococcus aureus* and *Pseudomonas aeruginosa* is associated with an unfavorable evolution after surgery for chronic sinusitis and nasal polyposis. *Otolaryngol Head Neck Surg* 134 (6): 991–996, 2006.

Bleier BS, Schlosser RJ: Prevention and management of medial rectus injury. *Otolaryngol Clin North Am* 43 (4): 801–807, 2010.

Carr TF, Koterba AP, Chandra R, et al: Characterization of specific antibody deficiency in adults with medically refractory chronic rhinosinusitis. *Am J Rhinol Allergy* 25 (4): 241–244, 2011.

Ehnhage A, Olsson P, Kölbeck KG, et al ; NAFS Study Group: One year after endoscopic sinus surgery in polyposis: asthma, olfaction, and quality-of-life outcomes. *Otolaryngol Head Neck Surg* 146 (5): 834–841, 2012.

Feng CH, Miller MD, Simon RA: The united allergic airway: connections between allergic rhinitis, asthma, and chronic sinusitis. *Am J Rhinol Allergy* 26 (3): 187–190, 2012.

Foroughipour M, Sharifian SM, Shoeibi A, et al: Causes of headache in patients with a primary diagnosis of sinus headache. *Eur Arch Otorhinolaryngol* 268 (11): 1593–1596, 2011.

Heimgartner S, Eckardt J, Simmen D, et al: Limitations of balloon sinuplasty in frontal sinus surgery. *Eur Arch Otorhinolaryngol* 268 (10): 1463–1467, 2011.

Kennedy DW, Adappa ND: Endoscopic maxillary antrostomy: not just a simple procedure. *Laryngoscope* 121 (10): 2142–2145, 2011.

Khalid AN, Hunt J, Perloff JR, et al: The role of bone in chronic rhinosinusitis. *Laryngoscope* 112 (11): 1951–1957, 2002.

Longhini AB, Branstetter BF, Ferguson BJ: Otolaryngologists' perceptions of odontogenic maxillary sinusitis. *Laryngoscope* 122 (9): 1910–1914, 2012.

McClenaghan FC, Ezra DG, Holmes SB: Mechanisms and management of vision loss following orbital and facial trauma. *Curr Opin Ophthalmol* 22 (5): 426–431, 2011.

Otto KJ, DelGaudio JM: Operative findings in the frontal recess at time of revision surgery. *Am J Otolaryngol* 31 (3): 175–180, 2010.

Parsons DS, Stivers FE, Talbot AR: The missed ostium sequence and the surgical approach to revision functional endoscopic sinus surgery. *Otolaryngol Clin North Am* 29 (1): 169–183, 1996.

Reed J, deShazo RD, Houle TT, et al: Clinical features of sarcoid rhinosinusitis. *Am J Med* 123 (9): 856–862, 2010.

Reh DD, Higgins TS, Smith TL: Impact of tobacco smoke on chronic rhinosinusitis: a review of the literature. *Int Forum Allergy Rhinol* 2 (5): 362–369, 2012.

Smith TL, Batra PS, Seiden AM, et al: Evidence supporting endoscopic sinus surgery in the management of adult chronic rhinosinusitis: a systematic review. *Am J Rhinol* 19 (6): 537–543, 2005.

Soler ZM, Sauer D, Mace J, et al: Impact of mucosal eosinophilia and nasal polyposis on quality-of-life outcomes after sinus surgery. *Otolaryngol Head Neck Surg* 142 (1): 64–71, 2010.

Taylor SC, Clayburgh DR, Rosenbaum JT, et al: Progression and management of Wegener's granulomatosis in the head and neck. *Laryngoscope* 122 (8): 1695–1700, 2012.

Virgin FW, Rowe SM, Wade MB, et al: Extensive surgical and comprehensive postoperative medical management for cystic fibrosis chronic rhinosinusitis. *Am J Rhinol Allergy* 26 (1): 70–75, 2012.

Wise SK, Wise JC, DelGaudio JM: Association of nasopharyngeal and laryngopharyngeal reflux with postnasal drip symptomatology in patients with and without rhinosinusitis. *Am J Rhinol* 20 (3): 283–289, 2006.

额窦手术
Management of the Frontal Sinus

第14章

Wytske J. Fokkens　Nicholas S. Jones　著

纪宏志　陈爱平　译

要点

1. 处理额隐窝需要充分的理由。
2. 功能性额窦手术的关键是保护额隐窝黏膜。
3. 如果不能很好地保留额隐窝黏膜，Draf Ⅲ 将是唯一的选择。
4. 尽可能地保护好额隐窝周围的骨性结构。
5. 不要使用支架。
6. 如果要额窦填塞，需要去除额窦所有黏膜，并打磨骨质两遍。

一、额窦的解剖

额窦解剖的复杂性常常导致额窦手术的失败[1]。额隐窝常常存在解剖变异[2,3]，而且引流通道狭窄，这些都可能导致额窦炎。这种解剖变异和解剖性狭窄在鼻窦炎患者中更为常见[4]。慢性鼻窦炎的首要发病因素可能是黏膜病变或者免疫问题，这也是为什么有的患者发生鼻窦炎有的患者不发生的原因[5]。

传统的观点认为钩突上端决定了额窦的引流，是开放额窦的金钥匙。然而 Wormald 指出，前筛气房都存在不同程度的发育，鼻丘气房的气化程度决定了额鼻嵴和颅底间的前后距离[2,3]。钩突鼻丘复合体就这样界定了额窦的引流。额隐窝的内侧壁由嗅凹外侧壁构成，其高度由筛板的位置高低决定。额隐窝的外侧壁由纸样板和（或）鼻丘气房构成。额隐窝的顶壁由筛凹构成，筛前动脉横穿其中。尽管绝大多数人都存在鼻丘气房，然而其个数、大小、位置变异很大。额隐窝的后壁由筛泡前上壁构成，一小部分人存在筛泡上隐窝（也叫作眶上筛房），一直延伸到眶上。另外一种变异是窦中隔气房，有的甚至气化到鸡冠，该气房引流到额隐窝，或者将额隐窝推向外侧。

术前应仔细阅读 CT，正确辨认鼻丘、钩突上附着、纸样板、筛板外侧板的高度以及筛前动脉的位置，在脑海里构建一个立体手术图谱。Wormald 介绍的搭积木的方法非常实用，有助于构建额隐窝的三维空间[2,3]。但是多数情况下额隐窝充满炎性阴影，要想正确辨认这些气房并不容易。开放一个瘢痕闭锁的额窦应该特别小心，纸样板、额鼻嵴的厚度、筛前动脉的位置、筛凹的高度对辨认额隐窝都至关重要。

二、急性额窦炎

急性额窦炎相对少见，多继发于上呼吸道感染。额窦炎若伴有发热、烦躁、前额部疼痛并眶下区明显肿胀，应引起医师的重视。每个地区阿莫西林耐药性的流行病学各不相同，正确选择抗生素对治疗感染是有效的。常见的致病微生物为肺炎双球菌、流感嗜血杆菌、链球菌、金黄色葡萄球菌、表皮葡萄球菌，根据细菌培养结果选择抗生素对于重症额窦炎或者额窦炎并发症是非常必要的。

有时抗生素治疗并不能奏效，需要行额窦引流。可以通过内镜在中鼻道上端放置减充血药，这样可以经额隐窝自然引流。如果这样不能奏效，就需要在内镜下切除所有额隐窝周围的前筛气房以充分开放额隐窝，同时保留好额隐窝周围的黏膜。如果此法不可取，可以采用眉弓切开额窦微钻孔技术。炎性充血的黏膜术中容易出血使视野模糊，特别是对于年轻患者。额隐窝周围的黏膜损伤容易导致额窦闭锁。如果不能通过内镜开放额隐窝引流，额窦环钻技术也是一种选择，毕竟多数额窦炎是"一次性"发作。

额窦炎可以并发眶周蜂窝织炎或者眶周脓肿。若有中枢症状、视物模糊、眼球突出、眼肌麻痹、视敏度或颜色辨别力下降、双侧额部水肿，24h无改善甚至恶化，或者弛张热36h无缓解，必须紧急行CT检查。颅内并发症包括硬膜下脓肿、脑脓肿、硬膜外脓肿、脑膜炎，以及少见的海绵窦、上矢状窦血栓静脉炎。要高度警惕颅内并发症，有50%的患者是以眶周蜂窝织炎或者额部肿胀来就诊的，需特别注意。因此并不能认为感染积聚在眶周就排除了颅内感染[7, 8]。及时发现颅内症状和体征非常重要，包括精神状态改变、头痛、呕吐、颈项强直、视盘水肿、单侧肌力减弱，或者脑神经症状。如果出现颅内症状，且颅内感染和鼻窦是相通的，应该行鼻窦开放引流脓液，同时可以获取脓液标本并做细菌培养。

三、慢性额窦炎

在讨论慢性额窦炎治疗前，有必要复习一下额窦手术的历史。在鼻内镜出现之前，额窦手术的原则和现在是一样的，那就是抗生素治疗失败，不管手术能否获得额窦通畅引流。复习额窦手术史，沿着历史的长河鉴赏每项技术的沿革，是饶有兴趣的。1856年Vega首次报道了额窦骨瘤切除术，开创了额窦手术的先河（译者

注：原文似有误，已修改）。Jurasz是第一个报道鼻内进路额窦手术的外科医师。19世纪80年代末，Ogston[9]和随后的Luc[10]介绍了通过前筛扩大鼻额管，进行额窦手术。1890年Brieger[11]首次报道了额窦骨成形瓣手术，1889年Riedel[12]报道了切除额窦前壁和下壁的手术方式。但这样会导致额部畸形，需要二期整形手术。1908年Knapp[13]提议经眶板广泛切除前筛，保留额隐窝前壁，切除额窦病变黏膜，以此扩大额隐窝。1914年Lothrop[14]经鼻外进路在切除筛窦后，又切除额窦底、窦中隔以及对应的上部鼻中隔，Lynch也有类似报道。到了1921年Lynch[15]和随后的Howarth[16]经鼻外眶入路到达额窦。就像Knapp，他们切除病变黏膜，放置一个扩张管以期形成一个永久的通道。额窦前壁骨瓣并脂肪填塞成为治疗顽固性额窦炎的通行术式。随着CT及内镜的引入，使保留黏膜的额窦开放成为可能，开放的大小取决于病变的范围和术者的经验。这些手术方式将在后面的内镜下额窦手术中介绍。

相对急性鼻窦炎，在慢性鼻窦炎中厌氧菌更常见。主要感染细菌包括肺炎链球菌、流感嗜血杆菌、卡他莫拉菌，如果有前期手术史，主要细菌谱有耐甲氧西林金黄色葡萄球菌、铜绿假单胞菌、肠杆菌属[5]。

越来越多的证据表明，对于没有明显脓性分泌物的双侧慢性鼻窦炎，抗生素所起的作用是抗炎，而不是抗菌[17]。有研究表明长期（12周至6个月）口服小剂量红霉素、克拉霉素以及其他大环内酯类抗生素治疗慢性鼻窦炎是有效的，但并不是所有研究都支持此观点[17-20]。抗生素在分解细菌生物膜方面也起到了重要作用。

（一）慢性额窦炎手术适应证

很多额窦炎患者是在无意中检查额隐窝才被发现的[21]。在诊断慢性额窦炎之前，有必要弄清楚这些周期性的症状是否与上呼吸道感染有关，额窦炎是不是导致脓性鼻漏的原因，因为很多前额部头痛的患者是紧张性头痛。CT上额隐窝高密度阴影并不是处理额隐窝的理由，这常常是分

泌物潴留，一旦窦口鼻道复合体引流通畅，这些分泌物都会被清除。只有在部分前筛开放、药物治疗失败时才考虑额隐窝手术，额隐窝手术适应证有：①额窦真菌；②额窦气压伤；③黏液囊肿（图 14-1 和图 14-2）；④骨瘤并堵塞引流（图 14-3 和图 14-4）；⑤局部畸形或眼球突出，其他病变如骨髓炎（图 14-5）、肿瘤（图 14-6）等。

（二）慢性额窦炎的治疗

1.导管球囊扩张术

最近有人介绍了用导管球囊扩张窦口的新方法，引起了广泛兴趣[22]。此法可以扩大窦口，增加通气引流，而且能很好地保护好窦口周围黏膜，从而极大地降低了窦口闭锁的风险。初期的研究结果是令人鼓舞的[23]。然而在行上颌窦球囊扩张时出现了技术性问题，因为钩突阻碍了球囊的进入。即使球囊勉强进入，钩突与上颌窦内壁间的狭小裂隙依然存在[24, 25]。曾报道球囊扩张发生过严重并发症[26]。球囊扩张的长期有效性还需要更长期的观察[27]。当前的数据是基于 6～12 个月的额窦炎和 2 年的上颌窦炎的随访，需要更长期的观察结果来消除安慰剂的影响，而且确保窦口是通畅的[28, 29]。

问题的关键是，什么是球囊扩张的手术适应证[30]？急性额窦炎用抗生素就能解决，而且是独立事件。一年发生 3 次及以上急性细菌性鼻窦炎的患者应行免疫学检查。因为首要因素可能是免疫缺陷，而不是解剖异常。慢性细菌性额窦炎并不常见。多数头痛及前额部压迫感的患者一般是紧张性头痛，不需要手术治疗。事实上，手术可能使 1/3 的患者症状加重[31-33]。多数的慢性鼻窦炎患者包括慢性额窦炎患者都伴有鼻息肉，这就阻碍了导管球囊的进入。骨髓炎、黏液囊肿、肿瘤患者亦不适合。药物治疗欠佳的细菌性蝶窦炎非常少见。这项新技术的真正价值在于它与观察或药物治疗的比较。

2.内镜下额窦手术

第一个进行额窦手术分类的是 Draf，也被称之为 Fulda 理论[34]（表 14-1）。Draf Ⅰ 是去除鼻丘及筛泡上气房，不侵及额隐窝黏膜。多数情况下切除筛窦后额窦引流就没有问题，也不需要特殊器械。Draf Ⅱa 是去除眶纸板到中鼻甲的所有气房以扩大额窦引流，不侵及额隐窝黏膜。也被称为剥蛋壳技术[35]。Draf Ⅱb 也就是单侧额窦引流技术，切除眶纸板至鼻中隔所有气房，开放额窦底，创造一个最大限度的单侧引流通道。Draf Ⅲ[37] 也就是内镜下的 Lothrop 手术[38]，创造一个双侧额窦中线引流通道[39, 40]，需要切除额窦底、额鼻嵴，额窦中隔以及对应的鼻中隔。和大多数文献的报道一致，我们发现术后额隐窝有相当高的瘢痕闭锁率。多数病例必须遵守全或无的原则，要么只开放额隐窝而不侵及其周围的黏膜，要么做一个彻底的 Draf Ⅲ 开放[36, 41]。只有在黏膜良好（良性肿瘤或黏液囊肿）的情况下，才可以尝试 Draf Ⅱb[42]。

内镜下额窦手术：Draf Ⅱa。开放额隐窝主要有两种方法，无论哪种方法，其基本目标是压缩额隐窝的筛房，尽最大可能保护额隐窝黏膜。为了达到这个目标，黏膜下去除鼻丘气房骨壁，锐性切除多余的黏膜，争取一个切缘整齐、黏膜覆盖的额隐窝，以减少额隐窝狭窄闭锁的机会。

第一个到达额隐窝的方法是用一个 45° 的咬切钳或者 Punch 切除钩突头端。30°～70° 内镜来观察额隐窝。术中动作轻柔，切忌暴力。用一个球头探针在鼻丘气房和中鼻甲之间会探查到额窦引流通道（CT 显示 85% 的病例是这样的，图 14-7）。用球头探针探查到额隐窝并进一步插入，轻轻向外挤压鼻丘气房使其破碎，以此来开放额隐窝。用额窦弯刮匙也可以很好地做到这一点（图 14-8 和图 14-9）。如果视野良好，有可能做到气房的黏膜下骨切除，小心去除碎骨片，不要撕脱黏膜。撕脱黏膜造成骨质裸露容易导致瘢痕性狭窄。气房开放后，鼻丘气房、终末隐窝、筛泡共同围成穹隆顶，额窦呈现在面前，但额窦本身的后壁呈凸面，这有助于判别额窦。再次回顾 CT，在脑海里构建一个额隐窝的立体解剖结构在这个步骤中是非常有帮助的。切除额筛所有气房，获得一个宽敞的通道。一般情况下，额窦实际开口比我们想象的要靠内、靠上、靠后（图 14-10）。

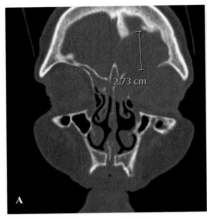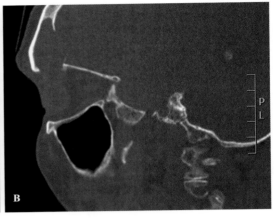

▲ 图 14-1 黏液囊肿

A. 冠状位 CT 扫描显示左侧巨大额窦黏液囊肿破坏眶顶壁及前颅底；B. 矢状位 CT 扫描显示左侧巨大额窦黏液囊肿破坏眶顶壁、前颅底及额窦后壁

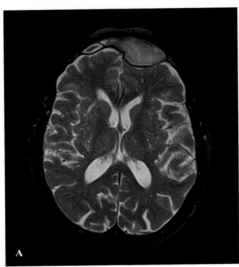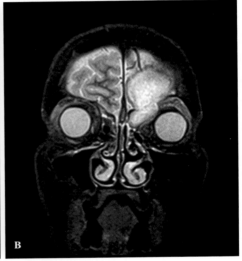

▲ 图 14-2 黏液囊肿

A. 轴位磁共振，T_2 加权脂肪抑制像，额窦黏液囊肿占据了大脑额叶位置，但是硬脑膜完整；B. 冠位磁共振，T_2 加权脂肪抑制像，囊肿延伸到眶内，向外下挤压眶组织

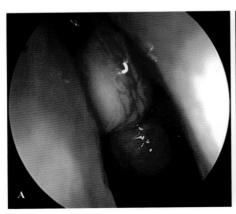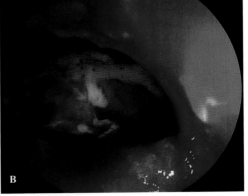

▲ 图 14-3 黏液从打开的术腔中流出

A. 术中图像，黏液从打开的术腔中流出；B. 采用 Draf IIb，去除大部被囊肿破坏的额隐窝骨质

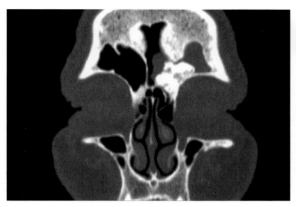

▲ 图 14-4　冠状位 CT 扫描显示额窦骨瘤阻塞引流致额窦黏膜病变

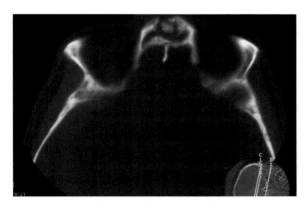

▲ 图 14-5　额骨骨炎伴有死骨形成

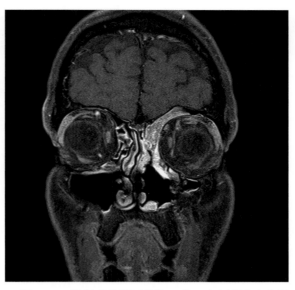

▲ 图 14-6　增强磁共振冠状位 T_1 像，左侧额隐窝内翻性乳头状瘤，注意乳头状瘤和充血黏膜的信号差别

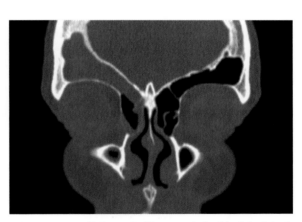

▲ 图 14-7　冠状位 CT 扫描显示巨大鼻丘气房阻塞额隐窝，额窦内密度增高

额隐窝内壁是前颅底最薄弱的区域，此处操作时要小心，以防脑脊液漏。额隐窝外壁是眶纸板，术前应仔细阅读 CT 了解该区域结构及气房形态，术中可以让助手按压眼球，以确定没有误入眶内。

第二种手术入路是鼻丘入路，这种情况适合用于鼻丘气房发育良好患者。在中鼻甲腋部水平做一个黏膜瓣，剥离显露上颌骨额突及鼻丘气房[3]。黏膜下去除所有鼻丘气房，复位黏膜瓣覆盖裸露骨质，以减少瘢痕闭锁的机会。用 90° 切钳去除额筛和前筛气房，用 40°～90° 微切割器进一步扩大窦口。在定位额窦后，在额窦口之前的操作都是安全的，因为筛板和筛前动脉在额窦口之后。如果使用导航，可以清楚地看到器械和解剖的位置关系。最后的结果是切除所有妨碍引流的气房，获得广泛开放的额窦（图 14-10C 和

D）。尽可能全部保留额隐窝黏膜，即便不能做到，也至少保留 50% 的黏膜。

Draf Ⅱb（或单侧额窦引流技术）包括磨除额鼻嵴、额隐窝内壁，还有额筛、鼻丘气房，尽管它创建了眶纸板到鼻中隔之间宽敞的引流，但依然存在较高的闭锁率，因为电钻破坏了额隐窝黏膜。特别是慢性鼻窦炎、慢性黏膜炎症患者[36, 41]。对于慢性额窦炎患者，我们很少采用 Draf Ⅱb，Draf Ⅱb 适用于额窦肿瘤的患者（图 14-11A 和 B，图 14-6），或者是额窦囊肿（图 14-3B）。

Draf Ⅲ：完全切除前后筛窦所有气房，因为

表 14-1 鼻内镜额窦入路

手 术	解 剖	内 涵	改 良
Draf I	切除前筛气房	开放前筛	
Draf IIa	切除鼻丘&额隐窝气房	开放额窦	
Draf IIb	磨除额窦底壁	单侧额窦引流通道	挽救性额窦手术
Draf III	磨除额窦底壁、额窦中隔、额鼻嵴及对应的鼻中隔前上部	内镜下改良 lothrop 手术双侧引流通道	经中隔额窦开放

残余筛房可以阻碍额窦引流，或者作为炎症病灶持续存在，从而影响手术的成功率[34, 36, 43, 44]。首选做一个双侧 Draf IIa，尽管肿瘤或者瘢痕组织有时使这种操作不太可能。在可能的情况下我们建议首先定位额隐窝，因为额隐窝是最重要的安全标志[34]。用 15 号刀片或者针状电刀切除前上部鼻中隔，从额窦口前方开始，在其前下切除鼻中隔 2cm，包括黏膜和骨、软骨。前上部开窗要足够大，使双侧鼻腔进路都能观察到额隐窝，但是向后不要超过第一对嗅丝（图 14-12A）。修剪

对应中鼻甲前部，特别是对于严重鼻息肉患者。若是中鼻甲向外漂移，应一并切除。

用 40°～60° 吸切钻切除额鼻嵴软组织，用 15° 5mm 磨钻磨除前内侧额鼻嵴骨质，必须谨记显露第一对嗅丝就到达了前颅底。向上尽可能多地磨除额窦中隔，前上达鼻根部皮肤。尽最大可能创造一个光滑的双侧引流通道。引流通道的外侧达泪骨，后界达前颅底，前界达鼻根部皮肤（通常留 0.7mm 的骨壳，以防止鼻根部皮肤塌陷）（图 14-12B）。尽最大可能保留额窦口外侧和后侧的黏膜。在确定第一对嗅丝后应小心地磨除前

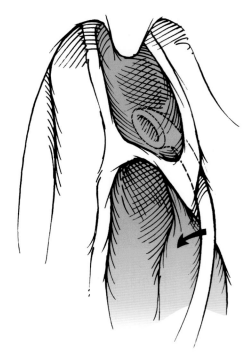

▲ 图 14-8 用 Kuhn 刮匙在黏膜下刮除筛窦气房顶壁，去除鼻丘气房的碎骨片，保留黏膜

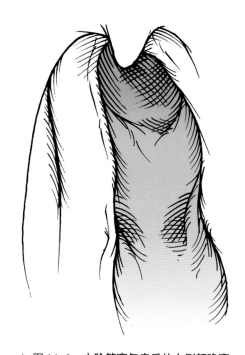

▲ 图 14-9 去除筛窦气房后的右侧额隐窝

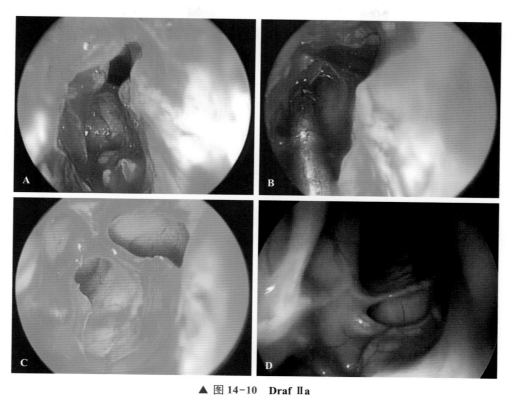

▲ 图 14-10　Draf Ⅱa

A.确定狭窄的右侧额窦引流通道；B.去除右侧鼻丘气房骨质；C.打开鼻丘气房，开放额窦，注意额隐窝周围黏膜保护；D.术后3年，额隐窝局部观

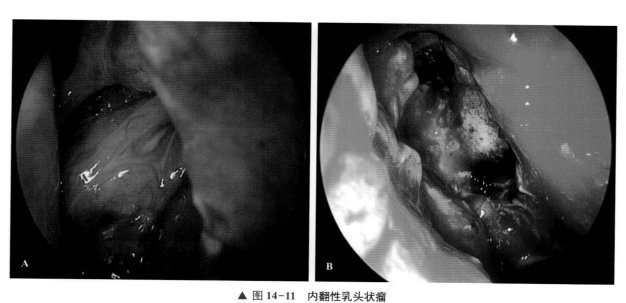

▲ 图 14-11　内翻性乳头状瘤

同样的内翻性乳头状瘤见图 14-6。A.额隐窝内翻性乳头状瘤；B.通过 Draf Ⅱb 切除额隐窝内翻性乳头状瘤

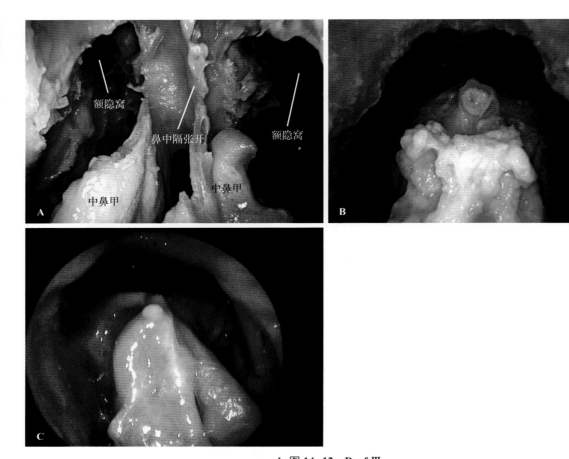

▲ 图 14-12　Draf Ⅲ
A. 开放额隐窝并制作鼻中隔窗；B. 尽最大可能开放额窦口，从第一对嗅丝到鼻根部皮肤；C. 8 年后的额窦口近观

颅底中央部位向前凸起的骨质，过分磨除额窦后壁容易导致脑脊液漏。最后的步骤是在额窦口放置浸有糖皮质激素和抗生素的纱布，一般术后 10d 在门诊取出，通常不需要放置引流管[44]。

另外一种方法是，用一个直径 5mm，15°金刚砂钻头从外侧磨除额鼻嵴[45]。尽管一开始有些困难，因为不能窥见额隐窝。但是对于那些肿瘤遮挡额隐窝或额隐窝瘢痕闭锁的患者，这种方法是快速可行的。

（三）额窦的修正手术

据报道，额窦手术的术后闭锁率为 10%～30%，主要因素为合并哮喘、过敏、囊性纤维化和前期额窦手术[44]。二次手术切除瘢痕也可以获得良好的效果。另外术中用 0.5 mg/ml 的丝裂霉素泡 5min 也是一种可行的办法。最终手术成功率在 90% 以上（图 14-13）[44]。

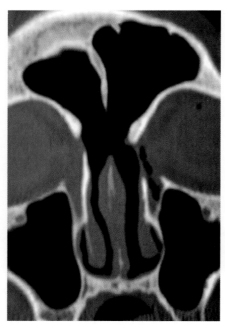

▲ 图 14-13　冠状位 CT 显示内镜手术创造的中线引流通道

（四）额窦脑脊液鼻漏

额窦脑脊液鼻漏传统的手术方式是开放性手术修补。绝大多数的额窦脑脊液漏可以经过内镜修补，尽管有时需要做一个 Draf Ⅲ 手术以达到漏口的位置（图 14-14）。现代的器械使得达到额窦最外侧的区域成为可能 [46]。

四、特定的病理条件

（一）额眶黏膜囊肿

鼻窦黏液囊肿是一种含有浓缩黏液的内衬上皮细胞囊肿 [47]。窦口阻塞被认为是主要的病因。这可能是由于肿块病变或继发于纤维化、炎症、骨瘤、纤维异常增生、佩吉特病、罕见的恶性肿瘤、创伤或既往手术。有学者发现，在黏液囊肿和骨之间存在骨吸收，可局部产生前列腺素、白细胞介素 1 和肿瘤坏死因子 [48,49]。其他学者认为，扩张是由黏液囊肿内正压的直接作用引起的 [50]。无论扩张发生的方法如何，随后都可能发生眶内或颅内扩张。在进行手术之前，通过 CT 和 MRI 评估病变的大小和位置很重要（图 14-1 和图 14-2）。鼻窦黏液囊肿的首选治疗方法是尽可能通过最大限度的内镜有袋动物。

常见的并发症为额隐窝再狭窄，如手术需要大量钻孔，则 Draf Ⅱ b 型（23%）会比 Draf Ⅱ a 型（3.6%）更易发生，所以应尽量多保留黏膜 [52]。有时，黏液囊肿已形成"自体 Draf Ⅱ b 型"额叶凹陷的宽阔开口，黏液囊肿侵蚀了额叶凹陷和大部分鼻尖的内侧壁（图 14-3）。

（二）额窦良性肿瘤

1. 骨瘤

3%~4% 的正常人群有鼻窦骨瘤 [55]，然而鼻窦骨瘤很少有临床症状，除非骨瘤足够大引起外形改变或者阻塞窦口（图 14-15 和图 14-16）[53,54]。很多骨瘤是头痛患者在检查时偶然发现，而且常常将头痛归咎于骨瘤而建议行手术切除。如果骨瘤阻塞额隐窝出现临床症状，那么病史中应该有上呼吸道感染后症状加重，内镜和 CT 检查能发现明显的黏膜病变。频发性紧张性头痛患者合并有骨瘤仅仅是一种巧合。

切除骨瘤的手术方式取决于骨瘤的位置。内镜下可以逐渐磨除骨质，将骨瘤蛋壳化并骨折后取出。有症状的额窦骨瘤大多发生于额隐窝，在去除骨瘤的同时应该做一个 Draf Ⅲ 手术来重建额窦引流。内镜下切除额窦骨瘤的手术禁忌仍然存在争议。第一个系统地提出内镜下手术分级的是 Chiu 及他的团队 [56]，他提议只有 1 级的骨瘤可以内镜手术切除（表 14-2）。其他学者，包括我们，证实有些 3 级肿瘤，甚至延伸到眶内或者向上附着较高，也可以内镜下手术切除（图 14-17）。然而目前可用的只有低速弯钻，切除这样的肿瘤是非常耗时的，手术的时间也是我们决定内镜手术还是开放手术的一个因素 [53]。高速电钻发展运用使手术速度大大加快。

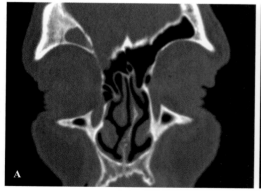
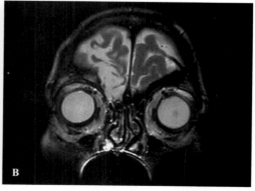

▲ 图 14-14　A. 冠状位 CT 扫描见肿块位于额隐窝，额窦顶壁缺失，与大脑相连；B. 磁共振 T₂ 加权成像显示大脑组织疝入额窦

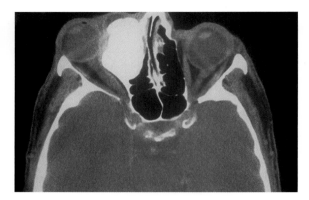

▲ 图 14-15　轴位 CT 显示额窦骨瘤导致眼球明显突出

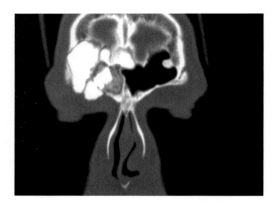

▲ 图 14-16　冠状位 CT 右额窦外侧不规则骨瘤，侵入眶内

表 14-2　额窦骨瘤分级

Ⅰ级	肿瘤基底位于额隐窝后下，纸板矢状面以内，肿瘤的前后径＜额隐窝的 75%
Ⅱ级	肿瘤基底位于额隐窝后下，纸板矢状面以内，肿瘤的前后径＞额隐窝的 75%
Ⅲ级	肿瘤基底位于额窦前或者上，和（或）向外侧超越纸板矢状面
Ⅳ级	肿瘤占据整个额窦

改编自 Chiu AG, Schipor I, Cohen NA, Kennedy DW, Palmer JN.Surgical decisions in the management of frontal sinus osteomas. *Am J Rhinol* 2005;19(2):191-197.

2. 内翻性乳头状瘤

除了骨瘤，发病第二位的额窦良性肿瘤是内翻性乳头状瘤，占额窦肿瘤的 1.6%～15%[42]。内翻性乳头状瘤虽然是良性肿瘤，但是有局部侵袭性。

彻底切除内翻性乳头状瘤的关键是处理骨膜下的基底。CT 和 MR 能否发现内翻性乳头状瘤的基底以及基底的位置是内镜手术成功与否的决定性因素。95% 的病例术中证实骨质增生的位置就是肿瘤的生发中心[57]。除非是二次复发，内翻性乳头状瘤很少侵入额窦。CT 考虑额窦内乳头状瘤在磁共振 T_2 加权证实是潴留黏液[42]。这时候彻底切除乳头状瘤只需要做一个 Draf Ⅱa 手术。如果肿瘤侵犯额隐窝或额窦，那就需要做 Draf Ⅱb 或者 Draf Ⅲ，以去除更多的病变黏膜并磨除肿瘤基底部骨质（图 14-11）。

（三）额窦骨折

局限于前壁的额窦骨折一般不需要手术探查，除非引起明显的额部畸形[58]。额隐窝骨折是个例外，也容易被忽视。没有移位的额窦后壁骨折，若是没有脑脊液漏等并发症，一般保守治疗。额窦后壁复合粉碎性骨折（图 14-18），或骨折线波及额隐窝，最好的办法是去除额窦后壁，切除所有额窦黏膜来闭塞鼻额管。

小心地去除所有额窦黏膜是非常重要的，额窦前壁广泛缺损应用骨瓣或者钛网修复。在一期清创时，所有的额窦碎骨片应该清洗干净并埋植在软组织中，以备不时之需。

（四）额窦过度气化

额窦过度气化是额窦良性扩张超越额骨的界限，是一种少见情况。确切的病因病理学不清楚。多数患者没有症状，只有引起额部畸形或者妨碍额隐窝引流引发症状才引起患者注意（图 14-19）。

通常认为的病理机制是额隐窝被阻塞形成单向活瓣[61]。对于大多数病例，开放额窦可以阻止进一步扩张，甚至使额窦缩小。若额窦引流良好，那么额部畸形是唯一表现，可以通过切下突

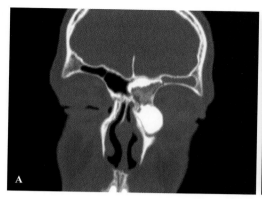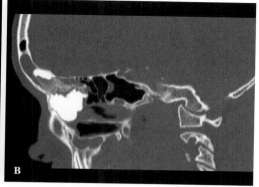

▲ 图 14-17 左侧额窦 3 级骨瘤，内镜下获得全切
A. 冠状位 CT；B. 矢状位 CT

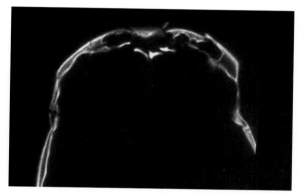

▲ 图 14-18 额窦前壁、后壁骨折，重建颅底及额窦前壁

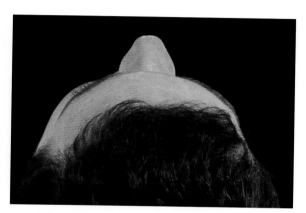

▲ 图 14-19 额窦过度气化顶面观：左侧突出明显

出额骨并制作一个骨瓣然后复位的办法来整复。

（五）波特头皮肿胀

波特头皮肿胀是额骨骨膜下脓肿，多是在骨髓炎的基础上发生的，常常是额窦炎或者头颅外伤的并发症（图 14-20）。多见于儿童或者青少年，是一种少见但是凶险的并发症。因为有发生颅内并发症的风险，所以早诊断、早处理、早用抗生素是非常重要的[62]。手术的关键是彻底引流骨膜下脓液并重建额窦引流。

（六）额窦手术并发症

额窦手术最常见的并发症是额隐窝闭锁，多是由于手术中没有很好地保护额隐窝周围黏膜造成的[21]。额隐窝通道狭窄，周围全是精细结构，手术过程中损伤周围的任何一个结构都是可能的。筛前动脉在颅底穿越前筛，损伤后血管可以缩入眼眶形成眶内血肿，甚至失明。术前应仔细阅读 CT，在冠状位上找到筛前动脉在前筛的"乳头征"，以防止术中损伤（图 14-21）。如果这种情况发生，应该立即行内镜下眶减压或者外眦切开和眶下壁减压，即使眶压没有升高。

五、外路额窦手术

（一）Lynch-Howarth 鼻外筛窦切除术

约 1/3 的 Lynch-Howarth 鼻外筛窦切除术患者术后发生闭锁，目前此术式基本上被内镜手术所替代[39, 40]。手术瘢痕、骨质的去除、黏膜的缺损都可能导致瘢痕组织增生，使额隐窝闭锁。在图 14-22 中 10 例曾经做过外入路手术的患者出现前壁骨质缺失，额隐窝瘢痕，并且形成小的黏液囊肿。

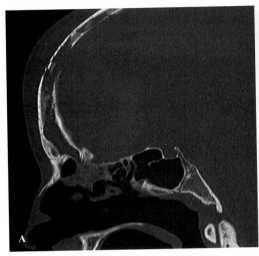 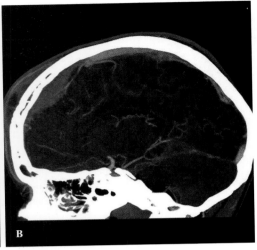

▲ 图 14-20 波特头皮肿胀

A. 矢状位 CT 扫描可见额骨局部骨质破坏，皮下软组织肿胀；B. 增强 CT 扫描静脉期见硬膜外脓肿，与皮下脓肿相连续

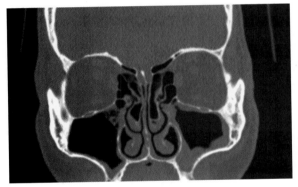 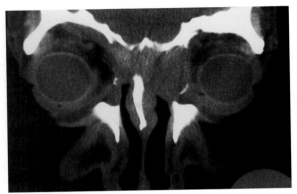

▲ 图 14-21 冠状位 CT 平扫：筛前动脉穿过前筛，形成"乳头征"

▲ 图 14-22 外路筛窦手术致骨质缺损，局部瘢痕形成，继发额窦小囊肿

（二）额窦骨成形瓣手术伴或不伴额窦充填

骨成形瓣技术创伤相对较大，特别是对于额窦气化良好的患者。因为这样的患者往往因为广泛性骨炎、内镜下难以切除的肿瘤、包裹性病变、Draf Ⅲ 手术失败而需要行额窦填塞。Paget 骨病患者术中出血汹涌，应特别注意。zigzag 冠状切口能减少切口瘢痕，特别适用于秃头患者。也可以采用深部额纹、眉弓切口。术前根据额窦的 Caldwell X 线片或者三维 CT 成像模型制作模板。普通 X 线片难以判断额窦的气化程度，如果以此来制作的模板来切除额窦前壁，将会遗留过多的"屋檐"。这是因为气化多发生在上部和外侧，有的甚至气化到颧突[63]。另外一个办法是通过影像导航手术（IGS）来测量额窦的气化。剥离额骨骨膜至眶上缘水平是非常必要的，这有别于传统的手术将额窦前壁连于蒂在下方的骨膜瓣之上，因为这很难保证下界骨膜的完整，以前的描述过分理想化。必须切除额窦内所有黏膜，如果黏膜残留，将会继发额窦黏液囊肿。不但要彻底去除额窦后壁黏膜，也要去除前部骨瓣黏膜。

可以用钝头钩针触探残余骨檐有多少[63]，用牙钻磨平骨檐，这样将使得切除额窦内的黏膜更为容易（图 14-23）。在中线位置高位打孔是不可取的，因为这会触碰到大的静脉窦，导致汹涌的

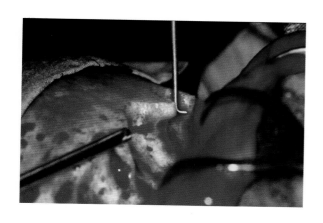

◀ 图 14-23 去除额窦前壁，用一个钝头钩针触探额窦以确定残余骨缘的多少

出血。在切除额窦前壁之前要预先打孔上钛板，因为这会使以后的骨瓣复位更加准确快捷。在充填额窦前必须去除额窦内所有黏膜，以防黏液囊肿形成。Donald[64] 发现额窦黏膜伴随 Breschet 静脉进入额窦后壁，所以需要用电钻磨除部分后壁以彻底清除后壁黏膜。残余骨壁，包括额板后壁需要用金刚钻打磨，以确保黏膜彻底清除。有时额窦底壁骨质菲薄，要小心操作，以防误入眼眶。如果进入眼眶，脱出的眶脂肪将影响这个部位的黏膜清除。脱出的眶脂肪可以用双机电凝烧灼使其缩回眶内，切不可将脱出的脂肪强行推回眶内。误入眼眶会导致眶周瘀斑，术后要查视力和眶压，以确保供应视神经的血管没有受到眶内出血的影响。

除非有必要，一般不要开放筛窦顶和额隐窝，因为这容易导致额窦底壁巨大缺损。复位额窦前壁骨膜瓣，行或不行额窦充填。如果额窦内充填脂肪，要用阔筋膜或者薄骨片封闭额隐窝。用钛板固定骨瓣，用 2-0 Vicryl 线缝合骨膜，用皮钉关闭皮肤。前壁骨瓣容易感染，应该预防性应用抗生素。额部轻轻加压 2d，以防血肿形成。如果渗出较多，应该放置引流，减少血肿形成的可能。

有多种额窦填塞材料，如肌肉、骨及人工材料，每种材料各有优缺点[65]。脂肪是一种相当不错的填塞材料，容易获取，手术效果也好。非常重要的是封闭鼻额管和去除额骨皮质表面的黏膜。如果前骨壁感染，需要 Riedel 手术来补救。

额窦充填术后如何观察额窦内的情况是个难题。如果症状持续存在，将难以区分疾病复发还是神经性头痛。最有帮助的检查是 MRI，尽管其影像学特征较为准确，但仍有局限性。鉴别小的复发性额窦囊肿和脂肪液化坏死而形成的油性囊肿是困难的。灾难性的并发症是感染，因为感染常常波及额板。即使在 20 世纪 70 年代，感染也是主要考虑的问题，知名医师报道的感染率为 18%[66]。如果发生这种情况，Riedel 手术是一种选择，通过切除整个额窦前壁，清除额窦所有内容物，磨平额窦残余骨缘，用软组织填塞额窦。前额轮廓的修复可以通过二期手术完成（图 14-24 至图 14-27）[67]。

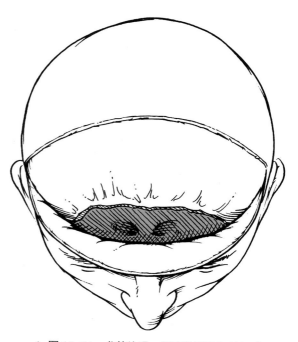

▲ 图 14-24 术前外观，额窦前壁已经被切除

Cummings 耳鼻咽喉头颈外科学（原书第6版）

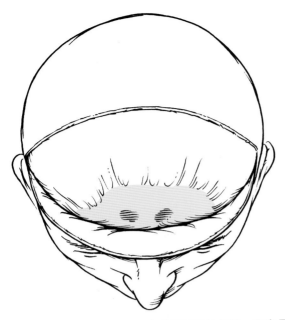

▲ 图 14-25　术后外观：额窦黏膜已经被切除，额窦骨缘被打磨平整

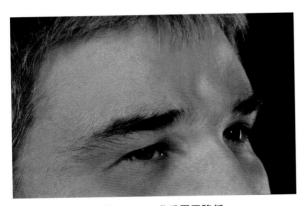

▲ 图 14-26　术后眉弓降低

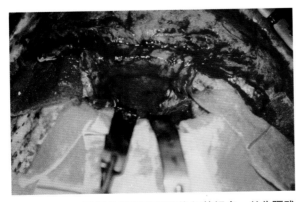

▲ 图 14-27　用颅骨骨膜瓣翻转修复前颅底，以分隔残存鼻窦和颅内容物

推 荐 阅 读

Bhalla RK, Wright ED: Predicting the site of attachment of sinonasal inverted papilloma. *Rhinology* 47 (4): 345–348, 2009.

Chin D, Snidvongs K, Kalish L, et al: The outside–in approach to the modified endoscopic Lothrop procedure. *Laryngoscope* 122 (8): 1661–1669, 2012.

Chiu AG, Schipor I, Cohen NA, et al: Surgical decisions in the management of frontal sinus osteomas. *Am J Rhinol* 19 (2): 191–197, 2005.

Choi M, Li Y, Shapiro SA, et al: A 10–year review of frontal sinus fractures: clinical outcomes of conservative management of posterior table fractures. *Plast Reconstr Surg* 130 (2): 399–406, 2012.

Dhepnorrarat RC, Subramaniam S, Sethi DS: Endoscopic surgery for fronto–ethmoidal mucoceles: a 15–year experience. *Otolaryngol Head Neck Surg* 147 (2): 345–350, 2012.

Draf W: Endonasal micro–endoscopic frontal sinus surgery: the Fulda concept. *Oper Tech Otolaryngol Head Neck Surg* 2 (4): 234–240, 1991.

Draf W, Weber R, Keerl R, et al: [Current aspects of frontal sinus surgery. I: Endonasal frontal sinus drainage in inflammatory diseases of the paranasal sinuses]. *HNO* 43 (6): 352–357, 1995.

Fokkens W, Lund V, Mullol J, et al: EP3OS 2012: European position paper on rhinosinusitis and nasal polyps 2012. *Rhinology* 50 (1): 1–150, 2012.

Georgalas C, Fokkens W: *Rhinology and skull base surgery: from the lab to the operating room—an international approach.* Stuttgart: Thieme, 2013.

Georgalas C, Goudakos J, Fokkens WJ: Osteoma of the skull base and sinuses. *Otolaryngol Clinics North Am* 44 (4): 875–890, 2011.

Georgalas C, Hansen F, Videler WJ, et al: Long terms results of Draf type III (modified endoscopic Lothrop) frontal sinus drainage procedure in 122 patients: a single centre experience. *Rhinology* 49 (2): 195–201, 2011.

Jones NS: CT of the paranasal sinuses: a review of the correlation with clinical, surgical and histopathological findings. *Clin Otolaryngol Allied Sci* 27 (1): 11–17, 2002.

Jones NS, Cooney TR: Facial pain and sinonasal surgery. *Rhinology* 41 (4): 193–200, 2003.

Lund VJ, Stammberger H, Nicolai P, et al: European position paper on endoscopic management of tumours of the nose, paranasal sinuses and skull base. *Rhinol Suppl* (22): 1–143, 2010.

Orlandi RR, Kennedy DW: Revision endoscopic frontal sinus surgery. *Otolaryngol Clin North Am* 34 (1): 77–90, 2001.

Tomazic PV, Stammberger H, Braun H, et al: Feasibility of balloon sinuplasty in patients with chronic rhinosinusitis: the Graz experience. *Rhinology* 51 (2): 120–127, 2013.

Weber R, Draf W, Kratzsch B, et al: Modern concepts of frontal sinus surgery. *Laryngoscope* 111 (1): 137–146, 2001.

Weber R, Draf W, Keerl R, et al: Osteoplastic frontal sinus surgery with fat obliteration: technique and long–term results using magnetic resonance imaging in 82 operations. *Laryngoscope* 110 (6): 1037–1044, 2000.

Wormald P: *Endoscopic sinus surgery: anatomy, three–dimensional reconstruction, and surgical technique.* Stuttgart: Thieme, 2005.

Wormald PJ: Surgery of the frontal recess and frontal sinus. *Rhinology* 43 (2): 82–85, 2005.

脑脊液鼻漏
Cerebrospinal Fluid Rhinorrhea

第15章

Martin J. Citardi　Samer Fakhri　著

陈爱平　于　亮　译

要点

1. 脑脊液鼻漏（CSF）可分为创伤性（＞90%）和非创伤性（＜10%）。大约80%的创伤性脑脊液漏是由外伤导致的，其余的由神经外科和鼻科手术导致。非创伤性脑脊液鼻漏的病因包括肿瘤和脑积水。

2. 特发性非创伤性脑脊液鼻漏与颅内压升高有关。许多研究证实特发性非创伤性脑脊液鼻漏与良性颅内高压和空蝶鞍综合征相关。

3. 脑脊液鼻漏特征性临床表现是单侧鼻腔流清水样分泌物，有金属味或咸味，往往有其一系列的临床病因。

4. 鼻分泌物中检测到 β_2 转铁蛋白可以确定脑脊液鼻漏。

5. 脑池造影能确诊脑脊液鼻漏，并且能定位漏口。计算机断层扫描（CT）脑池造影和放射性核素脑池造影术的示踪剂均需要通过腰大池穿刺注入到脑脊液，而磁共振成像（MRI）脑池造影可以通过特定成像技术来实现。放射性核素脑池造影灵敏度差，空间分辨率低。CT脑池造影和MRI脑池造影可提供更好的空间分辨率，但只有在漏口较大和活动性鼻漏时才能检测到。

6. 鞘内注射荧光素结合内镜检查可确诊脑脊液鼻漏，并可显示其位置。然而，必须使用稀释的荧光素，因为有报道鞘内注射高浓度的荧光素后出现了严重的神经系统后遗症。

7. 对于大多数需要手术治疗的脑脊液鼻漏患者，内镜修复已成为首选方式。在内镜修复时，首先确定漏口，然后用自体移植物材料（筋膜、游离骨移植物、脂肪）、同种异体移植物（同种异体皮肤脱细胞移植物）和（或）异种胶原硬脑膜替代物封闭漏口。通常将游离的黏膜覆盖在这些材料上，并且用外科密封胶封闭，用可吸收和不可吸收的材料填塞鼻腔。

8. 大多数创伤性脑脊液漏可以通过保守措施（腰大池引流和卧床休息）治愈。当这些措施失败或者严重创伤需要紧急手术探查时，应当及时实施手术，并同时修补脑脊液鼻漏。

9. 手术后发生的脑脊液鼻漏可以先保守治疗，但大多数患者需要手术修复。

10. 非创伤性脑脊液鼻一般不能自愈。排除潜在的病因（脑瘤）后，手术修复是必要的。

第15章　脑脊液鼻漏

脑脊液（CSF）鼻漏是由于含有脑脊液的蛛网膜下腔与鼻窦直接相通所致。由于存在细菌和其他病原微生物播散途径，脑脊液鼻漏可能会导致脑膜炎和颅内感染，时至今日感染发生率依然很高。此外，颅底缺损可能导致颅内积气和继发性颅内压增高。尽管脑脊液鼻漏在概念上是比较容易理解的，但其诊断和漏口定位往往比较复杂，随着科学的发展，现代诊断技术可以更好地帮助诊断和定位。并且在过去的 20 年中，最佳治疗策略发生了很大转变，由于内镜微创技术的广泛应用，使得内镜下修补脑脊液鼻漏代替了外部切口和（或）开颅手术等传统技术。

一、历史回顾

脑脊液鼻漏在 17 世纪被首次报道[1]。20 世纪初，Dandy[2] 首次报道了成功修复脑脊液鼻漏，该手术通过双侧额骨切开并进行筋膜修复。尽管这种手术使脑脊液鼻漏修补成为可能，但手术的失败率亦是相当高，并且可能发生开颅手术导致的相关并发症。据报道其复发率高达 27%[3]，在系列报道中，只有 60% 的修补成功率[4]。

在 20 世纪中叶，颅外入路手术开始兴起。1948 年，Dohlman[5] 报道了通过鼻眶切开修复脑脊液漏。几年后，Hirsh[6] 报道了两例通过单纯的鼻内径路成功修复蝶窦脑脊液漏。1964 年，Vrabec 和 Hallberg[7] 报道了通过鼻内途径修复筛板缺损。所有这些鼻内手术开展都是在鼻内镜手术出现之前。

内镜手术在 20 世纪 80 年代和 90 年代初被引入并普及。Wigand[8] 和 Stankiewicz[9] 都描述了鼻内镜手术中意外发生脑脊液漏。1989 年，Papay 团队[10] 引入硬质鼻内镜行经鼻内镜修复脑脊液鼻漏，1990 年，Mattox 和 Kennedy[11] 又报道了一系列内镜下脑脊液鼻漏修补术。自那以后，出版了系列专著[12-14]，并且内镜修复已成为主要的治疗手段。

二、分类

框15-1 概括了所有脑脊液鼻漏的病因分类。这种分类方法基于目前已明确的脑脊液鼻漏的病理生理学，它对治疗策略的选择和患者预后的判断具有重要的临床意义。

准确分类的重要性由 Ommaya 团队[16] 首次提出，他们提议将脑脊液鼻漏分为创伤性和非创伤性。他们认为，自发性脑脊液鼻漏的命名是不恰当的，深入详尽地检查可能会查明其真正原因。大多数情况下所谓的自发性鼻漏都有特定的病因，经过详细检查仍不能明确具体原因的自发性脑脊液鼻漏更确切的说应该叫特发性脑脊液鼻漏。

有关脑脊液鼻漏发病率的相关数据很少。只有 4% 的脑脊液鼻漏病因是非创伤性的，16% 是由颅内和颅外手术导致的[17]，其中绝大多数是由手术意外和创伤引起的。一般意义上，大约 80% 的脑脊液鼻漏是由外伤造成的，大多数是闭合性

框 15–1　脑脊液鼻漏分类		
创伤性	意外创伤	即刻发生
		延迟发生
	手术损伤	神经外科手术的并发症 • 经蝶窦垂体切除术 • 经额开颅手术 • 其他颅底手术
		鼻腔手术并发症 • 鼻窦手术 • 鼻中隔成形术 • 其他复杂颅底手术
非创伤性	颅内压升高	颅内肿瘤
		脑积水 • 非交通性 • 阻塞性
		良性颅内高压
	正常颅内压	先天性解剖异常
		颅底肿瘤 • 鼻咽癌 • 鼻腔鼻窦恶性肿瘤
		颅底侵袭性手术 • 鼻窦黏液囊肿 • 骨髓炎
		特发性

颅脑损伤。严重头颅外伤患者的脑脊液鼻漏的发生率仅为 2%～3%[17]，颅底骨折的脑脊疫鼻漏发生率为 12%～30%[18]。50% 以上的外伤性脑脊液鼻漏发生于前颅底骨折，其中大部分涉及筛板[19, 20]。外伤性脑脊液漏大部分在 2d 内发生，几乎全部在创伤后 3 个月内出现。大多数由头部创伤导致的脑脊液鼻漏可以自愈，或辅以腰大池引流和卧床休息等保守治疗方式。

最近的数据表明，医源性脑脊液鼻漏比创伤性脑脊液鼻漏更常见[22-25]。一项对耳鼻咽喉科医师的调查显示，在过去的 5 年中，25% 的医师在手术中发生过脑脊液漏[26]。据报道内镜鼻窦手术中脑脊液鼻漏的发生率为 0.5%[27]。

三、病理生理

脑脊液由脑室脉络丛产生，在成人脑脊液的产生速度为 20ml/h。脑脊液循环从侧脑室通过 Luschka 和 Magendie 孔到达大脑半球、小脑和脊髓周围的蛛网膜下腔。脑脊液总容量为 140ml，包括脑室 20ml，颅内蛛网膜下腔 50ml，脊髓周围蛛网膜下腔 70ml。正常脑脊液压力的标准上限在婴儿中为 $40mmH_2O$，在成人中为 $140mmH_2O$。脑脊液压力随着呼吸和动脉搏动而波动，因头位改变而改变，其压力的维持有赖于脉络丛的分泌和蛛网膜绒毛的吸收之间的平衡。由于脑脊液分泌速率相对稳定，所以脑脊液压力主要受吸收速率影响[28]。脑脊液吸收障碍往往会导致脑内压升高。

脑脊液鼻漏发生的前提是蛛网膜下腔和鼻窦之间的屏障发生破裂，包括蛛网膜和硬脑膜、鼻窦黏膜和中间骨质。此外，还需要压力梯度来推动脑脊液的流动。

脑脊液鼻漏的可能病因包括四种：①常规鼻窦手术意外损伤颅底；②复杂的颅内和颅底导致颅底缺损，而没能成功重建颅底；③严重的头部外伤导致颅底骨折并伴有硬膜撕裂伤；④肿瘤或感染直接侵蚀颅底。

脑脊液鼻漏发生的另一个重要因素是颅内压（ICP）增高。颅内肿块和脑积水均与 ICP 升高有关。强烈的咳嗽和瓦氏动作都会使 ICP 瞬间升高。特发性脑脊液鼻漏的一个重要因素也是 ICP 升高。在 Schlosser 团队[29, 30]发表的一系列文章中指出，所有内镜下修复非创伤性脑脊液鼻漏的患者，其术后行腰大池穿刺，发现 ICP 均升高（第一次报道平均为 $26.5cmH_2O$，第二次报道为 $32.5cmH_2O$），提示隐匿性 ICP 升高可能是所谓的特发性或自发性脑脊液漏的病因。可以推测，在脑脊液压力升高的隐性患者中，脑脊液漏可以作为减压阀来释放颅内压（活动性脑脊液鼻漏患者的腰大池穿刺 ICP 可能是正常的，因为鼻漏降低了 ICP，而当成功修补漏口以后高 ICP 就表现出来了）。

就某些病例来看，非创伤性脑脊液鼻漏似乎是由异常升高的 ICP 引起的。由于升高的 ICP 是良性颅内高压（BIH）的主要特征，因此非创伤性脑脊液鼻漏和 BIH 的病理生理学可能相似。BIH，也称为特发性颅内高压和假性脑瘤，是一种颅内压增高综合征，而没有颅内肿瘤、脑积水和硬脑膜窦血栓等致病原因。BIH 的主要临床表现包括头痛、搏动性耳鸣、视盘水肿和视觉障碍、外展神经麻痹。大多数 BIH 患者是肥胖的中年女性。事实上，在人口统计学上，自发性脑脊液漏的人群与 BIH 患者群极其相似[31]，在一项研究中，82% 的自发脑脊液漏患者体重指数升高（平均 36.2）[32]。因此，在自发性脑脊液鼻漏的诊断中应该有 BIH 诊断。事实上，Schlosser 团队[33]证实 11 例明显特发性脑脊液鼻漏的患者中有 8 例（72%）全部符合修正的 Dandy 标准（由神经眼科医师制定的 BIH 诊断标准）。另外 3 名患者大部分符合 BIH 诊断标准。

Schlosser 团队[34]在另外一篇文章中评估了 15 例明显自发性脑脊液鼻漏患者和 9 例非自发性脑脊液鼻漏患者空蝶鞍的发生率，自发性脑脊液鼻漏患者的空蝶鞍的发生率明显高于非自发性脑脊液鼻漏患者 (100%：11%)，具有显著统计学差异（$P = 0.01$）。因此，看到空蝶鞍应该想到高颅压的可能[35]。正常情况下，垂体充满整个蝶鞍，然而，如果蛛网膜和脑脊液通过鞍膈孔疝出，蝶鞍内充满脑脊液可能会部分或完全压迫脑垂体，这就是所谓的空蝶鞍。空蝶鞍综合征（ESS）、

BIH 和非创伤性脑脊液漏这三者的临床表现和人口统计学特征极其相似。ESS 的临床表现包括头痛、记忆力减退、小脑性共济失调、视盘水肿和视野缺损。另外，许多 ESS 患者都是体重指数升高的肥胖中年女性。在最近的文献中，Silver[36] 团队证实，14 例非创伤性、特发性脑脊液鼻漏患者的放射学征象与 ICP 和 BIH 患者相似。包括79% 的患者出现蛛网膜颗粒压迹，50% 患者出现空蝶鞍，50% 患者出现脑膜脑膨出，35% 患者出现硬脑膜扩张。由于 ESS 与脑脊液循环动力学的改变有关[37]，所以对于非创伤性脑脊液鼻漏患者（已经证实与 ESS 有关）应该同时考虑到 ESS 诊断以及 ESS 的潜在影响。

非创伤性脑脊液鼻漏、BIH 和 ESS 之间的这些关联具有重要的临床意义，因为这三者可能具有相同的病理生理性机制，导致 ICP 升高和 CSF 压力升高而出现类似的临床表现。成功手术修复后持续性头痛可能表明存在隐匿性高颅压。同样，复发性或持续性脑脊液鼻漏常常表明高 ICP 需要释放。因此，对于特发性脑脊液鼻漏的患者，应考虑到脑脊液动力学异常。

颅底的骨质结构在脑脊液鼻漏的发生中发挥了重要作用。这很好理解，如果颅底骨质缺损或者薄弱，蛛网膜下腔与鼻窦间的正常屏障就会被削弱。颅底的特定区域通常很薄。尤其是筛骨外侧板（LLCP），已经是被公认的薄弱区域（图 15-1）。LLCP 的高度变异较大，特别高的 LLCP 会明显降低颅底骨质强度。先天性存在的 Sternberg 管往往导致蝶窦外侧骨质缺损，会引起蝶窦脑脊液漏和脑膜脑膨出[38, 39]。Sternberg 管和蝶窦脑膜脑膨出的关系已经被其他学者阐述[40]。颅内容物的持续压力及硬脑膜的搏动，持续侵蚀着薄弱的颅底并最终导致了脑脊液鼻漏。

虽然常规鼻内镜手术出现颅底损伤在术中或术后出现脑脊液鼻漏是较为罕见的，但是这种手术的广泛开展使得这种并发症成为今天脑脊液鼻漏的重要原因[9, 41, 42]。因为手术区域的颅底骨质较薄，所以手术中的一些无意压迫可能会使颅底骨折并撕裂硬脑膜。因为 LLCP 是颅底最薄弱的部分，所以即使是轻微的损伤也可能导致脑

脊液鼻漏。LLCP 损伤与过度的中鼻甲切除（图 15-2）有关。手术过程中的损伤机制也应予以考虑。动力切割系统可能比筛窦钳和筛窦咬切钳更容易损伤颅底。因为动力切割系统切除组织能力强，所以往往导致更大的颅底缺损。更新一代的动力切割系统拥有更强的组织切除能力，也会相应增加这种并发症的风险。脑脊液鼻漏可能发生在术中和术后，当患者在鼻窦手术后出现清亮鼻漏症状时，即使手术过程是顺利的，也应考虑脑脊液鼻漏的可能。

脑膜膨出或脑膜脑膨出可能与脑脊液鼻漏有关，尽管彼此可能独立存在。脑膜膨出和脑膜脑膨出是由硬膜对颅底薄弱部分施加持续不断的压力而形成的。随着时间的推移，一部分硬脑膜可能会穿过骨缺损疝入鼻窦。如果缺损足够大，并且时间足够长，脑膜脑膨出就会持续加重。尽管脑膜膨出或脑膜脑膨出常常表现为脑脊液鼻漏，但并不是所有确诊的脑膜膨出或脑膜脑膨出都伴发脑脊液鼻漏。

对于许多患者，很难找到脑脊液鼻漏的确切病因。普遍认为发病机制是多因素的。较高的 LLCP 增加了自发性脑脊液鼻漏的风险，尽管这样的患者大多数不会发生脑脊液鼻漏。然而，由于 ESS 和（或）BIH 变异的结果，高 LLCP 和

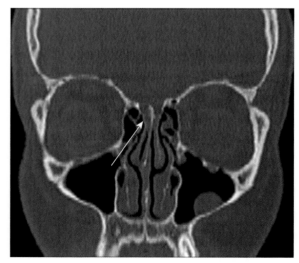

▲ 图 15-1 鼻窦冠状位 CT
箭所示为 LLCP，为颅底最薄弱的区域。LLCP 的长度变异很大。这个病例 LLCP 很长，因此，增加了颅底意外损伤的风险

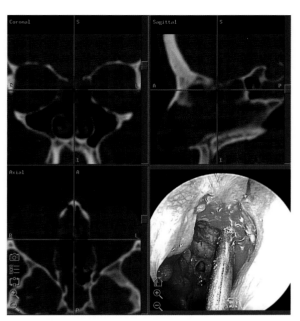

▲ 图 15-2 中鼻甲切除可能损伤颅底导致脑脊液鼻漏

此为双侧脑脊液鼻漏修补术中导航截图，器械尖端指示前颅底缺损处。冠状位鼻窦 CT 显示前颅底缺损及双侧中鼻甲骨质缺失

ICP 升高的叠加因素可能导致脑脊液鼻漏。一定要考虑到脑脊液鼻漏的发病机制的多因素，特别是对于手术修复后复发或持续性鼻漏的患者。当然，外科手术失败可能是源于其他未知因素。

四、诊断

脑脊液鼻漏的诊断看似很简单，然而在临床实践中，其诊断可能较为棘手。对于典型的病例，脑脊液鼻漏可能是显而易见的。如头外伤后发生的单侧水样鼻漏，同时伴有前颅底骨折，根据这些症状诊断脑脊液鼻漏是没问题的。然而很多时候，由于各种原因，脑脊液漏的诊断以及其定位诊断是十分困难的。首先，脑脊液鼻漏相对罕见，但其他鼻病（包括季节性变应性鼻炎、常年性非变应性鼻炎和血管运动性鼻炎）相对常见。这些疾病的临床症状和脑脊液鼻漏相似，或者和脑脊液鼻漏同时发生。其次，脑脊液鼻漏往往是间歇性的。脑脊液鼻漏静止期进行的诊断性检查可能是假阴性结果。因为驱动脑脊液流出的压力梯度较小，即使流出的量少、持续时间短，在暂时人为升高颅内压的情况下，亦无漏出。

脑脊液鼻漏的诊断通常分两步。首先是定性诊断：确定漏出液为脑脊液。其次是定位诊断：确定脑脊液漏出的颅底缺损的位置。

（一）鉴别诊断

有时脑脊液耳漏可能表现为脑脊液鼻漏。在这种情况下，颅内与含气的中耳、乳突腔相通，而鼓膜保持完整。脑脊液聚集在中耳腔，然后通过咽鼓管引流到鼻腔，表现为水样鼻漏。

进行鼻腔鼻窦生理盐水盥洗的患者可能在盥洗后数小时仍然有水样鼻漏。鼻窦手术中潴留的冲洗盐水可能会混淆是非。当这种情况在术后即刻发生，区分真正的脑脊液鼻漏和潴留的盐水可能有些困难；然而，停止灌洗会迅速排除由它们引起的这些问题，但对于真正的脑脊液鼻漏，漏出液不会因此而减少。

很多鼻腔炎性疾病，包括季节性和常年性变应性鼻炎和非炎症性疾病，如血管运动性鼻炎可能会产生水样鼻漏。其典型的伴随症状可以区分这些疾病与真正的脑脊液鼻漏。

（二）病史

患者的病史提供了脑脊液鼻漏的重要线索。活动性脑脊液鼻漏表现为单侧水样鼻漏。通常鼻漏患者会感觉到咸味或金属味，但在许多情况下不一定都是如此。当然，患有鼻中隔穿孔的患者将无法知道脑脊液鼻漏位于哪一侧，双侧颅底缺损的患者将会出现双侧水样鼻漏。脑脊液鼻漏引起的鼻漏有典型体位特征，也就是说，只有当患者头位降低时才会出现鼻漏。如患者会说，当他们弯腰系鞋带时会发生鼻漏。

对于创伤性脑脊液漏，前期的外伤史将有助于判断颅底缺损的位置。对于机动车事故造成的头部损伤、坠落伤、鼻窦或颅底手术后出现的单侧清水样鼻漏应该考虑脑脊液鼻漏。

看似特发性脑脊液漏是由于一过性 ICP 升高导致。临床事实表明，一些患者在用力捏鼻鼓气后出现脑脊液鼻漏。这种脑脊液鼻漏最好归类为创伤性。

如果颅底缺损涉及筛板，患者可能会出现嗅觉障碍。导致颅底缺损的颅底肿瘤，除了与颅底缺损有关的症状外，可能不会产生明显的症状，直到病灶侵犯邻近的脑神经和其他结构。

对怀疑脑脊液鼻漏的患者应当详细了解鼻腔和鼻窦的情况。首先，如果确实存在脑脊液鼻漏，鼻窦的炎症可能会影响治疗策略。其次，鼻窦的炎症和脑脊液鼻漏的临床表现相类似，各种炎症导致间歇性的鼻部症状可能会使病史复杂化。最后，这些患者多数可能曾经做过手术，尽管不是在最近。在这种情况下，这些操作可能会发生潜在的颅底损伤，导致手术后数年或数十年出现脑脊液鼻漏。

必须详细了解头痛的病史。一些特发性非创伤性脑脊液鼻漏患者表现为严重的弥漫性头痛，当鼻漏时症状会有所改善，鼻漏停止时症状会加重。头痛的症状可能反映ICP的变化。当ICP升高时，会出现头痛；然而，当脑脊液鼻漏（表现为水样鼻漏）时，ICP降低，头痛会缓解。慢性头痛也可能是导致ICP升高的其他原因引起的，包括BIH和ESS，这都与脑脊液鼻漏相关（如上所述）。罕见的是，慢性头痛也可能是由未被发现的颅内肿瘤引起的。严重的慢性头痛也可能是由于持续性脑脊液漏发生低ICP而导致的。

有细菌性脑膜炎病史，特别是反复发作的细菌性脑膜炎提示可能存在颅底缺损，细菌从鼻窦沿着漏口感染至颅内。

（三）体格检查

对可疑脑脊液鼻漏患者进行体格检查时，医师应该让患者前倾来确定有无单侧水样鼻漏。即使没有水样鼻漏也不能排除脑脊液鼻漏的诊断，特别是对于临床病史考虑脑脊液鼻漏的患者。

传统意义上，"圆晕征"是脑外伤后脑脊液鼻漏的重要标志。血性鼻漏滴在手帕或纸巾上后，会出现中央血性斑点，周围清亮圆晕，这就是所谓的"圆晕征"。然而，眼泪或唾液的存在可能会干扰"圆晕征"的判断。

鼻腔检查包括传统的前鼻镜检查和鼻内镜检查，通常是非特异性的。鼻漏一侧的鼻腔黏膜往往是反光潮湿的，清亮的"溪流"预示着活动

性脑脊液鼻漏。鼻腔检查可以发现脑膜脑膨出，还可以发现与脑脊液鼻漏相似症状的其他鼻腔疾病。

在ICP升高的患者中，可能存在视盘水肿。与BIH相关的ICP升高可能与外展神经麻痹相关。在创伤性脑脊液鼻漏患者中可能存在近期或陈旧性面部伤疤。

（四）诊断性检查

脑脊液鼻漏的诊断性检查可分类两大类：第一类侧重于检测脑脊液标志性物质，第二类是示踪剂，用于观察脑脊液在颅内外的沟通。

1. 化学标志物

几十年来，葡萄糖被认为是CSF的敏感和特异性标志物。测试者用葡萄糖氧化酶试纸条对鼻分泌物进行测试，试纸颜色变化表示存在葡萄糖，表明鼻分泌物混有脑脊液。一些学者报道了葡萄糖氧化酶试纸条检测脑脊液鼻漏的假阳性率非常高[43, 44]，因为眼泪和鼻黏液中的还原性物质可以与葡萄糖氧化酶发生反应[45]。此外，细菌性脑膜炎患者可以明显降低脑脊液葡萄糖水平，从而可能出现假阴性结果。

最近，β_2转铁蛋白已成为CSF的首选生化标志物。1979年，Meurman团队[46]对脑脊液、眼泪、鼻腔分泌物和血清进行了蛋白电泳试验，发现仅在脑脊液样品中存在β_2转铁蛋白。几年后，Oberascher和Arrer[47]进一步肯定了这种标记技术，并指出在42例受检者中没有发现假阳性。尽管β_2转铁蛋白的特异性很强，但其敏感性并不很高。技术改进不但提高了其敏感性，而且简化了程序[48]。由于β_2转铁蛋白是脑脊液的可靠标志物，因此有人建议对疑似脑脊液漏的患者进行β_2转铁蛋白检测，如果是阴性就不应该进行相关侵入性操作。

必须强调一下关于β_2转铁蛋白检测的注意事项。首先，足够的样本是获得可靠的测试结果的前提。由于这种检查不常用，运输时间可能会降低样品的质量。此外，如果患者脑脊液鼻漏速度非常缓慢或呈间歇性，患者可能无法收集到足够的液体。另外，由于采集过程中的实际困难，一

些老年人、残疾人和（或）不合作的患者可能无法收集到鼻漏出物。最后，尽管 β_2 转铁蛋白检测脑脊液的特异性高，但它在酒精性慢性肝病患者的房水和血清中也能检测到[51]。

另一种可用于检测 CSF 的化学标志物是 β 微量蛋白（βTP）。它是白蛋白中发现的第二种最常见的蛋白质，已被确定为前列腺素 D_2 合成酶。βTP 由脑膜和脉络丛产生并释放入脑脊液。它也存在于其他体液中，包括血清，但浓度比脑脊液低得多。βTP 对确诊的脑脊液鼻漏患者具有 100% 的敏感性和特异性[52]。值得一提的是，βTP 用于肾功能不全和（或）细菌性脑膜炎患者并不可靠，因为 βTP 的血清水平会随着肾小球滤过率的降低而显著增高，其脑脊液水平随着细菌性脑膜炎而显著降低[53]，βTP 是一种快速且廉价的检查，应该包括在 CSF 鼻漏的诊断方案中。

β_2 转铁蛋白和 β 微量蛋白的共同缺点是测试时间长，这不可避免地导致确诊的时间延长。另一种使用免疫衰减法的快速芯片检测转甲状腺素蛋白（另一种脑脊液标记蛋白）的技术已有报道[54]，该技术在 5～10min 内可提供可靠的结果，而不是 5～12h（传统检测 β_2 转铁蛋白和 β 微量蛋白的方法）。

"电子鼻"是一种检测 CSF 的新方法，它使用有机半导体识别挥发性气体，区分脑脊液和血清。在一项研究中，19 例脑脊液鼻漏患者中有 18 例通过"电子鼻"证实脑脊液鼻漏。

2. 脑脊液示踪剂

鞘内注射示踪剂不但可以确认是否存在脑脊液漏，还可以确定脑脊液鼻漏的位置。所有这些检查（MRI 的检查除外）都需要腰大池穿刺，蛛网膜下腔注射示踪剂。鞘内注射药物可能会引起严重的并发症，药物的本身的特性也可能会影响检测的特异性和敏感性。示踪剂可以分为可见染料、放射性核素标志物和不透射线染料。无论哪种检查，只要在鼻腔和鼻窦见到目标，那么检查结果就是阳性。

鞘内荧光素可能是最常使用的可见药物。Kirchner 和 Proud[56] 在 1960 年首次引入了这项技术，后来 Messerklinger[57] 对它进行了改进和普及。简而言之，就是进行腰大池穿刺，将荧光素注入到蛛网膜下腔，患者保持头低位，用鼻内镜检查来确定鼻腔和鼻窦内是否有荧光素。由于荧光素具有特征性的绿色，即使是微量也很容易识别。特制的蓝色滤光片可以增强荧光素的视觉效应，但通常它们不是必需的。鞘内注射荧光素在个别患者会导致灾难性并发症，包括癫痫大发作甚至死亡。一般情况下常规剂量的荧光素并不会引起严重的并发症，严重并发症多是由于注射剂量过大引起的。Keerl 等[58] 在一项大型研究中对欧洲和美国的 420 例鞘内注射荧光素进行了研究，他们认为荧光素在脑脊液鼻漏定位方面非常有用，大多数并发症似乎与剂量有关，低剂量荧光素（50mg 或更少）很少有不良反应。推荐的荧光素稀释液浓度是 10ml 患者自身脑脊液中加入 0.1ml 10% 荧光素（静脉注射用的，而不是眼科制剂）[12]，这种稀释液推注时间不能少于 30min。应该向患者说明鞘内注射荧光素的风险，因为这显然不是 FDA 所批准的。

放射性碘（^{131}I）血清蛋白、锝（^{99m}Tc）标记的血清蛋白和 DTPA 以及 ^{111}In- 戊酸盐均已用于放射性核素脑池造影术，通过腰大池穿刺鞘内注射放射性核素示踪剂，随后用闪烁相机跟踪监测。通常，棉絮放置在鼻内可疑的颅底缺损处，随后用放射免疫计数器测定示踪剂 12～24h。应该计算每个单位质量的干脱脂棉的脱落物计数，并且应该计算出一个放射性核素比率，该比值将脱脂棉中的示踪剂计数与单位体积外周血中的计数进行比较[59]。比率高提示存在脑脊液鼻漏，荧光素的分布位置可能就是颅底缺损的位置。由于放射性核素脑池造影术需要有效的脑脊液流量来记录脑脊液漏，加压放射性核素脑池造影术（ORNC）技术，通过不断向鞘内注射示踪剂从而增加其流量，可能会增加放射性核素脑池造影的敏感性[60]。实际上放射性核素脑池造影术的效果受到闪烁相机空间分辨率低的限制。尽管它有明显的优势，但它具有不可接受的假阳性率或者不确定的结果，因此它不能作为确认脑脊液鼻漏的唯一检查。

第15章 脑脊液鼻漏

在鞘内注射不透 X 线对比剂（甲泛葡胺）后行 CT 头颅扫描，也就是 CT 脑池造影术，是另一个可以确定脑脊液鼻漏的方法（图 15-3）[61, 62]。大约 80% 脑脊液漏可以通过 CT 脑池造影证实。

磁共振（MR）脑池造影提供了一种无创评估鼻腔／鼻窦脑脊液鼻漏的方法（图 15-4）[64]。在这项技术中，脂肪抑制和影像反转的深度 T_2 加权使脑脊液显像更佳。如果特征信号从颅内延续到鼻窦，则证明存在脑脊液鼻漏。其敏感度、特异度和准确度分别为 0.87、0.57 和 0.78。

（五）定位诊断

脑脊液鼻漏示踪剂检查同样提供了定位信息，即颅底缺损的位置。这为制订脑脊液鼻漏的手术方案提供了重要信息。这些检查对解剖定位的准确性差异很大。如即使在最好的条件下，放射性核素脑池造影术的空间分辨率也是很差的。即使这些检查的结果是阳性的，也只可能提示一个大概的区域（如筛板）。磁共振脑池造影提供了更多的解剖信息，但是目前的磁共振扫描采集需要较长时间，从而产生的图像相对较厚，难以精确显示颅底缺损的位置。甲泛葡胺 CT 脑池造影扫描厚度可以达到 1mm，但依然难以确定漏出部位。必须重申的是，所有这些检查的前提是存在活动性脑脊液鼻漏，如果鼻漏呈间歇性或者量非常小，那么这些检查可能产生假阴性结果。

鞘内注射荧光素后的鼻内镜检查可以直接确定是否存在脑脊液鼻漏及漏出位置（图 15-5）。

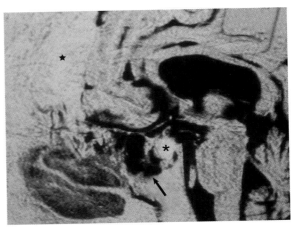

▲ 图 15-4 磁共振（MR）脑池造影是一种无创的方法，它既能定性又能定位脑脊液鼻漏

经蝶窦垂体切除术后脑脊液漏患者，在 MR 脑池造影的矢状面图像中，蝶窦内出现黑色的脑脊液信号（箭所示）。星号显示蝶鞍的位置。由于颅内积气，颅前窝显示小的低信号

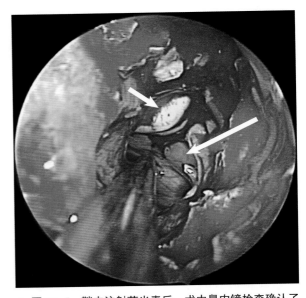

▲ 图 15-5 鞘内注射荧光素后，术中鼻内镜检查确认了脑脊液鼻漏，并且准确找到了颅底缺损的位置

在切除筛窦和蝶窦后，内镜显示左蝶窦的上方（短箭）和前外侧（长箭）的脑膜脑膨出。由于荧光素会使脑脊液染色，所以脑膜脑膨出呈绿色

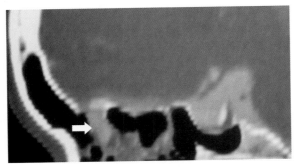

▲ 图 15-3 计算机断层扫描（CT）脑池造影

脑脊液鼻漏的表现是在含气的鼻窦内存在对比剂。鼻窦内对比剂和颅内应该是连续的，以准确显示鼻漏的位置。如重建的矢状位 CT 所示，箭所指为筛窦内的对比剂

这项检查同样也需要活动性脑脊液鼻漏。它通常用于两种情况：第一种情况是已经证实的脑脊液鼻漏，如通过经典的 β_2 转铁蛋白检测，在修补手术开始前鞘内注射荧光素来定位漏口的位置。第二种情况是鞘内注射荧光素后的鼻内镜检查，这可能仅用于诊断；这个检查应该在手术室的麻醉

下进行，以提高患者的安全性和舒适度。

　　β₂ 转铁蛋白的特异性改变了各种脑池造影检查的角色，因为 β₂ 转铁蛋白检测既具有可靠的特异性，又具有无创性。因此，它可以筛选患者进行影像学检查。通过 β₂ 转铁蛋白检测证实 CSF 鼻漏后，高分辨率 CT（1mm 直接冠状位成像或者冠状位重建成像）和颅底的 MR 可以提供颅底完整性的解剖学信息。必要时可行内镜手术探查并修补脑脊液鼻漏（如下所述），对可疑颅底缺损部位都要进行探查。在一篇综述中，Zapalac 团队[66] 强调了 β₂ 转铁蛋白检测对诊断的重要性和高分辨率 CT 的定位作用。在这个方案中，CT 和 MR 是互补的，即 CT 提供了骨性解剖的详细信息，包括骨性颅底缺损（图 15-6），MR 提供了软组织的详细信息，包括伴发的脑膜脑膨出和偶发的颅内肿块（图 15-7）。MR 还能发现空蝶鞍。此外，CT 扫描可提供脑膜脑膨出的相关信息，但它们通常缺乏 MR 成像的软组织细节（图 15-8）。成像软件和计算机辅助手术技术的改进使 CT/MR 融合成为可能。在这种模式下，高分辨率 CT 图像与 MR 图像融合以创建融合图像，既具有出色的骨质细节，又具有软组织和流体信号。用这种方法，Mostafa 和 Khafagi[67] 能够准确

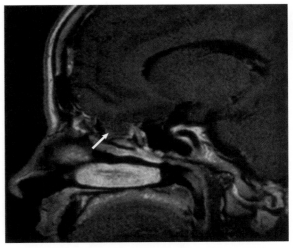

▲ 图 15-7　磁共振显示前颅底脑膜脑膨出，在矢状位上显示特征性的弧形（箭所示）

定位 19 个病例中的 17 个 CSF 漏出部位，敏感度为 89.5%。

五、治疗策略

　　在确认脑脊液漏并定位颅底缺损后，下面将着重考虑脑脊液鼻漏的治疗策略（图 15-9）。决策制订应参考病因和病史。

　　最佳治疗方案需要多学科协作，包括耳鼻咽喉科、神经外科和神经放射科。即使耳鼻咽喉科医师主导处理脑脊液鼻漏，也应寻求神经外科医师的帮助。此外，感染性疾病专家的参与可能有助于在疑似脑膜炎情况下合理选择抗生素。

　　对于特发性或自发性脑脊液鼻漏患者，应请相关学科会诊。眼科医师可能会证实有视盘水肿，这是 ICP 升高的标志。如果患者的 MR 显示空蝶鞍，内分泌医师应对垂体功能进行全面评估。

（一）保守治疗

　　脑脊液鼻漏的保守治疗（框 15-2）包括 1～2 周的严格卧床休息、头部抬高和连续数天腰大池穿刺置管引流或通过连续几次的间歇性腰大池穿刺引流。此外，建议患者避免咳嗽、打喷嚏、擤鼻和用力排便，应该服用大便软化药以保持大便通畅。这些措施的目标是通过降低颅内压来减少脑脊液流量。通过这种方式，很多漏口可以自

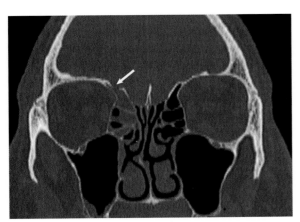

▲ 图 15-6　即使是小的颅底缺损高分辨率鼻窦 CT 也能显示

该冠状位 CT 图像用层厚 1mm 的轴位 CT 图像经强大的图像处理软件重建而成。应该指出的是，并非所有重建的冠状图像都能清晰显示颅底。骨性缺损（箭所示）可能是脑脊液鼻漏的位点，前提是漏出物 β₂ 转铁蛋白阳性；但如果没有 β₂ 转铁蛋白阳性，这样的颅底缺损不能认为是脑脊液鼻漏

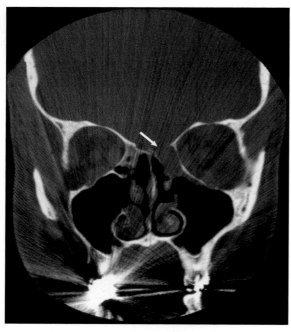

▲ 图 15-8 CT 扫描显示颅底的骨性结构，但是它不能很好地区分脑膜脑膨出和出现骨质压迫吸收的黏液囊肿

该冠状位 CT 图像显示颅底骨缺损（箭所示），然而无法明确区分缺损的原因。在这种情况下，通过磁共振成像可以很好地确认这是脑膜脑膨出

行愈合而不需要手术。

腰大池引流管要妥善管理。脑脊液白细胞计数、蛋白质、葡萄糖和细菌培养应每天送检以用于评估病理生理学变化。合适的引流速度是 10ml/h。当然，更快的速度会使 ICP 降得更低。然而，过低的 ICP 可能会导致严重的头痛，也可能导致颅内积气，因为空气会沿颅底缺损部位进入颅内。如果怀疑低 ICP，则应降低引流速度，或者应将引流管暂时夹闭，直到 ICP 恢复。

腰大池引流有明确的并发症，因此应谨慎使用[68]，在 ICP 显著升高的情况下，应避免使用。此外，腰大池引流有导致脑膜炎的风险。尽管存在这种风险，但并不推荐预防性应用抗生素，因为这可能是无效的，甚至可能诱发病原体的耐药性[17, 69]。尽管如此，第一代头孢能够覆盖皮肤菌群，使穿刺部位蜂窝织炎的风险降至最低，从而降低了继发性上行性脑膜炎的风险。此外，对有化脓性细菌性鼻窦炎的患者使用抗生素是合理的。

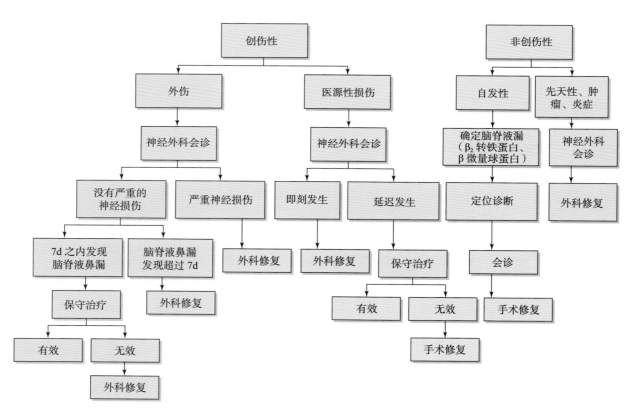

▲ 图 15-9 脑脊液鼻漏治疗策略

- 腰大池引流
- 严格卧床休息
- 头部抬高
- 保持大便通畅
- 建议患者避免咳嗽、打喷嚏、擤鼻子和过度预防性使用抗生素（可能）*

*.常规预防性使用抗生素是有争议的。高质量的文献都支持外伤后脑脊液鼻漏预防应用抗生素，即使这样也远没有定论。其他病因的脑脊液鼻漏是否应用抗生素资料更为稀少

（二）经颅修复手术

脑脊液鼻漏经颅修复的概念非常简单：在开颅手术后，确定缺损部位，然后放置组织移植物以封闭缺损。大腿阔筋膜、肌肉和带蒂帽状腱膜瓣均可以使用。组织密封胶（例如纤维蛋白胶）可用于固定组织移植物。进入筛板区域和筛顶部需要经额开颅手术，扩大经额入路以及最大限度地推压脑组织为修补蝶窦缺损提供了可能的途径。

经颅手术的并发症包括脑压迫性损伤，颅内血肿，癫痫发作和嗅觉丧失。尽管这种方式能直接到达颅底缺损，但手术失败率很高，据报道其失败率可能超过25%[3]，由于这些原因，现在大多数情况下优先考虑颅外入路。

（三）颅外入路

早期的颅外入路需要外部切口，经过鼻窦才能到达颅底缺损的位置。现在内镜下经鼻或经鼻窦的颅底技术取代了以前的技术。两种颅外技术都需要放置移植物来封闭缺损，但内镜技术具有更好的视野。自20世纪80年代首次介绍内镜下修复脑脊液鼻漏以来，内镜下修复颅底缺损已成为主流术式[15]。

脑脊液鼻漏内镜修复的第一步是标准的内镜下鼻窦开放，使缺损部位充分显露。鞘内注射荧光素（上面提及）更容易找到缺损部位。接下来要制备好创面移植床，脑膜脑膨出不能简单地将其推回颅内，应该用双极电凝将其切除。双极电凝也可用于切除附着于硬脑膜的鼻窦黏膜。或者使用射频能量（如低温等离子）来消融切除组织

而不致发生热伤。必须去除颅底缺损边缘5mm范围内的黏膜以便于移植。中上鼻甲切除并不列为常规。

移植物的选择存在争议。可选择的移植物包括颞肌筋膜、大腿阔筋膜、肌肉、带蒂中鼻甲黏膜瓣（单独黏膜或骨黏膜）、自体脂肪、游离软骨（如鼻中隔或软骨耳廓软骨）和游离骨（鼻中隔、颅骨或其他部位）。也可以使用同种异体脱细胞移植物[70]。尽管可以使用带蒂的鼻内移植物，但它们的失败率相对较高。因此，在大多数情况下，游离移植物似乎更可取[71]。在对289例脑脊液鼻漏的Meta分析中，Hegazy团队[72]发现移植材料的选择似乎不会影响修复的效果。

移植材料的选择在很大程度上取决于材料的可行性及外科医师的经验和偏好。最近，人们对使用异种胶原硬脑膜替代品[Durepair（Medtronics，Minneapolis，MN），Dura-Gen（Integra LifeSciences，Plainsboro，NJ）和Dura-Guard（Synovis，St.Paul，MN）]修复颅底缺损产生了浓厚的兴趣。其中部分原因是内镜在修复由于复杂颅底病变导致的巨大颅底缺损方面取得了进展。胶原蛋白移植物为天然成纤维细胞提供支架以产生胶原层，并最终取代植入物。在一项比较三种人工硬脑膜（Durepair、Dura-Gen和Dura-Guard）的动物研究中，发现三种材料在修补由手术造成的颅底缺损方面均安全有效[73]。

移植材料的正确放置对内镜修复手术的成功至关重要（图15-10）。理想情况下，阔筋膜或移植材料应使用内衬法放置在缺损的颅内一侧。靠材料周围的颅内压来固定移植物。Wormald和McDonogh[74]描述了颅内塞入脂肪的"浴缸塞"技术，患者的颅内压有助于将移植物保持在理想的位置。较大的缺损可能需要多层重建，包括硬性重建，如硬膜外腔放置软骨或骨（图15-11和图15-12）。多层重建抗压能力更强，能降低远期复发的风险和预防脑膜脑膨出的形成，特别是对ICP高的患者，即疑似BIH或ESS的患者。但应该指出，文献表明对于较大的缺损[25]，使用刚性修复或多层重建亦未能明显提高成功率。除了缺

第15章　脑脊液鼻漏

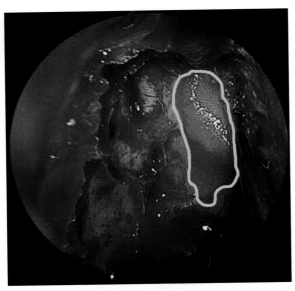

▲ **图 15-10　移植物的正确放置对脑脊液鼻漏的成功修复至关重要**

在该内镜图像中，器械尖端所指为同种异体脱细胞真皮移植物的内边缘，该异体移植物已被塞在前颅底缺损的边缘之下。黄线标出了移植物的边缘，该边缘已放置在右侧筛板的缺损的颅内侧。在移植物放置之前，应进行筛窦切除术和中鼻甲切除术以利于颅底缺损修复

损的大小和位置之外，颅底缺损周围的脑脊液压力梯度是选择手术技术（内衬与外植）和移植材料的重要因素。

永远不要将黏膜瓣置于颅内，应该确保其正确放置，避免黏膜面植入颅内。已有关于内镜脑脊液漏修复后颅内继发性黏液囊肿的报道；这种并发症可能是由于不正确放置黏膜瓣引起的。

在过去的 10 年中，带蒂鼻黏膜瓣因其非常适合修补内镜颅底手术而导致的高流量脑脊液鼻漏而引起广泛关注。这些黏膜瓣是由蝶腭动脉分支供血，包括下鼻甲或中鼻甲黏膜瓣[76]。基于蝶腭动脉的鼻后中隔动脉分支的鼻中隔黏膜瓣非常适合修复大的颅底缺损[77]。应该强调的是常规使用这些带蒂黏膜瓣治疗所有脑脊液漏并不可取；带蒂黏膜瓣适用于内镜颅底手术和内镜经硬膜手术导致大的高流量的脑脊液鼻漏。

在放置移植物之后，可以使用外科密封胶（如纤维蛋白胶）来帮助固定移植物。外面填塞一层可吸收材料，然后再填塞不可吸收填塞材料，用于支撑移植物及止血。

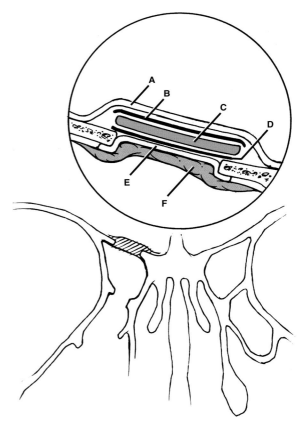

▲ **图 15-11　多层颅底重建提供了坚固的屏障，图示多层颅底重建修复筛顶缺损**

A. 硬脑膜；B. 自体筋膜或同种异体真皮组织；C. 自体骨或软骨；D. 自体筋膜或同种异体真皮组织；E. 自体游离黏膜；F. 外科密封胶（改编自 Lorenz RR, Dean RL, Hurley DB, et al: Endoscopic reconstruction of anterior and middle cranial fossa defects using acellular dermal allograft. *Laryngoscope* 113:496–501, 2003.)

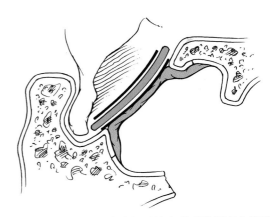

▲ **图 15-12　多层重建修复垂体瘤术后的蝶窦中线缺损（如图 15-11 所示）**

改 编 自 Lorenz RR, Dean RL, Hurley DB, et al: Endoscopic reconstruction of anterior and middle cranial fossa defects using acellular dermal allograft. *Laryngoscope* 113:496–501, 2003

单纯内镜入路能够顺利到达筛顶、筛板和大部分蝶窦。蝶窦外侧隐窝的鼻漏可能需要扩大经鼻入路，包括内镜下切除翼腭窝组织[78, 79]。可能需要骨瓣技术或环钻技术来修复额窦后壁缺损（图15-13）。

术后护理包括应用抗葡萄球菌抗生素以预防鼻腔填塞物导致的感染，严格卧床休息数天。在术后即刻，必须观察潜在的颅内并发症，如血肿。在术后24h内应该在重症监护病房观察，如果需要可以适当延长。如果在术中放置腰大池引流管，应进行1～5d的持续脑脊液引流减压（修复部位的压力），并应遵守标准的腰大池引流管理原则（如上所述）。术后数日即可撤出鼻腔填塞物，手术部位可定期鼻内镜检查。建议患者在手术修复后6周内避免打喷嚏、咳嗽和剧烈活动。

应对ICP升高和明显自发性脑脊液鼻漏的患者进行长期术后管理，其旨在降低高颅压。这可以通过使用利尿药（如乙酰唑胺）[80]来实现，或者通过脑脊液分流手术（如脑室腹腔分流术或腰腹腔引流术）来实现。

内镜技术有以下几个优点。内镜提供的良好视野有助于观察缺损部位和移植物放置合适与否。内镜修复也容易被接纳，特别是与开颅手术

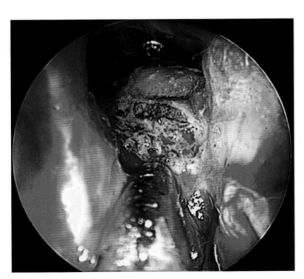

▲ 图15-13 内镜下修复额窦后壁缺损可能需要前壁环钻技术

该图像为左侧额隐窝70°内镜下所见，下方的吸引器位于脑膜脑膨出的下边缘，其上边缘为电凝器，通过额窦前壁的环形钻孔导入

相比。内镜手术效果良好[12-14, 66]，一项大数据研究指出，首次和二次的内镜下修复的成功率分别为90%和97%[81]。

（四）脑脊液鼻漏的预防

对于确诊的并正在等待治疗的脑脊液漏患者及疑似脑脊液漏的患者，应该考虑到有关脑脊液鼻漏的病理生理学。对许多患者来说，水样鼻涕可能并不在意，积极有效的患者教育能避免这种潜在的风险。患者要充分了解脑膜炎的早期症状，症状一出现就及时就诊。此外，让患者尽量减少可能增加颅内压和加剧脑脊液漏的动作。

细菌性脑膜炎是脑脊液鼻漏患者主要的死亡原因。考虑到内镜修补脑脊液鼻漏时手术区域沾染，大多数外科医师会选择围术期使用抗生素。通常使用血脑屏障通过性强的药物，如头孢曲松。然而，对于活动性脑脊液鼻漏患者，长期预防性使用抗生素来预防脑膜炎的疗效仍然是一个非常有争议的问题。不合理应用抗生素可能会导致细菌耐药性。据报道，创伤性脑脊液鼻漏患者发生脑膜炎的概率变化很大，发生率为2%～50%[82-84]，脑脊液鼻漏的持续时间、迟发性脑脊液鼻漏、漏口的位置和伴随感染等多种因素会影响脑膜炎的发生。超过7d的持续外伤性脑脊液漏的患者，其发生脑膜炎的风险至少增加8～10倍[82, 83]。因此，对于超过7d的脑脊液漏的修复手术强烈建议使用抗生素。MacGee团队[85]在一篇重要文献中，反对创伤性脑脊液鼻漏应用抗生素。在该研究中，作者报道了58例患者，外加文献中收集到的344例患者，总共402例创伤后脑脊液鼻漏患者。预防性应用抗生素组的脑膜炎发病率为14%，而未使用抗生素组的发生率为5%。两组之间脑膜炎发病率的差异无统计学意义。在一项对324名脑脊液鼻漏患者的Meta分析中，Brodie[84]报道预防性应用抗生素脑膜炎发生率为2.5%，而未应用抗生素发生率为10%，差异有统计学意义（$P = 0.006$）。然而，本分析中没有一项研究显示单独预防性应用抗生素治疗能显著降低脑膜炎发病率。需要特别指出的是对于非创伤性脑脊液鼻漏脑膜炎的发生率缺乏相关研究。

对于任何有脑脊液鼻漏修补病史的患者，可考虑针对肺炎链球菌、流感嗜血杆菌和脑膜炎球菌进行免疫接种。从理论上讲，这些患者发生急性细菌性脑膜炎的风险更高，因为重建的屏障可能不如正常颅底结实。这一假设尚未得到证实，但是免疫接种是一种相对低风险的干预措施，可以防止长期潜在的灾难性后果。

（五）综合管理策略

脑脊液鼻漏的手术适应证包括五种：①保守治疗无效；②在鼻窦、颅底或开颅手术中发生的脑脊液鼻漏；③大的颅底缺损或漏，特别是伴有气颅；④特发性鼻漏，即所谓的自发性鼻漏；⑤伴有脑脊液鼻漏的开放性颅脑外伤。

一种治疗方案不能适用于所有脑脊液鼻漏，合理的治疗方案要考虑到脑脊液鼻漏的病史及潜在的病因。在以下四种情况下应考虑不同的治疗策略：①非手术损伤性病因；②术中损伤，立即识别 / 发生；③手术损伤，延迟识别 / 发生；④非创伤性，所谓的特发性鼻漏。

1. 非手术损伤病因

由于颅脑创伤导致的脑脊液鼻漏应首先采取保守措施，降低 ICP 以促进脑脊液鼻漏自行愈合。如果鼻漏持续数天，应考虑手术探查和修复。通常使用颅外内镜技术，同时应备开颅手术。严重头颅外伤不适合保守治疗，往往需要紧急手术探查，术中直接封闭颅底。

严重的颅底外伤往往伴有颅内和颌面部损伤，通常需要多学科协作，以解决危及生命的神经损伤。应立即处理颅内积气，因为快速颅内积气可能导致灾难性后果。多数情况下伴有颅内积气脑脊液鼻漏，内镜下修复足能胜任[86]。广泛的头部和颅底外伤需要创伤神经外科医师联合耳鼻咽喉科医师、颌面外科医师和眼科医师一起处理，具体情况取决于受伤程度和部位。然而，绝大多数头部外伤导致的脑脊液鼻漏不需要手术干预，因为这些漏往往单靠保守治疗就能解决。

外伤导致的脑脊液鼻漏预防性应用抗生素是有争议的（参见上面的讨论）。当然，在污染的开放性伤口的情况下，大多数外科医生会静脉应用抗生素，但在大多数情况下，应根据具体情况决定是否静脉使用抗生素。

2. 术中脑脊液漏

术中一旦发现有脑脊液漏应该立即修复。如果在常规内镜鼻窦手术中怀疑有脑脊液漏，手术医师应进一步探查确认。如果确认脑脊液漏，应进行内镜修复。前颅底手术往往需要硬脑膜切开或切除，应在手术结束时修复颅底以封闭颅腔。

3. 术后脑脊液漏

在某些情况下，直到术后几天、几周、几个月甚至几年才发生脑脊液鼻漏。在大多数情况下，保守治疗几天是有必要的，因为至少这些简单的措施会使得一些鼻漏自然愈合。然而，对严重鼻漏应尽早进行手术干预。另外，对术后迟发的脑脊液鼻漏（超过数周）进行保守治疗不太可能成功，需要早期手术干预。当然，当保守治疗失败时，应着手进行手术修复。

4. 非创伤性鼻漏

一般而言，非创伤性脑脊液漏需要手术修复，但在一些特殊情况下，可尝试保守治疗。由于肿瘤、脑积水等导致的非创伤性脑脊液鼻漏的治疗应该考虑到特定的病因学因素。最常见的非创伤性脑脊液鼻漏是自发性的；也就是说，没有明显的致病因素。在这种情况下，必须考虑由 BIH 或 ESS 引起的 ICP 升高。对于这些患者，早期外科修复是必要的。

术后患者应重新进行颅内压评估。反复的眼科检查可能会排除视盘水肿。头痛的发展也可能预示 ICP 的升高。一些外科医师甚至提倡常规腰大池穿刺以检测颅内压。很显然，如果确认术后 ICP 升高，必须立即处理。治疗措施包括药物治疗（乙酰唑胺）和分流手术（脑室腹腔或腰大池腹腔分流术）。与眼科、神经外科、神经内科和内分泌科会诊也是非常重要的。

六、结论

当颅底缺损导致脑脊液从颅内流入鼻腔和鼻窦时，就会发生脑脊液鼻漏。脑脊液鼻漏分为创伤性和非创伤性。尽管 β₂ 转铁蛋白检测具有相对特异性，但诊断的准确性一直存在争议。有几种脑脊液示踪剂可在检测中使用；然而，所有这些检查的精确性、特异性和敏感性都不尽如人意。高分辨率 CT 能显示颅底骨质的解剖细节，MR 能较好地显示软组织，包括未被发现肿瘤和合并存在的脑膜脑膨出。CT 脑池造影可以确定脑脊液鼻漏并准确定位，但只限于活动性鼻漏。

多数脑脊液鼻漏保守治疗有效；即临床观察和降低颅内压。特别是，外伤性脑脊液鼻漏往往可以通过保守治疗解决。相反，非创伤性脑脊液鼻漏可能需要手术修复。虽然开颅手术修复脑脊液漏已经延用了几十年，但这项技术在现代脑脊液鼻漏治疗中常常是二线方案。颅外修复技术是在 20 世纪中期发展起来的，在过去 25 年里结合了视野更为清晰的内镜系统和相关手术设备，使内镜修复成为脑脊液鼻漏的最佳手术方式。

七、概要

在很多情况下应首先尝试保守治疗方案，保守治疗包括卧床休息、腰大池穿刺引流和静脉注射抗生素。如果手术是必要的，修复方案要根据可能的病因而制订。合并严重的神经损伤往往意味着严重的硬脑膜损伤，应立即进行神经外科手术探查。

大多数情况下脑脊液鼻漏都需要高分辨率 CT 和 MRI 来做病因学诊断。CT 扫描将确定骨性颅底解剖结构，MRI 将排除颅内病变，包括肿瘤和空蝶鞍。推荐眼科医师评估视盘水肿，并对任何确诊为空蝶鞍的患者进行内分泌评估。所有患者都需要进行神经外科会诊，并且即便是在非神经外科手术过程中造成的脑脊液鼻漏也应该请神经外科及时会诊。

推荐阅读

Brodie HA: Prophylactic antibiotics for posttraumatic cerebrospinal fluid fistulae. A meta-analysis. *Arch Otolaryngol Head Neck Surg* 123 (7): 749–752, 1997.

Colquhoun IR: CT cisternography in the investigation of cerebrospinal fluid rhinorrhoea. *Clin Radiol* 47 (6): 403–408, 1993.

Curnes JT, Vincent LM, et al: CSF rhinorrhea: detection and localization using overpressure cisternography with Tc-99m-DTPA. *Radiology* 154 (3): 795–799, 1985.

Hegazy HM, Carrau RL, Snyderman CH, et al: Transnasal endoscopic repair of cerebrospinal fluid rhinorrhea: a meta-analysis. *Laryngoscope* 110 (7): 1166–1172, 2000.

Keerl R, Weber RK, Draf W, et al: Use of sodium fluorescein solution for detection of cerebrospinal fluid fistulas: an analysis of 420 administrations and reported complications in Europe and the United States. *Laryngoscope* 114 (2): 266–272, 2004.

Kirchner FR, Proud GO: Method for the identification and localisation of cerebrospinal fluid rhinorrhea and otorrhea. *Laryngoscope* 70: 921, 1960.

Kirsch AP: Diagnosis of cerebrospinal fluid rhinorrhea: lack of specificity of the glucose oxidase test tape. *J Pediatr* 71 (5): 718–719, 1967.

Komisar A, Weitz S, Ruben RJ: Cerebrospinal fluid dynamics and rhinorrhea: the role of shunting in repair. *Otolaryngol Head Neck Surg* 91 (4): 399–403, 1983.

Lanza DC, O'Brien DA, Kennedy DW: Endoscopic repair of cerebrospinal fluid fistulae and encephaloceles. *Laryngoscope* 106 (9 Pt 1): 1119–1125, 1996.

Lorenz RR, Dean RL, Hurley DB, et al: Endoscopic reconstruction of anterior and middle cranial fossa defects using acellular dermal allograft. *Laryngoscope* 113: 496–501, 2003.

Meco C, Oberascher G, et al: Beta-trace protein test: new guidelines for the reliable diagnosis of cerebrospinal fluid fistula. *Otolaryngol Head Neck Surg* 129 (5): 508–517, 2003.

Nandapalan V, Watson ID, Swift AC: Beta-2-transferrin and cerebrospinal fl uid rhinorrhoea. *Clin Otolaryngol* 21 (3): 259–264, 1996.

Ommaya AK, Di Chiro G, Baldwin M, et al: Non-traumatic cerebrospinal fluid rhinorrhoea. *J Neurol Neurosurg Psychiatry* 31 (3): 214–225, 1968.

Park JI, Strelzow VV, Friedman WH: Current management of cerebrospinal fluid rhinorrhea. *Laryngoscope* 93 (10): 1294–1300, 1983.

Schlosser RJ, Bolger WE: Spontaneous nasal cerebrospinal fluid leaks and empty sella syndrome: a clinical association. *Am J Rhinol* 17: 91–96, 2003.

Schlosser RJ, Bolger WE: Nasal cerebrospinal fluid leaks: critical review and surgical considerations. *Laryngoscope* 114 (2): 255–265, 2004.

Schlosser RJ, Wilensky EM, Grady MS, et al: Elevated intracranial pressures in spontaneous cerebrospinal fluid (CSF) leaks. *Am J Rhinol* 7: 191–195, 2003.

Schlosser RJ, Woodworth BA, Wilensky EM, et al: Spontaneous cerebrospinal fluid leaks: a variant of benign intracranial hypertension. *Ann Otol Rhinol Laryngol* 115 (7): 495–500, 2006.

Sillers MJ, Morgan CE, el Gammal T: Magnetic resonance cisternography and thin coronal computerized tomography in the evaluation of cerebrospinal fluid rhinorrhea. *Am J Rhinol* 11

(5): 387–392, 1997.

Silver RI, Moonis G, et al: Radiographic signs of elevated intracranial pressure in idiopathic cerebrospinal fluid leaks: a possible presentation of idiopathic intracranial hypertension. *Am J Rhinol* 21 (3): 257–261, 2007.

Thaler ER, Bruney FC, et al: Use of an electronic nose to distinguish cerebrospinal fluid from serum. *Arch Otolaryngol Head Neck Surg* 126 (1): 71–74, 2000.

Zapalac JS, Marple BF, Schwade ND: Skull base cerebrospinal fluid fistulas: a comprehensive diagnostic algorithm. *Otolaryngol Head Neck Surg* 126 (6): 669–676, 2002.

Zerris VA, James KS, et al: Repair of the dura mater with processed collagen devices. *J Biomed Mater Res B Appl Biomater* 83 (2): 580–588, 2007.

Zweig JL, Carrau RL, Celin SE, et al: Endoscopic repair of cerebrospinal fluid leaks to the sinonasal tract: predictors of success. *Otolaryngol Head Neck Surg* 123 (3): 195–201, 2000.

鼻内镜下泪囊鼻腔造孔术
Endoscopic Dacryocystorhinostomy

Erik K. Weitzel   Peter J. Wormald*   著

陈爱平　于　亮　译

第16章

要点

1. 慢性泪溢患者在行泪囊鼻腔吻合术前应该常规行泪囊造影，有条件的应该行泪器闪烁描记术以确定阻塞部位，选择好手术适应证。
2. 对泪道解剖性阻塞患者手术疗效确切，但对于泪道功能性阻塞的患者手术效果并不令人满意。区分这两者对判断预后非常重要。
3. 泪囊的上界一般都在中鼻甲腋部之上，充分显露泪囊并充分开放是手术成功的关键。
4. 翻开的泪囊瓣与周围黏膜准确对位非常重要，这样可以消灭裸露骨面，达到一期愈合。这样做会使鼻内镜下泪囊鼻腔造孔术效果等同甚至好于传统的外入路手术。
5. 鼻内镜下泪囊鼻腔造孔术较外路的优点是避免了面部切口，最大限度地保留泪囊的生理功能。

鼻内镜下泪囊鼻腔造孔术是治疗下泪道阻塞的主要手段，其手术成功的关键是充分完全地开放泪囊[1]。确定泪道阻塞的位置非常重要，因为靠近泪总管的阻塞单纯行泪囊鼻腔吻合术（DCR）是无效的。内镜外科医生如果不了解鼻腔泪囊相关解剖，没有合适的手术器械，不能做好充分的显露和精细的黏膜保护，就不要尝试这个手术。

泪溢是由于泪道阻塞使泪液在结膜囊内积聚，最后顺面颊流下。鼻腔泪囊吻合术，也就是大家所熟知的 DCR 是针对泪囊和鼻泪管阻塞的旁路手术。应注意溢泪与结膜囊蕴泪的差别，结膜囊蕴泪通常是由于泪膜成分异常或者角膜刺激后引起的反射性泪液分泌，从而使得泪膜异常增厚影响视力，但并不浸湿附近皮肤，这种情况一般需要药物治疗[2]。

泪道阻塞主要分为解剖性和生理性。解剖性阻塞往往是完全阻塞，最常见的阻塞位于泪囊和鼻腔之间，其发生与年龄有关。生理性阻塞主要是因为泪道系统的关键部位的生理性狭窄导致泪液流出受阻或者泪囊泵功能异常。

解剖性阻塞更为常见，解剖性阻塞与生理性阻塞的比率为 7 : 3[3]。无论是解剖性还是生理性泪道阻塞都可以通过内镜下 DCR 解决。相比之下，解剖性阻塞有更好的治疗效果。儿童先天性鼻泪管阻塞多是由于 Hasner 黏膜瓣阻塞，可以通过泪道探通解决。青壮年的泪溢多是由于泪小管阻塞。中年人容易得泪道结石，老年人容易泪道阻塞，这两类人是 DCR 的主要手术人群[4]。

---

*. Peter J. Wormald 是 Neilmed Pty Ltd 的顾问，他从 Medtronic ENT 获得外科器械设计的特许权使用费。

一、解剖

DCR 手术成功的关键是完全去除泪囊内壁的骨质（图 16-1A）。中鼻甲腋部是内镜下定位泪囊的良好标志。泪囊的上 1/3 超越中鼻甲腋部，下部垂直向下，恰在泪上颌缝深面。上颌骨额突和泪骨分别在泪上颌缝前后方，也正是手术中需要去除的骨质。泪囊中部的上方也正是上颌骨额突向内和中鼻甲腋部融合的位置，恰位于鼻丘气房后方。术中需要去除大部分中鼻甲腋部，约 55% 需要同时开放鼻丘以利于泪囊造袋[5]。泪囊中部的后方是泪骨，相比厚实的上颌骨额突，泪骨薄弱可以轻而易举地去除。钩突附着于泪骨的后方，同样是薄的骨片，手术中要小心，以防无意中去除。一旦开放了泪囊，内镜外科医生就会看见泪总管的开口（在泪囊内为一凹陷）在中鼻甲腋部以上 3mm。此时可以用一个球头探针在泪囊侧壁由上而下触探，以确定有无阻碍泪囊完全开放的残余骨质。显露泪总管的开口非常重要，因为这意味着下泪道的阻塞可以通过 DCR 解决。同时一旦定位了开放泪囊的中心，外科医生也就知道自己做得准确无误。上下泪小管、泪总管的阻塞不能通过 DCR 解决（图 16-1B）。下泪道

主要组成部分是鼻泪管，它由泪囊的下部延续而来，通过 Hasner 瓣开口于下鼻道[6-8]。

二、诊断

对流泪患者的主要诊断性检查包括临床查体和影像学检查。临床查体应该首先排除眼睑松弛、眼睑位置异常、泪小点畸形和睑缘炎。按压泪囊有脓性分泌物溢出往往考虑泪囊炎，这种阻塞适合做 DCR。接下来要做一个染料消失试验，将一滴 2% 荧光素滴入双侧结膜囊，正常情况下双侧结膜囊染料在 5min 内双侧对称性地消失殆尽。另外也可以在下鼻道放置一个棉签，以确定染料流入下鼻道（Jones I 试验阳性）。如果染料消失试验检查结果异常，需要做更为详尽的 Jones II 试验：用一个 0 或 00 的 Bowman 泪道探针从上或者下泪小管插入以触探 Rosenmüller 瓣，如果阻力是软的，则表明探针没有进入泪囊，阻塞部位在泪囊之前，这需要进一步的检查。如果阻力是硬的，则表明探针已经触碰到泪囊内壁，表明泪小管系统是畅通的。最后用一个 25G 钝头泪道冲洗针由下泪小点插入，用生理盐水缓缓冲洗泪道。如果患者尝到咸味，就可以排除完全性解剖阻塞，但不能排除生理性功能

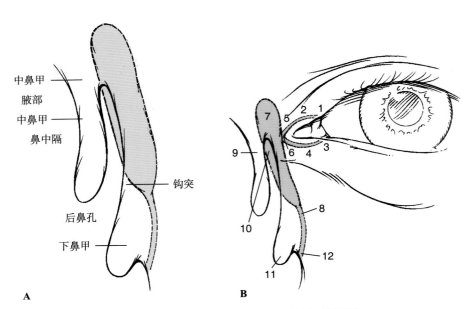

中鼻甲
腋部
中鼻甲
鼻中隔
钩突
后鼻孔
下鼻甲

A

B

▲ 图 16-1　内镜下泪囊的位置和左侧泪器解剖
A. 内镜下泪囊的位置，位于黏膜及上颌骨额突骨质的深处，虚线画出了泪囊的边界；B. 左侧泪器解剖，1. 上泪小点；2. 上泪小管；3. 下泪小点；4. 下泪小管；5. 内眦韧带；6. 泪总管；7. 泪囊；8. 鼻泪管；9. 中鼻甲；10. 泪骨；11. 下鼻甲；12. Hasner 瓣

阻塞。解剖性阻塞会导致冲洗液反流，患者并不能尝到咸味。Jones Ⅰ 和 Ⅱ 试验联合应用可以准确的确认阻塞的部位。如果泪小管畅通，鼻泪管阻塞，在进行 Jones Ⅰ 试验时荧光素会在泪囊内积聚。在 Jones Ⅱ 试验中如果用生理盐水冲洗会反流出荧光素液体。由于泪囊内的荧光素是有限的，很快反流液就会变清。Jones Ⅱ 试验的结果有：①如果生理盐水冲洗液原位反流则表明阻塞部位在泪总管之前，荧光素根本进入不了泪囊；②如果生理盐水冲洗液从对侧泪小点反流出清亮液体，则表明阻塞部位在泪总管或泪总管开口；③如果从对侧泪小点反流出带有荧光素颜色的液体，则表明阻塞部位在鼻泪管（荧光素潴留在泪囊，沾染冲洗液）[9]。

影像学评估可以有效地弥补 Jones Ⅰ 和 Ⅱ 实验。泪器闪烁描记术是一种放射性核素的染料消失试验，但是需要扫描 30min。功能性和解剖性阻塞都可以以此为依据（图 16-2B）。第二种检查是泪囊造影，通过泪小点注入对比剂，像上面描述的 Jones Ⅱ 试验一样，有三种情况借以判断泪道阻塞的部位。综合考虑泪器闪烁描记术和泪囊造影可以判断是解剖性 [图 16-3，图 16-2A（左)] 或是功能性泪道阻塞 [图 16-2A（右)]。

三、步骤

（一）术前准备

人体工程学也会影响手术效果 [10]，所以整个手术室应布局合理，以提高内镜可视度。几个小的细节是非常重要的，保持头位后仰，同时可轻微左右活动，将显示器摆放在术者对面。无血化操作，始终保持术野清晰，黏膜瓣准确对位对手术成功非常重要。主要有以下四种止血方式：①请麻醉师降低心排血量 [11-13]；②头抬高 30°减少鼻腔充血；③局部注射局麻药和血管收缩药（1% 利多卡因 +1∶100 000 肾上腺素）[14-16]；④定期放置肾上腺素棉片。约 50% 的内镜下 DCR 需要先行鼻中隔成形术（图 16-4），以获得前上部广阔的视野 [17,18]。完成鼻中隔矫正后，剩下要做的是用 30° 鼻内镜观察前上方。

（二）掀起皮瓣

用 15 号刀片制作一个蒂在后方的黏膜瓣（图 16-5）。充分游离黏膜瓣，上方至中鼻甲腋部，下方至泪骨与钩突连接处（图 16-6），充分显露泪骨。此步骤需要用肾上腺素棉片再次止血。

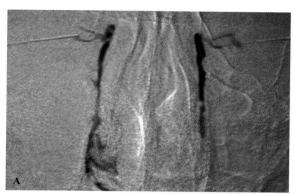

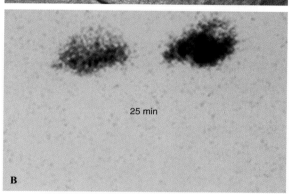

25 min

▲ 图 16-2 解剖性阻塞和功能性阻塞

左侧，解剖性阻塞：左侧泪囊造影，对比剂不能进入鼻腔（A）。泪道闪烁描记术显示同位素充盈泪囊（B）。右侧，功能性阻塞：右侧泪囊造影，对比剂能够进入鼻腔（A）。泪道闪烁描记术显示同位素充盈泪囊，但不能渗透进入鼻腔（B）

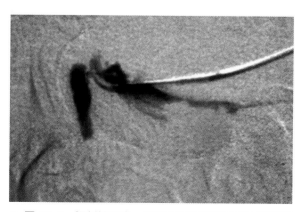

▲ 图 16-3 解剖性阻塞，左侧泪囊造影显示对比剂不能通过泪囊和鼻泪管接合部

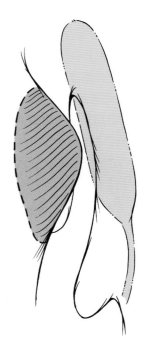

▲ 图16-4 高位鼻中隔偏曲会遮挡中鼻甲腋部，影响内镜下 DCR 施行，这种情况需要行鼻中隔成形术，理想的鼻中隔骨质的去除如虚线所示。这样会为内镜操作创造空间

Copyright 2008 Johns Hopkins University，此图片仅限用于医学，版权所有

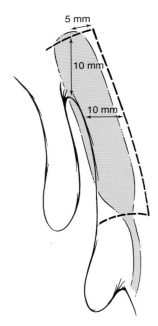

▲ 图16-5 制作黏膜瓣

黏膜瓣上界在中鼻甲腋部上 10mm，下界在下鼻甲水平，前界在钩突前 10mm（Copyright 2008 Johns Hopkins University，此图片仅限用于医学，版权所有）

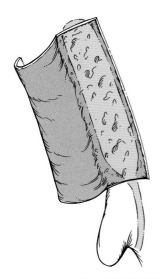

▲ 图16-6 剥离黏膜瓣，绕过中鼻甲腋部，充分显露上颌骨额突，以利于上方和后方的骨质去除

Copyright 2008 Johns Hopkins University，此图片仅限用于医学，版权所有

（三）去除骨质

用反咬钳或者 4mm 的 Hajek-Koeffler 或者 Kerrison 咬骨钳咬除覆盖泪囊前部的上颌骨额突，然后剥离切除泪骨。操作时泪囊可能会被不小心卡住，为避免泪囊损伤，在每次咬除骨质前将钳嘴轻轻松开一下，这样就释放了不小心卡住的软组织。正常情况下，需要切除大部中鼻甲腋部和上颌骨额突，这样鼻丘气房就完全显露（图16-7）。当切除足够多的骨质后，用磨砂钻磨平残余骨质。骨质切除的范围要达黏膜切缘以最大化显露泪囊，直至泪囊在上颌骨额突上部呈半球形隆起。这样会使切开的泪囊瓣平展，避免愈合过程中向内卷曲。骨质磨除以后，用一个圆刀剥离切除位于泪囊后部的泪骨。

（四）插入探针

现在的关注点是上下泪小点，经过扩张后可以插入 Bowman 探针。00 探针通常经过下泪小管插入。切开泪囊之前，确保探针在泪囊内是至关重要的。若是探针在泪总管，从探针顶部切开将直接损伤泪总管，导致预后不良。为确保探针在泪囊内，可以将探针向内顶起泪囊壁，这样可

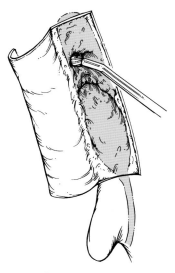

▲ 图 16-7　去除骨质

先用 punch 咬除上颌骨额突，再用金刚砂钻头磨平残余骨质，最后去除覆盖鼻丘的骨质，直到筛房黏膜和开放的泪囊毗邻 (Copyright 2008 Johns Hopkins University，此图片仅限用于医学，版权所有)

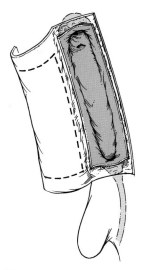

▲ 图 16-8　开放泪囊，铺放黏骨膜瓣，按虚线修剪黏膜瓣，以覆盖裸露骨面

以清晰地辨认探针头。除非清晰看见探针头，否则不能切开泪囊。当探针在泪总管时，触探时整个泪囊都会被顶起，也不能清晰地看见探针头。

（五）造袋

一旦确认探针在泪囊内，用尖刀 (Medtronics ENT, Jacksonville, FL) 自上而下垂直切开泪囊。球头探针可以再次放入切开的泪囊内以确定有无残留骨质，以及骨窗是否充分开放。为确保泪囊瓣的前后被充分切开，以便无张力铺放，泪囊后瓣用 Belucci 剪刀剪开，泪囊前瓣用微型镰状刀片切开。如果蝶形手术过程中骨质去除充分，那么泪囊瓣容易铺放而且不容易移位（图 16-8 ）。

（六）铺放黏膜瓣及放置泪囊扩张管

按照切开泪囊的大小修剪鼻腔外侧鼻黏膜瓣，用儿童咬切钳矩形切除黏膜瓣前部分（图 16-8）。用球头探针调整黏膜瓣至最终位置。紧接着决定是否放置泪囊扩张管。一般来说对于功能性鼻泪管阻塞，我们不轻易放置泪囊扩张管，因为间断性阻塞可以导致泪道狭窄，特别是泪总管狭窄。是否放置扩张管的关键因素要看泪总管的松紧度，这在泪道探针通过泪总管时就能感觉到。如果泪道探针通过

较紧，就建议放置扩张管。如果泪道探针能轻松通过泪总管和 Rosenmüller 瓣，则不需要放置扩张管[19]。也可以用 O'Donaghue 探针（BD Visitec, Bidford–Upon–Avon, UK ）或者其他探查泪总管的松紧度。扩张管必须无张力自由通过，以防止泪小点损伤。为防止黏膜瓣和扩张管移位，1.5cm 见方的明胶海绵填塞固定，随用 4mm 硅胶扩张管，两个钛夹（图 16-9）。扩张管一般放置 4～6 周，如果有泪总管狭窄，则通常放置 6～9 个月。

（七）DCR 修正手术

修正手术的初始步骤和首次手术是一样的。首选切开鼻腔外侧壁的黏膜要深达骨面，找到正确的解剖层次，在此层面剥离黏膜瓣。这个层面正好是上次手术切开泪囊的位置，需要用手术刀锐性切除泪囊内壁的瘢痕组织。接下来要重新修整骨窗以确保泪囊全部显露。这时需要再看一眼泪囊造影，以确定还有多少残余泪囊可供切开。如果上次手术失败是因为泪囊切开不充分，那么此次可供造袋泪囊黏膜是富裕的。这种情况的手术成功率和首次手术是一样的。但如果残余泪囊高度瘢痕化或者很小，那么手术效果就大打折扣，因为可用于造袋的泪囊黏膜是非常有限的。

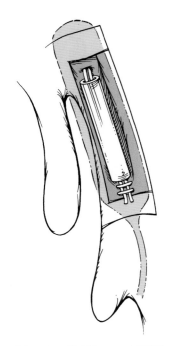

▲ 图 16-9 完成的 DCR 局部照

O'Donaghue 扩张泪总管。泪囊瓣与黏膜瓣准确对位，无张力铺放，覆盖裸露骨面 (Copyright 2008 Johns Hopkins University，此图片仅限用于医学，版权所有)

修剪鼻腔黏膜和泪囊黏膜准确对位可以提高手术成功率，这样可以最大限度地避免不良愈合。

四、结果

（一）病理生理学

手术成功的定义为荧光素能自如地流入鼻腔，患者临床症状消失。和文献报道的一样，解剖性阻塞的手术成功率为 95%~97%[3, 20-27]。功能性阻塞的技术成功率大致相同，表现为泪道引流良好（荧光素流清晰可见）。然而只有 81% 的功能性阻塞的患者临床症状完全消失[3]，这种差异归因于功能性阻塞的病理生理学，持续性的虹吸作用异常导致泪液在结膜囊积聚。然而这种功能性阻塞患者即使临床症状没有完全消除，也会有明显改观[18, 20]。以往的经验还纠结于开放手术还是内镜手术，然而大量的文献表明内镜手术有更好的效果[3, 18, 21, 28, 29]。

（二）技术

鼻泪管和泪囊阻塞通常有三种解决方法：外路手术、内镜手术和激光辅助 DCR。内镜手术的效果取决于泪囊的处理；任何关于内镜手术讨论的焦点都是如何最大限度地进行泪囊造袋。泪囊的处理通常有两种方式，一种是最大限度的黏膜保留，一种是泪囊内壁的广泛切除，多数的争论都在此两者的选择。在眶整形专家看来，外路和内镜 DCR 的手术效果大致相同[30-32]。激光辅助 DCR 无论短期还是长期效果都较这两者差（表 16-1）。尽量避免不正确的选择，如泪囊内壁放置金属圈，或者单纯垂直切开泪囊而不做造袋，这些做法会导致 65% 的手术失败率[33]。另外一些少见技术包括经泪小管的激光辅助球囊扩张泪道成形术，结膜囊 DCR。

（三）辅助治疗

现在的研究发现，抗代谢药物，包括丝裂霉素 C 和氟尿嘧啶并不能提高手术疗效[4]。然而存在争议，一些研究认为能提高手术疗效[34-39]。以往认为术后放置硅胶扩张管 1~6 个月是一种标准做法，能促进愈合。然而新近的文献表明放置扩张管对预后起效甚微，是可选择的[19, 40-43]。

（四）DCR 修正手术

修正性手术效果取决于残余泪囊的大小。所有前期行 DCR 的患者，无论外路还是内镜，一般都会行泪囊造影来评估泪囊的大小。如果泪囊大小正常，手术的成功率和初次手术基本一样。但是如果泪囊瘢痕形成，手术成功率将降低。因为即使泪囊完全显露，可供造袋的泪囊黏膜也极其有限。然而整体的修正手术效果还是令人满意的，文献报道的手术成功率为 89%[17, 18, 44, 45]。

五、并发症

（一）围术期并发症

系统性回顾发现，DCR 手术并发症的发生率为 5%，发生率由高到低依次为：出血、眶脂肪显露、眶内血肿、粘连或者肉芽阻塞[4]。尽管出血可以延迟手术进程，但可以用 1 : 1000 肾上腺素棉片或者双极电凝进行止血[21]。如果眶脂肪显露，则表明错误地切开了钩突后部，应谨慎

表 16-1　常用 DCR 的手术成功率

类　型	短期成功率	5 年成功率
内镜	84%～94%	92%
外入路	65%～100%	94%
激光辅助	47%～100%	38%

数据引自 Erdol H, Akyol N, Imamoglu HI, et al: Long-term follow-up of external dacryocystorhinostomy and the factors affecting its success. Orbit 24(2):99–102, 1995; and Umapathy N, Kalra S, Skinner DW, et al: Long-term results of endonasal laser dacryocystorhinostomy. *Otolaryngol Head Neck Surg* 135(1):81–84, 2006.

操作，避免再次骚扰此区域。另外，脱出的脂肪应好好保护，防止电钻将脂肪卷入，扯出大块脂肪。显露的脂肪无须特殊处理，因为它会自然黏膜化。在黏膜化完成之前，要告知患者不能擤鼻。

（二）手术失败

若是植入扩张管张力过大，可以导致泪小点撕裂，从而导致医源性功能性泪溢。据报道这种并发症的发生概率为 0.1%。如果在鼻内放置钛夹之前将扩张管拉动一圈，或者在鼻内固定的情况下将多余的扩张管环绕在棉签上，然后将棉签固定在内眦，可以很容易地防止这种情况。正确放置扩张管的方式应保证泪小点无张力，也不要接触到角膜。另一个常见手术失败的原因是骨窗不够大。如果泪囊不能充分打开，其内就可能形成液体弯月面，使泪道流出系统阻力增加，进而导致泪液泵衰竭。良好的 DCR 手术要求足够的骨窗，完全的泪囊保留，磨浅周围骨质，充分的泪囊造袋，泪囊瓣良好铺放，以最大限度地降低复发率[46]。

（三）其他情况

文献报道其他严重并发症包括由于损伤鼻窦引流通道而继发额窦炎、上颌窦炎，侵入眼眶损伤眼肌，以及脑脊液鼻漏。所有内镜进路的并发症均是由于医生的经验不够丰富，内镜解剖不够熟悉所导致的，这系列的报道并不包括耳鼻咽喉科医生。正因为如此，眶整形医生和耳鼻咽喉医生应该组成一个团队，这样会取长补短，迅速掌握相关技术[20,47-51]。

六、结论

临床查体结合影像学检查可以判断阻塞的类型及阻塞的部位。内镜下 DCR 是治疗泪囊和鼻泪管阻塞有效的旁路手术。相比功能性泪道阻塞，解剖性阻塞有更好的手术效果。利用临床查体和影像学技术这两步检查可以鉴别阻塞的性质和解剖性阻塞的位置。内镜 DCR 有以下优点：避免了面部切口，与外路 DCR 有相同的疗效，同时还是修正 DCR 的理想选择。内镜 DCR 失败的主要原因是泪囊造袋不够充分。

推 荐 阅 读

Leong SC, Macewen CJ, White PS: A systematic review of outcomes after dacryocystorhinostomy in adults. *Am J Rhinol Allergy* 24: 81–90, 2010.

Nerad JA: Diagnosis and management of the patient with tearing. In Nerad JA, editor: *Techniques in ophthalmic plastic surgery*, Cincinnati, 2010, Elsevier, pp 261–297.

Wormald PJ: Powered endonasal dacryocystorhinostomy. *Laryngoscope* 112: 69–71, 2002.

Wormald PJ: Powered endoscopic DCR. *Otolaryngol Clin North Am* 39: 539–549, 2006.

Wormald PJ: Powered endoscopic DCR. In *Endoscopic sinus surgery: anatomy, three-dimensional reconstruction, and surgical technique*, ed 3, New York, 2012, Thieme.

鼻窦恶性肿瘤
Malignancies of the Paranasal Sinus

Allen S. Ho   Adam M. Zanation   Ian Ganly   著

万玉柱 于 亮 译

要点

1. 鼻窦恶性肿瘤隐匿性生长，在初诊时往往已是晚期，所以预后较差。
2. 鳞状细胞癌和横纹肌肉瘤分别是成人和儿童中最常见肿瘤，它们在组织学上和生物侵袭性上有很大差异。
3. 影像学、放疗方式和手术方法的进步对于临床方案制订至关重要，并且改善了与治疗相关的发病率和死亡率。
4. 无论采用何种手术方法，都必须坚持完整切除肿瘤，保证阴性的原则，以确保最佳的预后。

虽然鼻窦恶性肿瘤在诊断和治疗方面取得了进展，但仍然面临着重大挑战。作为一种罕见的，研究还不充分的具有组织多样性的恶性肿瘤，确诊时往往已经是晚期，并且已经侵犯了周围重要结构。无论是疾病本身还是治疗，都是一个漫长的过程，如果没有密切监测，长期预后往往较差。由于患者或肿瘤等多方面因素，使鼻窦恶性肿瘤的系统性治疗变得复杂而且存在很大差异。术后需要由外科医师、放射肿瘤学家和肿瘤学专家组成的专业多学科团队进行综合治疗，以促进术后康复。

过去 10 年，随着影像技术、放疗模式和内镜颅底外科方面的不断发展，鼻窦恶性肿瘤的手术入路也发生了很大变化。丰富的疾病资料和大量积累的临床经验使我们对肿瘤生物学、肿瘤准确分期有了更深入的了解，从而可以选择不良反应更小的治疗手段，并延长患者预期寿命。总之，在肿瘤治疗中坚持正确的肿瘤学原理，彻底切除肿瘤并保证切缘阴性，将会获得最佳治疗效果。下面着重介绍鼻窦恶性肿瘤病因、诊断和治疗方面的共识。

一、流行病学

鼻窦恶性肿瘤发病率较低，并且为了分类目的，通常将鼻咽癌排除在外。鼻窦恶性肿瘤占所有头颈恶性肿瘤的比例不足 5%，在西方国家发病率为每 10 万人中有 0.5～1.0 人[1-3]，日本则为每 10 万人中有 3.6 人[4]。肿瘤多发生在中老年患者（50—60 岁）[5]。统计资料显示男性发病率是女性的 2 倍[6]，这可能与环境或职业危害有关。

上颌窦仍然是鼻窦恶性肿瘤最常见的发病部位（50%～70%），其次是鼻腔（15%～30%）和筛窦（10%～20%）[4]。源自额窦和蝶窦的肿瘤少见，一旦肿瘤侵及额窦或蝶窦，往往提示疾病晚期和预后不良。总的来说，所有鼻窦恶性肿瘤的 5 年生存率约为 50%。仅 3%～20% 的患者发生颈部转移，而 17%～25% 的患者发生远处转移[7]。必须谨慎理解和正确使用这些数据，因为肿瘤病理类型不同，这些数据会有明显差异。如鳞状细胞癌（SCC）、鼻窦未分化癌（SNUC）和黏膜黑色素瘤的侵袭性要高于恶性神经母细胞瘤（ENB）（也称为嗅神经母细胞瘤）和腺样囊性癌。SCC 是成人中最常见的组织学类型[8-10]，而小儿最常见的鼻腔鼻窦恶性肿瘤是横纹肌肉瘤[4]，鼻窦恶性肿瘤也可由其他部位的原发癌转移而来，最常见的来自于乳腺、肾脏和前列腺部位的原发肿瘤[11-13]。

二、病理学

鼻窦恶性肿瘤可分为上皮源性和非上皮源性（框 17-1）。当然，也有一些由环境或职业毒性吸入剂引起的其他亚型被发现，这些亚型主要发生在从事木材、皮革、纺织和制铝工业的工人之中[14-16]。最常见的上皮源性恶性肿瘤是鳞状细胞癌、腺样囊性癌和腺癌。常见的非上皮源性肿瘤包括 NK/T 细胞淋巴瘤（以前称为致死性中线肉芽肿）、ENB、SNUC 和黏膜黑素瘤。世界卫生组织将鼻腔鼻窦恶性肿瘤分为 44 种不同的组织学类型，本章将讨论最常见的亚型。

（一）鳞状细胞癌

SCC 是最常见的起源为呼吸道上皮，存在不同角化程度的于鼻腔鼻窦恶性肿瘤（发病率40%～50%）。与其他呼吸道消化道恶性肿瘤的发生与吸烟有关一样，大量证据支持吸烟是鼻窦恶性肿瘤主要危险因素的假设。与 SCC 相关的其他风险因素包括黄曲霉毒素、铬、镍和砷等。就暴露风险增加而言，源于 12 项病例对照研究[18]的 Meta 分析显示食品保鲜行业工人的比值为 13.9。另外病毒感染也与鼻腔鼻窦恶性鳞状细胞癌相关：人乳头瘤病毒 6 型和 11 型与内翻性乳头状瘤发病有关，其中约 10% 内翻性乳头状瘤患者会发生恶变，转化为鳞状细胞癌。

鳞癌往往比其他鼻腔鼻窦恶性肿瘤亚型更容易复发，据报道平均复发年限为 2～3 年[19]。颈部淋巴转移的发生率相对较高，为 20%～25%[1]，这提示可能需要进行选择性颈清扫术。

框 17-1　世界卫生组织对鼻窦恶性肿瘤的组织学分类

上皮细胞恶性肿瘤
- 鳞状细胞癌
  - 疣状癌
  - 乳头状鳞状细胞癌
  - 基底样鳞状细胞癌
  - 梭形细胞癌
  - 腺鳞癌
  - 棘鳞状细胞癌
- 淋巴上皮癌
- 鼻窦未分化癌
- 腺癌
  - 肠型腺癌
  - 非肠型腺癌
- 唾液型腺癌
  - 腺样囊性癌
  - Acinic 细胞癌
  - 黏液表皮样癌
  - 上皮 - 肌上皮癌
  - 透明细胞癌
  - 肌上皮癌
  - 多形性腺瘤
  - 多形低级别腺癌
- 神经内分泌肿瘤
  - 典型的类癌
  - 非典型类癌
- 小细胞癌，神经内分泌型

软组织恶性肿瘤
- 纤维肉瘤
- 恶性纤维组织细胞瘤
- 平滑肌肉瘤
- 横纹肌肉瘤
- 血管肉瘤
- 恶性外周神经鞘瘤

骨和软骨恶性肿瘤
- 软骨肉瘤
- 间充质软骨肉瘤
- 骨肉瘤
- 脊索瘤

血液淋巴肿瘤
- 结外 NK/T 细胞淋巴瘤
- 弥漫性大 B 细胞淋巴瘤
- 髓外浆细胞瘤
- 髓外骨髓肉瘤
- 组织细胞肉瘤
- 朗格汉斯细胞组织细胞增生症

神经外胚层恶性肿瘤
- 尤因肉瘤
- 原始神经外胚层肿瘤
- 嗅神经母细胞瘤
- 婴儿期黑色素神经外胚层肿瘤
- 黏膜恶性黑色素瘤

生殖细胞恶性肿瘤
- 恶变的畸胎瘤
- 鼻腔鼻窦畸胎瘤肉瘤

（二）腺癌

腺癌占鼻腔鼻窦恶性肿瘤的 13%～19%，其肿瘤细胞呈腺泡样结构排列，意味着它们起源于表面上皮或浆黏液腺细胞[17]。除了那些起源于小涎腺的腺癌，其余腺癌通常分为非肠型腺癌和肠型腺癌两类。非肠型腺癌预后较好。肠型腺癌在组织学上与结肠直肠腺癌相似，具有局部侵袭性高、容易扩散至颈部淋巴结的特点。据报道，5 年总生存率约为 50%[7]。

在与鼻腔鼻窦恶性肿瘤相关的已知职业危害中，最无可争辩的致病因素是木屑，据报道，这些木屑被认为可以将发生腺癌的风险提高 900 倍，特别是肠型腺癌[20-22]。其他综合分析表明[4]，木材相关职业暴露男性的比值比为 13.5，随着暴露时间延长，可能增加到 45.5。分析显示，职业暴露 5 年即可使工人具有发病风险，然而确诊前的潜伏期大约为 40 年。研究显示与羽毛有关的粉尘暴露也与腺癌发展有关，但程度较轻[23]。

（三）腺样囊性癌

腺样囊性癌（ACC）占鼻窦恶性肿瘤的 6%～10%，是小唾液腺起源的最常见的鼻窦肿瘤。根据其管状、筛状或实性生长模式对其进行分类，其中实性生长模式的 ACC 最具侵袭性。重要的是 ACC 发生神经浸润和远处转移的概率较高，其生物学行为还需要进一步研究[24-25]。ACC 5 年生存率为 73%～90%，15 年生存率降至 40%。与 SCC 不同的是，其复发时间较晚，高复发率需要多年才能显现。

（四）嗅母细胞瘤

嗅母细胞瘤（ENB）占鼻窦恶性肿瘤的 5% 以下，是起源于嗅上皮的神经外胚层恶性肿瘤。特点是由神经母细胞和神经纤维细胞组成的小叶，嵌入在富含血管的纤维间质之中。Kadish 分期系统作为预测无瘤生存率的有效手段已被广泛接受：A 组肿瘤局限于鼻腔，B 组肿瘤仅延伸至鼻窦，C 组肿瘤延伸至鼻腔鼻窦以外。改良的 Kadish 系统包括 D 组肿瘤：发生颈部淋巴结肿大或远处转移。值得注意的是，ENB 对放疗敏感，但仍会有 20%～25% 的患者发生颈部转移[27]。这引起了有关 ENB 患者是应该进行选择性颈淋巴结清扫还是进行颈部放疗的争议。约 50% 的 ENB 患者首次发现时即诊断为 Kadish 分期的 C 组，有文献[28-29]报道这些患者的 5 年生存率为 50%～70%。

（五）鼻腔鼻窦未分化肿瘤

鼻腔鼻窦未分化肿瘤（SNUC）是没有明确鳞状细胞或腺体分化的、具有侵袭性的、高度恶性肿瘤。起源细胞仍不清楚，但可能来自施奈德呼吸上皮或鼻腔外胚层细胞。组织学上，伴有丰富核分裂象和坏死的高级多形性细胞呈实性或巢状分布。SNUC 的免疫组化是非特异性的，对神经内分泌标志物缺乏反应性，但在排除 ENB 方面是有用的，而且可以根据结果对 SNUC 进行初步分类。SNUC 常常表现为生长迅速和广泛侵犯，并且超过 80% 的患者在就诊时表现为 T_4 病变[30, 31]。如果可以耐受，通常建议采用包括手术、放疗和化疗的三联疗法。对于许多恶性肿瘤无法切除的患者，采取什么样的治疗顺序（新辅助化疗与术后化放疗）仍不清楚。据报道，颈部淋巴结转移率为 26%～27%，这就需要有选择性地对双侧颈部进行治疗。5 年总生存率为 22%～43%，多达 65% 的患者发生远处转移[30]。

（六）黏膜黑色素瘤

与上述其他肿瘤相比，恶性黑色素瘤在鼻腔鼻窦的发病率较低，但鼻腔却是头颈部黏膜黑色素瘤最常见的部位。黏膜黑素瘤占所有黑素瘤的比例不足 1%。尽管黏膜黑色素瘤和皮肤恶性黑色素瘤类似，它们对 S100、人黑素瘤 45 和黑素 A 染色为阳性，但黏膜黑色素瘤较少出现色素沉着。它们的行为差异也足以证明它们有自己的分期系统，因为像乳酸脱氢酶（lactate dehydrogenase）和布雷斯克深度（Breslow depth）这样的皮肤预测因子在历史上并没有被证明会影响生存。黏膜黑色素瘤侵袭性非常强，并且所有病变表现为 T_3 和 III 期。尽管手术切除仍然是首选治疗方式，但大多数患者最终会发生远处转移。最常见的转移部位是肺、肝和骨[32]，据报道

5 年总生存率在 25%～42%[33, 34]。

（七）横纹肌肉瘤

在儿童患者中，横纹肌肉瘤是最常见的鼻窦恶性肿瘤，而眼眶是最常见的受累部位。横纹肌肉瘤来自具有肌源性分化的原始间充质组织，在组织学上发现肿瘤组织中有蓝色小圆形细胞。目前从组织学角度将横纹肌肉瘤分为四类：①胚胎型；②肺泡型；③间变型；④未分化型[35]。胚胎型横纹肌肉瘤最常见（占比为 55%～65%），往往在婴儿和青少年中发病。这一类型中，葡萄球状细胞和梭形细胞亚型，通常被认为预后最好。肺泡型（20%～30%）在更多的情况下发生于十几岁的青少年，预后较差，并且通常需要更积极的多模式综合治疗。间变型，以前称为多形性横纹肌肉瘤，主要影响成人，而未分化型在组织学上则没有明显的肌细胞发生或分化。这两种类型因为肿瘤生长迅速和远处转移率高而预后较差。由于头颈部肿瘤邻近重要解剖结构，往往无法彻底切除而仅仅进行活检术，因为即使进行了大范围切除，复发率仍然很高。有专家提倡新辅助放化疗，使肿瘤更易于切除。

总体而言，5 年生存率很高，特别是眼眶横纹肌肉瘤的 5 年生存率是 95%；脑膜外其他部位为 74%[36]。

三、临床表现和诊断

鼻窦恶性肿瘤常表现为单侧鼻窦浑浊或鼻窦炎。实际上，这种单侧病变更常见于鼻窦感染性疾病。鉴别诊断包括鼻窦真菌或细菌感染及先前创伤引起的鼻窦引流障碍或异物，还有的来自于医源性口腔操作或植入物。常见的良性病变包括鼻息肉、囊肿、内翻性乳头状瘤、脑膨出、纤维瘤或青少年鼻咽血管瘤。这些良性肿瘤的表现在一定程度上类似恶性肿瘤，因此，临床上的怀疑在准确鉴别恶性肿瘤方面起着重要作用。年龄大于 50 岁，以前没有鼻窦炎病史，如果表现出可疑症状或体检时发现阳性体征，都应该进行进一步检查。

（一）症状体征

Jackson[37] 及其同事通过分析 100 多名此类患者发现，与恶性肿瘤相关的初发症状并无特异性，很容易产生误诊。最常见的主诉是鼻塞（61%）、局部疼痛（43%）、鼻出血（40%）、肿胀（29%）、流涕（26%）、溢泪（19%）、腭部病变（10%）、面颊麻木（8%）、视力下降（8%）、颈部肿块（4%）、眼球突出症（3%）和牙关紧闭症（2%）。此类症状是非特异性的，使鼻窦恶性肿瘤的诊断非常困难。

尽管如此，某些症状可以提示疾病扩展的范围和程度，溢泪提示鼻泪管阻塞或受到浸润，病变可能位于泪囊附近或 Hasner 瓣附近。复视可见于眼眶受到压迫、眶内侵犯及眶尖或海绵窦受累时。牙关紧闭见于翼内肌和翼外肌受累时，面部麻木常常是肿瘤侵犯 Meckel 腔附近后，侵及三叉神经的上颌神经和下颌神经所致。听力损失意味着肿瘤进展已经侵到咽鼓管和邻近的椎前肌肉组织，这意味着手术不可切除。牙齿坏死或松动，上牙槽嵴变宽可能是上颌骨或下颌骨受累的早期征象。最后，脑神经麻痹（其中脑神经 Ⅱ、Ⅲ、Ⅳ、V_1、V_2 和 Ⅵ 是最常见的）可能是疾病晚期的严重表现。

（二）影像学

计算机断层扫描（CT）能够提供详细的骨性细节，磁共振成像（MRI）则可为鼻窦癌提供更好的软组织分辨率。这两种成像技术均可应用于制订治疗计划时、术中导航和术中重要结构的取舍方面发挥着十分重要的作用。CT 和 MRI 在确定肿瘤范围方面相互补充，而且它们能够重建鼻窦恶性肿瘤。鼻窦成像中最重要的特征包括显示原发肿瘤确切的侵犯范围、眼眶和颅内侵犯的程度，以及是否存在周围神经浸润。

计算机断层扫描（CT）

现代多排 CT 成像在评估骨性改变方面具有明显的优势，能够显示肿瘤范围的大小、浸润的范围、正常组织受到破坏及组织重塑的程度。CT 对这些细节的显示，可以预示病变是良性的还是恶性的，并且可以影响术前治疗计划的制订和术后是否需要放疗。除了硬腭、鼻窦和颅底以外，大部分骨质由于缺乏足够的骨髓，所以 MRI 无法像 CT 那样提供这些细节信息[38]。CT 对肿瘤内钙化、软骨或骨质的显示，可以进一步缩小鉴别诊断的范围。例如，ENB 通常含有可见的钙沉积物，并且软骨肉瘤或骨肉瘤含有它们的起源组织。CT 与 MRI 相比，还有实际操作方面的优点：CT 更快、更便宜，所以更易于接受。对于那些患有幽闭症或焦虑症的患者来说，CT 比 MRI 更加适合。随着轴位、冠状位和矢状位三维重建的出现，不论对于术后预成型钢板重建计划还是颌面假体重建，CT 都显得非常重要。

CT 通过显示纸样板和颅底骨质的破坏，提供有关眶内和颅内受累情况的初步细节。也可以通过显示骨缝和骨孔的扩大来间接显示周围神经的受侵情况。在硬脑膜明显浸润的情况下，增强 CT 可以更好地区别肿瘤与脑组织。然而，CT 的主要局限性是不能很好地区分肿瘤与阻塞后改变、眶周、硬脑膜及其他软组织，这些特征对治疗计划有实际意义[39]。

（三）磁共振成像（MRI）

MRI 在区分组织信号方面的优越性为外科手术方案和入路的制订提供了重要的价值。不同序列选择性不同组织的信号差异，以明确肿瘤范围。T_1 加权像脂肪高信号，T_2 加权像液体高信号，钆增强组织主要在肿瘤的固体部分。由于钆增强组织易与脂肪混淆，脂肪饱和技术被应用于选择性地使富含脂质的区域变暗（图 17-1）。

鉴于这些特性，大多数肿瘤在 T_1 加权序列上显示低至等信号，在 T_2 加权序列上显示等信号。肿瘤、神经鞘瘤和内翻性乳头状瘤，含水量较高，T_2 信号较强。增强前的磁共振 T_1 加权图像对肿瘤侵犯脂肪丰富的区域显示最佳，在 T_1 加权图像中，高信号的眶周、翼腭窝和咽旁间隙与较低信号的肿瘤组织形成了明显的信号对比，可清晰地显示肿瘤的边界[35]。这种信号差异也反映在颅底的三层结构上，这使得骨膜覆盖的筛板、硬脑膜和蛛网膜下腔可视化。硬脑膜的增厚、强化均提示骨膜受侵和颅内硬膜外的侵犯，

而脑水肿更提示颅内硬膜内的脑组织受侵袭（图 17-2）。

与通常显示等信号强度的肿瘤相比，T_2 加权 MRI 上具有高流体含量的阻塞性改变通常是明亮的（图 17-3）。还可以可靠地证明神经周围侵袭：肿瘤侵犯时引起神经内膜毛细血管通透性增加和神经束膜的破裂，使得钆在局部堆积。这使得神经增强和神经增粗成为神经受侵的良好预测因素。逆行扩散在 Meckel 腔或海绵窦有许多相似的表现，这些都是预后不良的指标。在更高的水平上，运动性颅内病变和肌肉失神经支配可以通过 MRI 在慢性期（萎缩和脂肪化后表现为 T_1 高信号）的早期阶段（T_2 高信号和异常增强）按时间顺序进行观察。

关键 MRI 序列可用于准确显示鼻窦恶性肿瘤。增强前的 T_1 加权图像可较好地初步显示病灶侵犯软组织的范围。对于评估病灶侵犯眶周、颞下窝、颅内组织的范围至关重要。采用脂肪饱和技术的增强 T_1 加权 MRI 通过使诸如眶周的富含脂质的区域变黑提供类似或改进的评估。该序列可较好地显示颅底基底膜上和进入膝状神经节的神经浸润，并可进一步区分像翼腭窝这样的富神经区域。然后，T_2 加权 MRI 可用于在 CT 可能漏诊的分泌物和水肿的情况下重新评估肿瘤大小。另外，诸如流体衰减反转恢复或弥散加权成像等辅助序列可能起着重要的作用[40]。

（四）正电子发射断层扫描-计算机断层扫描

临床正电子发射断层扫描 CT 结合功能和解剖学分辨率，可以理想地定位恶性肿瘤。该方式是因为使用 $^{18}F-$ 脱氧葡萄糖（$^{18}F-FDG$）后使血流中 $GLUT_1$ 葡萄糖转运蛋白密度增加，其优先被肿瘤细胞摄取所致。升高的己糖激酶的水平能特征性地显示许多癌细胞的磷酸化，并能有效地捕获 $^{18}F-FDG$。其在大多数肿瘤中的积聚代表了糖酵解的活性[39]。然而，CT 和 MRI 相比，鼻腔鼻窦炎症增加的 FDG 摄取对 CT 的正电子发射断层扫描有更大的影响。其目前的作用在于判断治疗前是否已经发生远处转移，以及监测治疗后远处转移的发生。

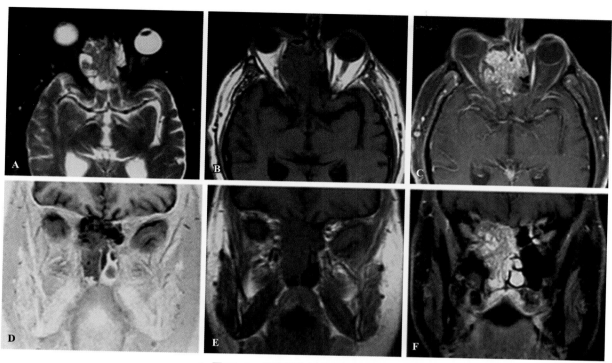

▲ 图 17-1 筛窦鳞状细胞癌的磁共振成像

A. 脂肪抑制（FS）T_2 加权 Turbo 自旋回波（TSE）轴位图。筛窦内以高信号显示的肿瘤浸润鼻腔和上颌窦、眼眶明显受侵。脂肪抑制后，脂肪组织的信号不明显。B. T_1 加权自旋回波（T_1-SE）轴位显示肿瘤低信号。C. FS T_1 加权的 TSE 钆 - 二乙烯三胺五乙酸（DTPA）轴位图像显示钆后肿瘤的增强；脂肪抑制后，脂肪组织的信号不明显。D. T_2 加权短 τ 反转恢复（黑白反转）冠状面显示肿瘤的高信号；图像的黑白反转显示肿瘤为暗区，具有较高的敏感性；腹侧颅底破坏明显。E. T_1-SE 冠状位显示肿瘤低信号；腹侧颅底和眶内侧壁的破坏被清晰显示。F. FS T_1-TSE 钆 DTPA 轴位图。钆后肿瘤增强，脂肪抑制后，没有看到脂肪组织的信号（引自 Sievers KW, Greess H, Baum U, et al: Paranasal sinuses and nasopharynx CT and MRI. Eur J Radiol 2000;33:185-202.）

（五）活检

鼻窦恶性肿瘤通常在初次发现时直接进行经鼻活检。除了影像学特征可明确诊断的疾病如青少年鼻咽纤维血管瘤，大多数鼻腔鼻窦肿块在治疗开始前必须进行组织学诊断。但青少年鼻咽血管纤维瘤，其具备可以确定诊断的影像学特征。

在活组织检查之前，必须排除脑膨出或血管肿瘤，以避免在临床上出现不必要的脑脊液（CSF）漏或灾难性出血。可以行 MRI 检查以更好地显示任何鼻部肿块。或者，在观察肿瘤的同时进行 Valsalva 动作以诱导扩张，显示颅内侵犯的范围及其与主要血管的关系。

如果活检不能通过鼻腔进行，应通过不破坏手术边界或不妨碍完全切除的方法对鼻窦肿块进行活检。内镜上颌窦造口术或蝶窦切开术可安全地进入鼻窦自然引流通道而不会对病变产生不必要的破坏。相比之下，用于活检上颌窦病变的 Caldwell-Luc 切口可能污染面颊的软组织并使后来的切除复杂化。另一种保护组织的可用方法是 CT 引导的穿刺活检。

四、分期

在过去的几十年中，出现了许多关于鼻窦恶性肿瘤的分期系统。由于需要包含一系列组织学和解剖学位点，每一个都有着不同预后的可能。从历史上来看，Ohngren 首先描述了上颌窦后部和上部病变的不良预后影响[41]。Ohngren 自内眦和下颌角之间作一假想的斜面（图 17-4）。在前内象限的病变，往往能在早期发现，且更有可能完全切除；在后外象限的病变，往往发现较晚，且可能会侵及周围重要结构（如眼眶、颈动脉、颞下窝、颅底），手术切除更具有挑战性。因此，上部结构的病变，尤其是筛窦、额窦和蝶窦部位

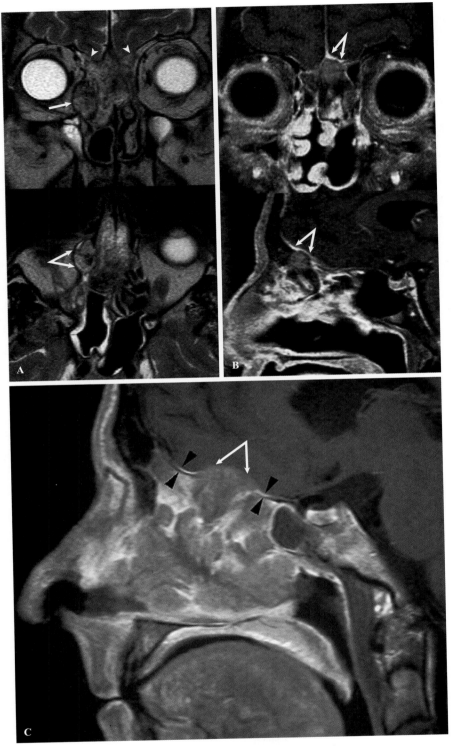

▲ 图 17-2 鼻窦恶性肿瘤及颅脑侵犯程度

A. 颅外硬膜外腺癌：冠状位和轴位涡轮自旋回波（TSE）T_2 加权图像显示软组织肿块，毗邻右眶内侧壁；在病变和眶内容之间的低信号线（箭所示）表明眶周未被侵及；在冠状位 T_2 加权图像上，鸡冠至筛顶间（箭头所示）连续完整（颅外硬膜外）。B. 颅内硬膜外腺癌；冠状位和矢状位钆增强的检查图像显示筛窦顶部有中等强化的结节性病变；增厚的硬脑膜（箭所示）将肿瘤与颅脑分开。C. 颅内硬膜内鳞状细胞癌。矢状位增强的 T_1 加权像显示有向颅内扩散的肿块；增厚和增强的硬脑膜（箭头所示）被肿瘤（箭所示）侵犯，表明肿瘤硬膜内扩散，但未见脑水肿表现（引自 Maroldi R, Ravanelli M, Borghesi A, Farina D: Paranasal sinus imaging. *Eur J Radiol* 2008; 66: 372-386.）

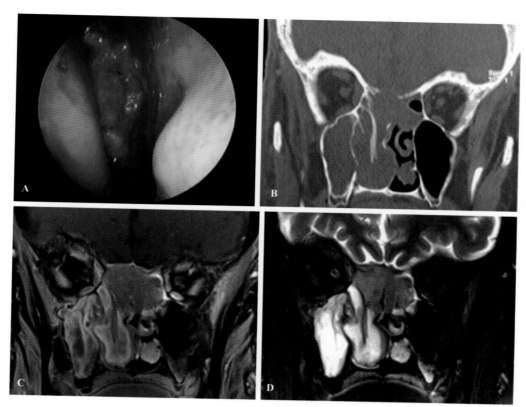

▲ 图 17-3　Squamous cell carcinoma

A, Endoscopic view of a friable hemorrhagic mass filling the right nasal cavity. B, Computed tomography shows loss of skull base bone and diffuse opacification of the surrounding sinuses. C, T_1-weighted postgadolinium magnetic resonance imaging shows the sphenoidcentered mass. D, T_2-weighted series shows that much of the surrounding sinus change is from obstructive disease secondary to the tumor. (From Harvey RJ, Dalgorf DM: Sinonasal malignancies. *Am J Rhinol Allergy* 2013;27(Suppl 1):S35-S38.)

的病变，预后较差。

目前来自美国癌症联合委员会的分期系统最为广泛接受[42]，它对上颌窦和鼻腔/筛窦各部位的肿瘤进行了单独分期。肿瘤 T 分期不是根据肿瘤的大小，而是取决于肿瘤对相邻区域的入侵，及对重要结构的侵犯情况。由于额窦或蝶窦部位的原发肿瘤很少见，所以没有单独分期。

美国癌症联合委员会的分期系统在鳞状细胞癌和许多其他肿瘤中普遍使用的同时，部分其他组织学特异性分期系统在临床上也被广泛接受。但是对于 ENB 来说，Kadish 系统（表 17-1）目前仍然是其分期标准。因为其简单易懂且能准确地预测生存率[43, 44]。相反，黏膜黑色素瘤分期系统保留了肿瘤淋巴转移（TNM）标准，且由于这些病变的侵袭性行为，所有病变最少为 T_3 和 Ⅲ期（表 17-2）。

独特的是，横纹肌肉瘤的分期包括三个独立

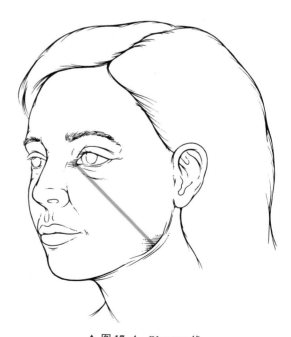

▲ 图 17-4　Ohngren 线
从内眦至下颌角的假想连线，是粗略估计肿瘤预后的分界线，分为预后良好（线下方）和预后较差（线上方）

表 17-1 嗅神经母细胞瘤分期

分 组	定 义
Kadish A	局限于鼻腔
Kadish B	扩展至鼻窦
Kadish C	扩展超过鼻腔和鼻窦范围
Kadish D	淋巴结或远处转移

表 17-2 黏膜黑色素瘤分期

定 义	
原发性肿瘤	
T_3	黏膜病变
T_{4a}	中度进展；肿瘤涉及深部软组织、软骨、骨或表面皮肤
T_{4b}	晚期疾病；肿瘤累及脑、硬脑膜、颅底、下组脑神经（IX、X、XI、XII）、咀嚼肌间隙、颈动脉、椎前间隙或纵隔结构
淋巴结	
N_x	区域淋巴结无法评估
N_0	无区域淋巴结转移
N_1	区域淋巴结转移
远处转移	
M_0	无远处转移
M_1	远处转移

的组成部分——组织学分类、治疗前 TNM 分期和术后临床分组，以此推测预后情况（表 17-3）。组织学分类包括胚胎型、肺泡型、间变性型和未分化型四类。治疗前 TNM 分期结合了肿瘤大小、淋巴结受累及转移情况等典型预测因素来进行分期，而且这些因素也可预测治疗效果。鼻窦内、眼眶和头颈部脑膜外的肿瘤，属于疾病 I 期。侵及鼻咽、鼻腔、鼻窦、颞骨和颞下窝的脑膜附近属于疾病 II 期或 III 期。术后临床分组关注的是疾病的范围及在初始手术过程中完全切除的程度。R_0 切除属于 1 组，而 R_2 切除（病变残留）归为第 3 组。这 3 部分的整合分期可以预测肿瘤的低、中或高风险。该系统虽然较为复杂，但集成了以证据为基础的预测因子来评估预后，这优于严格按照解剖分期的经典的 TNM 分期标准。实际上，风险分组还决定了患者将被给予的化疗方案。

五、治疗

鼻窦恶性肿瘤的治疗是复杂的，通常需要多学科的专业知识（图 17-5）。治疗通常需要手术切除，并辅以放疗或放化疗。

（一）手术

单独外科手术治疗对于早期 T_1 或 T_2 病变尤其是局限于下鼻道、鼻中隔或上颌窦的低位病变是有效的。晚期病变几乎都需要联合治疗的方法。手术计划包括评估必须切除的骨和软组织结构，设计确保能较好显露术区的最佳手术路径，并预测患者在功能和容貌上的重建和康复效果。内镜颅底手术的发展使其成为良性肿瘤和较小的低度恶性肿瘤的可行选择，且有可能缩短住院时

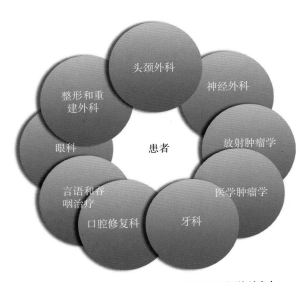

▲ 图 17-5 鼻窦恶性肿瘤患者治疗的多学科参与

间并避免面部切口，其放大的高清晰度图像可以帮助更好地观察病变情况。然而，无论采用开放式还是内镜式的手术方法，术后都必须保证达到安全切缘。

术后即刻恢复是康复过程中的重要部分。这通常需要在术前进行模型采集和假体的制作。预制的板可以支持术后即刻安装，患者术后可以立

表 17-3　横纹肌肉瘤分期

TNM 分期	部　位	肿瘤大小	淋巴结受累	转　移
I	眼眶 头部和颈部 泌尿生殖系统（非膀胱、非前列腺）	＜5cm 或＞5cm	N_1	M_0
II	膀胱 / 前列腺 肢体、躯干 脑膜 其他	＜5cm	N_0	M_0
III	膀胱 / 前列腺 肢体，躯干 脑膜 其他	＞5cm ＜5cm	N_0、N_1 N_1	M_0
IV	所有	任何	任何	M_1
临床分组	定　义			
I	局部病变，完全切除 I_a 局限于原发的肌肉组织或器官 I_b 侵及原发器官或肌肉以外的区域；不侵及区域淋巴结			
II	完全切除，有区域传播证据 II_a 完全切除肿瘤伴有微小残留病灶 II_b 局部病变累及淋巴结，完全切除后无微小残留病灶 II_c 局部病变累及淋巴结，完全切除后，有微小残留病灶和（或）组织学侵犯最远的局部淋巴结的证据			
III	非彻底切除			
IV	远处转移			
风险分组	定　义			
低	I 期胚胎型 RMS 患者且属于临床组 1、2 或 3 期 II 或 III 期胚胎型 RMS 患者且属于临床组 1 或 2 期			
中	II 或 III 期胚胎型 RMS 患者且属于临床组 3 期 I、II 或 III 期肺泡型 RMS 患者			
高	IV 期 RMS 患者			

RMS. 横纹肌肉瘤；TNM. 肿瘤淋巴结转移

即进食。且在完成所有治疗后，可以对其进行调整或修改。理想的填充假体可以完全实现患者功能的恢复，且可以拆卸以便检查是否有肿物复发。

现在，通过带蒂游离组织瓣重建技术对较大缺损进行修复的方式，已经取代了如皮肤移植或使用假体等进行修复的传统方式。虽然这种皮瓣对于复发性疾病来说存在潜在的风险，但其可以实现较好的容貌和功能恢复。腓骨游离皮瓣、肩胛骨皮瓣、桡骨骨皮瓣和深旋髂动脉（DCIA）皮瓣都是上颌骨下部缺损的面中部重建方法，并可以为后期关闭上腭及种植体植入提供可能。关于带蒂游离组织瓣重建的细节问题将在后续内容中进行讨论。

手术禁忌证

重要的是要认识到在何种情况下外科手术

干预可能是徒劳的，并且无法延长患者有质量的生存。尽管一些禁忌证是相对的并且取决于临床经验，但是在许多情况下尝试进行内镜下或开放手术切除是不明智的（表17-3）。当肿瘤扩散超出内镜的角度范围或肿瘤扩散过于广泛以至于需要开放式或组合的手术方式时，均为内镜手术的禁忌证。解剖禁忌证包括患者出现肿瘤的远处转移、颅脑浸润、中颅底受侵和双侧视神经或视交叉浸润等情况。当肿物侵及蝶窦壁时通常表明颈动脉受累或侵及海绵窦，而明显的张口受限表明翼内肌的侵犯。对于这种不能手术的患者，治疗最好以放化疗为主。

（二）放疗

尽管对于术前和术后的放疗方案经讨论已达成共识，但是目前大多数学者仍提倡手术切除后进行放射治疗，以期获得最大的局部控制和整体生存率[45-47]。例如在眼眶或颈动脉附近的肿瘤，当手术切缘接近正常组织或显微镜下显示切缘为阳性时，放射治疗是有必要的。且当咽后或椎前淋巴群组受累，手术无法施行或需要涉及其他专业领域时，放射治疗是有必要的。鉴于治疗方法和组织学方面的异质性，难以通过回顾性研究进行比较。尽管如此，Jansen及其同事[46]发现，在联合手术和放射治疗与单独放疗相比较的情况下，联合治疗能显著提高患者的5年无病生存（53% vs. 6%）和总体生存期（60% vs. 9%）。Blanco及其同事[47]也同样发现，联合治疗的效果较单独放疗有一定的改善（35% vs. 29%）。

尽管如此，放射治疗仍有可能导致严重的并发症。特别是当预防肿瘤复发所必需的术后辐射剂量（60～70Gy）超过了视神经（45～54Gy）和脊髓（50Gy）的辐射耐受量时就会出现[48]。关于常规辐射的研究报道显示，约有35%的患者在2年内出现视觉毒性反应并表现出视网膜病、青光眼、角膜炎、视网膜中央动脉阻塞和失明的症状。

目前的调强放疗方案似乎减少了早期不良反应的发生，且患者生存结果没有恶化。在一项使用现代强度调制放射治疗的37名患者的研究中，Hoppe及其同事[45]发现2年无进展率和总生存率分别为75%和80%，且没有3级或4级辐射诱发的眼毒性反应发生。更为重要的是，没有遇到切缘复发的病例。包括质子束治疗在内的新的治疗技术有望更加精确，并且尖锐的布拉格峰值衰减允许光纤被设计得更接近关键结构，但长期不良反应的发生率和严重程度仍有待研究。使用这些先进但昂贵的技术后，目前尚不清楚无病生存或疾病总体存活率是否有所提高。其他的治疗方法，如中子束放射，其可以提供更高能量的粒子，并被推荐用于唾液腺癌，包括腺样囊性癌[49]。然而，与现代调强放疗方法相比，它们的功效尚不清楚[50]。

（三）化疗

虽然化疗通常用于晚期头颈部鳞状细胞癌，但很少有明确的数据支持其在鼻窦恶性肿瘤中的应用。尽管如此，它仍能缓解不能手术患者的症状，作为一种诱导方法来减轻肿瘤负担，并将不可切除的病例转变为可切除的病例。目前来说这些方法仍然存在争议，并且存在有限的证据支持其作为普遍治疗方法。但已经发现化疗对于某些组织学亚型（包括鼻腔鼻窦未分化癌和淋巴瘤）相对更有效。

在头颈部恶性肿瘤中，对化疗的强烈反应预示着良好的预后，而化疗后疾病持续存在或早期复发均表明患者预后较差。然而，除小样本单一的回顾性研究之外，目前没有强有力的证据支持常规化疗在鼻腔恶性肿瘤中的应用。此外，由于大多数鼻窦肿瘤的治疗失败仅产生局部影响，因此全身性药物在预防远处转移扩散方面的价值可能较低。

六、外科手术

手术方法的选择取决于肿瘤位置、组织学表现和外科医师的经验。开放式手术方法可实现很好的术区显露，并有利于肿瘤的整块切除。然而，当肿瘤靠近眼眶、硬脑膜和颈动脉等重要结构时，安全切缘距离正常组织较近的问题仍然存在[51]。相比之下，内镜方法可以提供高清晰度放大的可视化图像，同时避免了颅面部软组织切开，骨裂开和大脑额叶抬高。然而，这种方法对面部或眼眶软组织受侵、腭部或前外侧额窦受累及超过中瞳线的硬脑膜受累无效。无论采用开放式还是内镜式方法，最终目标都是严格按照肿瘤学的原则，实现肿瘤的完全切除，获得阴性切缘。

开放手术

1. Caldwell-Luc 切口

唇龈沟入路适用于侵及上牙槽骨、鼻腔前部和硬腭的较小的恶性肿瘤。扩展到上颌窦前外侧的病变也可采用此切口。术中于同侧的牙龈黏膜处行切口，注意保留切口下部的组织，以便随后关闭术腔。如果需要面中掀翻，可以向双侧延长切口；如果预估需要进入上颌窦，应术前预制闭孔器。对于牙槽骨的局灶病变，牙槽骨切除术后可以用预制义齿进行修复。

2. 鼻侧切开术及改良

对于更晚期的病变，为了更好地显露术区，必须做面部切口。标准的鼻侧切开术适用于不涉及眼眶或腭部的病变。切口自唇上方的人中下部开始，经鼻腔底部和鼻翼周围，后沿着鼻侧壁向上延长至内眦水平。改良后的方式是以 45° 的角度进出鼻前庭底部，绕过鼻唇沟，并沿鼻侧壁的内侧向上延伸（图 17-6）。这样的改良术式避免了面部扭曲、睑外翻和容貌畸形的潜在风险。

具有径向扩展的晚期肿瘤需要调整鼻侧切开的手术方式。对于眼眶内侧壁的显露，Lynch 切口继续向眉头延长以更好地显露内眦韧带和泪鼻泪管。沿鼻侧切口于下睑处横向延长做睫下切口，并沿下眼睑褶皱延长至颧骨，以显露眶底入路。为了增强下腭入路，Weber-Ferguson 方法将鼻侧切开术与上唇裂开术进行合并（图 17-7）。

3. 内侧上颌骨切除术

内侧上颌骨切除术用于侵及整个鼻腔外侧壁，但不延伸至眼眶、颅前窝、外侧上颌骨或牙槽骨的病变。完整的内侧上颌骨切除术切除范围包括中鼻甲、下鼻甲及筛窦和上颌窦内容物（图 17-8A）。从扩大的鼻侧切口翻起上颊皮瓣，磨开上颌窦前壁，以显露鼻腔和上颌窦腔。

重要的是，切开内侧壁骨膜并将其从眶缘和筛骨纸样板剥除。切开并标记内眦韧带，稍后将其重新连接到鼻骨上。将泪囊和泪道牵开，于眶缘水平切断鼻泪管，进一步牵开眶内容物，同时结扎前筛和后筛动脉。

弯形骨凿沿鼻底平面凿开上颌窦内侧壁至上颌窦后壁边缘。做另一类似的截骨切口，截骨至后内侧眶壁。做第 3 个截骨切口，从上颌骨、鼻骨和眼眶面将筛骨纸样板凿开。双手轻轻摇动以破坏后筛气房。以角形剪刀切断后鼻孔附近的其

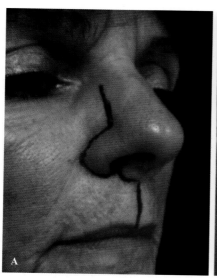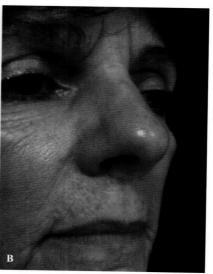

▲ 图 17-6 改良的 Weber-Ferguson 切口（A）与术后效果（B）
引自 Shah J: *Jatin Shah's head and neck surgery and oncology*, ed 4, Philadelphia, 2012, Elsevier.

第17章　鼻窦恶性肿瘤

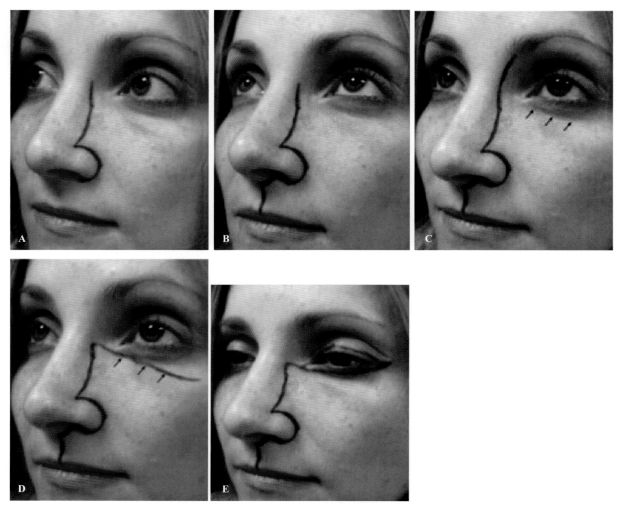

▲ 图 17-7　用于鼻腔鼻窦肿瘤切除的改良手术切口

A. 侧鼻切开术；B. 改良的 Weber-Ferguson 切口；C. 具有 Lynch 延伸的改良 Weber-Ferguson 切口（箭显示为自然的皮肤褶皱）；D. 改良的 Weber-Ferguson 切口，在自然皮肤褶皱处具有侧向延伸（箭）；E. 改良的 Weber-Ferguson 切口，在睑下位置有侧向延伸（引自 Shah J: *Jatin Shah's head and neck surgery and oncology*, ed 4, Philadelphia, 2012, Elsevier.）

余组织。

泪道置管后，将内侧韧带缝合回鼻骨。对软组织和皮肤进行细致的双层缝合。

4. 上颌骨次全切除术和上颌骨全切术

常规上颌骨切除术是在内侧上颌窦切除术中去除牙列、牙槽骨和硬腭，而上颌骨次全切除则需要切除整个上颌骨。同样，上颌骨全切术是根据上颌骨次全切除术而建立的，手术切除范围包括眶底（图 17-8B）。

上颌骨次全切除术是通过 Weber-Ferguson 切口向睑缘延伸完成的（图 17-9A 和 B）掀起上部的颊瓣，将下眼睑与眼轮匝肌分离（图 17-9C）。

这个皮瓣被横向翻起至外眦外侧 1cm 处。然后将眼轮匝肌于眶下缘切断，并向眶尖方向牵开（图 17-9D）。然后分离咬肌在颧骨上的附着。

在口腔内，于侧切牙和尖牙之间黏膜处做切口，并沿硬腭中线向下延长（图 17-10A）。于软腭的交界处，切口横向延长经过上颌结节并进入磨牙后方的牙龈沟（图 17-10B）。在该区域切开翼内肌附着以进一步松解上颌骨。

经鼻腔进入梨状孔以显露上颌骨的中间部分。切开门齿骨以进入鼻腔（图 17-11A）。通过鼻腔和眶内侧缘进行截骨，将门齿骨打开，并保留眶底的骨质（图 17-11B 和 C）。在上外侧方，

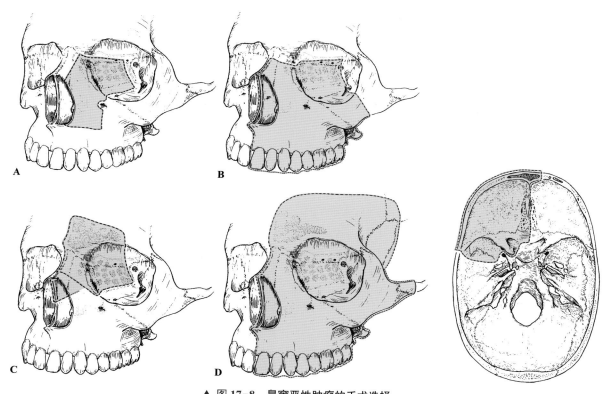

▲ 图 17-8 鼻窦恶性肿瘤的手术选择

A. 内侧上颌骨切除术；B. 上颌骨全切术；C、D. 颅面切除术的不同方式

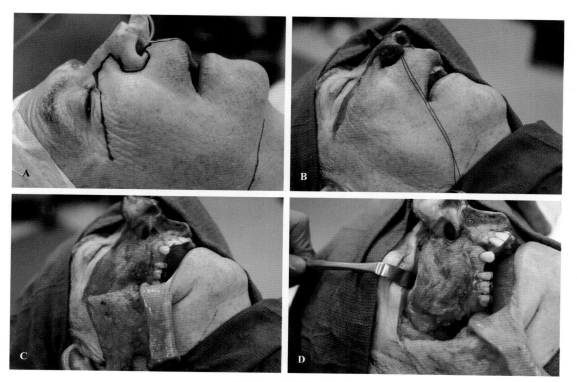

▲ 图 17-9 上颌骨全切术

A 和 B. Weber-Ferguson 切口伴下睑延长；C. 掀起上颊瓣；将下眼睑部分与眼轮匝肌分离；D. 将眼轮匝肌和眶骨膜从眶下缘剥离，并在眶尖处将其抬高

第17章　鼻窦恶性肿瘤

分离颧弓及上颌侧壁（图 17-12A）。使用大的弯曲骨凿将上颌骨与翼状板分离。使用电锯进行骨切割，以尽量减少失血。然后使用骨凿来修整骨质断端，并且使用重型梅奥剪刀在上颌骨的后部将软组织分离，将切除标本整体移除（图 17-12B 和 C）。

可以使用赝复体或皮瓣进行修复。如果进行赝复体重建，则需植皮来修补术区缺损，并用塞洛仿填充术区加压包扎（图 17-13A）。将预制的牙科口腔赝复体连接到保存的牙列上，上颊瓣用 3-0 缝线和 5-0 尼龙线缝合（图 17-9B）。术后数月进行下颌运动以预防牙关紧闭。最终的口腔赝复体应考虑消除手术空腔；通过口腔赝复体可以恢复患者声音状况。如果使用游离皮瓣来重建上颌骨和上腭，可用 DCIA 皮瓣或肩胛骨皮瓣进行骨重建，或用游离腹直肌皮瓣进行软组织重建。

当肿瘤侵入眶底骨质而未侵及眼眶内容物时，行上颌骨全切术时需要一并切除眶底。在这种情况下，重建眶底是修复外形及功能所必不可少的。眶底重建的类型将在本章后面讨论。

5. 上颌骨全切术合并眶内容物切除术

当肿瘤通过眶骨膜侵入眶周时，需要进行眶内容物切除术。仅在患者有治疗意向的情况下进行该手术。手术需做内眦至外眦间的皮肤切口，将皮瓣与上下眼轮匝肌分离。切开眶上骨膜，在眼眶顶部至眶尖进行骨膜剥离。除了与颌骨切除标本连续的象限外，完成其他的象限分离。分离眼外肌，将视神经及血管夹住并缝合结扎。可以

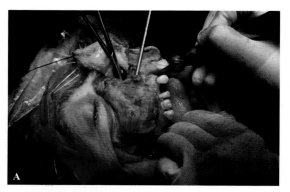

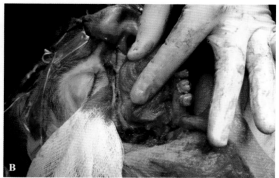

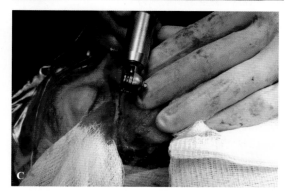

▲ 图 17-11　经鼻腔进入梨状孔以显露上颌骨的中间部分
A. 切开门齿骨骨质以进入鼻腔；B、C. 通过鼻道和内侧眶缘进行截骨术，分离上颌骨，保留眶底的骨质

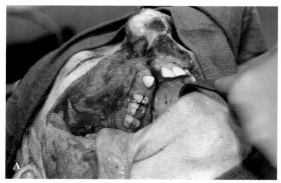

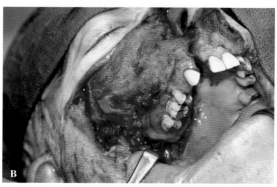

▲ 图 17-10　口腔内切口
A. 在口腔内，于侧切牙和尖牙之间黏膜处做切口，并沿硬腭中线向下；B. 到达软腭的交界处时，切口横向经过上颌结节处进入牙龈沟

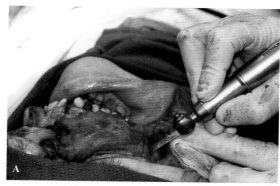

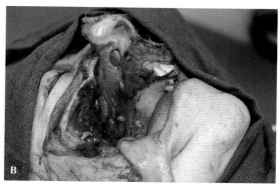

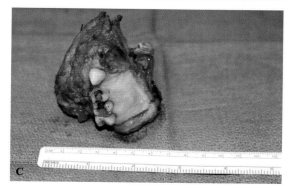

▲ 图 17-12　分离相应组织并切除
A. 在上外侧方，分离颧弓及上颌侧壁；B、C. 使用骨凿来修整骨质断端，并且使用重型梅奥剪刀在上颌骨的后部将软组织分离，将切除部分整体移除

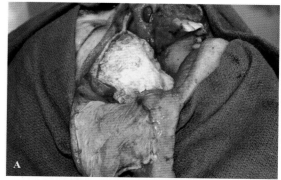

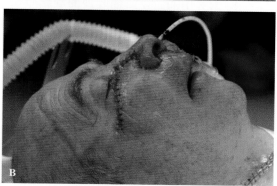

▲ 图 17-13　闭孔或皮瓣修复
A. 如果进行赝复体重建，则使用植皮来缝合手术缺损，接着用塞洛仿来填充术区缺损；B. 将预制口腔赝复体连接到保存的牙列以支撑包装，上颊瓣用 3-0 缝线和 5-0 尼龙缝线缝合

使用如游离直肌瓣等的软组织瓣对上颌骨全切术和眶内容物切除术后的术区缺损进行重建，如果使用带有骨组织的软组织瓣，如肩胛骨和旋髂深动脉瓣时，可以获得更好的外形和功能修复。

6. 前颅面切除术

当肿瘤向头侧延伸侵及前颅底并伴有筛板受侵时，单独的面部手术不足以完整地切除肿瘤。在这种情况下，需要进行经额骨开颅术才能获得颅前窝的清晰手术视野，以更好切除肿瘤。

前颅面切除术在手术径路和方法方面有几个明显的优势。它可以更加清晰地评估肿瘤的可切除性，保护重要解剖结构，并解决硬脑膜颅内受累的问题，可以将受累脑膜切除、修复并重建，以最好地保护大脑。颅面切除术还可以与面部切口或内镜方法相结合，以便针对特定位置肿瘤进行手术。

由于窦腔与颅腔相连，术前应预防性给予广谱抗生素。进行腰椎穿刺以降低颅内压并使脑尽可能回缩。将头发剃去或扎起后，在皮下帽状腱膜以上平面行双侧耳屏间的冠状切口（图 17-14A）。将后部皮瓣向后翻起几厘米，以增加颅骨瓣的长度，并在帽状腱膜和颅骨膜（帽状腱膜下）之间掀起前部皮瓣。对于帽状腱膜颅骨瓣，在皮下组织和帽状腱膜（帽状腱膜上）之间翻起皮瓣；这样皮瓣更厚，且避免帽状腱膜与颅骨间交通支的中断[52]。

显露颅骨膜，将其切开，应用骨膜剥离器将

颅骨上方的皮瓣分离至眶上嵴（图 17–14B）。皮瓣的血供来自眶上和滑车动脉；表浅的动脉也可以横向提供血液供应，但在皮瓣翻起时可以将任何一侧切开。将皮瓣完全翻起以显露额骨，进行开颅手术。

应用开颅器于中线处钻孔，然后剥离与钻孔相邻的硬脑膜，应用侧切锯完成开颅手术（图 17–15A 和 B）。切开额窦前壁，用骨凿掀起颅骨瓣，去除额窦中隔。显露额叶处的硬脑膜及额窦（图 17–15C 和 D），将窦内黏膜刮除，去除窦后壁以进入颅内，并将额叶向窦前壁推移。识别鼻额管并用可吸收明胶海绵填塞（Pharmacia & Upjohn，Kalamazoo，MI）。

然后将硬脑膜从颅前窝底部掀开。分离鸡冠附近组织，并且用咬骨钳去除鸡冠。沿着嗅

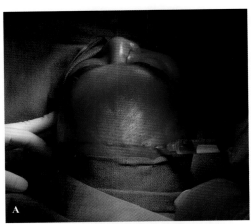

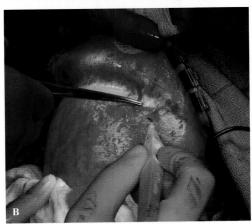

▲ 图 17–14　切开颅骨膜并分离颅骨上方的皮瓣
A. 在皮下帽状腱膜以上平面行双侧耳屏间的冠状切口；B. 显露颅骨膜，将其切开，应用骨膜剥离器将颅骨上方的皮瓣分离至眶上嵴

神经的硬脑膜套管被单独结扎，以避免污染脑实质。

从腰椎引流管放出约 15ml 脑脊液以进一步降低颅内压。在中线处应用牵开器，牵开额叶并显露后筛板和蝶窦平面。随后应用纤维蛋白胶涂在被结扎的硬脑膜套管上形成防水密封。然后应用高速钻头打开颅前窝，从后方切开蝶窦，向前打开额窦，并根据需要向侧方开放眶顶（纸样板外侧；图 17–16）。

充分显露肿瘤后，经颅分离内侧、中间和外侧的边界。行带有 Lynch 延伸的鼻侧切开术以从下方进入手术区域（图 17–17）。内侧眶壁骨膜用于保护眼眶内容物，切开内眦韧带并用 4–0 Prolene 缝线（Ethicon，Blue Ash，OH）标记，在缝合前将其重新固定于鼻骨（图 17–18）。于眶缘水平分离鼻泪管，并且在上颌骨前壁内侧至眶下神经孔平面上翻起颊瓣。然后通过向内侧牵拉来保护眼眶，识别筛前和筛后动脉，并在其进入筛骨纸样板处结扎。

在下内侧方向钻孔，通过上颌窦前壁进入窦腔内。经上颌骨、泪腺窝和筛骨纸样板前部径路进行骨切割，以便能够将骨性附着组织移动到筛骨垂直板上（图 17–19A 和 B）。经鼻底将上颌窦的内侧壁用骨凿分开。然后将鼻中隔从鼻底向前和向下切开。保留鼻中隔支撑，以保持鼻腔外形。在肉眼直视下，使用骨凿断开筛窦气房和蝶骨后方的连接，并最终完全游离切除标本。进一步分离蝶窦和嗅沟周围组织，然后通过面部切口取出标本（图 17–19C）。

在鼻骨上钻孔，将内侧韧带重新附着于鼻骨，以确保眼眶内容物的准确位置。使用硬脑膜移植物（Integra，Plainsboro，NJ）修复硬脑膜缺损，然后复位颅骨并固定（图 17–20）。颅骨瓣用于覆盖颅前窝骨质缺损，于颅底钻孔缝合皮瓣，将硅胶管置于鼻泪管内，将管引出至鼻腔。碘仿纱条覆盖鼻腔缺损并从下方支撑颅骨瓣（图 17–20D）。缝合头皮和鼻部切口（图 17–21）。

七、重建

虽然治疗的首要目标仍然是肿瘤的彻底切

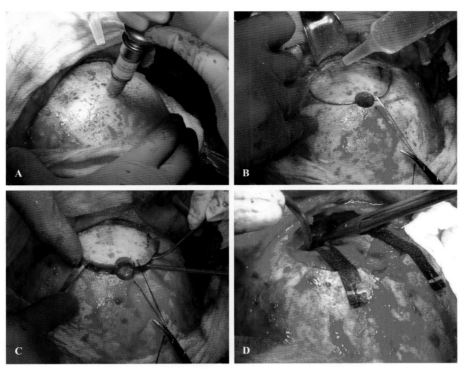

▲ 图 17-15　开颅手术

A. 开颅器用于在中线处形成一个钻孔；B 和 C. 沿圆周方向剥离钻孔相邻的硬脑膜，并使用侧切锯完成开颅手术；D. 显露额叶处的硬脑膜及额窦

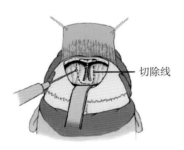

▲ 图 17-16　应用高速钻头打开颅前窝，从后方切开蝶窦，向前打开额窦，并根据需要向侧方开放眶顶（纸样板外侧）

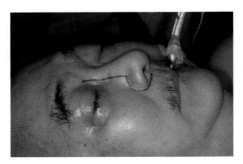

▲ 图 17-17　行带有 Lynch 延伸的鼻侧切开术以从下方进入手术区域

除，但术后重建是治疗成功的关键。在晚期病例中，患者可能经历了严重的美容和心理上的创伤，尽管如此，通过精心规划的重建手术可以有效地治疗这些创伤。重建手术可以改善其功能，以便改善他们在言语、吞咽和视力方面的生活质量。

一般来说，上颌骨和眼眶缺损需用面部和牙列赝复体进行修复，因此手术时需谨慎选择病例。对于较小的缺损，赝复体修复是一种较为合适的修复方式。其手术速度更快，住院时间更短，这对患有并发症的患者来说很重要；新的牙列能立即恢复外观，使患者恢复正常的生活方式，且可以对术腔进行临床检查以便观察术区有无复发。尽管如此，使用赝复体会存在辐射的潜在风险，且随着术区的愈合和瘢痕收缩，需要对赝复体进行多次改进。对于放疗后及术后瘢痕增生的手术区域，赝复体修复失败后的面部塌陷仍是一项挑战。这需要专门的口腔修复团队来预制并不断优化赝复体。

对于更为复杂的病例，带蒂游离皮瓣重建

第17章　鼻窦恶性肿瘤

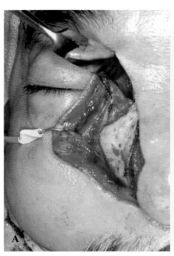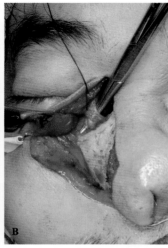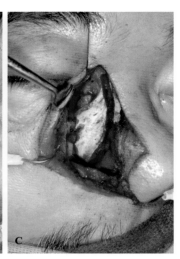

▲ 图 17-18　前颅面手术

A. 内侧眶壁骨膜被分离以保护眼眶内容物；B. 切开内眦韧带并用 4-0 Prolene 缝线标记，以便随后在闭合时将其重新固定于鼻骨；C. 识别鼻泪管并于眶缘水平将其分离

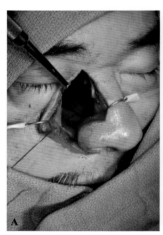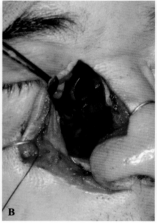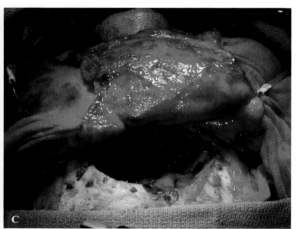

▲ 图 17-19　前颅面手术

A 和 B. 通过上颌骨，泪腺窝和筛骨纸样板前部径路进行骨切割，以便能够将骨性附着组织移动到筛骨垂直板上；C. 进一步分离蝶窦和嗅沟周围组织，然后通过面部切口取出标本

已成为其标准的治疗方法。它可以更好地恢复面部外形和轮廓，支撑眶底，支持牙列赝复体修复，并能承受术后放疗的影响。几项回顾性研究评估了赝复体修复与组织重建的术后功能对比[53-55]。在较大的（> 50%）腭部缺损的情况下，应用皮瓣修复的患者术后言语和吞咽功能通常较好，但必须考虑选择偏倚的存在。与对照组相比，对于游离皮瓣修复的患者，其咀嚼功能改善和口鼻反流减少更为明显[54]。

Brown 和 Shaw[56] 描述了一个面中部和上颌骨的分类系统，该系统全面阐明了预估缺损的水平和垂直方向分量（图 17-22）。该框架包括眶上颌、鼻上颌和牙槽骨的缺损，并为术后重建提供适当的指导。数字代表垂直维度的尺寸和复杂程度的不断增大，字母通过描述牙槽骨和腭部的缺损来进一步描述病变的范围。

Ⅰ类至Ⅱb 类缺损可累及近一半的牙槽骨和硬腭，可以通过填充或重建来进行闭合。如果使用皮瓣，既往报道显示前臂桡侧筋膜瓣术后效果较好。Ⅲ类缺损包括眼眶、前颊、牙弓的支撑缺

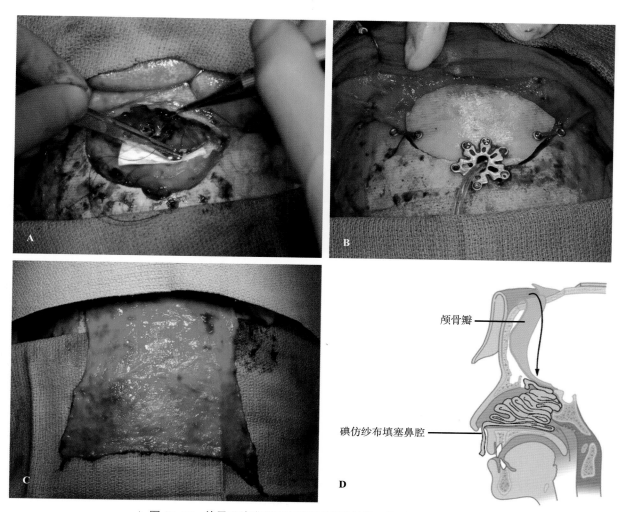

颅骨瓣

碘仿纱布填塞鼻腔

▲ 图 17-20 使用硬脑膜移植物修复硬脑膜缺损，然后复位颅骨并固定

A. 硬脑膜移植物可用于修复任何硬脑膜缺损；B. 颅骨复位并固定；C. 颅骨瓣用于覆盖颅前窝骨质缺损；穿过颅底钻孔，严密缝合皮瓣；D. 碘仿纱布用于填塞鼻腔缺损并从下方支撑颅骨瓣

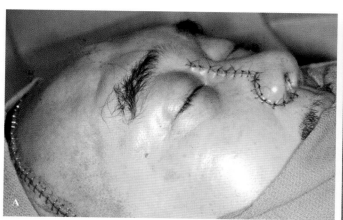

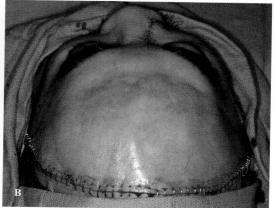

▲ 图 17-21 如图所示，缝合头皮和鼻部切口

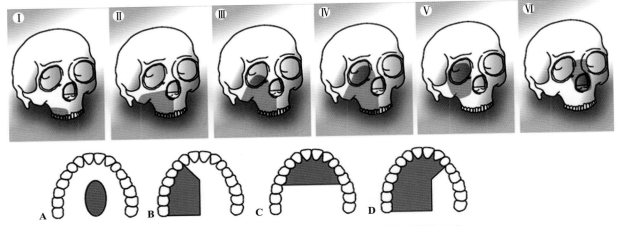

▲ 图 17-22　垂直和水平上颌骨切除术和面中部缺损的分类

垂直分类：不造成口鼻瘘的上颌骨切除术（Ⅰ）；不涉及眼眶（Ⅱ）；涉及眼眶附件的眼眶保留（Ⅲ）；眼眶摘除或切除术（Ⅳ）；眶颌缺损（Ⅴ）；鼻颌缺损（Ⅵ）。水平分类：仅腭缺损，不涉及牙槽骨（A）；小于或等于单侧边（B）；小于或等于双侧或横向前部的一半（C）；超过一半的上颌骨切除术（D）（引自 Brown JS, Shaw RJ: Reconstruction of the maxilla and midface: introducing a new classification. *Lancet Oncol* 2010;11:1001-1008. ）

失，此类需要进行带蒂游离皮瓣修补。鉴于不同的骨支撑需要，单个皮瓣很难单独提供足够的重建[57, 58]。大多数病例报道描述了用腹直肌组织及从髂嵴处获取的不带血管蒂骨组织进行眶缘及眶底的重建。但是放疗后，这种骨组织有较高的伤口开裂、移植物吸收和睑外翻的风险。包括髂嵴和内斜肌的深旋髂动脉（DCIA）皮瓣和包括背阔肌、大圆肌及前锯肌的胸背角动脉（TDAA）皮瓣能够提供足够的肌肉和骨骼。虽然 TDAA 皮瓣具有较长的蒂部，可以增加吻合口的选择，但 DCIA 瓣为眼眶支撑和牙齿修复提供了较厚的骨质[59]。虽然提倡不带血管蒂的骨移植物[60]，但 DCIA 和 TDAA 带血管蒂骨可能促进牙槽骨及颧骨断端更好地愈合。

Ⅳ类缺损通常涉及预后不良的晚期疾病。在手术切除是否可行的问题上，术后重建应该是次要的问题。DCIA 和 TDAA 皮瓣仍是很好的选择，肌肉瓣可以为硬脑膜提供血供，并可防止脑脊液漏。相比之下，由于没有腭部缺损，Ⅴ类缺损的修复更加简单。在眶内容物切除术后，颞顶或颞肌皮瓣可用于协助眼眶假体的放置。对于Ⅵ类缺损，包括鼻颌缺损可以用前臂桡侧骨皮瓣进行良好修复，并且带血管蒂的骨在支撑皮瓣的同时能够承受放射治疗。

对于颅底缺损，具体目标是建立一个水密性硬脑膜密封，支撑颅内组织，并消除死腔，以防止感染的发生。虽然小缺损可以用颅骨膜瓣和帽状腱膜瓣来修复，但较大的缺损应使用带蒂游离皮瓣进行修复。据报道，游离皮瓣闭合术可显著改善患者预后和并发症的发生率，这可能是由于颅内组织与上呼吸道、消化道微生物的彻底分离及放疗后的更优愈合[61]。

Irish 及其同事[62]根据解剖学分界和肿瘤生长模式将颅底分为三个重建区域（图 17-23）。Ⅰ区肿瘤起源于鼻窦和眼眶并延伸到颅前窝，还包括向枕骨大孔后面延伸的斜坡肿瘤，因为它们的行为类似于其他Ⅰ区肿瘤；Ⅱ区肿瘤起源于侧颅底，涉及颞下和翼腭窝并延伸至颅中窝；Ⅲ区病变起源于耳、腮腺和颞骨，并颅内延伸至颅后窝。

如上所述，范围较小的Ⅰ区缺损可以用额肌瓣或颅骨膜瓣来修复。较小的靠近侧边的Ⅰ区缺损还可选择颞肌皮瓣或颞顶筋膜瓣。Ⅱ区或Ⅲ区的小缺损可通过局部带蒂皮瓣（如胸大肌或斜方肌皮瓣）来修补；对于更大、更广泛的缺损，腹直肌提供了极好的组织容积以填塞蝶窦。它还具有相对较大、较长的蒂和更可靠的血供分布的优点。图 17-24 给出了颅底缺损闭合的一种算法。

八、并发症

并发症的发生率随着术前放疗或放化疗及

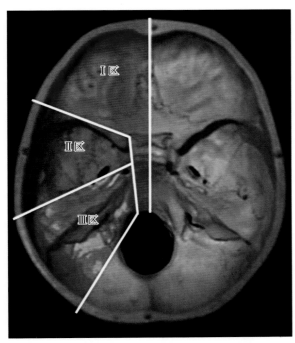

▲ 图 17-23　根据肿瘤的解剖位置和生长模式将颅底分为 3 个区域

引自 Neligan PC, Boyd JB: Reconstruction of the cranial base defect. *Clin Plast Surg* 1995;22(1):72.

硬脑膜侵犯或实质性脑侵入而显著增加。并发症的存在也是并发症的独立预测因子[63]。最显著的并发症包括脑膜炎、脑脓肿、脑脊液漏，以及术后伤口出血。在评估颅面切除术并发症的研究中，并发症的总体发生率为 30%～54%，中枢神经系统并发症发生率为 4%～23%，总死亡率为 0%～8%[63]。尽管目前尚不清楚研究的队列和相关疾病程度是否具有可比性，但内镜治疗方法已大大减少了这些并发症。虽然近 100% 的此类患者都有鼻腔结痂，但 Nicolai 及其同事[64] 报道脑脊液漏的概率为 4.3%，脑膜炎为 0.5%，死亡率为 1.1%。

放疗方式也伴随着并发症发生率的变化而显著变化，IMRT 和质子束治疗可以更好地保护眼眶。最常见报道的并发症是白内障形成。其他问题包括颞骨坏死、骨质疏松症、角膜炎、视神经炎和垂体功能减退[45, 65]。直接常规照射眼睛会导致失明。

在鼻窦恶性肿瘤患者中，化疗并发症并未得到很好研究。然而，来自铂类治疗方案的最常见不良反应包括耳毒性、神经毒性和累积肾毒性。氟尿嘧啶通常引起血小板减少、免疫抑制、恶心和呕吐。已知西妥昔单抗在多达 90% 的患者中

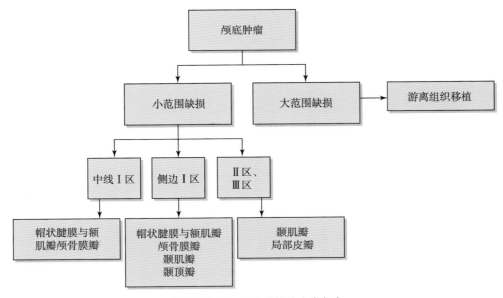

▲ 图 17-24　颅底缺损的治疗方法

引自 Gullane PJ, Lipa JE, Novak CB, Neligan PC: Reconstruction of skull base defects. *Clin Plast Surg* 2005;32:391-399.

引起暂时性皮疹，这种疼痛会影响患者的依从性并且可能导致剂量改变或药物中断。因此，皮疹的存在似乎是肿瘤对西妥昔单抗反应的有利预测因子[66]。

九、结果和预测因子

鼻窦恶性肿瘤的罕见性和异质性使其较难获得良好预后。开放性颅面切除术和鼻内镜手术的进展使得治疗方面有了显著变化。对于开放手术和鼻内镜手术，已有的文献报道其治疗效果均较满意，但仍要注意到大多数研究是回顾性的并且具有固有的选择偏倚。特别是内镜手术组倾向于切除较小的病变，而对于这种病变无论采用何种方式都可能具有良好的治疗效果。同样，开放式手术组用于治疗有治愈可能的癌症患者，而放化疗通常用于治疗范围较大且不可切除的病变，而对于此类患者无论采用何种治疗方式预后都较差。

开放手术

系统回顾研究的数据表明，鼻窦恶性肿瘤的5年总体生存率大约在50%[1, 45, 67]。T_1期肿瘤的生存率最高为94%，T_2为55%，T_3为50%，T_4为27%。尽管如此，除了解剖学因素之外，还有许多其他因素也影响患者的总体生存率。肿瘤原发部位对患者预后很重要，原发于鼻腔者（65%）比原发于筛窦（50%）或上颌窦（45%）者预后好。而上颌骨下部肿瘤比上部病灶预后更好[7, 28]。另外，肿瘤的组织学表现对患者预后也具有较大意义，其中黏膜黑色素瘤和鼻腔鼻窦未分化癌预后最差，鳞状细胞癌和腺癌具有中等预后，嗅母细胞瘤等分化良好的肿瘤预后最佳。尽管在选择患者时确实存在一些选择偏倚，但以手术作为一线治疗的联合治疗方案，肿瘤的局部控制率和患者的总体生存率往往更高。

恶性肿瘤复发较为常见，据报道有51%～62%的患者出现肿瘤复发[7, 19]。复发患者中，最常见的是肿瘤的局部复发，17%～25%患者出现远处转移。在一个纳入了141名鼻窦恶性肿瘤患者的研究中，88%患者为肿瘤晚期，所得出的肿瘤复发的中位时间（无疾病期）为336d，而腺样囊性癌患者，其最长可达1065d。

开放式和鼻内镜手术的不断发展使得对鼻腔鼻窦恶性肿瘤的发病率和死亡率进行重新评估十分有必要。2005年一项大型国际合作对17个机构中334名患者的颅面切除术的治疗效果进行研究，所有患者中56%的患者曾接受过治疗[61, 68]。研究所得患者5年无病生存率和总生存率分别为53%和48%。此外，将阳性切缘、颅内侵犯和组织侵袭性（黏膜黑色素瘤最差）作为生存率的独立预测因子进行多变量分析（图17-25）。也有研究已经明确眼眶受累[69, 70]和翼突入侵[71]的患者预后更差。

十、内镜下经鼻鼻腔鼻窦癌手术

经鼻内镜切除鼻窦癌时，必须将肿块清除原则放在首位[72]，容貌和功能的理想恢复是次要的目标。当选择行开放式手术或鼻内镜手术时，解剖上的限制及医师外科手术的经验（例如对硬膜内显露的熟练程度，对手术方式的决定）具有重要意义。此外，必须考虑手术医师修补硬脑膜缺损的能力[73]。如果在鼻内镜手术时无法获得阴性切缘，则应建议所有患者术中转为开放式手术。最后，在手术入路、颅底切除和重建方面，开放式手术与鼻内镜手术需要的团队理念完全相同。在考虑内镜下鼻窦癌手术治疗之前，需要一个由神经外科医师和头颈外科医师组成的具有一定内镜手术操作能力的医疗团队，这个团队能够完成包括垂体手术和脑脊液漏修补手术等常规手术。此外，要注意内镜或开放式的手术方式不会改变肿瘤的主要生物学或组织学特征，但切除方式的选择不应基于这些特征。

经鼻内镜肿瘤切除时，非整块、分段切除的手术观念非常重要。外科医生沿前下方至后上方径路进行手术。首先将鼻中隔下部和鼻底的边缘切净，将肿瘤块状移除，至下一解剖区域如鼻咽后方或眼眶下方时，逐步切除肿物至切缘阴性。术中阻断蝶腭动脉和筛窦动脉的血供，减少颅底和硬脑膜手术时的出血。最后进行颅底、硬脑膜和大脑的显露。常规使用影像学资料进行指导可

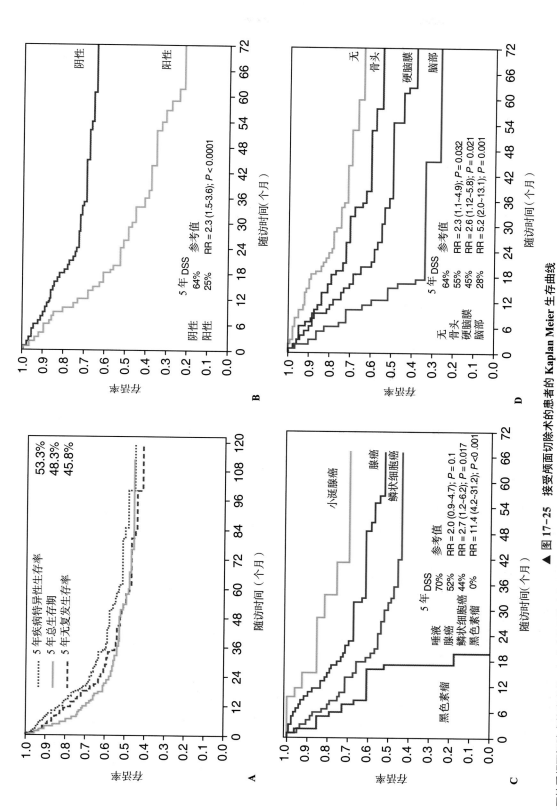

▲ 图17-25 接受颅面切除术的患者的 Kaplan Meier 生存曲线

A. 证实了接受颅面切除术的患者的5年疾病特异性生存率（DSS），总体生存率和无复发生率。B. 还显示了肿瘤切缘（阳性）情况对疾病特异性生存率的影响有显著统计学意义。C. 组织学（C）和颅内入侵（D）情况对疾病特异性生存率的影响。RR. 相对风险（引自 Ganly I, Patel SG, Singh B, et al: Craniofacial resection for malignant paranasal sinus tumors: report of an international collaborative study. Head Neck 2005; 27:575-584.）

以帮助确定肿瘤范围和确定关键结构位置。一旦所有切缘都达到阴性后，医师就可以专注于术区的重建。

经鼻内镜鼻窦肿瘤手术有五种不同的手术入路和方法：①内镜下部分或内侧上颌骨切除术；②内镜下颅底切除术；③翼腭窝或颞下窝的冠状切除；④眶内容物切除术；⑤内镜下鼻咽切除术。可以针对患者情况和肿瘤特征将这些方法进行组合。

（一）内镜下上颌骨部分或内侧切除术

内镜下上颌骨部分切除术是内镜鼻窦肿瘤手术中复杂程度最低的手术（图 17-26）[74]。解剖区域包括下鼻甲附着的上颌窦内侧骨壁、钩突及可能涉及的筛骨眶板。后切缘可以延伸到鼻咽部，并且外切缘不超过眶底三叉神经（V₂）的上颌骨分支平面。切除筛窦至颅底，开放蝶窦和额窦引流口以切除肿瘤上缘，并进行后期临床观察。切除中鼻甲、颅底骨质及眼眶附件。

如果手术需要显露上颌窦前壁，可以行Denker 延伸切口[75]。首先应在鼻内前庭区行切口，然后将面部软组织下骨膜剥离抬高至眶下神经处，显露外侧梨状窝并用钻头和骨切割器械将其移除。此步骤可以在鼻泪管上下进行，但其通常会阻碍手术视野，因此外科医师可以在眶底水平将鼻泪管切开，且不需常规泪道置管。

内镜下部分上颌骨切除术的潜在并发症包括溢泪、眼眶并发症（复视、眼眶血肿或视力丧失）、出血、V₂ 神经损伤、脑脊液漏、感染、嗅觉丧失和鼻腔鼻窦或颅底瘢痕形成。

（二）内镜下经筛窦颅底切除术

经筛窦径路施行部分上颌骨切除术，可获取鼻腔外侧壁的干净切缘。手术区域的解剖下缘沿鼻中隔下部或鼻底、外侧缘至筛骨眶板或眶骨膜、上缘至前颅底骨质、硬脑膜或脑组织（图17-27）[72]。在该切除术中，切除中鼻甲、筛窦、蝶窦和额窦内容物并沿颅前窝底开放鼻窦。通常需要进行鼻中隔部分切除，且由此产生的鼻颅底缺损从一侧眼眶到对侧眼眶，从蝶窦到 Draf Ⅲ额窦开口。手术可以通过鼻侧径路进行，解剖筛窦顶、筛窦外侧壁和筛板，钻开颅底骨质，切开硬脑膜，切除鸡冠，沿侧面切割嗅丝和硬脑膜，然后向内侧旋转至大脑镰。此时，在中央沟中识

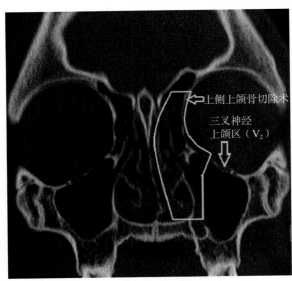

▲ 图 17-26　内镜下上颌骨内侧切除术的边界
切除范围包括上颌内侧壁至上腭、钩突、下鼻甲和筛骨眶板

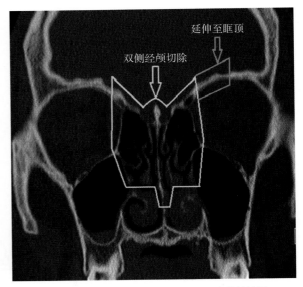

▲ 图 17-27　内镜下经筛窦颅面切除术的边界
切除范围包括从眼眶到鼻中隔下部至对侧眶水平的鼻腔鼻窦内容物。广泛的切除涉及骨性前颅底、硬脑膜及脑实质。移动眼眶内容物并移除眶顶以扩大眼眶后，可以在眶板外侧面进行硬脑膜切除术

别并保存大脑前动脉的额叶动脉。切除硬脑膜至大脑镰处，如果手术需要，可以继续切除到鞍上池。为获取阴性切缘，术中可以切除嗅球及部分脑实质。显然，如果术中硬脑膜被切除，则需要对其进行修补。

手术潜在的并发症包括某些嗅觉丧失、溢泪、脑脊液漏、脑卒中、脑膜炎、眼眶并发症（复视、眼眶血肿或视力丧失）、出血、V_2 神经损伤和鼻窦或颅底瘢痕。如果鼻中隔前部被切除，则可能会出现外鼻塌陷。

（三）经冠状切口翼腭窝或颞下窝切除术

起源于上颌窦和筛窦 / 颅底的鼻窦肿瘤可扩散到翼腭窝和颞下窝（图 17-28）。翼腭窝位于上颌窦后方，翼板前方，蝶腭孔的侧面，并通过翼腭裂（在眶底处近 V_2）与其侧面的颞下窝相连[76, 77]，并与 V_2 穿过的眶下裂隙相通。翼腭窝的血管供应来源于走行于颞下窝的上颌动脉，而 V_2、翼管神经和腭神经走行于翼腭窝[76, 77]。颞下窝位于翼腭窝的外侧，包含颈内动脉、三叉神经（V_3）的上颌支、上颌动脉和后方的颈静脉孔[76, 77]。

通常，对于疾病的原发部位进行如上所述的治疗，然后在颞下窝中沿着边缘清除肿瘤。从

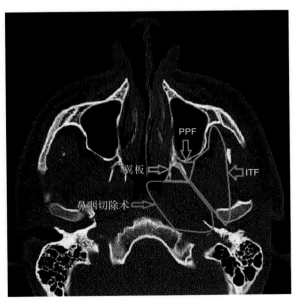

▲ 图 17-28 经上颌骨冠状面切除的边界

切除上颌窦后壁，进入翼腭窝（PPF）和颞下窝（ITF）的冠状延伸通路。通过经翼状肌途径获得茎突后咽旁间隙、鼻咽、斜坡和颅中窝的径路

技术上讲，最初进行上颌骨内侧切除术，去除下鼻甲和中鼻甲，这样可以实现上颌窦可视化。如果需要进一步显露术区，可以行后侧鼻中隔部分切除术。建立上颌径路后，掀起覆盖于翼突内板的黏膜完成翼腭窝入路，以显露具有多个分支的蝶腭动脉。结扎蝶腭动脉，将翼突内板黏膜、咽鼓管圆枕和咽鼓管前部一并切除。如果疾病被广泛清除，可以在这一点获取切缘。接下来，去除上颌后壁的骨质，并使用双极烧灼腭降动脉。尽管在翼腭窝内进入和移除肿瘤并不总是需要处理腭动脉，但如果需要，可以将其处理后获取进入更外侧和更深处的颞下窝的径路。然后使用 Kerrison 咬骨钳和高速钻来移除腭骨眶突。翼腭窝的完全松解也可能需要牺牲翼管神经。此时，整个翼腭窝是可移动的，可以将其切除或侧向推动，以获得进入肿瘤切除术区的颞下窝和翼状肌面。值得注意的是，如果对颞下窝进行解剖，则识别颈动脉是至关重要的。

与翼腭窝或颞下窝切除相关的潜在并发症包括 V_2 神经损伤、翼管损伤导致的干眼、腭神经损伤、去除翼状板或肌肉引起的牙关紧闭、咽鼓管功能障碍和颈动脉损伤。

（四）眼眶切除术

最后，经鼻内径路的眼眶切除仍然存在争议[7, 65, 78, 79]。显然，如果肿瘤侵及眶板，则可在内镜下切除眶板至颅底。接触但不穿透眶骨膜的疾病可通过手术切除，从眶骨膜处获取边缘。涉及眶骨膜的疾病更受关注，应考虑眼眶切除术的潜在需求。然而，当肿瘤侵及极少部分眼眶脂肪时，可以在开放或内镜方法下将其切除，且不行眶内容物剜除术。一旦肿瘤侵及眼外肌或眼眶神经，应考虑进行眼眶切除术，并且不能使用内镜治疗（图 17-29）。如果眼眶上方的硬脑膜受累，则可以对眼眶进行减压并推动以进入眼眶顶部，以进行更多的侧颅底和硬脑膜切除。可以常规且安全地获得进入眼眶中线的通道。眼球后方，视神经管限制了其运动；因此，视神经管侧面的硬脑膜切除术应通过颅骨切开术完成。如果需要，也可以通过内侧上颌骨切除术切除眶底和 V_2。如

果进行内侧上颌骨切除术，除非进行眶底重建，否则应该预期到眼球内陷的发生。如果 V_2 与周围神经扩散有关，则向后切除至翼腭窝并根据需要追踪神经至圆孔。

十一、内镜下鼻窦肿瘤切除术的局限性和禁忌证

内镜下鼻窦肿瘤手术中存在多种解剖局限性（框 17-2）。这些局限成为内镜鼻内入路的相对或绝对禁忌证（图 17-29 和图 17-30）。

框 17-2　内镜鼻窦癌手术的解剖限制
• 面部或前额的软组织或皮肤受累
• 额骨受累
• 腭受累
• 眼眶周围硬脑膜受累
• 基脑部受累显著（＞2cm）
• 颈内动脉包裹
• 下颌骨受累
• 显著的眼眶受累或侵入眼外肌和或视神经
• 侵入海绵窦

改编自 Lund VJ, Stammberger H, Nicolai P, et al: European position paper on endoscopic management of tumours of the nose, paranasal sinuses and skull base. *Rhinol Suppl* 2010; 22: 1–143.

十二、内镜下的颅底重建

内镜鼻内颅底手术需要有效的颅底重建，以促进愈合，防止术后脑脊液漏和颅内感染[73]。对于硬脑膜缺损重建，主要使用鼻中隔瓣（NSF）来进行修复[7, 73, 80–82]。NSF 由来自鼻中隔的骨膜和软骨膜构成，且以鼻中隔后动脉为蒂[80]。NSF 用于颅底重建的优点包括术后脑脊液漏发生率低（5%），可以修复大多数颅前窝缺损，且内镜手术避免了第二手术部位取供体[73]。然而，当癌症侵及鼻中隔或先前的手术或放疗破坏其血管供应时，NSF 的可用性会受到影响[83]。

在这些情况下，颅底缺损修补通常很复杂，如果按照术前计划进行放疗，愈合过程会受到影响。因此最好是利用其他血管皮瓣来维持鼻腔和颅腔间的屏障[83]。这些皮瓣包括颅骨瓣、颞浅筋膜瓣、下鼻甲黏膜瓣、中鼻甲黏膜瓣、鼻前外侧

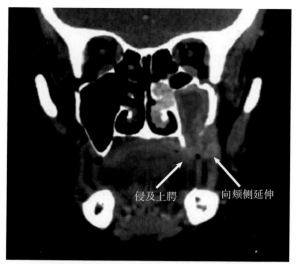

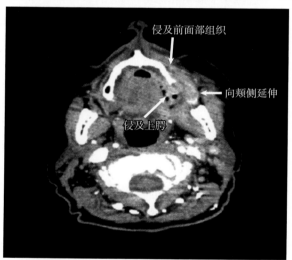

侵及上腭　　向颊侧延伸

侵及前面部组织　　向颊侧延伸　　侵及上腭

▲ 图 17-29　内镜鼻窦癌手术的局限性

上颌窦鳞状细胞癌的增强 CT 扫描。肿瘤侵及上腭和前面部组织，并且侧向颊侧延伸很明显。所有这些因素都是内镜下肿瘤手术的禁忌证

壁皮瓣、腭瓣、枕骨瓣、面动脉颊侧皮瓣、各种游离皮瓣[83]。开放性颅底外科手术严重依赖于带蒂游离皮瓣重建，以促进愈合和减少脑脊液漏相关并发症。内镜下肿瘤切除手术应该保持以上相同的原则。此类单个皮瓣的获取和技术方法不断进展，超出了本章的讨论范围，可以在 Patel 及其同事[83]的报道中进行回顾学习。但是，其最佳用途、优点和局限均列在表 17-4 中。

十三、内镜手术效果

内镜鼻窦肿瘤手术效果的研究目前尚处于起

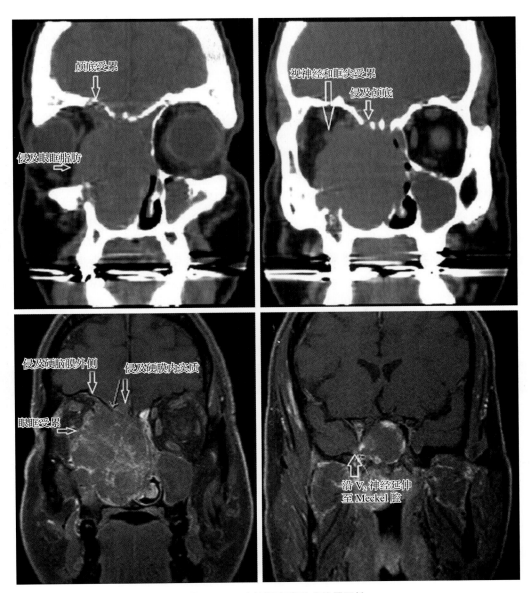

▲ 图 17-30　内镜鼻窦癌手术的局限性

Hyams 3 级神经母细胞瘤患者的计算机断层扫描和磁共振成像（MRI）。肿瘤有眶尖和视神经受累，并且侵及眶顶；在 MRI 上，侵及眶顶侧方的硬脑膜。所有这些都是内镜手术的绝对禁忌证。在 MRI 上还注意到 V_2 延伸至 Meckel 腔；这是内镜手术的相对禁忌证，在评估是否可以获取干净切缘时必须考虑到这一点

步阶段[79]。内镜颅底外科中心的技术能力和学习曲线仍在不断发展，而且经常被认为是内镜手术局限的重建技术也在不断成熟。尽管如此，已有许多关于鼻窦肿瘤内镜手术的报道[64, 79, 84, 85]。Hanna 及其同事[84]发表了 1 篇文章，其中 93 例患者仅接受鼻内镜手术，27 例患者接受了鼻内镜手术及开颅术的联合治疗。最常见的肿瘤起源部位是鼻腔（52%），其次是筛窦（28%）。此

外，10% 的肿瘤有颅内生发中心，最常见于嗅沟，63% 的内镜治疗患者处于较低的（T_1/T_2）疾病阶段。15% 的患者报道显示显微镜下切缘为阳性。平均随访 37 个月，18 名患者（15%）出现了局部复发，且 85% 的患者局部疾病控制良好。6% 和 5% 的患者分别发生局部和远处转移。5 年和 10 年的存活率分别为 87% 和 80%。

意大利的 Nicolai 和其同事[85]对来自 2 个机

构的 134 名接受内镜下鼻窦癌切除术的患者进行报道。报道显示鼻窦腺癌比例较高（为 37%），且该病在美国较少见且比其他更高组织学分级癌具有更好的预后。该研究显示接受内镜手术患者的 5 年生存率为 91%。

这 2 篇论文并发症发生率为 10%～15%[84, 85]。在 Hanna 及其同事的内镜手术报道中[84]，93 例患者中只有 3 例发生术后脑脊液漏；然而，作者没有报道术中脑脊液漏的患者数目，因为这些患者术后发生脑脊液漏的概率最高。NSF 是本类患者可选择的重建方法。Patel 及其同事[83] 报道了 334 例术中脑脊液漏后进行了颅底重建术的患者，由于癌症受累原因其中 34 例患者未接受 NSF。在这项研究中，使用了一系列皮瓣进行颅底修补，术后脑脊液漏的概率为 3.6%。

此外，由于大部分 ENB 整体较低的组织学分级，报道中采用鼻内镜下手术相关报道的病例更多。Devaiah 和 Andreoli[86] 在 2009 年发表的一篇 Meta 分析中，统计了于 1992—2008 年间发表在 49 篇文章中的 1170 例 ENB。这项 Meta 分析显示，与开放手术相比，即使是在对出版年度进行分层分析时，内镜手术的存活率也更高（$P = 0.0018$）。这项研究中，Kadish C 和 D 分期（分期较晚）的肿瘤多采用开放手术，而 Kadish A 和 B 分期（分期较早）的肿瘤多采用内镜和内镜辅助技术，这也可能是内镜手术存活率更高的原因。此外，由于 ENB 长期和慢性的自然病程，在以前的研究中，需要对这类患者进行长达

表 17-4　用于颅底重建的带蒂皮瓣

皮　瓣	血管蒂	优缺点
鼻内		
NSF	蝶腭动脉	适合所有颅底重建
ITF	下鼻甲动脉	适合小的斜坡缺损，无法到达颅前窝或蝶鞍
MTF	中鼻甲动脉	适用于较小的颅前窝或经蝶窦颅底缺损
		体积小
		黏膜薄
		提升有挑战性
ALNWF	角动脉和筛前动脉	颅前窝缺损的理想选择 与鼻中隔皮瓣联合使用可修补大的颅底缺损
局部		
PCF	眶上和滑车上动脉	尺寸多样的富余皮瓣，从 ACF 延伸到蝶鞍 不能到达后颅底
TPFF	颞浅动脉	适用于斜坡或蝶鞍旁缺陷 90° 蒂旋转限制了颅前窝的重建
FABF	角动脉	颅前窝或鞍旁缺损 蒂部活动度有限 较高的供体发病率
PF	腭大动脉	3cm 蒂的新型皮瓣到达整个颅底 技术上难以解剖
OF	枕动脉	适用于颅中窝或经斜坡的缺损

ACF. 颅前窝；ALNWF. 鼻前外侧皮瓣；FABF. 面动脉颊肌皮瓣；ITF. 下鼻甲皮瓣；MTF. 中鼻甲皮瓣；NSF. 鼻中隔皮瓣；OF. 枕骨瓣；PCF. 颅骨皮瓣；PF. 腭瓣；TPFF. 颞浅筋膜瓣（改编自 Patel MR, Taylor RJ, Hackman TG, et al: Beyond the nasoseptal flap: outcomes and pearls with secondary flaps in endoscopic endonasal skull base reconstruction. *Laryngoscope* 2014;124(4):846852.）

15～20 年的严格监测，而使用内镜手术的患者，随访时间可能太短，不能用作结论的基础。

总之，文献中报道的采用内镜手术和重建技术治疗的 ENB 获得了较好的效果，以及较低的并发症发生率，说明目前的内镜技术和重建是有希望的。然而，多学科团队的经验及患者适应证的选择对结果是有影响的，所以在推广这些结果时不能过分夸大。

十四、结论

鼻腔鼻窦恶性肿瘤是罕见、复杂的疾病过程，同样，其治疗也是一项任重道远的任务。手术方法、放疗方式的改进和对这些肿瘤生物侵袭性的深刻理解，可以使治疗效果得以提高[87]。进一步研究鼻腔鼻窦肿瘤的分子特征和全身性药物治疗的有效性有可能会进一步改善患者的预后。

有关参考文献的完整列表，请参阅 expert consult.com

推 荐 阅 读

Cantu G, Solero CL, Mariani L, et al: Intestinal type adenocarcinoma of the ethmoid sinus in wood and leather workers: a retrospective study of 153 cases. *Head Neck* 33 (4): 535–542, 2011.

Carta F, Blancal JP, Verillaud B, et al: Surgical management of inverted papilloma: approaching a new standard for surgery. *Head Neck* 35 (10): 1415–1420, 2013.

Ellington CL, Goodman M, Kono SA, et al: Adenoid cystic carcinoma of the head and neck: incidence and survival trends based on 1973–2007 Surveillance, Epidemiology, and End Results data. *Cancer* 118 (18): 4444–4451, 2012.

Gatzemeier U, von Pawel J, Vynnychenko I, et al: First–cycle rash and survival in patients with advanced non–small–cell lung cancer receiving cetuximab in combination with first–line chemotherapy: a subgroup analysis of data from the FLEX phase 3 study. *Lancet Oncol* 12 (1): 30–37, 2011.

Harvey RJ, Dalgorf DM: Sinonasal malignancies. *Am J Rhinol Allergy* 27 (Suppl 1): S35–S38, 2013.

Ho AS, Kannan K, Roy DM, et al: The mutational landscape of adenoid cystic carcinoma. *Nat Genet* 45 (7): 791–798, 2013.

Ho AS, Kraus DH, Ganly I, et al: Decision making in the management of recurrent head and neck cancer. *Head Neck* 36 (1): 144–151, 2014.

Hosseini SM, McLaughlin N, Carrau RL, et al: Endoscopic transpterygoid nasopharyngectomy: correlation of surgical anatomy with multiplanar CT. *Head Neck* 35 (5): 704–714, 2013.

Kasemsiri P, Solares CA, Carrau RL, et al: Endoscopic endonasal transpterygoid approaches: anatomical landmarks for planning the surgical corridor. *Laryngoscope* 123 (4): 811–815, 2013.

Lee JY, Ramakrishnan VR, Chiu AG, et al: Endoscopic endonasal surgical resection of tumors of the medial orbital apex and wall. *Clin Neurol Neurosurg* 114 (1): 93–98, 2012.

Lloyd S, Yu JB, Wilson LD, et al: Determinants and patterns of survival in adenoid cystic carcinoma of the head and neck, including an analysis of adjuvant radiation therapy. *Am J Clin Oncol* 34 (1): 76–81, 2011.

Malempati S, Hawkins DS: Rhabdomyosarcoma: review of the Children's Oncology Group (COG) Soft–Tissue Sarcoma Committee experience and rationale for current COG studies. *Pediatr Blood Cancer* 59 (1): 5–10, 2012.

Mihajlovic M, Vlajkovic S, Jovanovic P, et al: Primary mucosal melanomas: a comprehensive review. *Int J Clin Exp Pathol* 5 (8): 739–753, 2012.

Patel MR, Taylor RJ, Hackman TG, et al: Beyond the nasoseptal flap: outcomes and pearls with secondary flaps in endoscopic endonasal skull base reconstruction. *Laryngoscope* 124 (4): 846–852, 2014.

Pinheiro–Neto CD, Ramos HF, Peris–Celda M, et al: Study of the nasoseptal flap for endoscopic anterior cranial base reconstruction. *Laryngoscope* 121 (12): 2514–2520, 2011.

Prosser JD, Figueroa R, Carrau RI, et al: Quantitative analysis of endoscopic endonasal approaches to the infratemporal fossa. *Laryngoscope* 121 (8): 1601–1605, 2011.

Puche–Sanz I, Vázquez–Alonso F, Flores–Martin JF, et al: Sphenoid sinus metastasis as the presenting manifestation of a prostatic adenocarcinoma: case report and overview of the literature. *Case Rep Oncol Med* 2012: 819809, 2012.

Shah J: *Jatin Shah's head and neck surgery and oncology,* ed 4, Philadelphia, 2012, Elsevier.

Shuman AG, Light E, Olsen SH, et al: Mucosal melanoma of the head and neck: predictors of prognosis. *Arch Otolaryngol Head Neck Surg* 137 (4): 331–337, 2011.

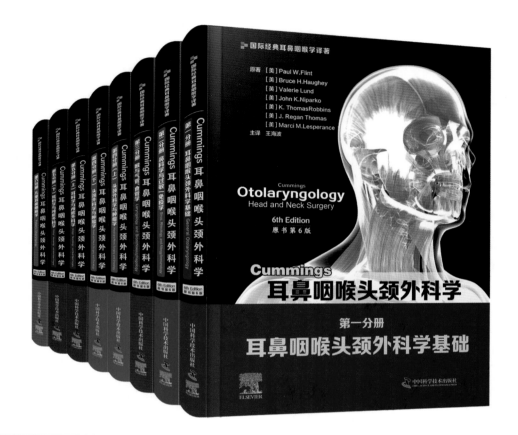

国际经典耳鼻咽喉学译著

原著 [美] Paul W.Flint
　　 [美] Bruce H.Haughey
　　 [英] Valerie Lund
　　 [美] John K.Niparko
　　 [美] K. ThomasRobbins
　　 [美] J. Regan Thomas
　　 [美] Marci M.Lesperance
主译 王海波

Cummings
Otolaryngology
Head and Neck Surgery
6th Edition
原书第 6 版

Cummings
耳鼻咽喉头颈外科学

第一分册
耳鼻咽喉头颈外科学基础

中国科学技术出版社

主译 王海波

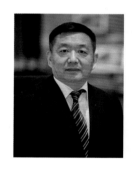

教授，主任医师，博士研究生导师，山东省泰山学者，山东省首批医学领军人才，山东省首批科技领军人才，国内知名耳鼻咽喉学专家。山东省耳鼻喉医院、山东省立医院西院党委书记。中华医学会耳鼻咽喉科分会副主委，中国医师协会耳鼻咽喉科医师分会副会长，国家卫生健康委员会全国防聋治聋技术指导组副组长。国内知名耳鼻咽喉学专家。曾获评为山东省科技卫生创新人才，美国 SACLER 中国年度医师奖、2010 年度中国耳鼻喉医师名医奖、第二届国之名医卓越建树奖等。承担国家重点基础研究发展计划（973 计划）项目、国家科技攻关计划子课题、国家自然基金项目等国家级科研项目 10 余项，发表 SCI 论文 60 余篇。

■ *Cummings Otolaryngology: Head Neck Surgery*，出版至今，载誉无数。曾荣膺英国医师协会医学图书奖（2015 年）等奖项，在国际上拥有强大的专业影响力。此次为国内首次引进翻译出版，必将成为国内耳鼻咽喉 - 头颈外科经典学术出版领域的先行者。

■ 《Cummings 耳鼻咽喉 - 头颈外科学（原书第 6 版）》，目前仍是国际上最为详细、可靠的教材指南，涉及耳鼻咽喉 - 头颈外科的所有手术领域，涵盖最新的微创手术技术、临床影像学图片，让读者了解当前最新的发现、操作和技术，从而提高患者的疗效。

■ 本书主创团队阵容强大，由 100 余位该领域最杰出的医学专家共同撰写。全书包含 3200 余张彩色图片，涵盖耳鼻咽喉部和头颈部所有手术方面的精华，可为各年资、各阶段的耳鼻咽喉 - 头颈外科医师提供最全面和最专业的临床指导。

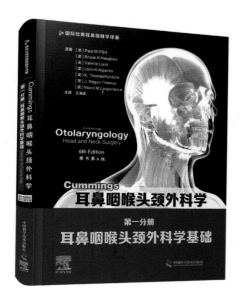

书　名　第一分册　耳鼻咽喉头颈外科学基础
主　译　王海波
开　本　大 16 开（精装）
定　价　196.00 元

本书引进自世界知名的 Elsevier 出版集团，是 *Cummings Otolaryngology-Head and Neck Surgery, 6e* 中文翻译版系列分册之一。本书特别就耳鼻咽喉头颈外科学临床研究的基础内容进行了阐述，包括研究方法、研究过程中存在的偏倚等问题，以及疗效的评价等，用于指导开展相关规范性临床研究。此外，还对免疫功能异常及系统性疾病在耳、鼻、咽喉、头颈和口腔的表现进行了重点介绍，同时提示专科医生应具有整体观，将患者视为一个整体，不可只关注局部，以免引起误诊、漏诊。书中还专门针对临床难以处理的困难气道问题做了说明，介绍了疼痛管理和睡眠障碍等近年来的研究热点。

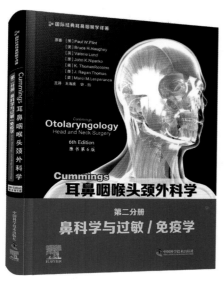

书　名　第二分册　鼻科学与过敏 / 免疫学
主　译　王海波　史　丽
开　本　大 16 开（精装）
定　价　186.00 元

本书引进自世界知名的 Elsevier 出版集团，是 *Cummings Otolaryngology- Head and Neck Surgery, 6e* 中文翻译版系列分册之一。本书集中反映了当今鼻腔、鼻窦和鼻部过敏科学及其相关领域中最主要的成就与进展。在病因、临床表现、治疗等方面进行了详细阐述，并提供了大量文献支持。书中不仅包括上气道过敏和免疫学、嗅觉的病理生理研究，鼻腔－鼻窦炎性疾病特征及相关肿瘤的处理，还涵盖了鼻－眼和鼻－颅底相关疾病的治疗等内容。

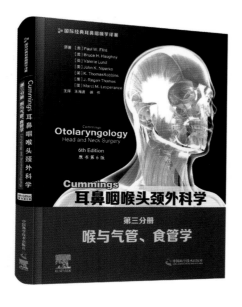

书　名　第三分册　喉与气管、食管学
主　译　王海波　徐　伟
开　本　大 16 开（精装）
定　价　166.00 元

本书引进自世界知名的 Elsevier 出版集团，是 *Cummings Otolaryngology- Head and Neck Surgery, 6e* 中文翻译版系列分册之一。本书详细介绍了纤维喉镜、动态喉镜及喉高速摄影、喉肌电图、嗓音分析软件和评估问卷量表等技术在喉功能评估方法、嗓音障碍的诊断中的应用价值，涵盖了嗓音疾病外科各种最新的手术技术，包括喉显微外科、喉激光和喉框架手术，同时还介绍了喉神经移植手术，对咽喉部功能障碍导致的慢性误吸诊治进行了详细归纳，对气管狭窄的诊断及手术要点进行了重点介绍。此外，还对咽喉食管反流疾病的发病机制、诊断方法及最新进展进行了深入阐述。

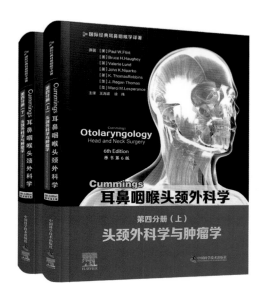

书　名　第四分册　头颈外科学与肿瘤学
主　译　王海波　徐　伟
开　本　大 16 开（精装）
定　价　598.00 元

本书引进自世界知名的 Elsevier 出版集团，是 *Cummings Otolaryngology-Head and Neck Surgery, 6e* 中文翻译版系列分册之一。本书共 53 章，涉及总论、唾液腺、口腔、咽与食管、喉、颈部及甲状腺疾病等七篇，涵盖头颈科学的全部方向。书中内容既有涉及头颈部疾病的生理病理、流行病学、影像学特征及诊疗原则的经典内容，也有在近十年中基于诸多分子生物学、免疫学的研究突破及临床多中心临床试验的最新成果介绍。书中对涉及的重点手术方法均以高清图片及实例展示，重点突出、表述精练、条理清晰。各章均以本章提炼要点开篇，便于读者对核心内容的掌握。书中涉及的数据及结论，均在文后附有相关文献支持，便于读者进一步深入学习。

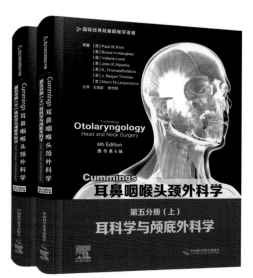

书　名　第五分册　耳科学与颅底外科学
主　译　王海波　樊世民
开　本　大 16 开（精装）
定　价　548.00 元

本书引进自世界知名的 Elsevier 出版集团，是 *Cummings Otolaryngology-Head and Neck Surgery, 6e* 中文翻译版系列分册之一。本书特别就耳鼻咽喉学临床研究的相关内容进行了阐述，包括研究方法、研究过程中存在的偏倚等问题，以及疗效的评价等，用于指导相关规范性临床研究。此外，还对免疫功能异常及系统性疾病在耳、鼻、咽喉、头颈和口腔的表现进行了重点介绍，同时提示专科医生应具有整体观，将患者视为一个整体，不可只关注局部，以免引起误诊、漏诊。书中还针对临床难以处理的困难气道问题做了专门说明，介绍了疼痛管理和睡眠障碍等近年来的研究热点。

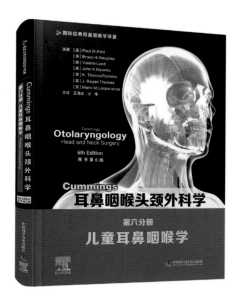

书　名　第六分册　儿童耳鼻咽喉科学
主　译　王海波　徐　伟
开　本　大 16 开（精装）
定　价　286.00 元

本书引进自世界知名的 Elsevier 出版集团，是 *Cummings Otolaryngology-Head and Neck Surgery, 6e* 中文翻译版系列分册之一。本书针对儿童耳鼻咽喉科患者，在充分采集临床证据，吸收临床研究最新成果的基础上，汇聚国际最新研究进展，编写而成。本书先概述了小儿耳鼻咽喉的解剖特点及一般问题，并在麻醉、睡眠呼吸暂停、睡眠疾病等方面做出阐释，然后根据临床实用的原则，分颅面、耳聋、感染炎症和喉、气管、食管等多个方面进行了具体介绍，从临床角度对发生于耳鼻咽喉的儿童疾病进行了深入剖析和规范解释，均采用相关专业共识或指南推荐的治疗手段。